中途失明の可能性のある疾患 Q&A

山本哲也　飯田知弘　外園千恵
〈編　集〉

Journal of the Eye
あたらしい眼科
第 36 巻 臨時増刊号 2019

中途失明の可能性のある疾患 Q&A

山本哲也
飯田知弘 編集
外園千恵

目　次

巻頭言………………………………………………………山本哲也・飯田知弘・外園千恵……　1

I 中途失明の可能性のある疾患とその検査/治療

1．結膜・角膜・強膜

Q1 春季カタルの診断と治療，とくにどのような所見で重症と判断するか教えてください
　　　　　………………………………………………………………………回答者　角　　　環……　4
Q2 アトピーの眼合併症にはどのようなものがありますか．それらを治療するうえでの
　　　注意点を教えてください ………………………………………… 回答者　松田　　彰……　8
Q3 白内障術後に角膜融解をきたして角膜穿孔を生じました．鑑別診断と治療法を教えてください
　　　　　…………………………………………………………回答者　岩川佳佑・近間泰一郎…　12
Q4 コンタクトレンズ関連角膜感染症の診断と治療について教えてください　回答者　福田昌彦…　16
Q5 淋菌性結膜炎の診断と治療について教えてください ………………… 回答者　鈴木　　崇…　21
Q6 角膜真菌症の診断と治療について教えてください ……………………… 回答者　子島良平…　24
Q7 アカントアメーバ角膜炎の診断と治療について教えてください ……… 回答者　宇野敏彦…　28
Q8 角膜ヘルペスの診断と治療について教えてください ………………… 回答者　篠崎和美…　31
Q9 急性期 Stevens-Johnson 症候群の眼合併症はどのように重症度を判断するのでしょうか．
　　　また初期治療について教えてください ………………… 回答者　松本佳保里・外園千恵…　35
Q10 眼類天疱瘡はどのような状況で悪化しますか．またどのように対処したらよいのでしょうか
　　　　　……………………………………………………………………… 回答者　鄭　　暁東…　41
Q11 円錐角膜に対して HCL 治療より積極的な治療に移行するのはどのタイミングが
　　　よいのでしょうか ……………………………………………………… 回答者　糸井素啓…　48
Q12 水疱性角膜症の原因はどのようになっていますか．また治療はどのようにしたら
　　　よいのでしょうか …………………………………………… 回答者　福井正樹・山口剛史…　52
Q13 角膜移植後の拒絶反応の予防，診断，治療はどうしますか ……………… 回答者　田　聖花…　58
Q14 兎眼に対する治療法を教えてください ……………………… 回答者　山中行人・渡辺彰英…　62
Q15 強膜炎は頻度が低いのでよく知りません．どのように診断し，どう治療したら
　　　よいでしょうか ……………………………………… 回答者　矢野　嵐・武田彩佳・堀 純子…　66

2．ぶどう膜炎

Q1 ぶどう膜炎の鑑別診断法を教えてください ……………………………… 回答者　蕪城俊克…　70

Q2	ぶどう膜炎を疑うとき，どこまで全身検査をしたらよいでしょうか ……………………………………………………………… 回答者　岩田大樹・南場研一	75
Q3	Vogt-小柳-原田病を初期に診断するコツを教えてください．また最新の治療法はなんですか …………………………………………………………………… 回答者　渡辺芽里・川島秀俊	80
Q4	サルコイドーシスによる眼症状と治療法を教えてください … 回答者　岩橋千春・大黒伸行	84
Q5	Behçet病の眼症状の治療法を教えてください ………………………… 回答者　丸山和一	87

3. 網膜硝子体

Q1	OCTによる黄斑部の代表的な異常所見について教えてください ………… 回答者　石龍鉄樹	91
Q2	網膜電図（ERG）の有用な場合について，代表的ERG所見とともに教えてください ……………………………………………………………………………… 回答者　近藤峰生	97
Q3	硝子体出血の原因の鑑別について教えてください ……………………… 回答者　長岡泰司	102
Q4	糖尿病網膜症の治療について教えてください ………… 回答者　和田伊織・中尾新太郎	106
Q5	網膜中心静脈（分枝）閉塞症の検査と治療について教えてください……… 回答者　村上智昭	111
Q6	網膜中心動脈（分枝）閉塞症の初期治療と予後について教えてください… 回答者　伊藤逸毅	117
Q7	網膜ジストロフィ（網膜色素変性症を含む）の鑑別について教えてください ……………………………………………………………… 回答者　中村奈津子・角田和繁	121
Q8	加齢黄斑変性の診断について教えてください …………… 回答者　玉城　環・古泉英貴	125
Q9	加齢黄斑変性の治療について教えてください．とくに抗VEGF薬の投与法について教えてください ………………………………………………………… 回答者　松本英孝	131
Q10	裂孔原性網膜剝離の治療はバックルではなく，すべて硝子体手術でよいのではないでしょうか ……………………………… 回答者　中野裕貴・鈴間　潔	136
Q11	黄斑円孔の進行様式と治療について教えてください ………… 回答者　木村修平・森實祐基	141
Q12	近視性網脈絡膜萎縮はどのように管理したらよいでしょうか ……………………………………………………………… 回答者　渡辺貴士・横井多恵・大野京子	145
Q13	未熟児網膜症はどのように診断し，治療しますか ……………………… 回答者　太刀川貴子	149
Q14	眼内炎に対する抗菌薬の使用と硝子体手術について教えてください ……………………………………………………………… 回答者　小野江　元・中静裕之	154
Q15	最新の網膜芽細胞腫の診断と治療について教えてください ……………… 回答者　古田　実	158

4. 水晶体

Q1	現在の日本において白内障関連で失明するのはどのような状況のときですか ………………………………………………………………………… 回答者　千葉矩史・松島博之	163
Q2	水晶体脱臼・亜脱臼に対する治療を教えてください ……………………… 回答者　太田俊彦	167
Q3	IOL脱臼（intraocular lens dislocation）に対する治療を教えてください … 回答者　林　研	173

5. 緑内障

Q1	緑内障の視野はどのように判断したらよいのでしょうか …… 回答者　横山洵子・大鳥安正	178
Q2	OCTでは進行した緑内障の管理はむずかしいように感じています．どうしたら中期から後期の緑内障の管理にOCTは役立つのでしょうか ……… 回答者　須田謙史・赤木忠道	184
Q3	原発開放隅角緑内障や正常眼圧緑内障などの慢性緑内障の治療はどのようにするとよいのでしょうか．とくに手術に移行する時期について悩んでいます … 回答者　福地健郎	189
Q4	急性原発閉塞隅角症の診断と発作の解除法，また根本治療について教えてください ……………………………………………………………………………… 回答者　澤田　明	193

- **Q5** 血管新生緑内障は重症度が高いように思います．一番よい治療法を教えてください
  .... 回答者　松下賢治・河嶋瑠美　196
- **Q6** 濾過胞感染の予防法，診断法，治療法について教えてください
  .... 回答者　川上秀昭・望月清文　200

6. 視神経・視路
- **Q1** 視神経・視路疾患の重症度はどのように判断したらよいのでしょうか … 回答者　島田佳明　205
- **Q2** 視神経症の原因にはどのようなものがありますか．また鑑別はどうしますか
  .... 回答者　後藤克聡・三木淳司　210
- **Q3** 特発性視神経炎とはなんですか．また治療はどうしますか … 回答者　中澤祐則・石川　均　215
- **Q4** 虚血性視神経症の診断と治療について教えてください ……… 回答者　岩佐真弓・山上明子　219
- **Q5** 抗AQP4抗体陽性視神経炎と抗MOG抗体陽性視神経炎の診断と治療，予後について
  　　教えてください .... 回答者　毛塚剛司　223
- **Q6** Leber遺伝性視神経症の発症メカニズム，遺伝，症状，治療に関して教えてください
  .... 回答者　上田香織・中村　誠　227
- **Q7** 半盲をきたす疾患について教えてください ……………………………… 回答者　奥　英弘　231

7. 小児眼科
- **Q1** 小児の視力検査についてコツを教えてください ……… 回答者　新井慎司・佐藤美保　237
- **Q2** 弱視の疑いのある患者はどう診断し，治療しますか …… 回答者　宇田川さち子・杉山能子　241
- **Q3** 眼振の患者はどこを診て，どう治療したらよいでしょうか ……………… 回答者　野村耕治　245
- **Q4** 心因性視覚障害の疑いのある小学生が来院しました．どうしますか …… 回答者　横山　連　250

8. 眼窩・涙腺・涙器
- **Q1** 眼窩疾患の重症度はどのように判断したらよいのでしょうか … 回答者　村上沙穂・野田実香　253
- **Q2** 眼窩蜂巣炎と眼窩先端部症候群の診断と治療について教えてください
  .... 回答者　坂口貴鋭・鈴木康夫　257
- **Q3** 眼窩腫瘍の種類，診断，治療について教えてください ……………… 回答者　柿﨑裕彦　261
- **Q4** 最近IgG4関連眼疾患という言葉をよく聞きますが，よく知りません．教えてください
  .... 回答者　上田俊一郎・後藤　浩　266

9. 眼外傷
- **Q1** 眼化学外傷・熱傷の重症度の判定と初期治療を教えてください ……… 回答者　門田　遊　270
- **Q2** 強膜裂傷の診断と治療について教えてください．また，どの程度の外傷で
  　　硝子体手術を行うべきかについて教えてください ………………………… 回答者　井上　真　274
- **Q3** 鈍的眼外傷の対処法について教えてください ……………………………… 回答者　河野剛也　278
- **Q4** 眼内異物はどのように診断しますか．また治療はどうしますか ……… 回答者　山﨑厚志　284
- **Q5** 外傷性視神経症の診断と治療について教えてください
  .... 回答者　清澤源弘・小町祐子・Michael Goodman・大野明子　288

II 失明に関連した知識
- **Q1** 低視力と失明の定義について教えてください ……………………………… 回答者　川瀬和秀　294
- **Q2** 視覚障害者の認定基準について教えてください ……………… 回答者　萱澤朋泰・松本長太　298
- **Q3** 視覚障害者と認定されるとどのような制度が利用できますか ……………… 回答者　加藤　聡　304
- **Q4** 日本と世界の失明統計について教えてください …………………………… 回答者　久米川浩一　308
- **Q5** ロービジョンケアの具体的な方法はどのようなものですか ……………… 回答者　清水朋美　314

巻 頭 言
Editorial

山本哲也[*1]　飯田知弘[*2]　外園千恵[*3]

　『あたらしい眼科』誌の 2019 年臨時増刊号では，中途失明の可能性のある眼疾患を全般的に扱うことにしました．眼科学において失明の回避はきわめて重要な使命です．治療に抵抗し失明不可避な疾患はいまだに多く存在しますが，近年の研究の成果により適切な管理を施すことで失明を防ぐことが可能な疾患も数多くなっています．本号は中途失明をきたしうる疾患を網羅し，その診断と管理を適切に行うための羅針盤となることをめざして企画しました．ぜひともご活用いただきたいと願っております．なお，従来の本誌臨時増刊号の多くで採用されてきた Q&A 方式を今回も踏襲しています．

　現行の視覚障害者認定基準では，片眼性の視機能障害は視覚障害とは認定されない仕組みとなっています．しかし，本号においては，失明を片眼性疾患も含めて，中等度ないし高度の視機能障害が残存し，患者が見にくさをはっきりと自覚する状態と拡大解釈することにして，専門の先生方に執筆していただきました．また，中途失明と銘打ってはいますが，先天性あるいは出生直後からの疾患を含んでかまわないとしたこともお断りしておきます．

　本号は 2 章から構成されています．第 1 章ではおもに疾患ごとに診断と治療を中心として実務的な観点から執筆していただきました．また，第 2 章では失明に関連した事項を 5 項目取りあげ，専門家の解説を仰ぎました．これは失明に関する基本的な統計や社会保障の仕組みなどが眼科医の知識として重要であると考えたためです．本号は，読者として眼科診療に携わる実地医家ならびに大学病院・眼科病院の眼科医師を第一に考えて執筆されています．ですが，視能訓練士，看護師など眼科医療に携わる多くの専門職の方にも十分に理解していただける内容になっていると自負しております．

　本号を手にされる方にお勧めしたい利用法として，いくつかの状況が考えられます．編集者としては，皆様が時間のあるときに，順序はともかくとして，また一部は読み飛ばしていただいてもよろしいので，できれば通読していただくことを希望いたします．そうしていただくことで眼科学における視機能に重大な影響を与える主要疾患を網羅的に理解することが可能と考えます．第二に，ご自分の勉強したい領域，たとえば前眼部だけ，網膜硝子体疾患だけなどを各領域の全

[*1] Tetsuya Yamamoto：岐阜大学大学院医学系研究科眼科学　[*2] Tomohiro Iida：東京女子医科大学眼科学教室　[*3] Chie Sotozono：京都府立医科大学大学院医学研究科視覚機能再生外科学

項目にわたって読み込むという使い方もよろしいかと思います．興味のあることはとくに覚えやすいと思いますし，またそれを何回か行っていただくとほぼ通読したことになるからです．とくに第2章の「失明に関連した知識」は全体として一つの読み物になっていますし，眼科医にとっての教養科目のようなものですので，ご一読をお勧めいたします．あるいは，外来に本号を置いていただいて，該当する患者が来院した場合に参考書として用いるという使い方もあるかと思います．そうした実用性にとくに配慮した項目立て・内容としたつもりです．

　皆様の眼科診療に本号をお役立ていただければ幸いです．

あたらしい眼科 '19 臨時増刊号

中途失明の可能性のある疾患 Q&A

I 中途失明の可能性のある疾患とその検査/治療

Q1 春季カタルの診断と治療，とくにどのような所見で重症と判断するか教えてください

回答者　角　環*

- 春季カタルは幼児期から学童期の男児に多い．
- 巨大乳頭，輪部増殖，シールド（楯型）潰瘍は診断特性の高い他覚所見で，重症度判定に重要である．
- 春季カタルでは，Ⅰ型アレルギー反応に加えT細胞（Th2細胞）を中心とするⅣ型アレルギー反応がその病態形成に重要な役割を果たしている．
- 治療にはT細胞に選択的に作用する免疫抑制点眼薬が有効である．
- 症状が改善しても免疫抑制点眼薬の使用をすぐにやめない．

はじめに

春季カタルはアレルギー性結膜疾患の最重症型である．免疫抑制点眼薬の登場により治療に苦慮する症例は激減した．しかし，幼児期から学童期の患者が大半であり，かつ角膜病変を合併すると視力低下をきたすため，できるかぎり速やかな症状の改善が望まれる．また，中長期的なフォローが必要な疾患であるため，副作用が少なく，安定した効果を期待できる薬物療法の選択が必要である．本稿では診断，治療におけるポイントをまとめる．

春季カタルの位置づけ（アレルギー性結膜疾患の分類）

アレルギー性結膜疾患は「Ⅰ型アレルギーが関与する結膜の炎症性疾患で，何らかの自他覚症状を伴うもの」と定義される．結膜の増殖性変化の有無，アトピー性皮膚炎の有無，機械的刺激の有無によりアレルギー性結膜炎，アトピー性角結膜炎，春季カタル，巨大乳頭結膜炎の4疾患に分類され[1]る．日本の分類においては，機械的刺激がなく，結膜に増殖性変化を認められる場合，アトピー性皮膚炎の合併の有無にかかわらず春季カタルと診断する．

アレルギー性結膜疾患の診断

アレルギー炎症に伴う①自他覚症状，②全身的，局所的なⅠ型アレルギー素因，③眼局所である結膜でのⅠ型アレルギー反応の証明が必要で，①＋②＋③もしくは①＋③に該当する症例がアレルギー性結膜疾患の確定診断となる．①は眼掻痒感，充血，眼脂，流涙，異物感，眼痛，羞明で，眼掻痒感は診断根拠としても重要である．②は血清抗原特異的IgE抗体陽性，血清総IgE抗体増加の確認，推定される抗原と一致する皮膚反応陽性による全身的アレルギー性素因の証明，涙液中総IgE抗体（イムノクロマト法による測定キット）の増加の確認や点眼誘発試験陽性による局所的素因の証明となる．とくにイムノクロマト法による涙液中総IgE抗体の測定は，涙液を採取しての検査であり比較的容易である．③は眼脂や結膜細胞診による好酸球の証明である．アレルギー性結膜疾患の確定診断には必須の検査であるが，検体採取→染色→鏡検という一連の工程に要する時間や判定スキルの問題などから，やや敬遠される検査である．しか

---

*Tamaki Sumi：高知大学医学部眼科学講座
〔別刷請求先〕角　環：〒783-8505 高知県南国市岡豊町小蓮185-1　高知大学医学部眼科学講座

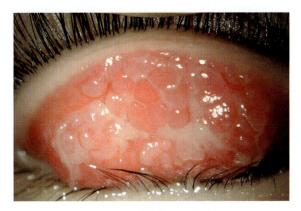

図1　上眼瞼結膜の巨大乳頭

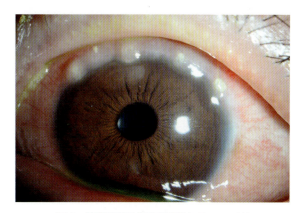

図2　輪部結膜の堤防状隆起とTrantas斑

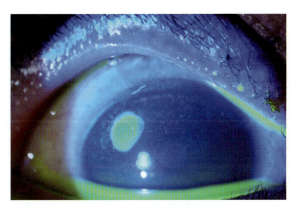

図3　シールド潰瘍（楯型潰瘍）

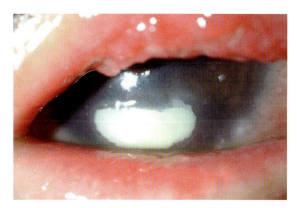

図4　角膜プラーク

し，診断に悩むときほど③は鑑別に有用となる．

春季カタルの診断と病態

春季カタルは上記のアレルギー性結膜疾患診断を満たし，かつ上眼瞼結膜の巨大乳頭（直径1mm以上の乳頭）（図1）や輪部結膜の堤防状隆起とTrantas斑（図2）などの増殖性変化を認める重症，慢性の結膜炎である．幼児期から小学生の低学年の男子に多い．ときに好酸球性角膜障害であるシールド潰瘍（楯型潰瘍）（図3），角膜プラーク（図4），落屑様点状表層角膜炎などの種々の程度の角膜上皮障害も認め，これらの所見があれば重症と判断する．自覚症状は眼搔痒と眼脂であるが，角膜上皮障害が合併すると眼痛，視力低下，羞明などの症状も呈する．

本疾患による失明はないが，角膜障害が継続すると，回復困難な角膜混濁を残すこともある．学童期の患者が多いため，角膜障害による視力低下や眼痛による開瞼困難が生じると学業に支障をきたすだけでなく，登校，登園すらままならないこともあるため，早急な症状改善が望まれる．

診断は，結膜増殖性変化も角膜病変も，比較的大きな病変であるため見落としにくい．これらの所見は診断特異性の高い所見であるため，所見さえ見つけることができれば春季カタルの診断は容易である．しかし，眼痛のために開瞼困難な児童や，意思疎通がうまくできない幼児では，上眼瞼の翻転や前眼部全体の観察がむずかしく，診察そのものが十分できないこともある．短時間でかつ患児の負担なく所見を得ることが診断の近道となるため，普段から上眼瞼結膜所見をとる習慣をつけておくことが必要である．また，春季カタルは思春期・青年期には自然寛解する傾向にあるが，アトピー性皮膚炎を併発している場合はこのかぎりではない．アトピー性皮膚炎の有無，鼻炎や喘息などの他のアレルギー疾患の合併の有無の確認も必要で，他疾患を合併している際には，眼科だけでなく他科のコントロールが必要である．原因となる抗原は単独ではハウスダスト，ダニが多いが，そ

の他，花粉，動物のフケなど多種類の抗原に反応することも少なくない．

巨大乳頭を組織学的に検討すると，結膜下の粘膜固有層には好酸球と抗原特異的T細胞（Th2細胞）が多数浸潤している．結膜好酸球浸潤はT細胞が重要な役割を果たすこともすでに明らかとなっており，春季カタルではⅠ型アレルギー反応に加え，T細胞（Th2細胞）を中心とするⅣ型アレルギー反応がその病態形成に重要な役割を果たしている．

春季カタルの治療（免疫抑制点眼薬の重要性）

アレルギー性結膜疾患の治療においては予防（セルフケア）が基本であるが，症状が強い場合はメディカルケアによる症状の軽減と維持が重要となる．とくに春季カタルは4，5歳で発症し中学生ぐらいまで続くことが多く，原因抗原もダニやハウスダストが多いため，一年を通し，またある程度まとまった期間の治療の継続が必要である．そのため，副作用が少なく安全かつ効果の高い薬物の選択が重要とある．

春季カタルのメディカルケアは，免疫抑制点眼薬の登場前は抗アレルギー点眼薬とステロイド点眼薬の併用療法が一般的に用いられてきた．併用療法は多くの症例で有効であったが，常にステロイド点眼薬に伴う副作用の出現が問題となっていた．ステロイド点眼薬の副作用としては，眼圧上昇（ステロイド緑内障）や眼感染症の悪化，ステロイド白内障があげられる．とくにステロイド点眼薬による眼圧上昇は，正常人の約30％に起こるといわれている[2]が，小児ではより発症頻度が高い[3]．中長期な点眼継続が必要な春季カタル患者において，ステロイド点眼による眼圧上昇は避けて通ることのできない副作用であった．一方，免疫抑制点眼薬であるシクロスポリン，タクロリムスは眼圧上昇を認めることは少ない．また，免疫抑制点眼薬はT細胞に高い選択性をもち，結膜局所でのT細胞の活性化や増殖を抑制することで効果を発揮する点眼薬である．

春季カタルの病像形成にはT細胞を含めた免疫担当細胞が重要な役割を果たしているため，結膜局所においてT細胞を中心に抑制する免疫抑制点眼薬は春季カタルの治療においては理にかなった治療薬である[4]．しかし免疫抑制点眼薬は即効性に乏しく効果発現には一定の期間が必要であるといわれている．すばやい消炎を得るためにはステロイド点眼薬が必要で，病期，病勢に応じて免疫抑制点眼薬とステロイド薬を組み合わせて使用することが必要である．

現在のガイドラインでは，春季カタルの治療において抗アレルギー点眼薬のみで効果不十分な場合は免疫抑制点眼薬を追加する．免疫抑制点眼薬には2種類あり，タクロリムスのほうがシクロスポリンよりも効果が高く，眼瞼に巨大乳頭を形成する眼瞼型の春季カタルではタクロリムスを用いる．ステロイド点眼薬は免疫抑制点眼薬を追加しても効果不十分な場合にさらに追加する．実際多くの症例では免疫抑制点眼薬の追加のみで病状の安定が可能である[5]．また，治療により結膜増殖性変化が消失してすぐに点眼治療を終了するとすぐに再発してしまう．症状の改善がみられたら，ステロイド点眼薬を低力価に切り替え，または点眼回数を漸減・中止し，抗アレルギー点眼薬と免疫抑制点眼薬の2剤で治療にあたる．寛解期間が長くなれば，抗アレルギー点眼薬のみでコントロールするなど，春季カタルにおいてはとくにゆっくり点眼を減量する．症状の再燃を最小限にすることで，最終的にステロイド薬からの早期離脱と，再発や重症化の防止に役立つと考える．

しかし，実際に点眼をするのは患者本人や家族である．正確な処方実施が望まれるが，こちらの指示通りに点眼しているかというと，なかなか厳しい現状がある．症状がよくなってもすぐに点眼を止めない，調子が良くても悪くても点眼を確実にするよう子供や家族を指導することが本疾患の治療の成功の鍵である．その意味で，抗原回避を目的とした転地療法としての入院は有効である．入院により日々の点眼スケジュールを患児に理解し実践してもらい，点眼手技の指導確認が可能となる．そしてなにより点眼をすると症状が改善する，という成功体験を経験することが大切である．角膜障害を伴い視力低下や開瞼困難に至っている症例では，学校生活の早期復帰のためにも入院治療は有用である．

免疫抑制点眼薬は使用開始時の刺激感，熱感と高価な薬価が問題である．点眼の継続で刺激感は徐々に弱まるため，前者は患者と家族への説明でおおむね問題は解決する．後者も最近は小児の医療費を助成する自治体が多いため，高額な医療費のために点眼の中止を余儀なくされることは減少したが，比較的低い年齢で助成が打ち切られる自治体もあり注意を要する．

まとめ

春季カタルは花粉性結膜炎などのアレルギー性結膜炎と異なり,一年を通した中長期的な点眼治療が必要である.成長とともに改善するとはいえ,学業期という大切な時期にコントロール不良例では角膜上皮障害による視力低下が継続する.できるだけ短期間に病状を緩和させ,維持するためにも,病状,薬効説明に加え,保護者と患児には治療の継続の重要性と医療費に関してもしっかりと説明し,協力して実施することが重要である.

文献

1) 日本眼科アレルギー研究会アレルギー性結膜疾患診療ガイドライン編集委員会:アレルギー性結膜疾患診療ガイドライン(第2版).日眼会誌 114:829-870, 2010
2) Armaly MF: Statistical attributes of steroid hypertensive response in the clinically normal eye. *Invest Ophthalmol Vis Sci* 4:187-197, 1965
3) 大路正人,桑山泰明,木下裕光ほか:小児におけるステロイドレスポンダーの頻度.臨眼 46:749-752, 1992
4) Nishino K, Fukushima A, Okamoto S et al: Suppression of experimental immune-mediated blepharoconjunctivitis in Brown Norway rats by topical application of FK 506. *Graefes Arch Clin Exp Ophthalmol* 240:137-143, 2002
5) Miyazaki D, Fukushima A, Ohashi Y et al: Steroid-sparing effects of 0.1% tacrolimus eye drop for treatment of shield ulcer and corneal epitheliopathy in eyes with refractory allergic ocular diseases. *Ophthalmology* 124:287-294, 2017

* * *

Q2 アトピーの眼合併症にはどのようなものがありますか．それらを治療するうえでの注意点を教えてください

回答者　松田　彰*

- アトピー性皮膚炎の眼合併症には角結膜炎，白内障，網膜剝離，緑内障がある．
- 学童期から青壮年期に好発し，視機能障害で社会生活に支障をきたすこともある．
- アトピー性角結膜炎では角膜の混濁，アトピー白内障では調節力の喪失が問題となる．
- アトピー緑内障の手術療法においては術式の選択と十分な消炎治療が大切である．
- 重症アトピー性皮膚炎の治療に生物製剤が導入されたことで，今後眼科診療にも変化が起こる可能性がある．

はじめに

アトピー性皮膚炎の眼合併症には角結膜炎，円錐角膜，白内障，網膜剝離が以前から知られている．

角結膜炎と円錐角膜

アトピー性皮膚炎に合併する角結膜病変として，アレルギー性結膜炎，円錐角膜，春季カタル (vernal keratoconjunctivitis：VKC)，アトピー性角結膜炎 (atopic keratoconjunctivitis：AKC) がある．このうち結膜に増殖性変化を伴い，重症化・慢性化しやすい病態がVKCとAKCであり，両者の峻別は困難な場合もあるが，AKCにおいてはアトピー性眼瞼炎の合併が多く，角膜内への血管侵入を伴う症例が多いこと，VKCが思春期以降に軽快傾向を示すのに対し，慢性化しやすいという特徴がある．AKC症例の中には角膜の混濁・不正乱視を生じる症例 (図1) があり，視機能障害が残存することも多い．VKCならびにAKCの治療は，抗アレルギー薬の点眼，タクロリムス・シクロスポリンといった免疫抑制薬の点眼をベースに，増悪時にステロイド点眼を併用する形が基本である．タクロリムス点眼治療に抵抗する難治症例 (タクロリムス点眼使用症例の約10％)[1] に対しては，病変部結膜の切除や角膜プラークの外科的切除も施行される．また，アトピー性皮膚炎患者に円錐角膜の発症が多いことが知られており，デンマークからの報告では[2]，アトピー性皮膚炎患者の円錐角膜の発症リスクは3.06倍 (重症アトピー性皮膚炎にかぎると10.01

倍) であるとしている．円錐角膜の治療に頻用されるハードコンタクトレンズは異物感の問題や眼瞼炎の問題でアトピー性皮膚炎患者においてはしばしば使用が困難である．重症例では角膜移植の適応となるが，アトピー性皮膚炎合併の円錐角膜患者の角膜移植において，重篤な強角膜炎が生じることが報告[3] されており，十分な免疫抑制療法の施行が重要である．

アトピー白内障

アトピー白内障の頻度に関する正確な報告は少ないが，最近韓国とデンマークから保険請求データベースを利用した報告がなされ，韓国からの報告[4] では20歳以下のアトピー性皮膚炎患者の0.2％ (重症例にかぎると0.5％) にアトピー白内障を発症，デンマークからの報告では，18歳以上のアトピー性皮膚炎患者の1.2％ (重

---

*Akira Matsuda：順天堂大学大学院医学研究科・眼アトピー研究室
〔別刷請求先〕　松田　彰：〒113-8421　東京都文京区本郷2-1-1　順天堂大学大学院医学研究科・眼アトピー研究室

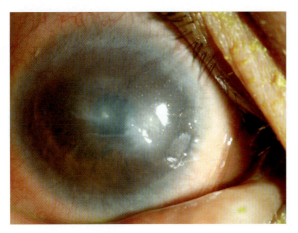

図1 角膜混濁を伴うアトピー性角結膜炎

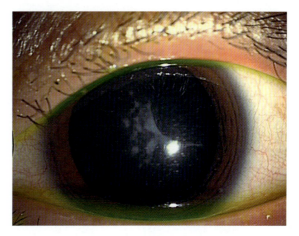

図2 前嚢下の混濁を認めるアトピー白内障

症例にかぎると2.3%)にアトピー白内障の発症を認めたとの報告がなされている．韓国からの報告が20歳以下の症例にかぎられていることを考えると，デンマークからの報告[2]のほうが実情に近い数字ではないかと考えられる．アトピー白内障による視機能低下症例では外科的治療（白内障手術＋眼内レンズ挿入術）が選択されるが，加齢白内障と比較すると若年での手術施行となるため，調節力の喪失が問題となる．また，術後に網膜剥離を合併する場合もあり，定期的な経過観察が必要である．細隙灯顕微鏡による所見としては，前嚢下混濁が特徴的な所見であるが（図2），後嚢下の混濁を呈する症例や進行例では成熟白内障を呈する症例もみられる．

アトピー網膜剥離

アトピー網膜剥離の報告はわが国からのものが多く，諸外国からの報告は少数例のケースシリーズが主である．病態に関してはわが国からの報告と諸外国の報告との間に差はなく，巨大裂孔の頻度が高いこと，増殖性網膜硝子体症の発症がみられること，アトピー白内障の合併例が多いことなどが，その特徴として知られている[5]．また，近年のSasohらの報告[6]によると，わが国での網膜剥離患者に占めるアトピー網膜剥離の頻度は減少傾向にあることが報告されており，その要因としてアトピー性皮膚炎の治療成績の向上が考えられるとしている．網膜剥離の程度や裂孔の位置，水晶体の状態などを総合的に判断して，バックル手術か硝子体手術を選択することになるが，その選択は熟練した網膜硝子体術者に委ねる形になる．また，術後も掻痒感のために眼球周囲をこする，叩くといった物理的な刺激が加わる症例があり，皮膚炎のコントロールが予後を左右する可能性が考えられるため，皮膚科専門医との連携が大切である．

アトピー緑内障

アトピー性皮膚炎に緑内障が合併する症例があり，ステロイド緑内障がアトピー性皮膚炎に合併したと解釈されることが多い．しかしステロイド忌避の症例や，ステロイドの使用歴はあるもののステロイド緑内障とは考えにくい症例があり，アトピー緑内障の疾患概念を筆者らは提唱している[7]．アトピー緑内障の定義として，1) 顔面を含む重症アトピー性皮膚炎の存在，2) 緑内障性の視神経乳頭の変化を認める，3) 視神経乳頭の変化に合致する視野障害の存在，4) 21mmHg以上の高眼圧，5) 明らかなステロイド緑内障症例は除外するという基準を作成して，45症例62眼の臨床的な特徴をまとめて報告した[7]．その結果，発症年齢の平均が38.13歳と原発隅角緑内障の好発年齢より若く，男女比が4：1と男性に多く，43眼（69％）にアトピー白内障の合併を，19眼（30％）に網膜剥離の合併を認めた．また，論文報告時には両眼性の症例が17眼（27％）であったが，その後4年の経過中に片眼性から両眼性へ進行した症例（図3）があり，落屑緑内障と同様，時間差がある両眼症例が存在するものと考えられる．経過中の最高眼圧の平均は40mmHgと高く，70％の症例にAulhorn分類3期以上の視野変化を認めた．アトピー緑内障症例の50眼（81％）において，眼圧コントロールが不十分なため観血的治療を施行した．そのうち32眼で線維柱帯切開術を施行したが，21眼で線維柱帯手術またはロングチューブインプラント手術の追加を要した（これは論文執筆時の

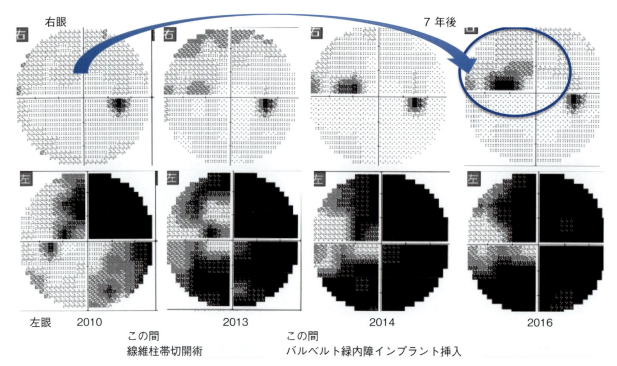

図3 左眼のアトピー緑内障症例（45歳，男性）
7年間の経過中に右眼の緑内障が顕在化した．

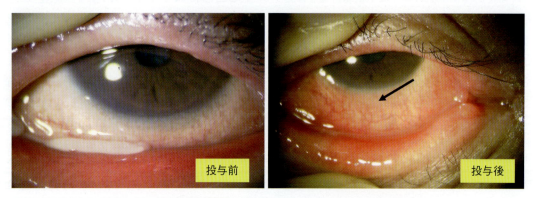

図4 アトピー性皮膚炎患者に対するデュピルマブ投与前後の結膜充血
→：上強膜炎に類似した所見．

データであり，実際の線維柱帯切開術の奏効率はさらに低下している）．また，線維柱帯切除術を施行した35眼のうち，7眼に濾過胞感染の発症を認めており，眼瞼皮膚に炎症がある症例，無血管濾過胞を認める症例では厳重な経過観察が必要である．アトピー緑内障の手術においては，筆者らは以下の点に注意しながら手術を施行している．1）線維柱帯切除術の施行時にはTenon組織を結膜と一緒に強膜にしっかり固定し，無血管濾過胞を作らない，2）術後のステロイド点眼を十分量投与し，消炎をきちんとする（消炎が不十分な症例において術後黄斑浮腫を生じる症例を経験している），3）眼内レンズに偏位を認める症例は眼球を叩いている可能性があり，眼圧の再上昇や角膜内皮減少に注意が必要である，4）多重手術眼で結膜の瘢痕化が強い症例ではロングチューブ（バルベルトまたはアーメド緑内障インプラント）手術の適応も検討する．

アトピー性皮膚炎治療における生物製剤の導入

近年，重症アトピー性皮膚炎の治療に抗IL-4/IL-13受容体抗体（デュピルマブ）が使用されるようになる．

免疫抑制薬やステロイドでコントロールが不十分であった症例にも有効である症例が経験されており，皮膚科専門医と協力のうえ，重症アトピー性皮膚炎のコントロールを改善することは眼合併症の重症化阻止のためにも重要である．一方で，アトピー性皮膚炎に対してデュピルマブを投与した症例で結膜炎の発症頻度が有意に高いとの報告[8]がある．筆者らの経験では結膜炎というよりは，上強膜炎と考えられる変化（図4）であり，ステロイドの短期併用で炎症のコントロールが可能であった．

興味深いことに，喘息症例や鼻ポリープを伴う慢性鼻炎に対するデュピルマブ投与では結膜炎の発症頻度は増加しないとされている．このデュピルマブ投与後の眼表面炎症に関しては徐々に病態が明らかになってくるものと考えられる．

文献

1) Miyazaki D, Fukushima A, Ohashi Y et al: Steroid-sparing effect of 0.1% tacrolimus eye drop for treatment of shield ulcer and corneal epitheliopathy in refractory allergic ocular diseases. *Ophthalmology* **124**: 287-294, 2017
2) Thyssen JP, Toft PB, Halling-Overgaard AS et al: Incidence, prevalence, and risk of selected ocular disease in adults with atopic dermatitis. *J Am Acad Dermatol* **77**: 280-286, 2017
3) Tomita M, Shimmura S, Tsubota K et al: Postkeratoplasty atopic sclerokeratitis in keratoconus patients. *Ophthalmology* **115**: 851-856, 2008
4) Jeon HS, Choi M, Byun SJ et al: Association of pediatric atopic dermatitis and cataract development and surgery. *JAMA Ophthalmol* **136**: 912-918, 2018
5) Hida T, Tano Y, Okinami S et al: Multicenter retrospective study of retinal detachment associated with atopic dermatitis. *Jpn J Ophthalmol* **44**: 407-418, 2000
6) Sasoh M, Mizutani H, Matsubara H et al: Incidence of retinal detachment associated with atopic dermatitis in Japan: review of cases from 1992 to 2011. *Clin Ophthalmol* **9**: 1129-1134, 2015
7) Takakuwa K, Hamanaka T, Mori K et al: Atopic glaucoma-clinical and pathophysiological analysis. *J Glaucoma* **24**: 662-668, 2015
8) Akinlade B, Guttman-Yassky E, de Bruin-Weller M et al: Conjunctivitis in dupilumab clinical trials. *Br J Dermatol* 2019. doi: 10.1111/bjd.17869

* * *

I 中途失明の可能性のある疾患とその検査/治療　1. 結膜・角膜・強膜

Q3 白内障術後に角膜融解をきたして角膜穿孔を生じました．鑑別診断と治療法を教えてください

回答者　岩川佳佑* 　近間泰一郎*

- 白内障手術時には基礎疾患や術後点眼などさまざまな要因で角膜融解を生じる可能性がある．
- 白内障術後のNSAIDs点眼で角膜穿孔に至る場合がある．
- 白内障手術時には膠原病の有無やドライアイの重症度などを術前に把握し，角膜融解のリスクを評価する．
- 角膜融解のリスクが高い症例では，術後点眼の調整や診察頻度などを個別に変更し対応する必要がある．

はじめに

白内障術後の角膜融解のおもな原因として，非ステロイド抗炎症薬（non-steroidal anti-inflammatory drugs：NSAIDs）の使用や膠原病，角膜感染症があげられる．さらに背景因子としてドライアイやアレルギー疾患などの角膜上皮障害のリスクファクターや，創傷治癒遅延の原因となるステロイド点眼薬の使用などが考えられるが，これらが複合的に影響し，穿孔に至ると考えられている[1]．術後に角膜浸潤や膿瘍などの所見があれば感染症を疑って精査を進めるべきであるが，感染徴候がなければそれ以外の原因検索を行うべきである．本稿では白内障術後の角膜融解の主要因であるNSAIDsの使用と膠原病について解説する．

NSAIDsによる角膜融解

NSAIDs点眼薬は，白内障術後の抗炎症を目的として広く用いられている．Singerら[2]によるとNSAIDs点眼薬の単独使用による角膜融解の発症率は6,500万件中1,120件（0.00172％）で，まれな合併症である．NSAIDs点眼には角膜上皮の創傷治癒遅延の副作用があることは広く知られている（図1）．NSAIDs点眼は眼表面のアラキドン酸カスケードのシクロオキシゲナーゼを阻害することでプロスタグランジンの産生を抑制し，鎮痛作用を示すほかに，角膜知覚を低下させる作用ももつことが知られている．知覚低下作用の詳細な機序は判明していないが，NSAIDsが涙液中のサブスタンスP（知覚神経の神経伝達物質）を減少させることが関係していると考えられている[3,4]．NSAIDsの知覚低下作用により反射性涙液分泌が低下し，乾燥性角結膜上皮障害を生じやすくなる．また，角膜上皮の修復に必要な末梢神経機能の障害により上皮再生が遅れ，上皮障害が遷延すると考えられる．角膜上皮障害に留まらず，角膜穿孔に至る可能性もある．NSAIDsは血管の透過性を低下させるという抗炎症作用をもつが，角膜実質への多核白血球の浸潤は抑制できない．そのため角膜上皮障害の創傷治癒遅延により角膜実質での炎症が遷延化し，浸潤した多核白血球から放出されるコラゲナーゼが角膜融解を誘発すると考えられている[5,6]．上述のようにNSAIDsはプロスタグランジンの産生を抑制することで疼痛を軽減するはたらきをもつとともに，角膜知覚低下作用もあるため痛みを感じにくく，角膜上皮障害の発見が遅れる原因となる．

*Keisuke Iwakawa & *Taiichiro Chikama：広島大学大学院医系科学研究科視覚病態学
〔別刷請求先〕岩川佳佑：〒734-8551 広島市南区霞1-2-3　広島大学大学院医系科学研究科視覚病態学

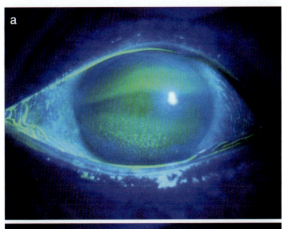
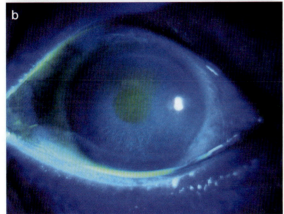

図1　NSAIDs点眼による角膜上皮障害
a：白内障術後のNSAIDs点眼の使用により発症した点状表層角膜症（SPK）がみられる．b：NSAIDs点眼を中止し，上皮障害は軽快している．

膠原病

　膠原病を有する患者では，典型的には角膜周辺部の菲薄化が進行し，手術を含めた外的要因がなくとも角膜潰瘍および穿孔を生じうる（図2）．とくに関節リウマチ（rheumatoid arthritis：RA）では，白内障手術を契機に角膜が自己免疫のターゲットとなり，ときに急速に角膜穿孔に至ることがある（図3）．手術侵襲により角膜輪部血管から免疫複合体が沈着し，炎症細胞の浸潤や補体の活性化が引き起こされ，角膜実質細胞において強い炎症が生じ，コラゲナーゼやマトリックスメタロプロテアーゼ（matrix metalloproteinase：MMP）の産生が亢進することで角膜穿孔へと至ると考えられている[7]．RA患者ではとくにマクロファージ関連サイトカインであるinterleukin-1（IL-1）が過剰に発現し，角膜実質細胞においてコラゲナーゼの産生を誘導し，潰瘍形成に影響し

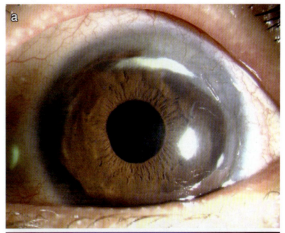
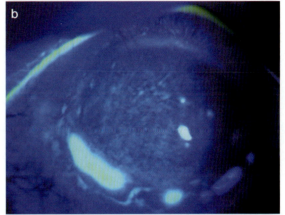
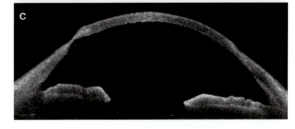

図2　リウマチ患者の周辺部角膜の菲薄化および潰瘍
a：角膜周辺部の菲薄化がみられる．b：左眼の7～8時に角膜潰瘍がみられる．c：前眼部OCTでも周辺部角膜の菲薄化がみられる．

ていると考えられている[8,9]．
　Sjögren症候群は，涙腺への自己免疫に伴う炎症により涙液産生に障害を生じ涙液分泌量が減少する．さらに眼表面や涙腺の慢性炎症によりドライアイが重症化する（図4）．涙液減少により結膜上皮障害が進行するとムチンの発現が減少し，涙液層の不安定性が増す．さらに，涙液中に増幅した炎症性サイトカインにより二次的に角膜上皮障害を引き起こされる．RAと同様に，とくにIL-1はマクロファージや好中球からのMMPの産生を誘導し，角結膜上障害が増悪するとされている[9]．白内

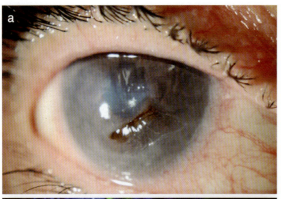
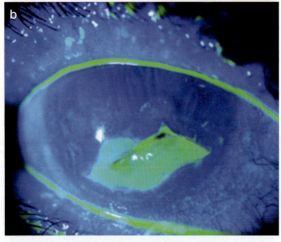

図3 白内障術後の角膜穿孔の症例
a：白内障術後6日目に瞳孔下方に帯状に角膜穿孔を認める．前房が消失し虹彩が嵌頓している．血液検査でリウマトイド因子および抗SS-A抗体が陽性であった．前医にて，術後点眼としてレボフロキサシン，リン酸ベタメタゾン，ジクロフェナクを1日6回使用していた．b：フルオレセイン染色では，すでに前房が消失しており前房水の漏出は目立たないが，瞳孔のやや下方に広範囲のびらんがみられ，その中央部に潰瘍・穿孔創を確認できる．

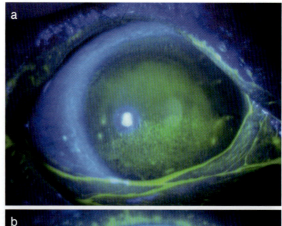
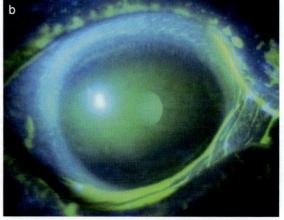

図4 Sjögren症候群による角膜上皮障害
a：角膜下方にメッシュ状の上皮障害がみられる．b：涙点プラグの挿入により涙液量が増加し，上皮障害が軽快している．

障手術を契機に角膜実質で強い炎症が生じ，炎症細胞からのMMPの産生が亢進すると角膜穿孔に至る場合がある．

治療法

これまで報告されている白内障術後の角膜穿孔症例では，穿孔部位は中央から傍中央に好発するとされる．もっとも濃度の濃い点眼薬が接触することや，ドライアイなどの眼表面疾患の影響を受けやすいことなどが関係していると推測されている．穿孔部位が中央から傍中央のため，治療は全層角膜移植術が行われることが多い[1]．

一方で，白内障術後の角膜穿孔を未然に防ぐことがもっとも重要である．そのためにはまず患者ごとに術後合併症のリスクがどの程度あるか術前に把握しておく必要がある．術前の問診で膠原病の罹患の有無およびNSAIDsやステロイドの使用の有無，ドライアイやアレルギー疾患などの眼表面疾患の評価を行う必要がある．術後の角膜融解のリスクがある場合には，術中に角膜上皮障害を最小限にする対策を講じる必要がある．術中の過度の点眼麻酔を避け，角膜を乾燥させないよう普段以上に配慮すべきである．術後の対策としては，点眼の種類，回数，期間を調節することがあげられる．NSAIDsとステロイド点眼薬は必要最低限にとどめることや，術後にドライアイやアレルギー性結膜炎などの眼表面疾患の増悪が認められるようなら，それらへの対応もあわせて行うべきである．ドライアイおよび上皮障害の程度により診察の間隔を短くして，注意深い観察が必要かどうかを判断する必要がある．

まとめ

眼表面疾患や膠原病などの基礎疾患がある患者では，薬剤毒性の因子が複合的に影響し，角膜上皮障害が進行して角膜穿孔に至ることがある．白内障手術による角膜融解のリスクがある場合には，術中および術後管理において個別に配慮すべきである．

文　献

1) 大野　瑞，舟木俊成，山口昌大ほか：白内障術後に角膜穿孔を来した3症例．日眼会誌 **122**：300-305, 2018
2) Singer M, Cid MD, Luth J et al：Incidence of corneal melt in clinical practice：our experience vs. a meta-analysis of the literature. *J Clin Exp Ophthalmol* **S1**：003, 2012
3) 中村友昭，市川一夫，内藤尚久：ジクロフェナク点眼液による角膜知覚低下作用．あたらしい眼科 **16**：1113-1116, 1999
4) Yamada M, Ogata M, Kawai M et al：Decreased substance P concentrations in tears from patients with corneal hypesthesia. *Am J Ophthalmol* **129**：671-672, 2000
5) 谷　恵美子，片上千加子，根木　昭：兎表層角膜切除後の創傷治癒に及ぼす各種点眼薬の影響．日眼会誌 **106**：135-142, 2002
6) Guidera AC, Luchs JI, Udell IJ：Keratitis, ulceration, and perforation associated with topical nonsteroidal anti-inflammatory drugs. *Ophthalmology* **108**：936-944, 2001
7) Malik R, Culinane AB, Tole DM et al：Rheumatoid keratolysis：a series of 40 eyes. *Eur J Ophthalmol* **16**：791-797, 2006
8) 鈴木　智，外園千恵，相馬久乃ほか：外傷を契機に角膜穿孔を生じた強皮症の1症例．臨眼 **52**：903-906, 1998
9) Solomon A, Dursun D, Liu Z et al：Pro- and anti-inflammatory forms of interleukin-1 in the tear fluid and conjunctiva of patients with dry-eye disease. *Invest Ophthalmol Vis Sci* **42**：2283-2292, 2001

＊　　　＊　　　＊

I 中途失明の可能性のある疾患とその検査/治療　1. 結膜・角膜・強膜

コンタクトレンズ関連角膜感染症の診断と治療について教えてください

回答者　**福田昌彦***

- CLによる角膜感染症は，CLに付着していた菌が角膜障害部位から角膜に侵入して発症する．
- CL関連角膜感染症増加の背景には，ユーザーの危険性への認識の欠如，ケアの悪さ，MPSの弱い消毒効果などがある．
- 緑膿菌，アカントアメーバが二大起炎菌である．
- CLによる角膜感染症の調査では9％が最終矯正視力0.1未満であった．
- CLの危険性については，今後も啓発活動，社会への呼びかけを強化する必要がある．

はじめに

　コンタクトレンズ（contact lens：CL）は全国で約2,000万人が使用している．視力矯正手段としては非常に有効であるが，手入れ方法や使用方法が悪いと角膜感染症を起こしてしまうのが大きな問題である．近年，カラーCLの若者への流行に伴って，視力のよい人がおしゃれ目的で使用して感染を起こしてしまうのも大きな問題である．CLに関連する角膜感染症は軽症ものから重篤で視力が不良になってしまうものまである．角膜感染症の全国調査によるとCL関連角膜感染症の発症者は若年者に圧倒的に多い（**図1**）[1]．原因菌としては緑膿菌とアカントアメーバがもっとも多く，近年それらの増加が問題となっている．この増加の背景には，CLユーザーの危険性への認識の欠如，CLケアの悪さ，多目的用剤（multi-purpose solution：MPS）の弱い消毒効果などがあると考えられる．日本コンタクトレンズ学会と日本眼感染症学会共同のCL関連角膜感染症全国調査ではずさんなCLケア，CL管理が予想よりはるかにひどい状況であることが示された．また，2009年，国民生活センターが行ったMPSのアカントアメーバに対する消毒効果の検証結果は，MPSはアカントアメーバシストへの殺菌効果はないという衝撃的なものであった．CLは非常に便利で手軽なものであるが一つ間違えると失明の危険を伴っていることの再認識，ユーザーへの啓発，厚生労働省への働きかけを強めていかなくてはならないと考える．

CLによる角膜感染症の発症メカニズム

　CLによる角膜感染症は，CLに付着していた菌が角膜障害部位から角膜に侵入して発症する．CLのケアが悪く，ケース内が菌で汚染されていることが非常に重要な要因の一つである．もう一つの要因はCL装用に伴い角膜上皮にストレスがかかっている点である．近年のCLは酸素透過性が以前のものに比べると格段によくなっており装用感もどんどんよくなっていることから，長時間装用，CLをつけたままの睡眠がしやすくなっていると考えられる．このことがCL関連角膜感染症がなくならない原因であり，重症例が増えている原因でもあると考えられる．あとで詳しく述べるがCL関連角膜感染症の2大起因菌は緑膿菌とアカントアメーバであり，この菌の感染メカニズムは**図2**に示すように不適切なレ

---

*Masahiko Fukuda：近畿大学奈良病院眼科
〔別刷請求先〕　福田昌彦：〒630-0293 奈良県生駒市乙田町1248-1　近畿大学奈良病院眼科

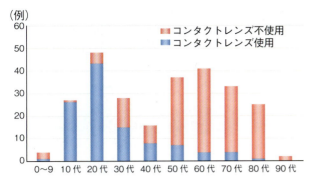

図1 感染性角膜炎全国サーベイランスでの年齢分布と感染時の
コンタクトレンズ使用
10〜30代の患者ではCL使用が多い．　　　（文献1より引用）

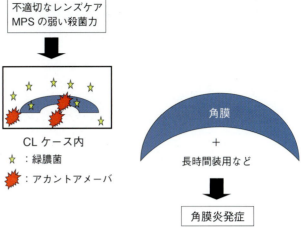

図2　CL関連角膜感染症の発症メカニズムの模式図
（文献6より引用）

ンズケアとMPSの弱い殺菌力がおもな原因で，CLケース内に繁殖した緑膿菌やアカントアメーバが長時間装用などで脆弱になった角膜上皮から角膜内に進行して角膜炎を発症するものと考えられる．

代表症例

症例1は19歳の男性で，頻回交換型（2週間交換）ソフトコンタクトレンズ（frequent replacement soft contact lens：FRSCL）を装用したまま就寝，翌日眼痛が出現し2日後に当科を受診した．典型的な緑膿菌による輪状浸潤，粘液性の眼脂の付着，角膜全体のすりガラス状混濁を認める（図3）．このように重症の緑膿菌の感染は急激に発症する．症例2は20歳の男子大学生で，1日使い捨てソフトコンタクトレンズ（soft contact lens：SCL）を約1週間使用していた．右眼の眼痛が出現，だんだんひどくなり4日前に近医を受診，ヘルペスと診断され治療を受けたが軽快しないとのことで当科を受診した．典型的なアカントアメーバによる放射状角膜神経炎と著明な毛様充血を認める（図4）．治療に約2カ月を要したが治癒した．症例3は16歳の女性で，ハードコンタクトレンズ（hard contact lens：HCL）を水道水で保存して使用していた．角膜ヘルペスと診断され2カ月間治療を受けたが改善しないとのことで当科を受診した．アカントアメーバ角膜炎の円板状混濁を認めた（図5）．この症例は角膜掻爬，抗真菌薬内服，抗真菌薬点眼による治療を3カ月間行ったが改善せず，深層角膜移植術を施行した（図6）．このようにアカントアメーバ角膜炎は非常に難治であり，重症例では外科的治療が必要で視力障害を残す場合がある．

CL関連角膜感染症の全国調査

対象施設は全国224施設で，CL装用が原因と考えられる角膜感染症で入院治療を要した症例を調査した．調査期間は平成19年と20年の2年間で，形式は担当医と患者へのアンケートである．平成19年4月〜平成20年8月中旬までの集計では症例数は233例，年齢は9〜90歳（平均28歳），性別は女性104例，男性129例であった[2]．調査はその後も継続され，最終報告は宇野ら[3]によってなされている．

細菌検査

塗抹検鏡で微生物が検出された頻度は角膜病巣，CLケース，CLの順に多かった（表1）．もっとも多く検出された微生物はアカントアメーバとグラム陰性桿菌で，それぞれ44検体であった．この2種も角膜病巣，CLケースから多く検出された．

分離培養では，多く検出されたのは緑膿菌が58株，アカントアメーバが35株，その他のグラム陰性桿菌が24株，セラチアが18株などであった（表2）．検出された部位は角膜病巣，CLケースであった．

3カ月後の矯正視力

1.0以上が85例（36%），0.7〜0.9が37例（16%），0.4〜0.6が30例（13%），0.1〜0.3が16例（7%），0.07〜0.09が0例（0%），0.04〜0.06が4例（2%），指数弁〜0.03が12例（5%），光覚弁〜手動弁が3例（1%），0が

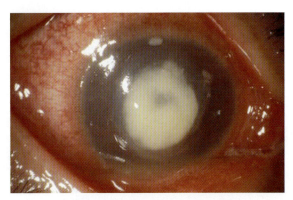

図3 緑膿菌性角膜潰瘍（19歳，男性）
輪状浸潤，粘液性の眼脂の付着，角膜全体のすりガラス状混濁を認める．

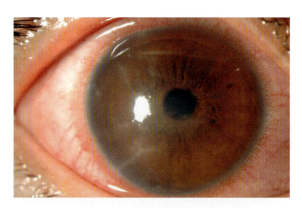

図4 アカントアメーバ角膜炎（20歳，男性）
放射状角膜神経炎と著明な毛様充血を認める．

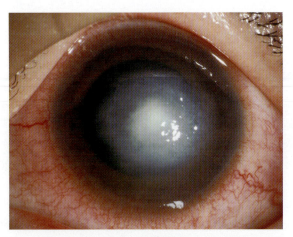

図5 アカントアメーバ角膜炎（16歳，女性）
完成期である円板状混濁を示す．

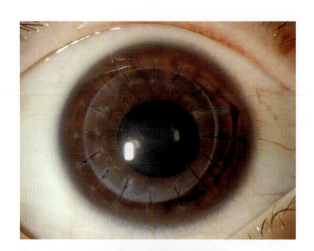

図6 図5の深層角膜移植術後
角膜は透明性を回復した．

表1　塗抹検鏡（181/233，78％）　　　（文献2より引用）

菌種	G＋球菌 24	G＋桿菌 16	G－球菌 9	G－桿菌 44	糸状菌 3	アカントアメーバ 44
角膜病巣	14	13	4	25	1	40
結膜嚢	2	1	0	1	0	0
眼脂	1	0	0	4	0	0
CL	2	0	1	3	0	5
CLケース	8	6	4	22	2	7
その他	0	0	0	0	0	0

1例（0.4％），記載なしが45例（19％）であった．0.1未満にかぎってみると20例（9％）であった．CLによる角膜感染症の重症例では失明に至る高度の視力障害が発生することが確認された．

使用レンズタイプ

2週間タイプのFRSCLが半数以上であり，その他はすべてのレンズタイプに発症していた．また，海外での

表2 分離培養(218/233, 94%), 検出率(144/218, 66%)　　　（文献2より引用）

菌種	黄色ブドウ球菌 7	表皮ブドウ球菌 11	コリネバクテリウム 13	緑膿菌 58	セラチア 18	その他のG—桿菌 24	アスペルギルス 1	アカントアメーバ 35
角膜病巣	3	4	6	47	3	4	0	32
結膜嚢	1	2	4	1	1	0	0	0
眼脂	0	1	1	7	1	0	0	0
CL	2	2	1	8	2	6	0	0
CLケース	1	2	4	26	12	21	1	17
その他	0	1	0	2	0	0	0	1

表3 全国推定使用者数と比較した場合の危険性
（2項分布に基づく割合の検定）（文献4より引用）

	有意に関する因子	CL関連角膜感染症の発生	有意性
性別	男性	有意に多い	p<0.0001
年齢	10歳代	有意に多い	p<0.0001
	20歳代	有意に多い	p<0.0014
CLの種別	HCL	有意に少ない	p<0.0001
	1日使い捨てSCL	有意に少ない	p<0.0001
	FRSCL	有意に多い	p<0.0001
	定期交換SCL	有意に多い	p<0.0001

報告があるように夜間に装用するタイプのオルソケラトロジーレンズでも発症が認められた．

CL装用スケジュールの遵守

装用スケジュールをほとんどあるいはまったく守っていなかったのは1/4であり，終日装用レンズを連続装用しているケースもみられた．レンズタイプ別にみるとFRSCLを2週間以上使用した人は約60％，1日使い捨てSCLを1日以上使用した人は約60％，定期交換（1，3カ月）SCLを決められた期間以上使用していたのは約30％であった．

消毒薬

使用していた消毒薬あるいは保存薬は，MPSが126例（54％），過酸化水素が10例（4％），煮沸が1例（0.4％），記載なしが96例（41％）であり，MPSが過半数であった．回答が得られなかったものもMPSが大勢を占めていると推測された．

CLの洗浄，消毒，こすり洗い

CLの洗浄を毎日しない人は約半数，CLの消毒を毎日しない人は約4割，こすり洗いを毎日しない人は約7割であった．

レンズケース交換，CLの定期検査

レンズケース交換をほとんどあるいはまったくしない人は約3割，定期検査をほとんどあるいはまったく受けない人は約3割であった．

危険因子の検討

今回の結果から，稲葉ら[4]により全国推定CL使用者数との比較による危険因子の検討がされている．結果は表3のように，男性，10歳代，20歳代（10歳代よりやや危険性は劣る），FRSCL，定期交換SCL（2週間交換よりやや危険性が大きい）が確認されている．一方HCLと1日使い捨てSCLは他のCLに比較して有意に危険性が少ないことも同時に確認されている．

国民生活センターのMPSなどのアカントアメーバに対する効果研究[5]

MPS（8種類），過酸化水素消毒（2種類），ポビドンヨード消毒（1種類）のアカントアメーバ栄養体，アカ

ントアメーバシストに対する効果の検討では，栄養体に対してはMPSの6種類で効果がなく，MPSの2種類，過酸化水素消毒2種類，ポビドンヨード消毒1種類で効果が認められた．一方，シストに対してはポビドンヨード消毒1種類のみ効果が認められ，他のすべての過酸化水素消毒，MPSで効果が認められなかった．

国民生活センターのSCLの衛生状態調査[5]

2週間タイプのFRSCLを使用している学生385名を対象に通常通りの方法で2週間レンズを使用してもらい，SCLの入ったレンズケースを回収，その中の衛生状態を調査した．約10%にポリメラーゼ連鎖反応（polymerase chain reaction：PCR）でアカントアメーバの痕跡が認められた．約60%から細菌が検出され，約20%から緑膿菌，約7%から大腸菌が検出された．MPSは過酸化水素消毒より検出率が高かった．レンズを取り扱う前は必ず手指を石鹸で洗い，レンズはこすり洗いをし，レンズケースを1.5〜3カ月に一度新しいものと交換するという3点を守っていた人は，守っていなかった人に比較してアカントアメーバ汚染率，細菌検出率は低く，とくに緑膿菌検出率では大きな差を認めた．

まとめ

CLによる角膜感染症は，ユーザーの油断，FRSCLでのケアの悪さ，MPSの弱い消毒力など複数の要因が重なった結果発症する．眼科医が眼科クリニックでCLの定期検査をしているときはCLの感染症は非常にまれなものであるような印象を受ける．しかし，きちんと眼科でフォローを受けているユーザーはケアもしっかりしていることがほとんどであり問題は少ない．眼科でフォローを受けていない，あるいは極端な例では1回も眼科へ行ったことのないユーザーたちが問題である．また，最近の中高生のカラーCLユーザーはまったくコントロールできない世代である．装用するとすぐ角膜上皮障害を起こすようなカラーCLがショップやネットで堂々と販売されており，それを規制する法律もない状況である．いろいろな法律や厚生労働省の規制を詳しく調べると，われわれ眼科医のできることはかぎられていると感じるが今後も啓発活動，社会への呼びかけを強化する必要がある．

文　献

1) 感染性角膜炎全国サーベイランス・スタディーグループ：感染性角膜炎全国サーベイランス—分離菌・患者背景・治療の現況—．日眼会誌 **110**：961-972, 2006
2) 福田昌彦：コンタクトレンズ関連角膜感染症の実態と疫学．日本の眼科 **80**：693-698, 2009
3) 宇野敏彦，福田昌彦，大橋裕一ほか：重症コンタクトレンズ関連角膜感染症全国調査．日眼会誌 **115**：107-115, 2011
4) 稲葉昌丸，井上幸次，植田喜一ほか：重症コンタクトレンズ関連角膜感染症調査からみた危険因子の解析．日コレ誌 **52**：25-30, 2016
5) 独立行政法人国民生活センター報告書「ソフトコンタクトレンズ用消毒剤のアカントアメーバに対する消毒性能—使用実態調査も踏まえて—」平成21年12月16日
6) 福田昌彦：CLケア教室 第42回 コンタクトレンズケアと角膜感染症，カラーコンタクトレンズについて．日コレ誌 **54**：303-305, 2012

*　　*　　*

Q5 淋菌性結膜炎の診断と治療について教えてください

回答者　鈴木　崇*

- 性行為もしくは淋菌感染者との濃厚接触で発症する。
- 多量の膿性クリーム状眼脂，極度な結膜充血と眼瞼腫脹を呈する。
- 眼脂の塗抹標本でグラム陰性双球菌を認める。
- 角膜穿孔に至ることがあり，迅速な対応が必要である。
- キノロン系抗菌薬は無効なことが多い。
- セフメノキシムの点眼，セフェム系抗菌薬の全身投与が有効である。

はじめに

淋菌性結膜炎は淋菌（Neisseria gonorrhoeae）による感染性結膜炎であり，新生児や20～40歳代の成人にみられる．淋菌は通常環境中には生存できないため，通常の接触では感染せず，成人では性行為感染症（sexually transmitted disease : STD）として，新生児では産道感染として人から人へ伝播する．本稿では淋菌性結膜炎の診断と治療を中心にまとめる．

淋菌性結膜炎の診断

1. 問　診

本疾患は性行為感染症が多いため，性交の有無，他の器官の症状などを問診で聞くことも必要である．しかしながら，デリケートな内容も含まれており，患者本人にのみ問診をすることを心がける．ただ，塗抹標本などの微生物学的検査によって迅速に確定診断できるため，確定診断前の必要以上の問診はプライバシー保護を考えると控えるべきである．

2. 臨床所見

一般的には，成人の臨床所見で片眼もしくは両眼に膿性クリーム状の眼脂の著明な出現，著明な結膜充血と眼瞼腫脹，偽膜形成など，重篤な結膜炎症状を認める（図1，2）．また，淋菌感染者との濃厚な接触により家族内で感染することもあり，淋菌性結膜炎は必ずしも成人のみでなく，小児や高齢者にも認められる場合がある（図3）．診断が遅れ，適切な治療ができない場合は角膜穿孔をきたす症例も報告されている[1]．とくにアデノウイルス結膜炎など他の結膜炎と診断し安易にステロイド点眼を投与すると，短時間に重症化する恐れがあり注意が必要である．

本疾患を疑った場合は他の部位にも感染している場合が多い．男性ならば淋菌性尿道炎や淋菌性精巣上体炎，女性ならば淋菌性子宮頸管炎や骨盤内炎症疾患などがあるため，症状がなくとも泌尿器科や産婦人科にて精査する必要がある．また，淋菌感染者の中には咽頭からも淋菌が検出される場合がある．

3. 検　査

診断は，眼脂の塗抹標本と培養検査によって行う．通常，淋菌は結膜に常在することはないため，検出できれば原因菌と考えてよい．淋菌はグラム陰性双球菌であり，眼脂のグラム染色による塗抹標本の検鏡検査において図4のような多数のグラム陰性双球菌や好中球に貪食されるグラム陰性双球菌を確認できれば，髄膜炎菌との

---

*Takashi Suzuki：東邦大学医療センター大森病院眼科
〔別刷請求先〕　鈴木　崇：〒143-8541　東京都大田区大森西6-11-1　東邦大学医療センター大森病院眼科

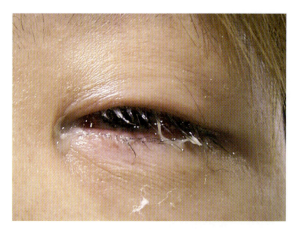

図1 淋菌性結膜炎の前眼部所見
眼瞼腫脹を認める.

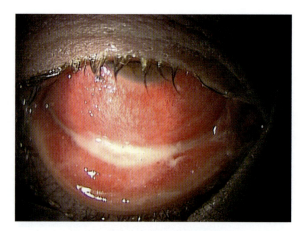

図2 淋菌性結膜炎の前眼部所見
クリーム状眼脂,強い結膜充血を認める.

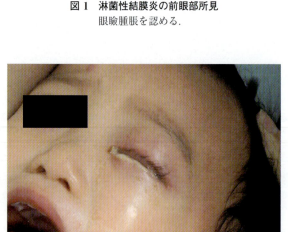

図3 淋菌感染症患者からの水平伝播による感染が疑われた1歳の淋菌性結膜炎
眼瞼腫脹,クリーム状の眼脂を認める.

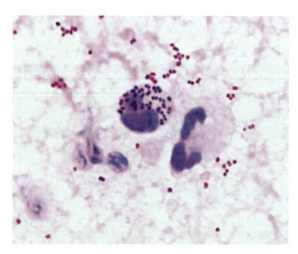

図4 淋菌性結膜炎の眼脂の塗抹標本(グラム染色)
好中球に貪食されるグラム陰性双球菌を認める.

鑑別は必要ではあるが,臨床所見とあわせることで本疾患をかぎりなく疑うことが可能である.培養検査も薬剤感受性などを調べるためにも重要な検査であるが,淋菌は高温にも低温にも弱く,かつ炭酸ガス要求性があり,死滅しやすいため,淋菌性結膜炎が疑われる場合は,あらかじめフラン器で温めていたチョコレート寒天培地やThayer Martin培地に眼脂をすばやく塗布し,炭酸ガス培養する必要がある.これらの検査においては,細菌検査室とのすばやい連携が必要であり,細菌検査室が常設されている病院では,なるべく早く連絡し,迅速に対応してもらうのがよい.細菌検査室が常設されていない施設において外注による培養検査を依頼した場合は輸送培地(トランスファースワブなど)で輸送・保管中に淋菌が死滅し,培養で検出できない可能性がある.そのため,開業医など細菌検査室が常設されていない場合は,常設している病院に紹介するか,眼脂をスライドグラスに塗沫,保存し,後に検査機関にて確認してもらうのがよい.近年では核酸検出法(DNAプローブ法)やポリメラーゼ連鎖反応(polymerase chain reaction:PCR)法による検出方法も普及しており,感度の点で期待されている.

また,性行為感染症であるため,クラミジアとの同時感染の可能性も否定できないため,淋菌検出とともにクラミジアの検出も実施するのが望ましい.

4. 鑑別疾患

急性結膜炎を示すウイルス性結膜炎,淋菌以外の細菌

による結膜炎との鑑別が重要で，そのためには眼脂の塗抹標本検査や培養検査が重要である．

淋菌性結膜炎の治療

1. 説明と指導

　性行為感染症であることを説明し，結膜炎だけでなく，他の部位の感染も完全に否定できるまでは，性交を控えるように指導が必要である．また，濃厚な接触によっても十分感染する可能性があるため，家族への過度の接触も控えるように説明するのが望ましい．さらに，反復感染防止にはパートナーの検査，治療も必要であり，泌尿器科や産婦人科にて精査することを勧めるべきである．他の部位の感染症もしくは保菌に対する治療を怠れば，仮に結膜炎が完治しても，生活サイクルのなかで再感染する恐れもある．

2. 治　療

　治療については，日本性感染症学会が提唱するガイドラインにしたがって，セフェム系薬剤を中心に初期治療を行い，後に検出菌の薬剤感受性試験結果を参考にして治療を変更する必要がある[2]．ガイドラインに掲載している治療を表1に示す．淋菌には，眼感染症の第一選択薬として用いられることが多いキノロン薬にも耐性を示す株が多く出現している[2]．そのため，キノロン系点眼薬は無効なことが多く，使用を控える．ガイドラインで推奨されているセフェム系の点眼や全身投与が必要になるが，近年，ペニシリン分解酵素（ペニシリナーゼ）を産生する株やペニシリン結合蛋白（penicilin-binding protein：PBP）に他のナイセリア属の遺伝子情報が挿入

表1　淋菌性結膜炎の治療ガイドライン

スペクチノマイシン（SPCM：トロビシン） 筋注（殿部）2.0 g 単回投与 保険適用はないが，下記も推奨される治療法である． セフトリアキソン（CTRX：ロセフィン）静注 1.0 g 単回投与 セフメノキシム頻回点眼

されることでできるモザイク PBP によって，ペニシリンやセフェム系に低感受性を示す場合もあるため，培養による薬剤感受性結果を参考に治療戦略を講じる必要がある．ときにアジスロマイシンなどのマクロライド系抗菌薬やミノサイクリンなどのテトラサイクリン系抗菌薬の全身投与が有効な場合もある[3]．いずれにしろ，点眼のみでなく，全身投与が治療において必須であるため，毎日通院するか，あるいは入院のうえ治療するのが望ましい．全身投与の期間は，結膜の所見を考慮しながら数日間行うのがよい．また，結膜炎症状が消失した後，結膜擦過を行い，培養検査し，淋菌の陰性化を確認し，点眼などの治療を中止することが望ましい．

文　献

1) 小尾明子，松本光希，宮嶋聖也ほか：淋菌性角結膜炎の3例．眼紀 54：991-995, 2003
2) 日本性感染症学会：性感染症 診断・治療 ガイドライン 2016（改訂版）．p53-61, 2016
3) Suzuki T, Kitagawa Y, Maruyama Y et al：Conjunctivitis caused by Neisseria gonorrhoeae isolates with reduced cephalosporin susceptibility and multidrug resistance. *J Clin Microbiol* 51：4246-4248, 2013

*　　*　　*

Q6 角膜真菌症の診断と治療について教えてください

回答者 子島良平*

- ■角膜真菌症の起因菌はその形態から，酵母様真菌・糸状菌に分類される．
- ■使用薬剤や外傷の既往，臨床所見などから，ある程度は起因菌の想定が可能である．
- ■検査では塗抹検鏡・培養などから起因菌を同定する．
- ■治療では抗真菌薬の特性を理解し，複数の薬剤を使用する．
- ■角膜真菌症を疑う患者では専門施設へ速やかに紹介することが重要である．

はじめに

感染性角膜炎を引き起こす病原微生物には，現在，細菌・真菌・原虫・ウイルスが知られている．この四つの病原微生物のうちで角膜真菌症の頻度はさほど多くはないが，重症化することもあり注意を要する疾患である．角膜真菌症の診断では，特徴的な臨床所見から起因菌を推定できる場合があり，それらのポイントをつかんでおくことが重要となる．治療には複数の薬剤の長期投与が必要となることがあり，難渋をきわめることも多い．本稿では角膜真菌症の診断および薬剤を用いた治療について概説する．

角膜真菌症の診断

角膜真菌症の起因菌は，その形状から酵母様真菌と糸状菌に分類される（図1，2）．

酵母様真菌における起因菌ではカンジダがもっとも多く，発症契機としては角膜移植などの眼手術後や抗菌点眼薬やステロイド点眼薬の使用がある．臨床所見では角膜中央から傍中央部にかけて，境界が比較的明瞭なカラーボタンと称される類円形の膿瘍を認める．糸状菌に比べると角膜深層部への進展は少なく，表在性の病態を呈することが多い．

糸状菌における起因菌には，フサリウムやアスペルギルスなどがあり，発症契機として外傷（とくに植物）があげられる．臨床所見では境界が不明瞭な羽毛状の病巣（hyphate ulcer）や，その部位に一致した角膜裏面の沈着物（endothelial plaque）を認めることがある．酵母様真菌に比べ角膜深層部へ進展し，角膜穿孔をきたすこともある[1]．このように角膜真菌症の診断においては，使用薬剤や外傷の既往などから起因菌を絞り込むことが可能となる症例もあるため，問診をしっかりと行うことが重要である（表1）．

角膜真菌症の検査では，病巣を擦過し検体を採取したうえで塗抹検鏡および培養を行う．検鏡では慣れた検者であればグラム染色でも診断は可能であるが，蛍光顕微鏡を用いたファンギフローラY染色を用いることで，より簡便に診断できる．グラムとファンギフローラYの二重染色も可能であり[2]，起因菌が細菌か真菌かで迷うときなどに有効である（図3）．培養検査では，真菌は細菌に比べて一般的に増殖速度が遅いため，結果が得られるまでに時間がかかるという問題点があるものの，薬剤感受性試験の結果から的確な薬剤選択・治療が可能と

---

*Ryohei Nejima：宮田眼科病院
〔別刷請求先〕子島良平：〒885-0051 宮崎県都城市蔵原町6-3 宮田眼科病院

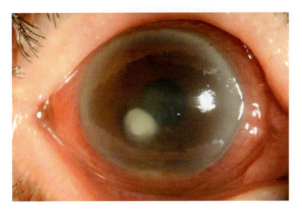

図1 カンジダによる角膜真菌症
角膜傍中心部に境界が比較的明瞭なカラーボタン様の膿瘍を認める．

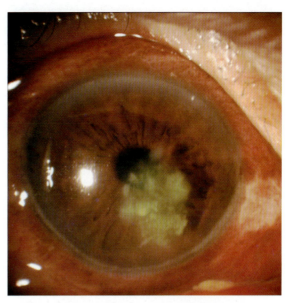

図2 フサリウムによる角膜真菌症
角膜中央部やや下方に毛羽だった境界不明瞭な病巣（hyphate ulcer）を認める．

表1 酵母様真菌および糸状菌の臨床所見および発症契機

	酵母様真菌	糸状菌
境界	比較的明瞭	不明瞭
形態	類円形（カラーボタン）	羽毛状（hyphate ulcer），角膜裏面の沈着物（endothelial plaque）
契機	手術後・抗菌点眼薬やステロイド点眼の使用	外傷（植物）
属	カンジダ属	フサリウム　アスペルギルス

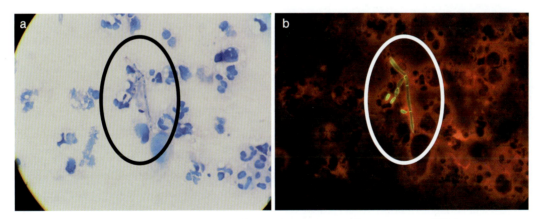

図3 糸状菌（ペシロマイセス）のグラム染色およびファンギフローラYの二重染色
グラム染色（a）では判別しづらい菌体（黒囲い）がファンギフローラY染色（b）では容易に観察できる（白囲い）．

なるため，行っておくことが望ましい．近年では，角膜真菌症の診断に共焦点顕微鏡やポリメラーゼ連鎖反応（polymerase chain reaction：PCR）などの有効性も報告されており[3]，塗抹検鏡や培養検査とあわせてこれらの検査を行うことで，正確な診断が行えるようになる可能性がある．

角膜真菌症の治療

現在，眼科領域で使用されているおもな抗真菌薬には，ポリエン系，アゾール系，キャンディン系がある．角膜真菌症の治療では複数の薬剤を組み合わせて行うことが一般的であり，これらの薬剤の特性や使用時の注意

表2 抗真菌薬の種類および特性のまとめ

	ポリエン系	アゾール系	キャンディン系
薬剤	ピマリシン アムホテリシンB	ミコナゾール フルコナゾール ボリコナゾール	ミカファンギン カスポファンギン
作用機序	細胞膜破壊 (殺真菌的)	細胞膜合成阻害 (静真菌的)	細胞壁合成阻害 (殺真菌的)
スペクトル	カンジダ属 アスペルギルス属 フザリウム属	カンジダ属 アスペルギルス属 フザリウム属	カンジダ属 アスペルギルス属
使用濃度	5%点眼液 1%眼軟膏 0.1%点眼液	0.1%点眼液 1%点眼液	0.1%点眼液 0.5%点眼液

点について理解したうえで加療を行っていくことが望ましい.治療時の注意点として,現在,抗真菌薬として眼局所への使用が認可されている製剤は,ポリエン系のピマリシンのみであることに留意しておく必要がある.他の薬剤を点眼液として使用する際は適用外使用となるため,使用時にはインフォームド・コンセントを得るようにする.また,抗真菌薬の全身投与における副作用として肝・腎機能障害があるため,治療期間が長期に及ぶ場合は定期的に採血しモニタリングする.病巣が角膜輪部に及ぶ症例や角膜穿孔をきたした場合には,保存角膜を用いた外科的治療が必要となることもある.

抗真菌薬の種類と特性(表2)

1. ポリエン系

ポリエン系薬剤の作用機序は,真菌の細胞膜のエルゴステロールに直接作用し細胞膜を破壊することで殺真菌的に効果を発揮する.ポリエン系抗真菌薬には,ピマリシン,アムホテリシンB(ファンギゾン®)およびアムホテリシンBリポソーム製剤(アムビゾーム®)があり,酵母様真菌から糸状菌まで広いスペクトルをもつ.ピマリシンは眼科用製剤として5%点眼液および1%眼軟膏が使用されている.アムホテリシンBは自家調整が必要であり,5%ブドウ糖注射液を用いて0.1%程度に調整して使用する.

2. アゾール系

アゾール系薬剤の作用機序は,真菌の細胞膜のエルゴステロールの合成を阻害することで静真菌的に働く.ミコナゾール(フロリードF),フルコナゾール(ジフルカン®)およびボリコナゾール(ブイフェンド®)などの薬剤が使用可能である.アゾール系抗真菌薬は一般的に酵母様真菌に有効であるが,近年,フルコナゾール耐性のカンジダ株が増加しており注意が必要である.点眼液としてはミコナゾール,フルコナゾールは0.1%程度,ボリコナゾールは1~2%程度に調整して使用する.

3. キャンディン系

キャンディン系薬剤は,真菌の細胞壁の合成を阻害することにより殺真菌的に働く.キャンディン系抗真菌薬には,ミカファンギンナトリウム(ファンガード®)およびカスポファンギン(カンサイダス®)がある.カンジダ属およびアスペルギルス属に有効であるが,分子量が大きいため角膜内への移行性が悪い点に注意が必要である.ミカファンギンは0.1%,カスポファンギンについては0.5%で使用する.

抗真菌薬の使用法

抗真菌薬を使用する際は,どの抗真菌薬を選択するか,そしてどの経路で投与するかに注意しなければならない.抗真菌薬の選択においては,起因菌(酵母様真菌,糸状菌)で使い分けが重要となる.投与法では点眼,全身投与,結膜下注射,実質内注射,前房内投与などがあり,症例にあわせて投与法を検討する.

1. 抗真菌薬の選択

起因菌が酵母様真菌の場合は,基本的にアゾール系もしくはポリエン系薬剤を選択し,症例によりキャンディン系薬剤を追加する.糸状菌の場合はポリエン系薬剤を第一選択とし,これにボリコナゾールの追加を検討する.アスペルギルス属が起炎菌の場合はキャンディン系薬剤でも対処できることがある.

2. 抗真菌薬の投与法

角膜真菌症の症例は重篤な転帰をとることもあるた

め，治療開始時には可能なかぎりの薬剤を用いて加療する．抗真菌薬の投与の基本は点眼であり，症状や所見に応じて1〜2時間ごとから開始し漸減していく．

全身投与では，点滴静注用の薬剤としてポリエン系ではアムホテリシンB，アムホテリシンBリポソーム製剤，アゾール系ではミコナゾール，フルコナゾール，ホスフルコナゾール（プロジフ®）およびボリコナゾール，キャンディン系ではミカファンギンナトリウム，カスポファンギンが使用可能である．経口投与にはイトラコナゾール，ボリコナゾールが使用される．ボリコナゾールは腸管からの吸収がよく，高いbioavailabilityをもつため，点滴静注がむずかしい症例でも使いやすいという利点がある反面，併用禁忌薬もあるため，注意する．

結膜下注射は症例によっては有効であり，フルコナゾールやミコナゾールを0.1〜0.2%に調整して使用する．実質内注射は，抗真菌薬を角膜実質に直接注入する方法であり，0.05%ボリコナゾールの使用で難治症例に効果があったと報告されている[4]．しかし，症例によっては無効である場合や角膜内皮障害を惹起する可能性もあり，投与の際は症例を選択する必要がある．方法は，薬液をシリンジに入れ30ゲージ針を付け，ベベルダウンにした状態で病巣周辺に数カ所注射する．針を深く入れ過ぎるとDescemt膜剝離や角膜穿孔をきたすため，注意が必要である．抗真菌薬の前房内投与については，これまでに濃度が0.005〜0.01%アムホテリシンBや0.05%ボリコナゾールを角膜真菌症の症例に使用し，効果があったとされている．今後，投与経路の選択肢の一つとなり得る可能性があるが，角膜内皮障害に注意が必要である．

おわりに

2015年に報告された真菌性角膜炎に関する多施設共同前向き研究では[5]，治療開始後3カ月以内での治癒は40%程度とされている．また，抗真菌薬1剤のみでの治療は16%弱であり，それ以外の症例では複数の薬剤が投与されている．しかし，先に述べたように角膜真菌症に対し保険収載されている薬剤はピマリシンのみであり，複数の薬剤が使用できる細菌性角膜炎に比べ，角膜真菌症では重篤化することがしばしば経験される．ゆえに問診や臨床所見より角膜真菌症を疑う症例は，可能なかぎり速やかに専門施設に紹介することが重要と考えられる．

文献

1) 鈴木崇，宇野敏彦，宇田高広ほか：糸状菌による角膜真菌症における病型と予後の検討．臨眼 58：2153-2157, 2004
2) 宮崎大，魚谷瞳，魚谷竜ほか：感染性角膜炎におけるグラム・ファンギフローラY二重染色の有用性．日眼会誌 117：351-356, 2013
3) Vaddavalli PK, Garg P, Sharma S et al：Role of confocal microscopy in the diagnosis of fungal and acanthamoeba keratitis. Ophthalmology 118：29-35, 2011
4) Prakash G, Sharma N, Goel M et al：Evaluation of intrastromal injection of voriconazole as a therapeutic adjunctive for the management of deep recalcitrant fungal keratitis. Am J Ophthalmol 146：56-59, 2008
5) 井上幸次，大橋裕一，鈴木崇ほか：真菌性角膜炎に関する多施設共同前向き観察研究 患者背景・臨床所見・治療・予後の現況．日眼会誌 120：5-16, 2016

＊　　＊　　＊

Q7 アカントアメーバ角膜炎の診断と治療について教えてください

回答者 宇野敏彦*

- 初期における放射状角膜神経炎，特徴的な上皮混濁は，アカントアメーバ角膜炎（AK）の診断にきわめて重要である．
- 完成期の円板状・輪状浸潤は小さな顆粒状の浸潤の集合体として始まる．
- コンタクトレンズの管理が不適切であることがAK発症のおもな要因である．
- ステロイドはAKの診断を遅らせ，増悪を促すため，安易な使用は慎むべきである．

はじめに

アカントアメーバ角膜炎（acanthamoeba keratitis：AK）は一般的な細菌が原因であるものと比較して緩序に進行する傾向がある．頻度はまれであるが，初期診断を的確に行わないと，ステロイド点眼などによる所見の修飾が入り，病態はより複雑化してしまう．

まずAKの特徴的所見を十分把握し，病歴からAK発症の誘因がある場合は疑ってみることが診断の近道であろう．時期を失せず，適切な病診連携をはかることも重要である．

アカントアメーバ角膜炎の発症誘因

アカントアメーバは土壌，沼地や池などの淡水，プールの水など自然界に広く生息する．われわれの生活環境においては室内のほこり，公園などの砂場，地下水，洗面所にも存在しうる．栄養体（trophozoite）とシスト（cyst）の二つの形態をとり，シストは耐乾性・耐熱性・耐薬品性をもち，AKが治療に抵抗性である理由の一つである．アカントアメーバは細菌を餌として生活している．コンタクトレンズ（contact lens：CL）ユーザーが使用しているCL，CLケースに細菌汚染があった場合，アカントアメーバの増殖を促してしまうという図式が成り立つ．一方，AKは眼外傷が契機となることもある．環境に幅広く存在しているため，屋外での外傷を中心に角膜上皮障害は常にAK発症の原因となりうる．

初期の臨床所見

AKは経過中に診断に有用な特徴的臨床所見を呈してくる．病期進行に関しては，石橋ら[1]による初期―移行期―完成期，続いて塩田ら[2]による初期―成長期―完成期―消退期―瘢痕期といった分類が報告されている．詳細についてはそれぞれの文献を参照されたい．本稿では「感染性角膜炎診療ガイドライン」（第2版）[3]に従い初期と完成期について詳述する．その両者は臨床的に遭遇しやすいという観点からも重要である．

初期の臨床所見として次のものがあげられる．
① 放射状角膜神経炎（radial keratoneuritis）：輪部から中央へ向かう神経に沿って認められる線状の浸潤で，初期のAKにきわめて特徴的な所見である．
② 角膜上皮・上皮下混濁（点状，斑状，線状）．
③ 偽樹枝状角膜炎．

---

*Toshihiko Uno：白井病院
〔別刷請求先〕宇野敏彦：〒767-0001 香川県三豊市高瀬町上高瀬1339 白井病院

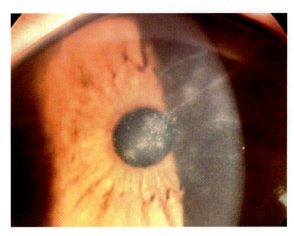

図1　アカントアメーバ角膜炎（初期症例）
中央部角膜の表層，大小不同の浸潤病巣とともに，複数の放射状角膜神経炎（おもに2時−3時方向）を認める．

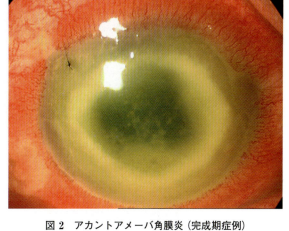

図2　アカントアメーバ角膜炎（完成期症例）
輪状膿瘍と強い毛様充血がみられる．

初期は角膜上皮に病変の首座があると思われる．放射状角膜神経炎がみられれば，ほぼ AK と臨床的に判断してよい所見である．周辺部角膜に長さ2〜4mm 程度でみられる線状の浸潤であることが多く，途中で枝分かれをしていたり，一部が数珠状に太くなっていることもある（図1）．

角膜上皮・上皮下混濁はほぼ必発の所見である．中央部の角膜上皮および上皮下に多発する境界不鮮明な浸潤である．形は円形で小さな点状から直径2mm 程度の斑状の浸潤が多い．このような上皮・上皮下混濁がみられた場合，AK を疑い，周辺部角膜に放射状角膜神経炎が認められないか確認するというのが実際的な方法であろう．

偽樹枝状角膜炎は点眼薬の毒性などによる上皮障害と似たパターンをとる．フルオレセイン染色において点状・数珠状につらなる染色所見が中央部角膜にみられ，これに向かって角膜上皮が流れをなしていることが特徴である．角膜ヘルペスでみられるようなはっきりとした樹枝状角膜炎とは大きく異なる．

完成期の臨床所見

完成期の臨床所見を列挙する．
①輪状浸潤：角膜中央を中心とした横長楕円の形態をとる．上皮欠損を生じて輪状潰瘍となることもある．
②円板状浸潤：角膜中央に大きな横長楕円の浮腫と混濁を呈する．上皮欠損を生じて円板状潰瘍となることもある．

完成期の病変の首座は角膜実質である．輪状浸潤・円板状浸潤ともに小さな顆粒状の浸潤の集合体として始まり，その後融合して膿瘍となってくることが多い（図2）．アカントアメーバが角膜輪部あるいは血管を嫌うのか，浸潤の外縁は輪部から等距離となる．角膜上皮は比較的保たれていることもあるが，浸潤病巣の直上の上皮にびらんが生じる場合が多い．実質構造は保たれることが多いが，重症化すると実質融解が始まり，輪状あるいは円板状潰瘍に移行する．なお，輪状浸潤を呈する症例は予後不良との報告がある[4]．

アカントアメーバの同定

角膜上皮あるいは実質組織を掻爬し，直接検鏡を行う．染色法としてグラム染色・ギムザ染色・ファンギフローラ Y 染色などがあげられる．とくに初期 AK 症例からは病巣部の角膜上皮を剝離して検体とすることが多い．多数の角膜上皮細胞のなかから"埋もれた"アメーバを発見する必要がある．アメーバシストと上皮細胞核はサイズが似かよっているため鑑別に注意する．ファンギフローラ Y 染色は観察に蛍光顕微鏡が必要であるが，角膜上皮内に潜んだアメーバも染色され，鑑別が容易である（図3）．分離培養については成書を参照されたい．

治療

AK と診断されれば病期にかかわらず最大限の治療を行う．アカントアメーバに即効性のある薬剤はなく，物理的な病巣除去も躊躇なく施行する．

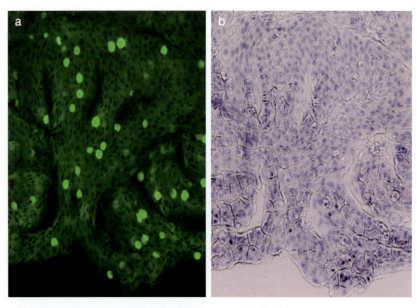

図3 ファンギフローラ Y 染色所見
蛍光所見（a）と対比染色所見（b）．角膜上皮内において多数のアカントアメーバを観察することができる．

　点眼加療の中心はクロルヘキシジンなどの消毒薬である．ヒビテン®などの商品名で術野の消毒などで汎用され多種類存在するが，このなかでも 0.02％（あるいは 0.05％）で結膜嚢の洗浄の適応をもったものを必ず使用する．このほかポリヘキサメチレンビグアナイド（polyhexamethylene biguanide hydrochloride：PHMB）も使用可能である．これは CL 消毒目的で多目的用剤（multipurpose solusion：MPS）にも低濃度ながら含まれているものである．0.02％程度に調整して使用する．

　アゾール系の薬剤も自家調整のうえ，眼局所に対して使用する．以前はフルコナゾール（原液をそのまま使用）・ミコナゾール（生理食塩水などで 10 倍希釈して用いる）がとりあげられてきたが，最近ではボリコナゾールが主体であろう．そのほか市販されている抗真菌薬であるピマリシンも有効と考えられている．点眼製剤は眼瞼炎などの副作用が強く，眼軟膏製剤を使用すべきである．なお AK に対して公的に承認された治療薬およびその投与方法は存在しない．各施設の倫理委員会の承認を受ける，インフォームド・コンセントを取るなど適切な対応が必要である．

　初期の AK では角膜上皮内にアメーバが多数存在している．角膜上皮剝離はきわめて有効な治療法といえる．病巣部の上皮はやや浮腫状で基底膜との接着はゆるく，簡単に剝離することができる．病的な上皮を含めて十分広く取るべきである．上皮欠損が修復すると上皮内の浸潤が再び増加してくる．これは再度の擦過を行うサインである．重症症例では角膜実質への薬剤移行性を高める目的もあり，週 2 回程度上皮剝離を行う必要がある．一方，比較的軽症のものでは診断目的を含めた 1 回の上皮剝離で治癒させることも不可能ではなく，柔軟な対応が必要である．

　抗真菌薬の全身投与には検討の余地がある．イトラコナゾール，ミコナゾールは眼部への移行性が低い．ボリコナゾールは眼部（網膜など）への移行性がよいとされているが，無血管の角膜への移行性には不明な点も多い．完成期において角膜内への血管侵入がある，角膜実質から前房に炎症の主座がある場合など，症例に応じて全身投与を考慮していく．

文　　献

1) 石橋康久，本村幸子：アカントアメーバ角膜炎の臨床所見—初期から完成期まで—．日本の眼科 **62**：893-896，1991
2) 塩田　洋，矢野雅彦，鎌田泰夫ほか：アカントアメーバ角膜炎の臨床経過の病期分類．臨眼 **48**：1149−1154，1994
3) 井上幸次，大橋裕一ほか：感染性角膜炎診療ガイドライン第 2 版．日眼会誌 **117**：467-509，2013
4) Por YM, Mehta JS, Chua JL et al：Acanthamoeba keratitis associated with contact lens wear in Singapore．Am J Ophthalmol **148**：7-12，2009

Q8 角膜ヘルペスの診断と治療について教えてください

回答者　篠崎和美*

- 角膜ヘルペスは，基本的には再発性，片眼性の単純ヘルペスウイルス（HSV）による角膜炎である．
- 病変の主座により，上皮型，実質型，内皮型に分類され，病態が異なる．
- 上皮型は角膜上皮細胞でのHSVの増殖，実質型はHSVへの遅延型免疫反応が主体，内皮型は感染・免疫反応による．
- 病型を見きわめ的確な治療，再燃予防で視力予後は良好である．
- 繰り返す再燃や診断の遅れ，治療の迷いによる重症化により視力予後が不良となる．

はじめに

　角膜ヘルペスは単純ヘルペスウイルス（herpes simplex virus：HSV）による再発性，片眼性，まれに両眼性の角膜炎である．おもにHSV-1型によるが，HSV-2型によることもある．ほぼ三叉神経節に潜伏感染したHSVの再活性化で発症する．初感染は不顕性感染が多いが，眼瞼ヘルペス，急性濾胞性結膜炎として発症し角膜炎を伴うこともある．視力の予後は比較的よいが，繰り返す再燃，治療の遅れや迷いにより視力障害や角膜穿孔などを引き起こすことがある．

角膜ヘルペスの病型と病態

　角膜ヘルペスの病型は，病変の主座により，上皮型，実質型，内皮型の基本型に分類され，合併する組織障害による二次病変がある[1]．病型により病態が異なり，治療方針も異なる．いずれの病型であるかを見きわめ，治療することが大切である．

　上皮型角膜ヘルペスの樹枝状角膜炎や地図状角膜炎は，角膜上皮細胞に感染したHSVの増殖を主体とした病態である．

　実質型角膜ヘルペスの円板状角膜炎は，HSVへの遅延型免疫反応を主体とする角膜実質炎である．壊死性角膜炎はHSVへのⅢ型アレルギーによると考えられ，重症化すると角膜の菲薄化や血管侵入を伴い，脂質の沈着なども生じ，視力に影響がでる．

　内皮型角膜ヘルペスは，ウイルスの増殖と炎症反応が関与しているが不明な点も多い．上皮での増殖はない．

　上皮型角膜ヘルペスの診断基準の診断基準を**表1**に示す[2]．上皮型角膜ヘルペスを確実に診断しておくことが，再発・再燃時の管理につながる．

臨床所見

　誤診，診断や治療の迷いは，角膜混濁を強くし，重症化させて重篤な視力障害や，穿孔をきたす．的確な診断を行えるか否かが，視力予後を左右する．病型により病態が異なり治療方針も変わるので，まずは基本病変の典型的な臨床所見を見きわめる．

　上皮型角膜ヘルペスの樹枝状・地図状角膜炎（**図1**）では，樹枝状病変の辺縁は変性した上皮細胞で灰白色にやや隆起し，terminal bulbとよばれる膨大部（末端膨

---

*Kazumi Shinozaki：東京女子科大学眼科学教室
〔別刷請求先〕　篠崎和美：〒162-8666 東京都新宿区河田町8-1　東京女子科大学眼科学教室

表1　上皮型角膜ヘルペスの診断基準

角膜擦過物のウイルス学的診断 　◎確定診断：ウイルス分離・同定（外注可能，保険適用なし） 　○確実診断：蛍光抗体法によるウイルス抗原の証明（迅速性， 　　　　　　判断料適応） 　▷補助診断：PCR法によるウイルスDNAの証明 典型的な臨床像 　○確実診断：terminal bulbをもつ樹枝状，地図状角膜炎 　▷補助診断：角膜知覚低下 　▷補助診断：上皮型ヘルペスの確実な既往

角膜擦過物からのウイルス分離・同定は，外注で行うことができるが，保険適用になっておらず，迅速性に欠ける．確実診断は，蛍光抗体法によるウイルス抗原の証明，典型的な臨床所見である．蛍光抗体法は，速やかに診断できるが，免疫染色ができる環境が必要であり，観察には慣れがいる．補助診断は，PCR法によるHSVウイルスDNAの証明や上皮型角膜ヘルペスの確実な既往となる．

◎：確定診断，○：確実診断，▷：補助診断．
（文献2より改変引用）

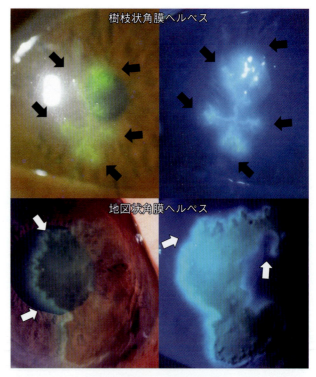

図1　樹枝状・地図状角膜炎
➡はterminal bulb，膨大部（末端膨大部）を示す．灰白色でやや隆起している．樹枝状病変は連続した線状の枝分かれした病変である．地図状角膜炎も辺縁は，膨大し，灰白色でやや隆起したdendritic tail（⇨）がみられる．樹枝状・地図状病変の周囲の角膜は透明性も高く，上皮は正常に近い．

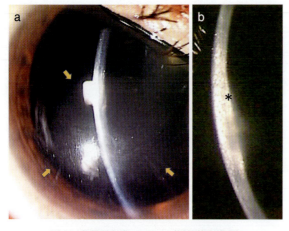

図2　実質型角膜ヘルペス（円板状角膜炎）
a：円板状の均一な混濁の角膜浮腫がみられる．**b**：＊はbulgingを示す．前房側に突出する角膜浮腫がみられる．

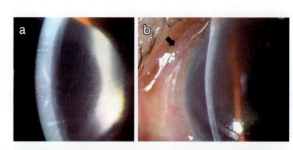

図3　内皮型角膜ヘルペス（角膜内皮炎・輪部炎）
a：角膜周辺部に生じる角膜実質浮腫，病巣部に角膜後面沈着物がみられる．**b**：➡は輪部の腫脹を示す．輪部炎がみられる．

大部）がみられ，辺縁部に沿って上皮内浸潤が観察される．ステロイド点眼薬や未治療で進行し，拡大すると地図状角膜炎とよばれる形態になるが，辺縁部は同様でdendritic tailがみられる．

実質型角膜ヘルペスの円板状角膜炎（図2）では，前房側に突出する限局性の類円形の角膜浮腫，浸潤（bulging）をみる．浮腫領域に角膜後面沈着物や，輪状または弧状のimmune ringを生じることもある．炎症が強いとDescemet膜皺襞，虹彩炎も伴う．

内皮型角膜ヘルペスによる角膜内皮炎・輪部炎（図3）では，角膜周辺部に生じる角膜実質浮腫，病巣部および病巣先端部に沿った角膜後面沈着物がみられる．角膜上皮には樹枝状病変を認めない．実質型に比較して細胞浸潤は軽微で実質深層にみられる．輪部炎は輪部の腫脹と充血を伴い，眼圧上昇をきたすことも多い．この眼圧上昇は輪部の炎症の消退に伴い下降する．

表2 樹枝状病変の角膜ヘルペスとの鑑別のポイント

	樹枝状病変	辺縁・周囲
角膜ヘルペス	連続	辺縁は膨大・隆起，周囲はきれい
眼部帯状疱疹	不連続・弱々しい	先細り，多くは皮疹を伴う
アカントアメーバ	不連続，点状の連続	周囲も点状の上皮障害，点状・斑状の浸潤があり混濁している．比較的強い毛様充血．放射状角膜神経炎を伴うこともある
薬剤毒性	不連続，点状の連続，瞼裂部	周囲の角膜にも点状表層角膜炎．問診で使用している薬剤の確認
再発性角膜上皮剝離	上皮の浮き上がりに沿う	周囲の角膜の接着不良．起床時の発症．角膜上皮剝離の既往
Thygeson点状表層角膜炎	星形（星芒状）・隆起	異物感・眼痛が強い

角膜ヘルペスの検査法

1. ウイルス分離

角膜擦過物からのHSVの分離・同定は，上皮型角膜ヘルペスの確定診断となる．外注でも行えるが，保険適用でなく迅速性に欠ける．実質型角膜ヘルペスでは生体からの検体採取はむずかしく，内皮型角膜ヘルペスでは前房水を採取し検査を試みることとなるがむずかしい．

2. 蛍光抗体法

上皮型角膜ヘルペスの確実診断となる．速やかに診断でき，検体検査判断料をとれる．免疫染色ができる環境が必要であり，観察には慣れがいる．

3. 免疫クロマトグラフィー法

上皮型角膜ヘルペスの診断に保険適用となった迅速診断キットが利用できる．HSV-1型とHSV-2型の共通抗原であるglycoprotein Dを検出する．有病正診率は55％，無病正診率は100％とされている[3]．

4. ポリメラーゼ連鎖反応（polymerase chain reaction：PCR）法

恒常的にHSV-DNAがspontaneous sheddingで結膜などに出てきているため，上皮型角膜ヘルペスの診断基準でも補助診断である．一方，DNAを定量的測定できるreal time PCRは，10^5コピー/サンプル以上あれば再活性化の可能性が高いと判断できる[4]．ただし，採取やPCRの条件などにより結果は左右される．

5. 角膜知覚

特異的ではないが，左右差がある場合は参考にする価値がある．Cochet-Bonnet角膜知覚計がない場合は，ふき綿の繊維などを利用する．

6. 血清抗体価

再活性化でも抗体価の変動が少なく診断価値はない．しかし，陰性の場合は否定できる．初感染の診断にはペア血清で初期にIgMの上昇，2週後のIgGの上昇がみられ有意義である．

鑑別診断

角膜ヘルペスと鑑別を要する角膜炎は，いずれも治療が遅れると視力障害をきたす．問診に加え，臨床所見をしっかり観察し鑑別することは重要である．角膜ヘルペスは，いずれの病型も適切な治療により1週間程度で改善傾向がみられる．1週間たっても悪化し，改善の徴候がない場合は，HSV以外の原因も再考する．

上皮型角膜ヘルペスは樹枝状病変をきたす他角膜炎との鑑別が必要である（**表2**）．樹枝状病変の連続性，辺縁，その周囲の角膜の入念な観察が大切である．偽樹枝状病変をきたすのは，眼部帯状疱疹，アカントアメーバ角膜炎，薬剤毒性角膜炎（epithelial crack line），再発性角膜上皮剝離，Thygeson点状表層角膜炎である．地図状病変では角膜上皮欠損，細菌・真菌性角膜炎，進行したアカントアメーバ角膜炎などとの鑑別が必要である．

実質型角膜ヘルペスは梅毒はじめ実質炎をきたす疾患との鑑別となる．問診，前記の典型的な臨床所見から治療を開始し，治療的診断を行い鑑別していく．Real time PCRなどができれば参考にする．

内皮型角膜ヘルペスは，水痘帯状疱疹ウイルス，サイトメガロウイルス，ムンプスウイルスなどとの鑑別が必要であるが，ウイルス学的検査は可能ならば行うが，日常診療では容易でない．注意深い経過観察，治療的診断からの鑑別になることも多い．

治療

上皮型角膜ヘルペスの治療は，病変部の角膜擦過，2週間のアシクロビル（aciclovir：ACV）眼軟膏1日5回

表3 実質型角膜ヘルペスの治療例

重　症：角膜ぶどう膜炎になっている 　　　　0.1％ベタメタゾン（強）2回 　　　　0.02％デキサメタゾン（中）2回 　　　　（アシクロビル眼軟膏2〜5回，アトロピン点眼併用） 中等症：視力低下をきたしている 　　　　0.02％デキサメタゾン（中）3回 　　　　（アシクロビル眼軟膏1回，アトロピン点眼併用） 軽　症：視力への影響はわずか 　　　　0.02％フルオロメトロン（弱）2〜3回

点入である．角膜擦過ではBowman膜を傷つけないよう注意をする．治療が奏効しない場合，ACVの耐性株も念頭におく必要があるが，まずは指示どおりの点入をしているか否かの確認を行う．半減期の関係で1日5回の点入を要すること，期間を伝えることがアドヒアランスの向上の助けになる．

　実質型角膜ヘルペスでは，軽症では自然緩解もあるが，視力障害を起こす角膜混濁を避けるため，速やかな消炎目的でステロイド点眼薬を投与する．炎症が強いときは散瞳薬を併用する．ステロイド点眼薬の位置づけは，0.1％ベタメタゾン点眼液は強く，0.02％デキサメタゾン点眼薬や0.1％フルオロメトロン点眼薬は中等度，0.02％フルオロメトロンは弱い効果のステロイド点眼薬とし，炎症の程度に応じ使い分けをする．中等度以上のステロイド点眼薬処方時は，上皮型角膜ヘルペスの予防目的でACV眼軟膏を併用する．再燃を防ぐためにゆっくり漸減する[5]．投与の例を表3に示す．

　上皮型合併例では，上皮型の治療を優先する[5]．実質炎で視力低下が著しい場合は，その間はプレドニゾロン5〜15 mgを内服で投与し，数日で漸減する．

　内皮型角膜ヘルペスでは，病態が不明確で治療も確定していない．実質型角膜ヘルペスに準じて，ステロイド点眼薬，ACV眼軟膏点入，散瞳薬点眼を行う[5]．ステロイド点眼薬は実質型より強めに選択する．眼圧上昇を伴う場合は眼圧降下をはかるが，消炎に伴い眼圧は正常化する．

文　　献

1) 大橋裕一；眼ヘルペス感染症研究会；角膜ヘルペス．新しい病型分類の提案．眼科 **37**：759-764, 1995
2) 下村嘉一；眼ヘルペス感染症研究会：上皮型角膜ヘルペスの新しい診断基準—New criteria of diagnosis for herpetic epithelial keratitis—．眼科 **44**：739-742, 2002
3) Inoue Y, Shimomura Y, Fukuda M, et al：Multicenter clinical study of the herpes simplex virus immunochromatographic assay kit for the diagnosis of herpetic epithelial keratitis. Br J Ophthalmol **97**：1108-1112, 2012
4) Fukuda M, Deai T, Hibino T et al：Quantitative analysis of herpes simplex virus genome in tears from patients with herpetic keratitis. Cornea **22** (Suppl 1)：S55-S60, 2003
5) 高村悦子：角膜ヘルペス．日本の眼科 **86**：575-578, 2015

＊　　＊　　＊

急性期 Stevens-Johnson 症候群の眼合併症はどのように重症度を判断するのでしょうか．また初期治療について教えてください

回答者　松本佳保里* 　外園千恵*

- 急性期 Stevens-Johnson 症候群/中毒性表皮壊死症の眼合併症は，眼表面の上皮欠損，偽膜形成のいずれかを認めれば重症である．
- 小児では眼合併症が重症化しやすい．
- 挙症初期のステロイドパルス療法が有効である．
- 眼病変はベタメタゾン点眼が有効である．
- 全身症状と眼合併症の重症度は必ずしも一致しない．

はじめに

Stevens-Johnson 症候群（Stevens-Johnson syndrome：SJS）および中毒性表皮壊死症（toxic epidermal necrolysis：TEN）は，突然の高熱とともに，全身の皮膚・粘膜にびらんや水疱を生じる重篤な皮膚粘膜疾患である．眼病変を合併すると，慢性期に重篤な視機能障害をもたらすことがある．しかし，発症早期の適切な診断および治療により眼後遺症を軽減できると考えられている．本稿ではSJS/TENの病態，診断，急性期治療，予後について述べる．

Stevens-Johnson 症候群とは

SJS/TENは，高熱や全身倦怠感などの症状を伴い，口唇・口腔，眼，外陰部などを含む全身の皮膚・粘膜に紅斑・びらん・水疱が多発し，病理組織学的に表皮の壊死性変化を生じる疾患である（図1）[5]．また，肺炎や間質性肺炎，消化管潰瘍・穿孔，腎不全といった臓器病変もみられる．わが国の発生頻度は人口100万あたりSJSが3.1人，TENが1.3人である[1]．急性期の致死率はSJSが3％，TENが19％と高く[1]，致死的疾患である．発症初期は皮膚科専門医でも診断がむずかしい場合があり，わが国では診療ガイドラインに沿って診断される[2]．

発症のメカニズムは，何らかの原因で活性化した細胞障害性T細胞が表皮細胞のアポトーシスを直接誘導し，産生されたサイトカインにより間接的に細胞障害を引き起こすと考えられている[3～5]．何らかの薬剤が発症の契機となることが多いが，小児ではマイコプラズマ感染が発症の契機となることが多いことが指摘されている[6]．原因薬剤は多岐にわたるが，眼障害を合併する症例は，非ステロイド性抗炎症薬（non-steroidal anti-inflammatory drugs：NSAIDs）などの解熱鎮痛薬が多くみられる．また，原因薬剤によってHLA遺伝子が異なることが報告されている[7]．

Stevens-Johnson 症候群の眼合併症と重症度

SJS/TENの急性期の眼病変としては，両眼性に結膜充血，角結膜上皮欠損，偽膜形成がみられる（図2）[6]．必ずフルオレセイン染色を行って診察する．発症と同時もしくは皮疹出現前に結膜充血がみられることが多く，水痘や麻疹などのウイルス感染症，川崎病などと鑑別を要する[8]．結膜充血のみにみえても，フルオレセイン染色を行うと広範囲に上皮欠損が生じている場合がある．角結膜上皮欠損を伴う症例では涙液中の炎症性サイトカ

*Kaori Matsumoto & *Chie Sotozono：京都府立医科大学大学院医学研究科視覚機能再生外科学
〔別刷請求先〕 松本佳保里：〒602-8026 京都市上京区釜座通丸太町上ル春帯町355-5　京都第二赤十字病院眼科

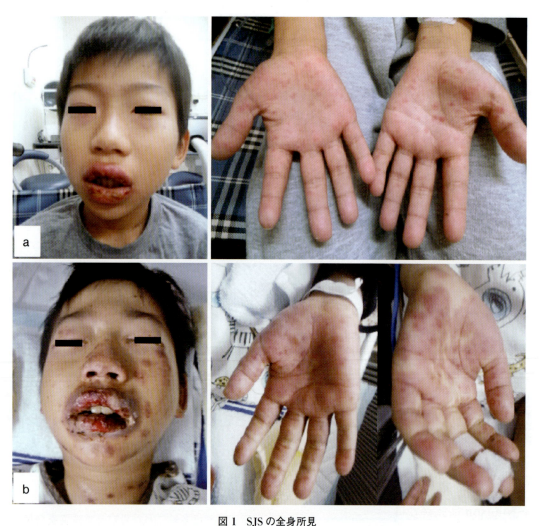

図1 SJSの全身所見
a：発症後2日．初診時所見．口唇の発赤腫脹，眼周囲の発赤，手掌にびまん性発疹がみられた．同日からステロイドパルス療法を開始した．b：発症後6日．ステロイドパルス療法開始後も皮膚粘膜病変の悪化がみられた．
（文献5より改変引用）

インが著明に増加しており[9]，急性期の眼表面には著しい炎症が存在すると考えられる．とくに，上皮欠損と偽膜形成を伴う場合は炎症が高度であり，偽膜が炎症の指標ともいえる．

以上のように，眼科医は診察を行うことで角結膜上皮欠損や偽膜形成の有無を鑑別することができ，SJS/TENの診断に寄与できる．眼病変が重症化すると角膜輪部機能不全を生じ，慢性期に瞼球癒着や角膜混濁に至って重篤な視機能障害が残る．研究班による全国調査では，SJS発症患者のうち約40％で重症眼病変がみられた[7]ことからも，眼科医による診察が診断に重要といえる．急性期眼病変が重症化する要因として，発症年齢が低いこと，感冒薬を内服していること，NSAIDsを内服していることがあげられる[10]．

SJS/TENの重症度分類は診療ガイドラインで定められており，粘膜疹，皮膚病変，38℃以上の発熱，呼吸器障害，表皮の全層性壊死性変化，肝機能障害がスコア化されている（表1）[2]．また，TENでは全身状態から生命予後を予測するSCORTEN（TEN-specific severity illness score）が存在する．眼病変の重症度は結膜充血，角結膜上皮欠損，偽膜形成の有無によりスコア0〜3に分類される（表2）[11]．角結膜の上皮欠損や偽膜形成がみられると重症と判断する．

治療

わが国のガイドラインに沿って診断し，治療を開始す

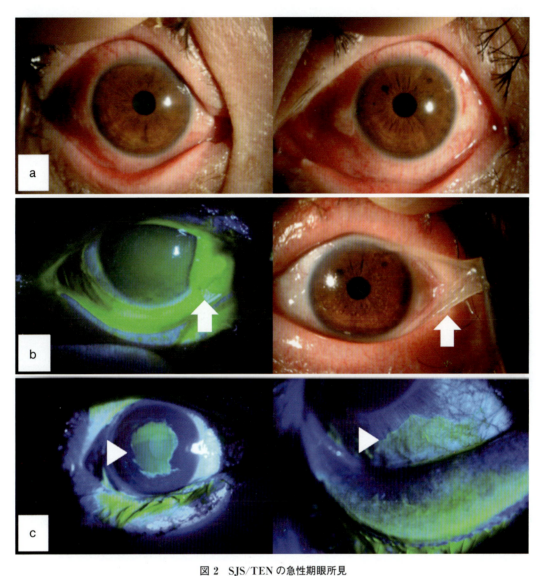

図2 SJS/TENの急性期眼所見
a:著明な結膜充血. b:偽膜形成(⇨)が確認できた. c:角結膜上皮欠損(▷).
(文献6より改変引用)

る[2]. まず,SJS/TENの診断後は速やかに被疑薬を中止する. 診断には皮疹の病理組織所見が必須であり,皮膚科医と連携して組織生検や血液検査,細菌検査などの各種検査を施行し,全身管理を行う. SJS/TEN は自然免疫異常を伴うことが報告されており,メチシリン耐性黄色ブドウ球菌(methicillin-resistant *Staphylococcus aureus*:MRSA)などの耐性菌が検出されやすい. このため,眼脂や結膜囊・鼻腔前庭擦過物の培養検査を行う. また,眼表面の上皮欠損がみられる間は1週間に1回程度の監視培養を行う.

治療はステロイドパルス療法が第一選択とされる. 具体的には,まずステロイドパルス療法(メチルプレドニゾロン500～1,000 mg/日を3日間)を行い,その後全身の病勢に合わせてステロイド薬を漸減する. 反応が乏しい場合は,免疫グロブリン療法(ヒト免疫グロブリン製剤400 mg/kg/日を5日間)を併用する. 眼局所には抗菌点眼薬を併用したうえで,0.1%ベタメタゾン点眼あるいは眼軟膏を6～10回/投与する. 治療開始後,全身状態が落ち着いても,眼表面の病勢は悪化する場合がある(図1). また,ステロイドの急な減量は眼科所見の悪化を招く可能性がある. このため,ステロイドパルス療法終了後は,毎日診察を行い,病勢に応じて全身および局所のステロイド投与量を変更することが望ましい. 他の粘膜病変にも注意が必要である. 重症例でNikol-

表1 SJS/TEN の重症度分類

1	粘膜疹		
	眼病変	結膜充血	1
		偽膜形成	1
		眼表面の上皮欠損（びらん）	1
		視力障害	1 *慢性期所見
		ドライアイ	1
	口唇・口腔粘膜病変	口腔内広範囲に血痂，出血を伴うびらん	1
		口唇の血痂，出血を伴うびらん	1
		広範囲に血痂，出血を伴わないびらん	1
	陰部びらん		1
2	皮膚の水疱，びらん		
		30％以上	3
		10〜30％	2
		10％未満	1
3	38℃以上の発熱		1
4	呼吸器障害		1
5	表皮の全層性壊死性変化		1
6	肝機能障害（ALT>100 IU/l）		1

評価
6点未満　中等度
6点以上　重症　ただし，以下はスコアにかかわらず重症と判断する
　1) 眼表面（角膜・結膜）の上皮欠損（びらん），あるいは偽膜形成が高度なもの
　2) SJS/TEN に起因する呼吸障害のみられるもの
　3) びまん性紅斑進展型 TEN

*慢性期の後遺症としての視力障害，ドライアイを指す．急性期所見としては選択しない．

sky 現象のため開眼ができない場合や，小児で泣いてしまい点眼がむずかしい場合は，眼軟膏を併用することが効果的である．

　一方，大量にステロイドを投与するため，合併症には十分注意しなければならない．まず，全身の合併症として感染症が考えられる．また，ステロイドの局所投与により，感染のほかに，眼圧上昇やステロイド白内障の進行が起こりえる．感染に関しては，抗菌薬点眼を4回/日ほど併用し，定期的に結膜嚢擦過物の培養検査を行う．また，ステロイド点眼を長期間使用するため，眼圧検査も行う．小児例では眼圧上昇が起こりやすいため，とくに注意が必要である．

予後

　急性期治療が奏効すると視機能は保たれる[12]が，多くの症例でドライアイが遷延する．ドライアイの進行や瞼球癒着を生じる場合があるので，定期的に診察を行う．慢性期の眼所見として，高度のドライアイ，睫毛乱生，角膜輪部機能不全による角膜混濁，瞼球癒着などがみられる（図3）．慢性期のドライアイは重症度に合わせ

表2 SJS/TEN の眼病変重症度分類

急性期眼病変	重症度
眼病変なし	0 (none)
結膜充血	1 (mild)
角結膜上皮欠損あるいは偽膜形成	2 (severe)
角結膜上皮欠損および偽膜形成	3 (very severe)

て人工涙液やレバミピド点眼，涙点プラグ挿入を行い，睫毛乱生を伴う場合は睫毛抜去を行う．また，慢性期にも軽度の炎症が遷延する場合が多く，低濃度のステロイド点眼を併用することが多い．角膜混濁や眼球癒着などで重篤な視力障害がみられる場合は，羊膜移植，輪部支持型ハードコンタクトレンズ装用といった治療が行われる[13]．培養口腔粘膜移植はまだ薬事承認を得ていないが，有効な治療である[14]．

まとめ

　急性期に眼科医がかかわることで診断，治療，予後を改善できる可能性が高い．

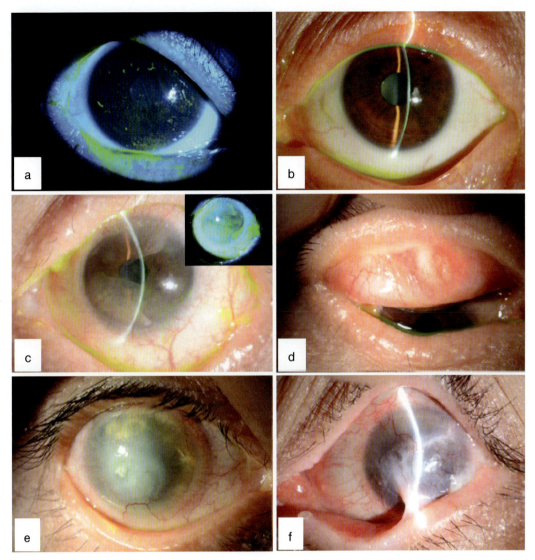

図3 慢性期の眼所見
a:ドライアイ.b:睫毛脱落.急性期に睫毛が脱落した.c:結膜侵入.血管侵入もみられる.d:マイボーム腺開口部の異常および眼瞼結膜の瘢痕化.e:角膜混濁.f:瞼球癒着.

文献

1) 北見 周,渡辺秀晃,末木博彦ほか:Stevens-Johnson症候群ならびに中毒性表皮壊死症の全国疫学調査―平成20年度厚生労働科学研究費補助金(難治性疾患克服研究事業)重症多形滲出性紅斑に関する調査研究―.日皮会誌 **121**:2467-2482, 2011
2) 重症多形滲出性紅斑ガイドライン作成委員会:重症多形滲出性紅斑 スティーブンス・ジョンソン症候群・中毒性表皮壊死症 診療ガイドライン.日眼会誌 **121**:42-86, 2017
3) Chung W, Hung S:Recent advances in the genetics and immunology of Stevens-Johnson syndrome and toxic epidermal necrosis. J Dermatol Sci **66**:190-196, 2012
4) Nickoloff BJ:Saving the skin from drug-induced detachment. Nat Med **14**:1311-1313, 2008
5) Abe R:Immunological response in Stevens-Johnson syndrome and toxic epidermal necrolysis. J Dermatol **42**:42-48, 2015
6) Kunimi Y, Hirata Y, Aihara M et al:Statistical analysis of Stevens-Johnson syndrome caused by Mycoplasma pneumonia infection in Japan. Allergol Int **60**:525-532, 2011
7) Ueta M:Results of detailed investigations into Stevens-Johnson syndrome with severe ocular complications. Invest Ophthalmol Vis Sci **59**:183-191, 2018
8) 松本佳保里,福岡秀記,外園千恵ほか:急性期に川崎病との鑑別を要したStevens-Johnson症候群の1例.日眼会誌 **122**:705-710, 2018
9) Yagi T, Sotozono C, Tanaka M et al:Cytokine storm arising on the ocular surface in a patient with Stevens-Johnson syndrome. Br J Ophthalmol **95**:1-2, 2011
10) Sotozono C, Ueta M, Nakatani E et al:Predictive factors associated with acute ocular involvement in Stevens-John-

son syndrome and toxic epidermal necrolysis. *Am J Ophthalmol* **160**:228-237, 2015
11) Sotozono C, Ang LP, Koizumi N et al:New grading system for the evaluation of chronic ocular manifestations in patients with Stevens-Johnson syndrome. *Ophthalmology* **114**:1294-1302, 2007
12) Araki Y, Sotozono C, Inatomi T et al:Successful treatment of Stevens-Johnson syndrome with steroid pulse therapy at disease onset. *Am J Ophthalmol* **147**:1004-1011, 2009
13) Sotozono C, Yamauchi N, Maeda S et al:Tear exchangeable limbal rigid contact lens for ocular sequelae resulting from Stevens-Johnson syndrome or toxic epidermal necrolysis. *Am J Ophthalmol* **158**:983-993, 2014
14) Sotozono C, Inatomi T, Nakamura T et al:Visual improvement after cultivated oral mucosal epithelial transplantation. *Ophthalmology* **120**:193-200, 2013

* * *

Q10 眼類天疱瘡はどのような状況で悪化しますか．またどのように対処したらよいのでしょうか

回答者　鄭　暁東*

A

- 眼類天疱瘡（OCP）は粘膜類天疱瘡に分類される．結膜の基底膜に対する自己免疫疾患である．
- OCPは結膜の慢性，瘢痕性炎症を引き起こし，角膜輪部機能不全による難治性角膜上皮欠損，角膜混濁，瞼球癒着や睫毛乱生，内反症など多彩な眼表面異常を合併するため失明に至る可能性もある．
- 初期症状は非特異のため早期診断は困難なことが多い．結膜充血，慢性結膜炎として治療に抵抗する．確定診断には免疫組織診断が重要であるが，結果が陰性でも否定できない．
- 寛解期であっても結膜炎症は潜在し，"white inflammation"とよばれ，白内障手術などの侵襲によって急速に増悪することがある．
- 治療は急性期では局所および全身にステロイドや免疫抑制薬を使用する．随伴する症状に対して，それぞれドライアイに点眼，睫毛乱生，内反症に眼瞼手術，瞼球癒着に羊膜移植や輪部機能不全に角膜輪部移植などを行う．

はじめに

眼類天疱瘡がどのような状況で悪化し，それに対しどのように対処すべきかという疑問に対する回答を得るためには，眼類天疱瘡の概念，病態，臨床所見および診断についての理解が必要である．本稿では，その答えの一助となるため，これまでの知見をまとめる．

眼類天疱瘡の病態と分類

眼類天疱瘡（ocular cicatricial pemphigoid：OCP）とは，結膜上皮細胞の基底膜に対するII型免疫反応による自己免疫疾患であり，眼表面に慢性炎症と瘢痕性変化を引き起こす．病因は不明点が多く，遺伝子のバックグラウンドに環境因子の誘発が関与するといわれている．OCPの罹患率は1万～5万人に1人とまれであるが，重症例では結膜囊の短縮から瞼球癒着へと進行し，重症のドライアイや角膜上皮幹細胞疲弊症に至り，失明する可能性のある重要な難治疾患である[1～3]．

OCPは類天疱瘡の中の粘膜類天疱瘡（mucous membrane pemphigoid：MMP）に分類され，MMPの約60～70%を占めている．もうひとつの類天疱瘡である水疱性類天疱瘡（bullous pemphigoid：BP）とは別の亜型とされている．

表皮-真皮間はヘミデスモゾーム構成蛋白と関連分子によって強固に結合しており，BPではBP180やBP230，MMPではラミニン332，後天性水疱症ではVII型コラーゲンを標的とする自己抗体が検出されており，それぞれ免疫反応により水疱形成に関与すると考えられる．自己抗体が産生される機序についてはいまだ不明である[1]．

類天疱瘡には後天性表皮水疱症もあり，BPと臨床症状が類似しており，病理学的所見，蛍光抗体法所見からも両者を鑑別することは困難であるため，現在では同一の疾患として取り扱っている．また，点眼薬の副作用によって発症する"偽眼類天疱瘡"もあり，病名が紛わし

---

*Xiaodong Zheng：愛媛大学大学院医学系研究科医学専攻器官・形態領域眼科学
〔別刷請求先〕鄭　暁東：〒791-0295 愛媛県東温市志津川　愛媛大学大学院医学系研究科医学専攻器官・形態領域眼科学

表1 眼類天疱瘡の分類および鑑別疾患

疾患	病態	亜型	障害部位	標的抗原	補助検査
尋常性天疱瘡	表皮細胞間の接着障害	粘膜皮膚型 粘膜優位型	皮膚, 粘膜 口腔粘膜	デスモグレン1, 3	生検
類天疱瘡	上皮基底膜に対する自己免疫	水疱性類天疱瘡（BP）＝後天性表皮水疱症	皮膚	BP180, BP230 VII型コラーゲン	ELISA CLEIA
		粘膜類天疱瘡（MMP）	眼結膜 眼類天疱瘡（OCP） 口腔	ラミニン332 $\alpha6\beta4$インテグリン	血中抗体
偽眼類天疱瘡	点眼毒性	片眼性多い	眼結膜		問診

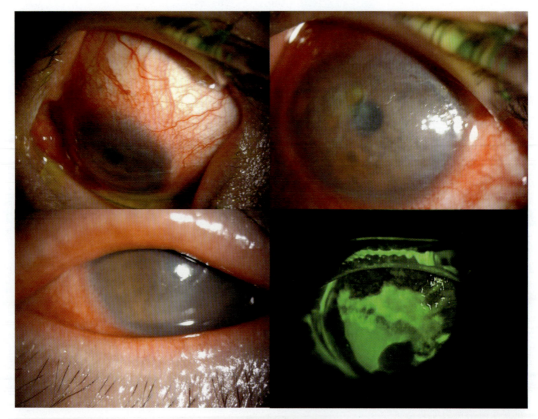

図1 眼類天疱瘡の急性期
著明な結膜充血, 難治性角膜上皮びらん.

い．それぞれのポイントを表1にまとめる．

臨床所見と進行度の分類

OCPの発症に人種差はなく，年齢も20歳から91歳まで報告されている．平均年齢は65歳以上と高齢者に多い．若年発症は治療に抵抗し重症化やすいとされている．性差は不明であるが，約1：2で女性が多いという報告もある．発症時期の違いはあるが通常は両眼性である．

早期の症状として，充血，流涙，異物感など通常の結膜炎やドライアイの症状以外に特徴的な所見はなく，早期診断が遅れることが多い．病態が増悪すると著明な充血とともに結膜上皮欠損をきたし，輪部から角膜上皮にも障害が拡大する．広範囲な角膜上皮障害をきたすと，比較的特徴的な像を示し，この段階に至ると視力が低下する（図1）．治療に抵抗するものや治療が不十分な場合には，角膜輪部の幹細胞機能低下による結膜上皮の侵入，角膜上皮欠損の遅延，角膜潰瘍を合併し，最終的に

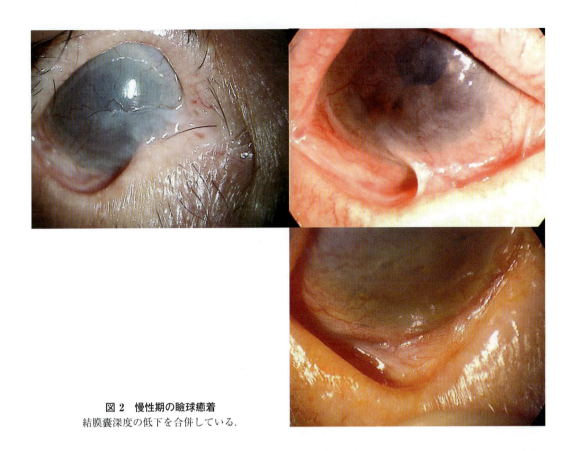

図2　慢性期の瞼球癒着
結膜囊深度の低下を合併している．

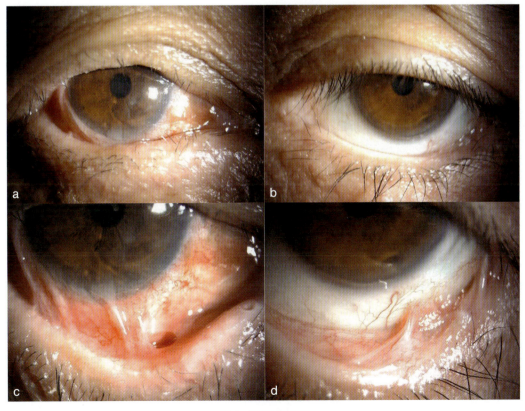

図3　両眼類天疱瘡
左眼（b, d）が結膜充血がなく一見正常にみえても瞼球癒着があり見逃しやすい．

角膜の混濁や角膜穿孔に至る場合もある．

慢性期になると，結膜下線維化が進み，涙丘部の結膜襞の平坦化，角化および瞼球癒着をきたす（図2，3）．末期には瞼球癒着が目立たなくなり，結膜囊が消失し眼瞼癒着に至る．眼瞼炎，睫毛乱生，内反症もしばしば合併する．実際，再発性内反症の症例には隠れOCP症例もあるので注意を要する．

さらに，結膜線維化の進行の過程で涙腺の導管や副涙腺が閉塞，また結膜の杯細胞が障害されることにより重度なドライアイとなる．最終的に約25〜30%の症例は治療に抵抗し，眼表面の高度角化，角膜混濁，瞼板癒着などにより失明に至る．

OCPの進行度の分類についていくつかの報告があり，よく用いられているのは臨床所見によるFoster分類と下眼瞼結膜囊の深度によるMondino & Brown分類である（表2）．

鑑別診断

前述したとおり，本疾患の初期所見は非特異的であるため，鑑別診断として全身症状のない両眼性結膜炎および角化傾向をきたす下記疾患があげられる．Stevens-Johnson症候群，トラコーマ，移植片対宿主病，アデノウイルス感染後，化学外傷，偽眼類天疱瘡，アトピー性角結膜炎，放射線曝露性結膜炎，全身性エリテマトーデス，Sjögren症候群など．なかでも特記すべきものは偽眼類天疱瘡であり，診断には緑内障点眼や抗ウイルス薬などの使用について詳細な問診が重要で，通常は薬剤を使用している片眼性が多いという特徴がある（図4）．また，結膜のほか眼瞼皮膚や全身皮膚の症状があればBPや尋常性天疱瘡などを疑うことも必要である．

表2 眼類天疱瘡の進行度分類

ステージ	Foster分類 （臨床所見）	Mondino & Brown分類 （結膜囊深度の消失）
1	結膜瘢痕，線維化	0〜25%以下
2	結膜囊短縮	25〜50%
3	瞼球癒着	50〜75%
4	眼瞼癒着 角結膜の角化	75〜100%

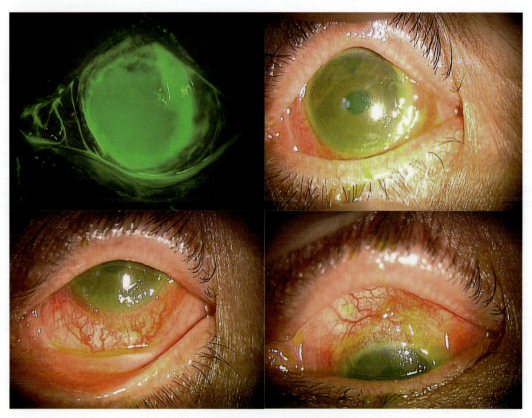

図4 緑内障点眼による偽眼類天疱瘡
緑内障点眼によって偽眼類天疱瘡を発症，高度角膜輪部機能不全による難治性角膜上皮びらんを認める．

増悪因子

OCPの病態は慢性結膜炎と進行性の結膜瘢痕を特徴とする．治療そのものの有効性がそれほど高くなく，一見鎮静化が得られているようにみえても，長期では増悪傾向のことも多く，約40％で結膜上皮下の線維化および角化が進行するとされている．このような病態は"white inflammation"とよばれ，実際，無症状のOCP症例でも結膜病理検査により炎症細胞の浸潤が確認される．このようにOCPは慢性炎症が持続，線維化，瘢痕化しやすく，生涯にわたってフォロー，ケアを必要とする．

炎症の持続が主因として考えられるが，そのほか，続発的な眼表面の異常であるドライアイ，睫毛乱生，内反症，マイボーム腺機能不全なども治療および管理が行き届かないと炎症を助長したり再発のリスクファクターになる．また，白内障手術などの内眼手術を契機に急激に増悪し，重篤な角膜上皮障害をきたすことが知られている．さらに，本疾患の結膜生検も含め，結膜手術の侵襲が炎症を増悪させる可能性もあり，リスクとベネフィットを考えたうえで慎重に行うべきである．

治療

初期症状はステロイドや免疫抑制薬の点眼治療，重症例に全身投薬，さらに合併症には適切なタイミングで手術治療を行う．局所点眼は自覚症状の改善，角結膜組織の消炎，線維化の改善に有効とされているが，病態の進行を阻止する効果は乏しく，全身投薬がOCPの進行抑制に唯一有効な方法とされている．また，眼表面再建や眼瞼手術など外科的治療もあわせて施行する．

1．局所治療

まず，異物感など自覚症状の改善や角結膜上皮の保護に人工涙液の点眼を用いる．通常0.1％ヒアロン酸を用いるが，効果不十分の場合は0.3％ヒアロン酸や眼軟膏を併用，またムチン分泌促進点眼製剤，ジクアホソルナトリウム（ジクアス®）もしくはレバミピド（ムコスタ®）を選択する．

炎症のコントロール，組織の線維化および瘢痕形成の抑制にはステロイド点眼が用いられる．病変が結膜に限局している症例には，低濃度ステロイド点眼（0.1％フルオロメトロンなど）により抗炎症治療を行う．十分な効果が得られない場合は感染症に留意しながら高力価ステロイド（0.1％ベタメタゾンなど）点眼にシフトする．ステロイドレスポンダーの眼圧上昇に注意をはらい，緑内障点眼使用が必要になった場合でも眼表面の毒性を考慮し，最小限に留めるべきである．また，非ステロイド抗炎症薬（non-steroidal anti-inflammatory drugs：NSAIDs）点眼は角膜穿孔の原因となり得るため避けるべきである．

シクロスポリンおよびタクロリムス点眼は，眼表面の消炎およびドライアイにも有効とされ，海外では第一選択として使われ，またステロイドレスポンダー症例にも使いやすい薬剤であるが，日本では保険適用外のため注意が必要である．

自家血清点眼は患者の血液から遠心分離にて作製し，20～100％に調整して使用される．血清内に成長因子，アルブミンなど上皮成長を促す成分が含まれるため有効とされている．また，点眼の効果が不十分な場合には涙点プラグを使用することもある．ただし進行した症例ではしばしば涙点が瘢痕収縮し自然閉鎖することがあり，こういった場合は不要である．

最近，強膜コンタクトレンズ（contact lens：CL）が眼表面にモイストチャンバー効果があることから角結膜の保護に用いられる．さらに角膜の不正乱視の矯正効果や遅延性角膜上皮欠損の治療効果も期待できる．一方でハードCLに固有のリスクである低酸素や感染症などにも注意をはらう必要がある．

血清点眼や強膜CLなどと類似の効果を認められるのは羊膜による被覆である．羊膜は血清と同様な成分を含み，また抗炎症作用サイトカインや上皮増殖因子が含まれるため，現在日本ではよく使われている．

結膜および角膜の治療のほか，眼瞼異常に対する随時ケアが重要である．眼瞼縁炎の場合には眼瞼の清拭や抗菌，消炎軟膏（リンデロンA®など）を塗布する．また，マイクロライド系抗菌薬内服なども有効とされる．

2．全身治療

一般的なコンセンサスでは，Fosterステージ2から全身投薬を開始すべきとされているが，現状は，OCPの初期症状が乏しいため，診断がついた時点ですでにステージ3の段階である症例も多い．局所点眼薬に抵抗し進行する症例，急性増悪の場合には，ステロイドや免疫抑制薬を併用する．各種薬剤の効果と副作用を理解し，効果を見きわめながら段階的（stepladder法）に投薬する．

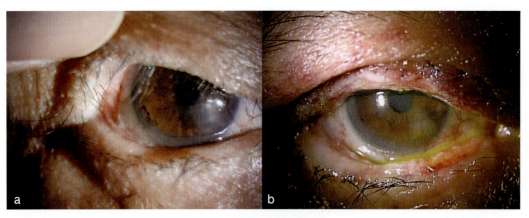

図5 眼類天疱瘡の手術治療
瞼球癒着に上眼瞼睫毛乱生，重生，内反（a）に対して羊膜移植術と同時 eyelid splitting 術を行い，術後睫毛による角膜接触は改善された（b）．

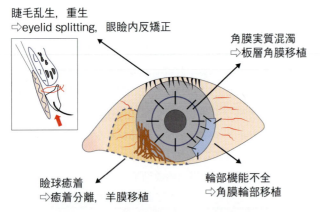

図6 眼類天疱瘡に対する眼表面再建および眼形成術のシェーマ

現在日本では，作用発動の早いステロイドが第一選択である．投薬量は 0.5～1.0 mg/kg とし，炎症の強い場合はパルス治療も行う．年齢，全身状態に応じて 500～1,000 mg/日投与する．増悪がコントロールできない場合や長期投薬の必要がある場合には免疫抑制薬を検討する．免疫抑制薬の使用に関して，軽症にはメトトレキサート（リウマトレックス®，2.5～7.5 mg/週），ザチオプリン（イムラン®，1～2 mg/kg/日），またはミコフェノール酸モフェチル（セルセプト®，500～1,000 mg/kg/日），重症にはシクロホスファミド（エンドキサン®，1～2 mg/kg/日）を病状に応じて調整する[2]．

さらに上記治療を行っても十分な効果が得られない場合には，免疫グロブロブリン療法や血漿交換を行う方法も報告されている．今後，新しい生物製剤の開発も期待される．

ステロイドや免疫抑制薬の使用前には全身状態の把握のため，胃潰瘍，骨粗鬆症，結核など陳旧性感染症やB型肝炎の有無を精査し，また投薬中月1回の採血検査，肝腎機能の確認，副作用についてモニタリングを行うことが必須である．眼科治療のみで管理できない場合は皮膚科や内科などと連携して全身管理に努める．

3. 手術治療

積極的に消炎治療を行っても睫毛乱生，重生，眼瞼内反症を合併することがある．軽症では，異常な睫毛および瞼縁による角結膜の刺激のため，炎症を助長する．重症では角膜潰瘍や角膜感染症の原因にもなる．さらに，角膜移植や羊膜移植など眼表面再建術後においては，移植片の生着不良や拒絶反応の原因にもなりうる．角膜，眼形成の各専門分野と連携し，病状を見きわめて適切な時期に低侵襲な手術治療を行う．

また，退行性眼瞼内反症と違って，OCPによる内反症は睫毛乱生，重生，瞼球癒着による後葉拘縮など病態が複雑であるため，通常のHotz術を行っても再発しやすい．瞼球癒着の分離，羊膜移植および eyelid splitting 術の併用など術式を工夫し対応する必要がある（図5，6）．

また，視機能回復を含め，眼表面再建手術には，自家結膜移植，羊膜移植，角膜輪部移植，板層角膜移植などさまざまな術式が試されている．術後炎症の再燃，悪化または創傷治癒の遅延のため，術前十分に炎症をコントロールすることが肝心である．近年では自家培養口腔粘膜上皮シートを用いた移植手術など，新たな治療法が開発され，予後の改善が期待されている[4]．

まとめ

眼類天疱瘡はもっとも難治な眼表面疾患の一つで,重症例は約20～30%が中途失明となる.眼科治療のほか皮膚科,内科との連携も重要で,正しく病態を理解し,薬物の副作用に注意しながらしっかり炎症をコントロールし,組織の線維化および瘢痕形成を最小限に留め,視機能温存に努めることが重要である.

文　献

1) Georgoudis P, Sabatino F, Szentmary N et al：Ocular mucous membrane pemphigoid：current state of pathophysiology, diagnostics and treatment. *Ophthalmol Ther* 8：5-17, 2019
2) 難波広幸：稀少難治疾患である眼類天疱瘡について教えて下さい.あたらしい眼科 35：：291-295, 2018
3) 稲富　勉：類天疱瘡と結膜変化.あたらしい眼科 33：73-74, 2016
4) 外園千恵：難治性眼表面疾患に対する新規治療とその実用化(総説).京都府立医科大学雑誌 126：145-155, 2017

*　　*　　*

Q11 円錐角膜に対してHCL治療より積極的な治療に移行するのはどのタイミングがよいのでしょうか

回答者　糸井素啓*

- 円錐角膜の治療目的は大きく視力矯正と進行抑制の二つに分かれる．
- 視力矯正を目的とした積極的な治療として，角膜移植・有水晶体眼内レンズ・角膜内リングなどの外科的治療，およびpiggy back lens systemがあげられる．
- 視力矯正を目的とした外科的治療への移行は，ハードコンタクトレンズ（HCL）矯正視力だけでなく，安全かつ快適なHCL装用ができているかを聴取し判断する．
- 円錐角膜の進行を認める症例では角膜クロスリンキングが選択肢となる．

はじめに

　円錐角膜は，角膜が菲薄化し，突出することによって，進行性に角膜不正乱視を生じる疾患である．
　古くから知られている疾患ではあるが，診断基準，重症度について，定まった客観的基準は存在しない．理由として，視力矯正の手段としてハードコンタクト（hard contact lens：HCL）を装用し，最重症例に対して角膜移植を行うほかに，有効な治療法が確立されなかったことがあげられる．しかし近年，角膜移植以外にさまざまな外科的治療が出現し，症例ごとの適切な治療法の選択がより重要となっている．今回，HCLによる治療の適応を再検討し，他の外科的介入の選択の一助となる知見を紹介する．

円錐角膜の治療における基本

　円錐角膜の治療目的は大きく視力矯正と進行抑制の二つに分かれる．視力矯正は，きわめて初期の円錐角膜を除き，眼鏡やソフトコンタクトレンズ（soft contact lens：SCL）での視力矯正は困難であり，HCLの装用が基本となる．良好なHCL装用が得られない場合や，社会的要因によってHCLの装用が困難な場合に，他の外科的治療が選択肢となる．一方で，進行抑制については，しっかりとした効果が期待できる治療は少なく，現在は角膜クロスリンキングが考慮される．角膜クロスリンキングは，強度の長波長紫外線（ultraviolet A：UVA）を照射するため，一定の角膜厚が必要という難点はあるが，長期的な安全性と一定の進行抑制効果が期待されている治療[1]である．他に，HCL装用については，HCLによる角膜形状変化は角膜後面にまで及ぶという報告[2]があるが，円錐角膜の進行に抑制的に働くかどうかは議論が残り，定まった見解は得られていない．また，アレルギー性結膜炎の機序に関しては不明点が残るが，円錐角膜の増悪因子となることが示唆[3]されており，そのコントロールは重要といえる．これら，HCL装用とアレルギー性結膜炎のコントロールは，進行抑制効果をおもに期待して行うものではないが，副次的に期待しうるものととらえている．

HCL装用と視力矯正を目的とした外科的治療

　近年，角膜移植以外にさまざまな外科的治療が出現し

---

*Motohiro Itoi：京都府立医科大学医学研究科視覚機能再生外科学
〔別刷請求先〕　糸井素啓：〒602-0841 京都市上京区河原町広小路上ル梶井町465　京都府立医科大学医学研究科視覚機能再生外科学

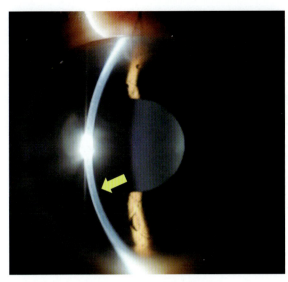

図1 円錐角膜の前眼部写真
角膜下方に菲薄化および前方突出を認める.

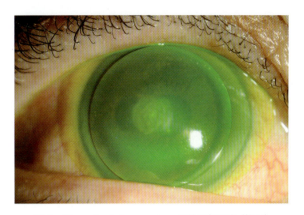

図2 Piggy back lens system の前眼部写真(染色)
SCL の上に HCL を装用し,円錐角膜への物理的ストレスを軽減する手法.

ているが,その侵襲の低さから,現在でも HCL 装用が円錐角膜治療の基本となっている.そのため,より積極的な治療への移行を考えるうえで,良好な HCL 装用とは何かを考える必要がある.筆者は,"良好な HCL 装用"について,1)十分な視力が得られており,2)安全かつ 3)快適に装用できていることの三つの条件を満たす状態と考えている.つまり,自身が CL 処方に最善を尽くしてもなお,上記の三つの目標が達成されないときに,初めて他の外科的治療を考慮している.以下に,それぞれの三つの目標について,HCL での対応と外科的治療の選択について記す.

1. 良好な視力

十分な視力については,HCL 矯正視力で(0.3)を指標としており,この視力が得られない症例では角膜移植を検討している.とくに,角膜形状異常が強いというよりも,角膜混濁が視力不良の要因として考えられる症例で有効である.しかし,この指標は患者の年齢などの背景も考慮する必要があり,若年で社会的活動性が高い場合は,より良好な視力でも移植を提案することがある.一方で,視力が不良であったとしても,患者本人が満足している場合は,移植という選択肢の紹介に留めておくこともある.なお,アトピー性皮膚炎に伴う円錐角膜では,白内障や網膜剝離などの疾患を合併しやすく,視力低下の要因として他の眼疾患の検索が重要であり,外科的治療は慎重に適応を考慮する.

2. 安全な HCL 装用

安全に装用できない場合とは,角膜感染症を繰り返す症例や,角膜上皮障害が遷延する症例などが考えられる.これらの症例では,HCL のケアに問題を抱えていることが多く,HCL の使用およびケアについての指導を検討すべきである.また,上皮障害の遷延に対しては,HCL の規格だけでなく素材の変更や,piggy back lens system[4] の導入なども有効である.それでも改善が認められない場合は,治療的表層角膜切除や角膜移植を検討することがある.しかし,術後,裸眼や眼鏡で十分な矯正視力が得られる症例は多くはなく,術後も HCL 装用が必要になる可能性があることを考慮すると,安全に装用できない症例には,移植を安易に勧めるべきではなく,HCL ケアの指導が優先される.

3. 快適な HCL 装用

快適に装用できない場合とは,HCL の脱落や疼痛などによって HCL 装用困難な症例と,環境因子によって HCL 装用困難な場合である.前者に対しては,基本的には HCL のベースカーブ(base curve:BC)や直径,デザインの変更が基本的な対応となる.また,piggy back lens system の併用も疼痛のみならず,脱落に有効なことがある.後者に関しては,接触スポーツの競技者,強風下での作業者,物理的に定期通院が困難な症例などがあげられる.こういった症例では,ゴーグルの装用などの柔軟な対応が求められるため,その環境や背景をしっかり聴取することが重要である.

対応の結果,快適な HCL 装用に至らず,また視力の改善を望む症例では,裸眼視力の改善を期待した外科的

手術が検討される．手術手法は，重症度によって適応が異なり，極軽症であれば有水晶体眼内レンズ，初期から中等度であれば角膜内リングが適応とされる．いずれも，角膜乱視が軽減され裸眼視力の改善が期待される手術である．しかし，1）術後裸眼視力は術前HCL矯正視力に勝るものではないこと，2）有水晶体眼内レンズは術後のHCL装用を念頭に置いた治療ではなく，また角膜内リングもHCLのフィッティングを考慮した手術ではないため，HCL矯正視力が下がる可能性があるという2点については，しっかりと理解しておく必要がある．なお，円錐角膜に対する有水晶体眼内レンズは，国内の屈折矯正ガイドラインでは禁忌となっており，また進行例では適応外になる．

今まで，三つの視点から，基本的となるHCL装用と，より積極的な外科的治療を確認してきたが，その移行のタイミングに関しては，いずれも数字で分けることは困難であり，総合的な判断を要する．とくに安全かつ快適なHCL装用という目標に関しては，円錐角膜に対するHCL処方の十分な経験と，各種テストレンズを試せる環境が必要である．したがって，安易に外科的手術を選択するのではなく，円錐角膜に詳しい専門医に紹介することも有用な場合がある．

進行抑制を目的とした外科的治療

現在，円錐角膜に対し，進行抑制効果が期待できる治療として，角膜クロスリンキングがあげられる．角膜クロスリンキングは，UVAと光感受性物質を利用し，角膜実質のコラーゲン線維間の架橋を強めることによって，角膜実質の剛性を高めると考えられている．角膜クロスリンキングに関しては，1）円錐角膜の進行を認めること，2）紫外線による角膜内皮障害を避けるために，一定の角膜厚を有する（400〜380μm以上），という二つの条件を満たし，ヘルペス性角膜炎や角膜内皮障害などを有しない症例などが，よい適応とされている．円錐角膜の進行については，角膜最大屈折力，自覚的屈折度数，装用しているHCLの規格などが指標とされている．しかし，いずれの指標もHCLによる角膜変形の影響を受けやすく，HCLを定期装用している症例では，その影響を最小限にするために，HCL脱後一定期間を経てから測定する必要がある．この期間については共通の見解が得られていないものの，2〜4週間という報告が多い．そのため，角膜クロスリンキングの適応判定は，2〜4週間のHCL脱期間の後に，各種指標を測定するのが望ましいといえる．一方で，山口らはHCLの影響を受けにくい進行判定の指標として，直径9mm部位の角

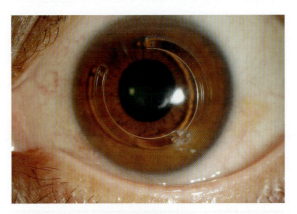

図3　角膜内リング
角膜内にPMMA（ポリメタクリル酸メチル樹脂）製のリングを留置し，角膜形状を変化させる手法．

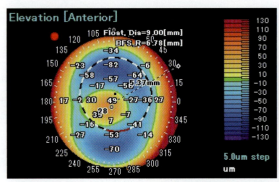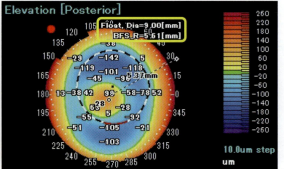

図4　円錐角膜のelevation map（前眼部OCT）
右が角膜前面，左が後面のelevation mapである．Mapの右上に角膜9mm径における基準球面値（best fit sphere：BFS）が示されている．

膜後面基準球面（PBFS）値を報告[5]しており，HCL装用者のクロスリンキングの適応判定の一助となることが推測される．その他には中心角膜厚，平均角膜屈折力，ISV，IVAなどの指標も円錐角膜の進行を反映しているといわれており，より正確な進行度評価のためにも，こういった角膜形状解析における各指標を総合的に判定することが重要であろう．

文　献

1) Hashemi H, Seyedian MA, Miraftab M et al：Corneal collagen cross-linking with riboflavin and ultraviolet a irradiation for keratoconus：long-term results. *Opthalmology* **120**：1515-1520, 2013
2) 糸井素啓，東原尚代，百武洋子ほか：円錐角膜のハードコンタクトレンズ装用により角膜前後面形状の変化の検討．日コレ誌 **58**：13-17, 2016
3) Galvis V, Sherwin T, Tello A et al：Keratoconus：an inflammatory disorder? *Eye* (Lond) **29**：843-859, 2015
4) 佐野研二，山下和雄，所　敬：円錐角膜の角膜上皮障害に対するDisposable SCLとHCLの併用処方．日コレ誌 **35**：183-186, 1993
5) 山口昌大，糸井素純，平塚義宗ほか：円錐角膜におけるハードコンタクトレンズ装用による角膜形状変化．日コレ誌 **59**：24-28, 2017

＊　　＊　　＊

Q12 水疱性角膜症の原因はどのようになっていますか．また治療はどのようにしたらよいのでしょうか

回答者　福井正樹*　山口剛史*

- 水疱性角膜症の原因疾患の頻度は，日本では内眼手術後や急性緑内障発作予防の治療もしくは予防的治療であるレーザー虹彩切開術（LI）後が多いのに対し，欧米ではFuchs角膜ジストロフィが多いといった違いがある．
- 近年，国内では白内障手術の安定により予防的LIの代わりに早期に白内障手術を行うことが増えたため，LI後水疱性角膜症は減少してきている．
- 以前は全層角膜移植で治療を行っていたが，その後の角膜移植の進歩で角膜内皮移植（DSAEK，DMEK）が主流となってきている．
- 角膜内皮細胞注入術など画期的な治験が成果を上げており，今後治療法が大きく変わる可能性がある．
- 水疱性角膜症の原因，角膜内皮細胞減少には，虹彩損傷に伴う前房環境の変化が示唆されてきている．

はじめに

　水疱性角膜症は角膜内皮機能不全に伴い角膜浮腫を生じる疾患である（表1）．その機序としては，①角膜内皮細胞密度の減少，もしくは②角膜内皮細胞の機能低下の二つと考えられる．つまり，角膜内皮細胞密度が減少し全体として角膜内皮機能不全に陥るか（①），角膜内皮細胞密度としては機能不全に陥らないはずであるが個々の細胞のポンプ機能が障害され，全体として角膜内皮機能不全に陥るか（②）であると考えられる．

　②に関しては角膜内皮炎・ぶどう膜炎（感染性，非感染性，外傷後），内眼手術後の炎症，角膜移植後の拒絶反応，薬剤性（シンメトレルなど）などがあげられ，原因が解決すれば回復する一過性のものである．ただし，障害が続くと内皮細胞自体の障害が強くなり，細胞数も減ることにつながり永続的な角膜内皮機能不全になることがある．これらの疾患については診断およびその原因特定を行い，治療もしくは原因の除去をいかに早く行えるかが，回復，永続的な水疱性角膜症への回避の鍵になると考えられる．

　中途失明に至る可能性が高いのが①である．物理的障害である内眼術後，鉗子分娩後，原因は解明されていないが急性緑内障発作予防の治療もしくは予防的治療であるレーザー虹彩切開術（laser iridotomy：LI）後，遺伝性・内因性障害であるFuchs角膜ジストロフィ，偽落屑角膜内皮症，ICE症候群（iridocorneal endothelial syndrome），後部多形成角膜ジストロフィなどがあげられる．これに②が進行し，不可逆性になったものが加わることになる．

　頻度としては，東京歯科大学市川総合病院で2016～2018年に角膜移植を行った水疱性角膜症の原因疾患数では，内眼術後，LI後，角膜ジストロフィ，感染・炎症，鉗子分娩後，外傷の順に多かった．これは欧米でFuchs角膜ジストロフィが多く，LI後が少ないのとは異なる特徴を有している．

水疱性角膜症の症状

　水疱性角膜症の症状には，視力低下，霧視，羞明，異

---

*Masaki Fukui & *Takefumi Yamaguchi：東京歯科大学市川総合病院眼科
〔別刷請求先〕　福井正樹：〒273-8513 千葉県市川市菅野5-11-13　東京歯科大学市川総合病院眼科

表1 角膜内皮障害の原因となる疾患

病態	角膜内皮密度の減少	角膜内皮細胞の機能低下
可逆性・不可逆性	不可逆性	可逆性
原因疾患例	物理的障害 　内眼術後，レーザー虹彩切開術後，鉗子分娩後 遺伝性・内因性障害 　Fuchs角膜ジストロフィ，偽落屑角膜内皮症， ICE症候群，後部多形成角膜ジストロフィ など	角膜内皮炎・ぶどう膜炎 　感染性，非感染性，外傷後 内眼手術後炎症 角膜移植後の拒絶反応 薬剤性 など

物感，疼痛があげられる．角膜浮腫・混濁に伴う霧視や散乱による羞明が認められるが，水疱性角膜症の初期には起床時に症状が強く，時間とともに症状が軽くなる特徴を認める．水疱性角膜症が進行すると角膜上皮に水疱ができ，上皮欠損が生じ痛みを伴うことがある．

水疱性角膜症の診察

水疱性角膜症の診断には角膜浮腫やDescemet膜皺襞の所見，角膜内皮細胞密度の減少と角膜厚の増大の確認が必要になる（図1）．

角膜浮腫は細隙灯顕微鏡で確認する（図1a）ことになるが，淡い実質混濁（図1a-1）やDescemet膜皺襞（図1a-5）を認め，進行してくると上皮の小水疱（図1a-4, 6, 7）やそれが癒合したbulla（図1a-4, 6, 7）を認める．強膜散乱法（図1a-6）やフルオレセイン染色（図1a-7）を用いると混濁や水疱は確認しやすい．

角膜内皮細胞密度はスペキュラマイクロスコープで検査する（図1b）ことになるが，ある程度進行した水疱性角膜症例では角膜混濁に伴い検査不能になる．角膜内皮障害の重症度分類では角膜内皮細胞密度2,000/mm^{2}以上を正常，1,000/mm^{2}以上2,000/mm^{2}未満をGrade 1軽度障害，500/mm^{2}以上1,000/mm^{2}未満をGrade 2中等度障害，500/mm^{2}未満で角膜浮腫を伴わないものをGrade 3高度障害，角膜内皮細胞密度が測定不能であり，角膜が浮腫とともに混濁した状態をGrade 4水疱性角膜症と分類[1]しており，角膜内皮細胞密度がおおよそ500/mm^{2}を下回ると水疱性角膜症が発症する．角膜内皮細胞密度の減少が進行する疾患には発症時期の一つの目安になる．

角膜厚は光学式（シャインプルーク式角膜形状解析装置，前眼部OCT（図1c），スペキュラマイクロスコープ，超音波パキメーターなどで測定できるが，実際には光学式パキメーターが用いられていることが多い．中心角膜厚や角膜最薄部が600μmを超える際には水疱性角膜症を鑑別に入れることになる．

また，高眼圧や低眼圧による角膜浮腫でないことや，角膜感染・ぶどう膜炎（角膜内皮炎）に伴う角膜浮腫でないことを確認するために眼圧測定や，角膜後面沈着物の有無，前房内の炎症の否定は必須と考える．

実際には上記の検査を総合し，水疱性角膜症と診断することになる．

水疱性角膜症の治療方法の歴史

現在，水疱性角膜症の根本的治療として行われているのは角膜移植である．角膜移植としては全層角膜移植（penetrating keratoplasty：PKP），角膜内皮移植の2種類がおもな術式になる．PKP（図2a, 3a）は1905年にZirm[2]が成功をおさめてから今日まで行われている古典的な術式であり，水疱性角膜症にかぎらず，あらゆる角膜疾患に対応できる術式である．その一方で術中オープンスカイに伴う駆逐性出血や眼球内容物脱出のリスク，術後の拒絶反応のリスク，また重篤な合併症がなくても角膜縫合による乱視や不同視による視機能への影響といったデメリットがある．

1990年代から角膜移植はPKPだけでなく，角膜の罹患部位をターゲットに移植を行うパーツ移植が発展してきた．角膜内皮疾患である水疱性角膜症に対して内皮を移植する角膜内皮移植が発展してきた．その歴史としては，1998年Mellesらのposterior lamellar keratoplasty（PLK）が最初の報告[3]となり，レシピエント角膜の後面のみを切除し，新たにドナー角膜の後面のみを移植するという概念が初めて示された．しかし，レシピエントの角膜後面を切除し，ドナー角膜後面を挿入するという手技の煩雑さと，術後の実質層間混濁などによる最終視力の成績の悪さが問題であった．その後，Terryらによって手術器具が改良され，術式はほぼ同じであったが

a. 細隙灯顕微鏡所見

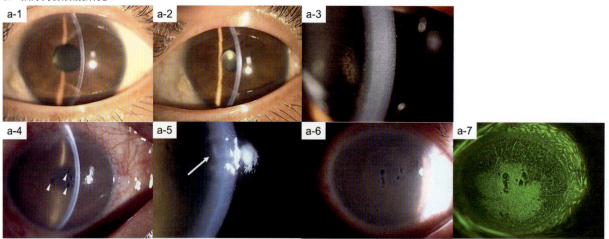

b. スペキュラマイクロスコープ

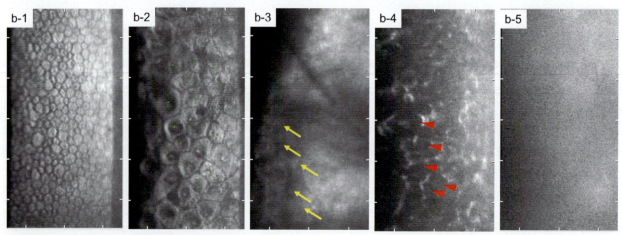

c. 角膜厚

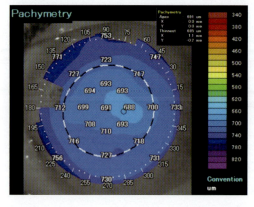

図1 水疱性角膜症の検査例

a：細隙灯顕微鏡所見．**a-1**：水疱性角膜症の軽症例．実質浮腫があり，細隙灯顕微鏡で淡い混濁を認める．**a-2**：a-1と同症例．Fuchs角膜ジストロフィ症例であり，角膜内皮のguttataを認める．**a-3**：a-2の拡大所見．**a-4**：水疱性角膜症の進行例．実質浮腫，上皮浮腫があり，上皮にはbulla（▷）も認める．**a-5**：a-4の拡大所見．Descemet膜皺襞（⇨）を認める．**a-6**：a-4と同症例．強膜散乱法で浮腫や混濁が見やすくなる．**a-7**：a-4と同症例．フルオレセイン染色で浮腫が見やすくなる．

b：スペキュラマイクロスコープ．**b-1**：正常者の所見．角膜内皮細胞（緑点）数は2,627/mm^2．**b-2**：角膜内皮細胞数が減少し，個々の細胞が大きくなっている．この症例は角膜内皮細胞数が372/mm^{2}であるが水疱性角膜症にはなっていない．**b-3**：水疱性角膜症の症例．角膜内皮細胞（⇨）がわずかに写っている．**b-4**：水疱性角膜症の症例．多数のguttata（▶）を認める．**b-5**：水疱性角膜症進行例．角膜内皮細胞は撮影できなくなっている．

c：角膜厚検査．前眼部OCT（CASIA®による）角膜厚評価．最薄部685μmと浮腫により厚くなっている．

術後最終視力も向上し，術式名称もdeep lamellar endothelial keratoplasty（DLEK）へと変更された[4]．これより「角膜内皮移植」の術式が確立されたが，依然として手技の難易度が高く，普及には至らなかった（**図2b，3b**）．

2004年にMellesらにより，Descemet-stripping technique[5]が報告された．前房内よりDescemet・角膜内皮を剝離し，ドナー角膜を挿入して空気で接着する方法，

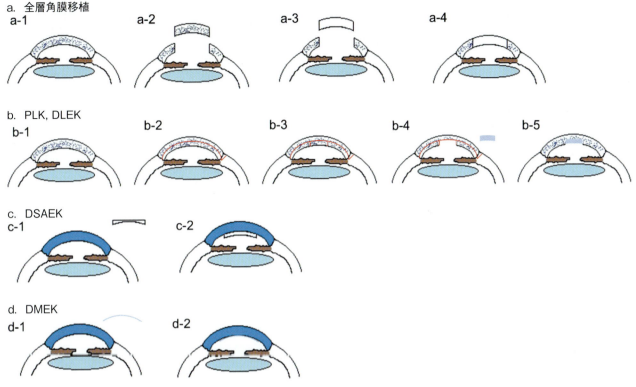

図2　水疱性角膜症に対する術式

a：全層角膜移植．**a-1**：水疱性角膜症の断面図．**a-2**：角膜トレパンで角膜を打ち抜く．**a-3**：同様に角膜パンチで打ち抜いたグラフトを縫着する．**a-4**：角膜移植後．
b：PLK，DLEK．**b-1**：水疱性角膜症の断面図．**b-2**：角膜に半層切開を入れる．**b-3**：半層切開した深層角膜を角膜トレパンで打ち抜く．**b-4**：トレパンで打ち抜き，深層角膜を除去した状態．同様にドナー角膜を搬送切開して角膜パンチで打ち抜いたグラフトを用意する．**b-5**：グラフトを打ち抜いた部分に入れ込み，空気を注入して接着させる．
c：DSAEK．**c-1**：水疱性角膜症の断面図．ドナー角膜を実質深層に半層切開し，角膜パンチで打ち抜いたグラフトを用意する．**c-2**：グラフトを創口から挿入し，空気を注入して付着させる．
d：DMEK．**d-1**：水疱性角膜症の断面図．ドナー角膜のDescemet膜を剝離し，角膜パンチで打ち抜いたグラフトを用意する．**d-2**：グラフトを創口から挿入し，空気を注入して付着させる．
PLK：posterior lamellar keratoplasty，DLEK：deep lamellar endothelial keratoplasty，DSAEK：Descemet stripping automated endothelial keratoplasty，DMEK：Descemet membrane endothelial keratoplasty．

Descemet stripping automated endothelial keratoplasty（DSAEK）である（**図2c，3c**）．この方法が術式を簡易にし，手術時間も短縮した．その後，ドナー角膜の挿入法が，半分に折りたたんで挿入するtaco folding法からブジーグライドを用いて鑷子で引き込むpull through法あるいはインジェクターで挿入する方法へと改良され，ドナー角膜挿入時の内皮保護によって術早期の角膜内皮減少が予防されるようになった．

さらに2006年にMellesらが報告したドナー角膜からDesemet膜のみを剝離し接着させるDescemet membrane endothelial keratoplasty（DMEK）[6]が，術後早期の視力回復が期待される術式に進歩してきた（**図2d，3d**）．

DSAEKやDMEKの利点はPKPに比べ拒絶反応が少ないこと，オープンスカイに伴う術中合併症が少ないこと，グラフト自体の縫合がないため，乱視などの屈折に有利であることであり，欠点はPKPに比べラーニングカーブが存在することである．

水疱性角膜症の治療の実際

現在の水疱性角膜症の治療法としては，まずはステロイド点眼による角膜内皮機能の反応をみたり，高濃度塩化ナトリウム点眼（5％NaCl点眼，自家調整点眼）による角膜浮腫の軽減の反応をみたりする．これで水疱性角

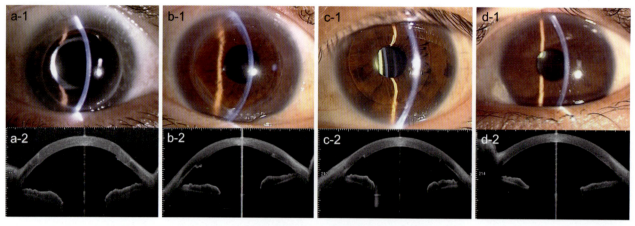

図3 水疱性角膜症に対する角膜移植術後の初見
a-1：全層角膜移植（penetrating keratoplasty：PKP）術後の細隙灯顕微鏡所見．**a-2**：PKP術後前眼部OCT．CASIA®所見．ホスト角膜とグラフトが全層にわたり接しているのがわかる．
b-1：DLEK術後の細隙灯顕微鏡所見．移植後のホスト-グラフト接合部がわかる．**b-2**：DLEK術後のCASIA®所見．ホスト角膜が切開され，その中にグラフトが入っているのがわかる．
c-1：DSAEK術後の細隙灯顕微鏡所見．移植後のグラフト辺縁がわかる．**c-2**：DSAEK術後のCASIA®所見．グラフト角膜がホスト角膜内皮側に接着しているのがわかる．
d-1：DMEK術後の細隙灯顕微鏡所見．一見したところ移植片がみえないが，よくみると移植片の辺縁がみえる．**d-2**：DMEK術後のCASIA®所見．一見したところグラフトがわからないが，よくみるとグラフト角膜が接着しているところでは輝度が異なっている．

膜症の初期や軽度の場合には角膜浮腫が改善することもあるが，将来的には点眼に抵抗性になり，外科的治療が必要になることが多い．

水疱性角膜症が点眼に抵抗性になったり，患者の治療の希望があったりする場合には角膜移植を検討する．水疱性角膜症の罹病期間がそれほど長くなく，角膜実質の透明性が保たれている場合には角膜内皮移植術を選択する．DSAEKを行うか，DMEKを行うかは術者の好みによるところもあるが，水疱性角膜症が強く，角膜内の視認性が悪い場合にはDSAEKが，水疱性角膜症が初期あるいは軽度で視認性がよく，術後の早期視力回復を期待したい際にはDMEKが選択される傾向にある．水疱性角膜症が長引き角膜実質混濁を認める場合や，その他の角膜混濁・形状不全を併発する場合，虹彩前癒着や浅前房を伴う症例など内皮移植よりも視力回復が見込める場合には，PKPを選択することになる．

水疱性角膜症の治療における将来の展望

水疱性角膜症の治療のアプローチは角膜内皮細胞の機能を上げること，角膜内皮細胞密度を増加させることになると考える．

角膜内皮が減少してもその個々の機能が減少を代償できれば，角膜実質・上皮への浮腫が起こらなくなると考える．前述のとおり，ステロイド点眼は角膜内皮機能を上昇させることが期待できるが，今後，角膜内皮機能を上昇させる薬剤の登場が期待される．角膜内皮細胞数が増加すれば角膜内皮機能全体は上昇し，水疱性角膜症は改善すると考えられるが，通常生後のヒトの角膜内皮細胞は細胞分裂しない．しかし，Rho-associated coiled-coil forming kinase（ROCK）inhibitorは角膜内皮の細胞分裂を促し，接着能を促進すると考えられる．これを利用し，培養した角膜内皮細胞を前房内にROCK inhibitorとともに注射し，患者の角膜内皮に生着させる治療法の臨床研究が行われ，良好な結果が出ている[7]．今後は実際の治療に応用されるようになることが期待される．

もうひとつは，角膜移植後の角膜内皮細胞減少の予防である．角膜移植後のグラフト不全のもっとも多い原因は術後の角膜内皮細胞減少であるが，その機序は詳しくわかっていない．筆者らの臨床研究から，虹彩損傷が前房水の炎症性サイトカインの上昇につながり，角膜内皮細胞が減少し，グラフト生存に強く関与することがわかってきた[8]．さらに生物学的プロセスを解明することで，未来の角膜移植の予後を改善させたいと考えている．

まとめ

今回，中途失明の可能性のある疾患のひとつとして水

疱性角膜症を取りあげたが，角膜内皮移植の登場で治療可能な疾患となっており，また今後新たな治療法へ発展する可能性がある．また，日本人に頻度が高いといわれるLI後の水疱性角膜症は，近年，浅前房・閉塞隅角緑内障にLIを行うよりも白内障手術を行うことが増え，また，白内障手術手技・手術機器の向上により角膜内皮細胞への影響が少なくなったこともあり，発症頻度自体が以前より減ってきていると考えられ，今後の疫学が変わってくると予想される．これらから水疱性角膜症は中途失明の可能性のある疾患のなかでは将来が明るい疾患のひとつと考えられる．

その一方で，チューブシャントなど緑内障手術の適応拡大が起きている．水疱性角膜症のなかでも多重内眼手術後，ICE症候群や緑内障手術後などは，角膜移植後の角膜内皮減少が急速で，移植後わずか1～2年で移植片が機能不全になる症例も少なくない．難治性角膜内皮疾患に共通する臨床像に，虹彩損傷とそれに伴う前房水の病的変化がある．角膜専門医の間でこのような症例の予後が悪いことは知られているものの，どのような患者がどのような因子で予後が悪いのか，DSAEK/DMEK，あるいはPKPを選択すべきか，まだしっかりとしたエビデンスが確立されていない．たとえば，角膜にとって，大きなPIが悪いのか，チューブの先端は前房でなく後房にあったほうがいいのか，緑内障専門医に角膜専門医側からエビデンスのある情報を発信していく必要があるだろう．

また，基礎・トランスレーショナル研究面で，虹彩損傷に伴う角膜内皮細胞減少の真の病態解明と病態に応じた治療法の開発が望まれる．医学の発展とともに昔は治療がむずかしかった水疱性角膜症が安全に早期に長期にわたって視力回復することが実現されたが，角膜内皮疾患のなかの難治群が明らかになり，次の大きな課題がみえてきた．

文　献

1) 木下　茂, 天野史郎, 井上幸次ほか：角膜内皮障害の重症度分類. 日眼会誌 **118**：81-83, 2014
2) Zirm EK：Eine erfolgreiche totale Keratoplastik（A successful total keratoplasty）. 1906. *Refract Corneal Surg* **5**：258-261, 1989
3) Melles GR, Eggink FA, Lander F et al：A surgical technique for posterior lamellar keratoplasty. *Cornea* **17**：618-626, 1998
4) Terry MA, Ousley PJ：Endothelial replacement without surface corneal incisions or sutures：topography of the deep lamellar endothelial keratoplasty procedure. *Cornea* **20**：14-18, 2001
5) Melles GR, Wijdh RH, Nieuwendaal CP：A technique to excise the descemet membrane from a recipient cornea（descemetorhexis）. *Cornea* **23**：286-288, 2004
6) Melles GR, Ong TS, Ververs B et al：Descemet membrane endothelial keratoplasty（DMEK）. *Cornea* **25**：987-990, 2006
7) Kinoshita S, Koizumi N, Ueno M et al：Injection of cultured cells with a ROCK inhibitor for bullous keratopathy. *New Engl J Med* **378**：995-1003, 2018
8) Hori J, Yamaguchi T, Keino H et al：Immune privilege in corneal transplantation. *Prog Retin Eye Res* **72**：100758, 2019

＊　　＊　　＊

Q13 角膜移植後の拒絶反応の予防，診断，治療はどうしますか

回答者　田　聖花*

A

- 角膜移植後の内皮型拒絶反応は，移植片の長期予後に深く関係する．
- 再移植例や血管侵入のある例などでは拒絶反応の発生率は高くなる．
- 典型的な内皮型拒絶反応では，拒絶された範囲に角膜後面沈着物が生じ，Khodadoust line がみられることが多い．
- 拒絶反応と診断されれば，ただちにステロイド点眼の頻回点眼（1時間ごと）を行い，程度によってはステロイド点滴パルス療法を行う．
- 拒絶反応の予防には，可能なかぎり長期にステロイド点眼を継続するが，緑内障や感染症などの合併症に注意し，定期的な経過観察が重要である．

角膜移植後の拒絶反応

近年角膜移植は層別移植（lamellar surgery）が主流となってきている．層別移植は，角膜の上皮，実質，内皮のどこが障害されているかを見きわめ，障害されている部分だけを移植によって取り替えるというコンセプトである．代表的な疾患と術式の組み合わせとしては，以下があげられる．輪部機能不全に対する角膜上皮/輪部移植，格子状角膜変性症や顆粒状角膜変性症に代表される実質性の角膜変性疾患，あるいは角膜感染症後の実質混濁に対する表層角膜移植や深層表層角膜移植，そしてFuchs 角膜内皮変性症や内眼手術後の内皮障害による水疱性角膜症に対する角膜内皮移植などである．円錐角膜に対しても，角膜厚や急性水腫の既往の有無などによって，深層表層角膜移植と全層角膜移植の選択がなされるようになってきている．角膜実質と内皮がともに障害されている場合は，従来どおり全層角膜移植が選択される．それぞれの術式において上皮型，実質型，内皮型の拒絶反応が発症しうるが，臨床的に「角膜移植後の拒絶反応」というときは内皮型拒絶反応をさすことが多い．また，内皮細胞に自己再生能がないことや，再移植時のドナー不足などを鑑みると，内皮型拒絶反応の管理が臨床的にももっとも重要であるといえる．

角膜移植では，他の臓器移植に比べると拒絶反応が生じにくいことがよく知られている．眼は「移植組織が拒絶されにくい」という免疫特権をもつ部位（immune privilege site）であり，さらに角膜は「どこに移植しても拒絶されにくい」という免疫特権組織（immune privilege tissue）でもある．こういった免疫特権機構にはいくつかの解剖学的生理学的特徴が寄与している．とくに角膜が無血管，無リンパ管組織であることと，眼と脾臓の間に前房関連免疫変異（anterior chamber associated immune deviation：ACAID）とよばれる免疫寛容が存在することが大きい．

全層角膜移植後の拒絶反応

全層角膜移植（penetrating keraoplasty：PKP）では拒絶反応の発生率は 10～30％と報告されている[1,2]．再移植例，拒絶反応既往例，角膜表層/深層血管侵入がある例では拒絶反応が生じやすい．また，原疾患によって

*Seika Den：東京慈恵会医科大学葛飾医療センター眼科
〔別刷請求先〕　田　聖花：〒125-8506 東京都葛飾区青戸 6-41-2　東京慈恵会医科大学葛飾医療センター眼科

も移植片の生存率が異なることもよく知られている．レーザー虹彩切開術（laser iridotomy：LI）後や ICE（iridocorneal endothelial syndrome）症候群より円錐角膜のほうが拒絶反応発生率は低く，移植片生存率が高い．

内皮型拒絶反応の診断

拒絶反応は移植後 1 年くらいから生じやすくなる．代表的な症状は霧視と充血であるが，違和感程度のこともある．発症直後は無症候性のこともあるため，定期フォローは非常に重要であり，定期通院中であってもいつもとは異なる感じがあればすぐ来院するように，日頃から伝えておくことが重要である．

典型的な内皮型拒絶反応では，拒絶された範囲に角膜後面沈着物（keratic precipitates：KP）が生じる．拒絶された範囲とそうでない範囲の境界に KP が線状に並ぶことがあり，Khodadoust line とよばれ，拒絶反応を示唆する特徴的な所見である（図 1）．前房内細胞はみられないことが多く，ホスト角膜への KP の有無がぶどう膜炎との鑑別の一助となる．拒絶された範囲は内皮機能が障害されるため，角膜浮腫を生じる．拒絶の程度が強いと，浮腫は移植片全体に及び，回復もむずかしいことが多い．

内皮型拒絶反応の治療

拒絶反応と診断されれば，ステロイドの強化療法を行う．フルオロメトロンを使用中であればベタメタゾン/デキサメタゾンへ変更し，ベタメタゾン/デキサメタゾンを使用中であれば回数を増やして 1 時間ごとの頻回使用とする．浮腫が移植片全体に及ぶなど程度が強い場合には全身投与を行うこともあるが，全身投与の有無で拒絶反応の回復率や再発率は差がなかったという報告もある．高血圧や糖尿病などの持病をもつ例や高齢者では，全身状態を勘案しながら全身投与の可否を決める．全身投与を行う場合は，内服漸減療法より即効性がある．メチルプレドニゾロン 500～1,000 mg/日を 3 日間 1 クールとして行い，点眼と併用であれば，1 クールで軽快してくることが多い．あるいはメチルプレドニゾロン 125 mg の点滴投与は比較的安全で有用である．軽快しない場合は不可逆的内皮機能不全に陥っていると考え，むやみに点滴を長く継続しないようにする．1 カ月程度で点眼回数を漸減し，角膜浮腫の程度を見きわめ，拒絶

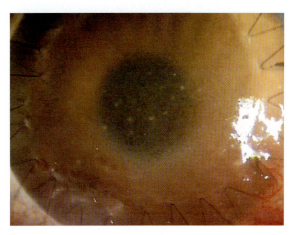

図 1　全層角膜移植後の拒絶反応でみられる Khodadoust line

反応から回復せしめたかどうか判断する．回復しなければ，そのまま水疱性角膜症に至る．拒絶反応は 70％程度の症例でステロイド強化療法によって回復するが，回復しても内皮細胞密度が減少することが多く，移植片の長期生存に影響する．まれに拒絶反応を生じても内皮細胞減少を認めない例に遭遇するが，どのような患者背景がそのような幸運に寄与しているのかは，明らかになっていない．

内皮移植後の拒絶反応

拒絶反応はレシピエントに持ち込まれるドナー抗原の量に影響を受けるため，全層角膜移植より内皮移植のほうが拒絶反応は生じにくい．とくに上皮が自家組織であることが，拒絶反応の抑制に貢献していると考えられている．内皮移植のなかでも Descemet stripping automated endokeratoplasty（DSAEK）より Descemet membrane endokeratoplasty（DMEK）のほうが拒絶反応は少ない．DSAEK/DMEK でも Khodadast line がみられることもあるが，淡く散在性の KP が出現し，実質浮腫も伴わないなど，PKP とは異なる所見を呈することが多い（図 2）．

拒絶反応の予防

拒絶反応の予防には免疫抑制薬が必須であり，術後のステロイド点眼は欠かせない．ベタメタゾンを 1 年は使用し，その後低力価のフルオロメトロンへ変更し，回数を漸減しながらも長期にわたって継続する．どれくらい続けるかには正解はなく，個々の症例に応じて決定する

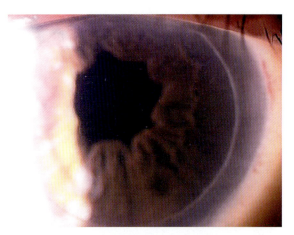

図2 内皮移植後の拒絶反応でみられる角膜後面沈着物
全層角膜移植に比べて軽度であることが多い．

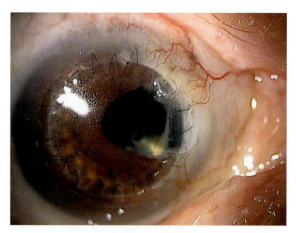

図3 連続縫合糸の部分断裂
数日間の放置の間に，血管侵入を伴った炎症が生じている．

が，1日1回でもよいので長期に継続するほうが移植片生存率は高いという報告が複数ある[3]．

ステロイド点眼の長期使用によって，眼圧上昇や感染症，有水晶体眼では白内障の進行といった合併症が生じやすくなる．若年者ではとくに眼圧上昇に注意する．感染症では縫合糸感染と真菌性角膜潰瘍が生じやすい．とくに高齢者や糖尿病患者では，感染が生じやすいため，注意が必要である．角膜上皮障害や縫合糸のゆるみなどの刺激は，拒絶反応の契機となりやすい．上皮の管理は，視機能や移植片生存はいうまでもないが，拒絶反応の発生を抑えるためにも非常に重要である．軽度の点状表層角膜症でも放置せず，なぜ上皮障害が生じているのかをよく診察する必要がある．点眼薬に含まれる防腐剤の影響も軽視することなく，非含有の点眼に変更するなど，重症化させないようなフォローアップが重要である．縫合糸のゆるみは，放置すると刺激性の炎症が生じ，血管侵入が起きたり，感染が併発したりして，それを契機に拒絶反応が起こることがあるため，見つけ次第すぐ抜糸する（図3）．端々縫合なら該当するもののみを抜糸するが，連続縫合の場合は全抜糸を行う．

ステロイド以外の免疫抑制薬

ステロイド点眼の使用には上述のような合併症があるため，ステロイド以外の治療が模索されてきた．腎移植後の拒絶反応抑制などに使用されることの多いシクロスポリンは，点眼も内服も，角膜移植後の拒絶反応抑制には効果がないとする報告があり，意見が分かれる[4,5]．

タクロリムスの内服はシクロスポリンよりも拒絶反応抑制に効果があり，複数回の移植および拒絶反応の既往がある例で，タクロリムスの内服によって拒絶反応が回避できるとの報告がある[6]．タクロリムスの点眼は，春季カタルに対して，ステロイドのような副作用を生じず十分な効果が得られるとしてよく使用されているが，移植後の拒絶反応抑制にも効果があるとの報告があり，今後の展開が注目される[7]．

拒絶反応が生じたときの急性期治療としては，シクロスポリンもタクロリムスも，ステロイドほどの効果はない．

まとめ

角膜移植の成功には，術後管理がきわめて重要であり，定期的なフォローが不可欠である．やむを得ず近医での通院となってしまう場合でも，移植医との間で量的質的に密な病診連携が重要である．

文　献

1) Guilbert E, Bullet J, Sandali O et al：Long-term rejection incidence and reversibility after penetrating and lamellar keratoplasty. Am J Ophthalmol **155**：560-569, e2, 2013
2) Azevedo Magalhaes O, Shalaby Bardan A, Zarei-Ghanavati M et al：Literature review and suggested protocol for prevention and treatment of corneal graft rejection. Eye (Lond). 2019 Jul 22〔Epub ahead of print〕
3) Shimazaki J, Iseda A, Satake Y et al：Efficacy and safety of long-term corticosteroid eye drops after penetrating keratoplasty：a prospective, randomized, clinical trial. Ophthalmology **119**：668-673, 2012
4) Price MO, Price FW：Efficacy of topical cyclosporine 0.05 % for prevention of cornea transplant rejection episodes.

Ophthalmology **113**：1785-1790, 2006
5) Shimazaki J, Den S, Omoto M et al：Prospective, randomized study of the efficacy of systemic cyclosporine in high-risk corneal transplantation. *Am J Ophthalmol* **152**：33-39, 2011
6) Yamazoe K, Yamazoe K, Yamaguchi T et al：Efficacy and safety of systemic tacrolimus in high-risk penetrating keratoplasty after graft failure with systemic cyclosporine. *Cornea* **33**：1157-1163, 2014
7) Magalhaes OA, Marinho DR, Kwitko S：Topical 0.03% tacrolimus preventing rejection in high-risk corneal transplantation：a cohort study. *Br J Ophthalmol* **97**：1395-1398, 2013

*　　*　　*

Q14 兎眼に対する治療法を教えてください

回答者　山中行人* 渡辺彰英*

- 顔面神経麻痺が原因の場合は，自然軽快する可能性があるので半年間は経過観察を行う．
- 炎症性疾患が原因の場合は，炎症が鎮静化するまで手術は控える．
- 角膜上皮障害が遷延する場合は，瞼縁縫合も選択肢に入れる．
- 手術加療は慣れた術者でなければむずかしいので，安易に手を出すべきではない．

はじめに

兎眼（lagophthalmos）は，不完全な瞬目や閉瞼不全によって眼球が露出する状態である．眼球の露出により，点状表層角膜炎，角膜上皮欠損といった角膜障害に加えて，上輪部角結膜炎，球結膜の充血など結膜障害をきたし，眼痛・流涙などの症状を訴えることもある．

兎眼は多岐にわたる疾患によって引き起こされ，その原因によって以下の①〜④に大別される．

① 眼球突出を生じる疾患や眼瞼下垂手術後の過矯正が原因の機械性兎眼
② 外傷後の瘢痕拘縮が原因となる瘢痕性兎眼
③ 顔面神経麻痺による麻痺性兎眼
④ 機能的・器質的な異常を認めない生理的兎眼

本稿では，これら兎眼に対する治療法を述べる．

兎眼の要因

1. 機械性兎眼

兎眼をきたす要因は多岐にわたる．甲状腺眼症や眼窩腫瘍などにより眼球突出，上眼瞼後退，上眼瞼遅帯が原因となる兎眼，眼瞼下垂の手術で過矯正になった結果生じる兎眼を機械性兎眼と称する．甲状腺眼症に伴う上眼瞼後退（Dalrymple 徴候）は，甲状腺自己抗体のため Müller 筋・上眼瞼挙筋が炎症によって肥大化し，その後線維化し伸展障害をきたすために生じる（図1）．Dalrymple 徴候は甲状腺眼症の患者の約 60％でみられるとされている[1]．また，上眼瞼遅帯は甲状腺眼症の患者において Graefe 徴候とよばれ，下方視で上方強膜が露出する特徴的な所見である．眼瞼下垂の手術では，術中に 2 mm 以上の閉瞼不全があると術後兎眼のリスクが上昇する[2]．

2. 瘢痕性兎眼

瘢痕性兎眼は，顔面熱傷・化学外傷などによる強い瘢痕拘縮によって眼瞼が変形・癒着し閉瞼不全となって引き起こされる．

3. 麻痺性兎眼

顔面神経が麻痺すると，顔面神経支配である眼輪筋の収縮機能が減弱し閉瞼不全をきたす（図2, 3）．これが麻痺性兎眼である．麻痺性兎眼の原因となるのは，脳梗塞や脳出血のような核上性の麻痺，また聴神経腫瘍やその手術後，帯状疱疹ウイルス感染による Ramsay Hunt 症候群，そして臨床的にもっともよく遭遇する Bell 麻痺などである．Bell 麻痺は原因不明であるが，アレルギーや寒冷曝露などが関係するとされている．顔面神経

---

*Yukito Yamanaka & *Akihide Watanabe：京都府立医科大学大学院医学研究科視覚機能再生外科学
〔別刷請求先〕山中行人：〒602-0841 京都市上京区河原町広小路上ル梶井町 465　京都府立医科大学大学院医学研究科視覚機能再生外科学

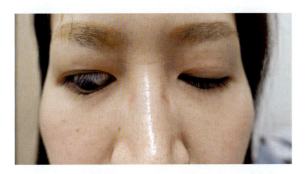

図1　甲状腺眼症患者の上眼瞼後退（Dalrymple徴候）

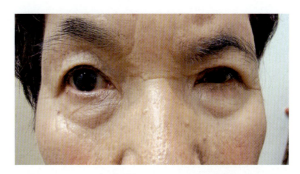

図2　顔面神経麻痺による兎眼（開瞼時）

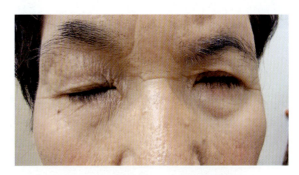

図3　顔面神経麻痺による兎眼（閉瞼時）

麻痺をきたすと，眉毛下垂，下眼瞼下垂，口角下垂，口唇部・頬部の運動障害を合併し特徴的な顔貌となるため，鑑別は比較的容易である．

4. 生理的兎眼

機能的・器質的な異常がないにもかかわらず，夜間の睡眠時に開眼をきたすのが生理的兎眼である．生理的兎眼は自覚的症状の個人差が大きい．

兎眼の治療方針

兎眼は原因によって治療方針が異なる．機械性兎眼は手術加療が望ましいが，その手術時期は慎重に判断すべきである．たとえば，眼瞼下垂手術後の過矯正が原因であれば術後少なくとも3カ月は間隔をあけて，術後炎症の影響を除外できるまで待つのが望ましい．甲状腺眼症による機械性兎眼（図4，5）に対しては，眼窩隔膜を翻転する上眼瞼延長術[3]などを考慮するが，眼窩部の炎症が鎮静化してからの手術でなければ手術後の再発のリスクが上昇する．

顔面神経麻痺による兎眼は自然軽快傾向が強く，基本的には経過観察となる．しかしながら，角膜上皮障害が強く角膜穿孔などの危険性がある症例では，角膜保護目的に一時的に瞼縁縫合が必要となることもある．

半年以上経過観察しても自然軽快しない顔面神経麻痺による兎眼や，外傷後兎眼や眼球突出を生じる疾患や眼瞼下垂手術後の過矯正が原因の機械性兎眼のような症例では，手術加療が望ましい．また，眼瞼けいれんに対してのボトックス注射後の閉瞼障害や，眼瞼下垂手術後による過剰矯正などが原因の兎眼を見逃さないためには，患者への問診が重要である．

兎眼の手術療法

1. 上眼瞼に対する手術

兎眼・上眼瞼後退に対する手術加療として上眼瞼延長術があるが，これまでに報告されている術式として，眼窩隔膜を翻転する術式，挙筋または挙筋とMüller筋を後転し糸のみで瞼板と連続性をもたせる術式[4]，ゴアテックスや保存強膜をスペーサーとして用いる術式[5]，挙筋をhinge切開して延長する術式[6]，などがある．

a. 眼窩隔膜を翻転する上眼瞼延長術（図6）

患者自身の眼窩隔膜を利用して上眼瞼を延長するため，感染や露出の可能性がある異物を挿入する必要がなく，保存強膜など入手困難な材料を必要ともしない．また，挙筋の切開や眼瞼全層切開などの方法に比べて侵襲が少ない．しかしながら，眼窩隔膜が非常に薄い症例や，術後瘢痕が強く眼窩隔膜を翻転しても十分に伸展を得られない症例などでは施行が困難であり，すべての症例に適用されるわけではない．

b. スペーサーを用いた上眼瞼延長術

上眼瞼を延長する材料としては，自家組織として口蓋粘膜，切離したMüller筋，あるいは保存強膜があり，人工材料としてはゴアテックス®シートがある．

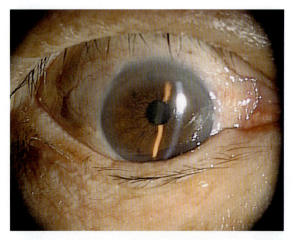

図4 甲状腺眼症患者の兎眼

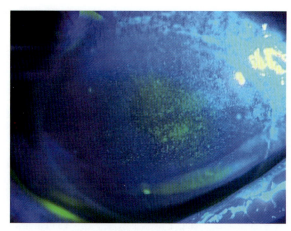

図5 図4のフルオレセイン染色
角膜上皮障害が目立つ．

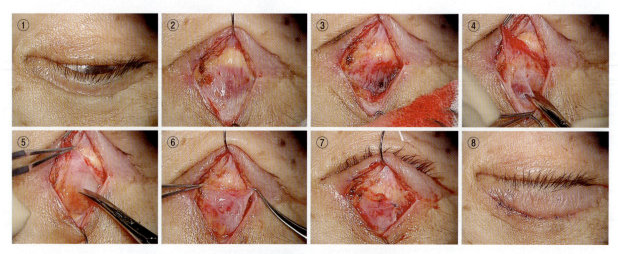

図6 眼窩隔膜翻転法による上眼瞼延長術
①顔面神経麻痺による兎眼．②瞼板の露出．③ Müller 筋と結膜の剝離．④眼窩隔膜を上流で切開．⑤眼窩隔膜の翻転による延長．
⑥挙筋および Müller 筋の内側・外側を切開．⑦翻転した眼窩隔膜を瞼板上縁に固定．⑧手術終了時，兎眼改善．

(文献7より転載)

スペーサーを用いる利点として上眼瞼の延長の際の定量性が容易となることであり，

逆にデメリットとしては自家組織であれば強い瘢痕形成や癒着をきたす可能性があること，人工材料であれば感染に脆弱であることがあげられる．

2. 下眼瞼下垂に対する手術

a. Lateral tarsal strip

顔面神経麻痺では下眼瞼下垂・外反をきたす．これらの外科的治療としてもっとも重要な点は，下眼瞼を可能なかぎり高い位置で眼球に密着させることであり，そのために行われるのが LTS (lateral tarsal strip) である．LTS は睫毛下切開と外眼角の皮膚切開を行い，下眼瞼の瞼板を露出させ眼窩外側縁の骨膜に再縫合する方法であり 1979 年に Anderson らにより報告された[8]．これにより lateral canthal band (LCT) が修正され水平方向の引き締めが行える．

b. 耳介軟骨移植

下眼瞼下垂・外反が高度である場合には耳介軟骨移植による下眼瞼の挙上を行う．これは耳介軟骨移植を下眼瞼瞼板と眼窩下縁の間を埋めるスペーサーとして使用することで下眼瞼下垂を改善する手術である．下眼瞼を外側に引っ張り上げるのが LTS であるならば，下眼瞼を上方に押し上げるのが耳介軟骨移植であるといえる．

3. 重度の兎眼に対する瞼板縫合

閉瞼不全に伴う角膜上皮障害は角膜中央部から下方に好発し，長期化すると結膜の充血，角膜への血管侵入や実質混濁を認めるようになる．閉瞼障害が長期化すると，角膜上皮障害が遷延・重症化し角膜潰瘍をきたす．それだけでなく角膜感染や穿孔の危険性も上昇する．点眼や眼軟膏などの保存的治療で軽快しない難治性・遷延性角膜疾患に対して瞼板縫合を行うことがある．

瞼板縫合（tarsorrhaphy）は上下の瞼縁を縫合して強制的に閉瞼させる術式であるため，その適応に際しては眼局所のみならず，患者の全身状態や社会的背景などにも十分配慮する必要がある．

文　献

1) Mourits MP：Diagnosis and differential diagnosis of Graves' orbitipathy. In：Grave's orbitopathy. A multidisciplinary approach-questions and answers. p66-76, Karger, Basel, 2010
2) 柿崎裕彦：眼形成外科-虎の巻. メディカル葵出版, 2009
3) Watanabe A, Shams PN, Katori N et al：Turn-over orbital septal flap and levator recession for upper-eyelid retraction secondary to thyroid eye disease. *Eye* **27**：1174-1179, 2013
4) Mourits MP, Sasim IV：A single technique to correct various degree of upper lid retraction in patients with Graves' ophthalmopathy. *Br J Ophthalmol* **83**：81-84, 1999
5) Mourits MP, Koorneef L：Lid lengthening by sclera interposition for eyelid retraction in Graves' ophthalmopathy. *Br J Ophthalmol* **75**：344-347, 1991
6) Hintschich C, Haritoglou C：Full thickness eyelid transsection (blepharotomy) for upper eyelid lengthening in lid retraction associated with Graves' disease. *Br J Ophthalmol* **89**：413-416, 2005
7) 渡辺彰英：眼窩隔膜翻転法による上眼瞼延長術. あたらしい眼科 **31**：1345-1346, 2014
8) Anderson RL, Gordy DD：The tarsal strip procedure. *Arch Ophthalmol* **97**：2192-2196, 1979

＊　＊　＊

I 中途失明の可能性のある疾患とその検査/治療　1. 結膜・角膜・強膜

Q15 強膜炎は頻度が低いのでよく知りません．どのように診断し，どう治療したらよいでしょうか

回答者　矢野　風[*]　武田彩佳[*]　堀　純子[*]

はじめに

強膜炎は「目が赤い」「強い眼痛」が特徴であり，眼科日常診療で遭遇する頻度は少なくない．重篤な強膜炎は強膜穿孔に至り中途失明の可能性があるため，早期に診断し，重症度に応じた治療選択をすることが重要である．自己免疫疾患に随伴することも多いため，眼外症状にも十分に注意し診断・治療を進める必要がある[1,2]．強膜炎の原因となる全身性の自己免疫または炎症性疾患は，関節リウマチ，甲状腺疾患，抗好中球細胞質抗体（anti-neutrophil cytoplasmic antibodies：ANCA）関連血管炎，再発性多発軟骨炎など多岐に及ぶ（表1）．

診　断

1. 眼症状

強膜炎に明確な診断基準はなく，症状と眼所見より診断する．強い眼痛と強膜血管の拡張や蛇行（図1），眼球運動痛や視力低下がおもな症状である．強膜血管と結膜血管の充血の鑑別において，強膜血管に可動性がないことや，1,000倍希釈エピネフリン点眼で充血が消失しないことなどが鑑別のポイントである．強膜の暗赤色の結節や，菲薄化，壊死のほか，虹彩毛様体炎，輪部近くの角膜浸潤をきたすこともある．さらに，後部強膜の炎症では，強膜の肥厚や漿液性網膜剝離，脈絡膜剝離などをきたす．

2. 随伴症状

強膜炎は自己免疫疾患に随伴することが多く，強膜炎

- 強膜炎は，強膜血管の拡張・蛇行や強い眼痛など特徴的な症状を示すことが多いが，虹彩炎や漿液性網膜剝離など多彩な臨床像を示すこともある．
- 壊死性強膜炎は強膜穿孔に至る可能性があり，眼球の温存がむずかしいこともある．
- 自己免疫疾患をはじめとした全身疾患に伴うことが多く，問診やスクリーニング検査が診断に有用である．
- 治療は病態と重症度に合わせて段階的に行う．
- 近年，生物学的製剤の使用の増大により paradoxical reaction による強膜炎の誘発が注目されている．

の原因精査をきっかけに全身疾患の診断に至ることも少なくない．表1に示される全身疾患を念頭におき，診察時には可能な限り全身の観察をすることが望まれる．頭頸部や手は，問診や眼科的診察の間にも容易に観察できる部位であり，頸部リンパ節腫脹や耳介の腫脹，関節の変形や皮膚変化などは有用な情報となる．筆者らの施設の眼炎症外来では，図4の問診票を用いることで，新人眼科医が初診担当医となった場合にも網羅的に問診できるようにしている．

分　類

1. 臨床所見による分類

臨床所見による分類はWatson分類（表2）が用いられる[3]．炎症の部位別に，前部強膜炎と後部強膜炎に大別する．前部強膜は血管が豊富なうえ，強膜や球結膜に

---

[*]Kaze Yano, [*]Ayaka Takeda & [*]Junko Hori：日本医科大学多摩永山病院眼科
〔別刷請求先〕矢野　風：〒206-8512 東京都多摩市永山1-7-1　日本医科大学多摩永山病院眼科

表1 強膜炎の原因となる全身性自己免疫疾患や炎症性疾患，感染性全身疾患

膠原病，炎症性全身疾患，血液疾患	感染性全身疾患
関節リウマチ 再発性多発性軟骨炎 ANCA関連血管炎 SAPHO症候群 甲状腺疾患 大動脈炎症候群 全身性エリテマトーデス 脊椎関節炎 炎症性腸疾患 Behçet病 サルコイドーシス 白血病	単純ヘルペス 水痘帯状ヘルペス 梅毒 Lyme病 結核 らい病

表2 Watson分類

a. 前部強膜炎
1. びまん性
2. 結節性
3. 壊死性　a. 炎症性
　　　　　　b. 非炎症性

b. 後部強膜炎

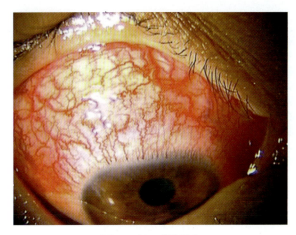

図1 びまん性強膜炎
強膜血管の拡張と蛇行，充血を認める．

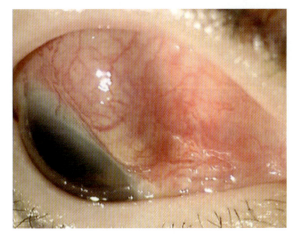

図2 結節性強膜炎
輪部周囲強膜に隆起する強膜結節を認める．

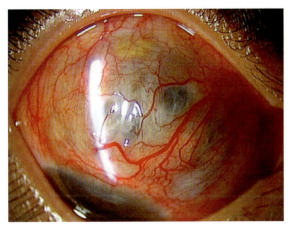

図3 壊死性強膜炎
菲薄した強膜からぶどう膜が透見できる．

被覆されているため比較的炎症を起こしやすく，筆者らの施設では強膜炎の9割を占める．Watson分類では前部強膜炎をさらに形状別に，びまん性，結節性，壊死性に分類し，壊死性強膜炎は炎症性と非炎症性とに分類する．筆者らの施設ではびまん性（図1）が半数以上を占め，結節性（図2），壊死性（図3）の順に頻度は下がる．しかし，壊死性強膜炎では強膜の菲薄化が進み，眼球穿孔をきたし視機能が失われる危険があることに留意し，早期に診断・治療を進める必要がある．

2. 非感染性と感染性

強膜炎の診断において，非感染性か感染性かの早期鑑別が治療予後を左右する．前述した（表1）のように，強膜炎に随伴する全身の自己免疫疾患や炎症疾患を念頭におき鑑別を行う．ヘルペスや結核などは感染性疾患であるが，病原体に対する免疫応答による強膜炎である．筆者らの施設では，上記に示した全身性自己免疫疾患などの鑑別のためにスクリーニング採血を行っている（表3）．血算，血液像，生化学，免疫グロブリン（IgA，IgG，IgM），蛋白分画，C反応性蛋白（C-reactive protein：CRP），アンギオテンシン変換酵素（angiotensin converting enzyme：ACE），抗核抗体，血清補体価，リウマトイド因子，サイロキシン（FT4），トリヨードサイ

表3 強膜炎検査セット

血算，血液像，血糖，
AST，ALT，LDH，ALP，γ-GTP，CK，ACE，総蛋白，
総コレステロール，BUN，Cre，CRP，Na，K，Cl，Ca，P，
IgA，IgG，IgM，蛋白分画，
抗核抗体，リウマトイド因子，血清補体価，
TSH，FT3，FT4，
抗サイログロブリン抗体，抗TPO抗体，抗TSH受容体抗体，
トキソプラズマIgG，トキソプラズマIgM
ツベルクリン反応

上記の検査に加え，病態に応じて血液検査，画像検査などを追加する．

表4 強膜炎の5段階治療

第1段階	点眼による局所治療
	0.1%ベタメタゾン点眼
	免疫抑制薬の点眼
第2段階	結膜下注射による局所治療
	デキサメタゾン0.3ml
	トリアムシノロン4〜8mg
	非ステロイド系解熱鎮痛薬の内服
	セレコキシブ（100mg）2錠/2回
第3段階	ステロイド全身投与
	プレドニゾロン0.5〜1mg/kg/日
第4段階	免疫抑制薬全身投与
	シクロスポリン
	メソトレキセート〜8mg/週
	ミコフェノール酸モフェチル（セルセプト）0.5〜1g/日 ｝ 全身随伴疾患に応じて選択
	アザチオプリン
	シクロホスファミド
第5段階	生物学的製剤
	アダリムマブ

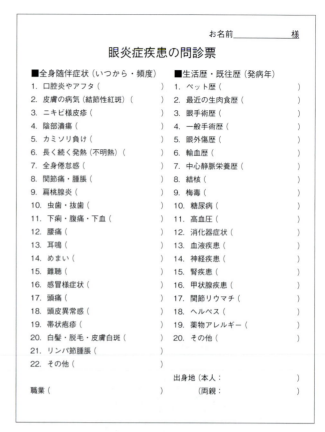

図4 眼炎症疾患の問診票
筆者らの施設の眼炎症外来では上記の問診票を用いている．

ロニン（FT3），甲状腺刺激ホルモン（thyroid stimulating hormone：TSH），抗サイログロブリン抗体，抗甲状腺ペルオキシダーゼ（thyroid peroxidase：TPO）抗体，抗TSH受容体抗体，トキソプラズマ抗体を含む「強膜炎検査セット」を強膜炎の初診患者には基本的に施行する．

ANCA関連血管炎を疑う症例にはPR3-ANCA（proteinase 3 ANCA），MPO-ANCA（myeloperoxidase ANCA）を追加する．サルコイドーシスや結核を強く疑う症例には，胸部CTや結核菌IFN-γ（T-SPOT）を追加する．

眼手術歴や外傷の既往がある場合は，細菌や真菌による感染性強膜炎を疑い，治療開始前に眼脂培養を行う．

治療

1. 非感染性強膜炎の治療

非感染性強膜炎の治療は5段階に分けられる（表4）．初期治療は臨床所見の重症度に応じて選択し，臨床所見の重症度はWatson分類に相関するため，Watson分類を用いて解説する．

びまん性強膜炎や軽症の結節性強膜炎に対しては，第1段階の点眼による局所治療を行う．0.1%ベタメタゾン点眼を4〜6回/日から開始し，免疫抑制薬（シクロスポリンやタクロリムス）を追加する．なお，免疫抑制薬点眼は自家製剤も市販薬も保険適用外であることに留意する．点眼の治療効果が不十分な場合は，第2段階のステロイドの眼局所注射として，デキサメタゾン0.3mlまたはトリアムシノロンアセトニド4〜8mgの結膜下注射を行う．さらに，非ステロイド系消炎鎮痛薬（non-steroidal anti-inflammatrory drugs：NSAIDs）のCOX2阻害薬のセレコキシブ内服は，疼痛管理に有用であり，疼痛のない症例に対しても消炎に有用である．

上記の治療が効果不十分のびまん性強膜炎や，重篤な結節性強膜炎，壊死性強膜炎，後部強膜炎に対しては，初期から第3段階の治療を行う．第3段階はステロイドの全身投与であり，プレドニゾロン内服を0.5～1mg/kg/日から漸減する．筆者らの施設では2週ごとに5mgの減量漸減をしている．ステロイド内服に抵抗性の症例や漸減により再燃を繰り返す症例に対しては，第4段階として免疫抑制薬の全身投与を検討する．眼科主導で使用できる免疫抑制薬としては，保険適用であるシクロスポリンがあり，2～3mg/kg/日で開始し，血中トラフ値が150mg/mlを超えないように内服容量を調節する．定期的な採血で腎機能障害などの副作用の確認が必要である．ほかにはリウマチ内科と連携を行い，関節リウマチに随伴する強膜炎にはメトトレキサート，全身性エリテマトーデスや全身性血管炎に対してはシクロホスファミドを選択するなど，随伴する全身疾患に最適な免疫抑制薬を選択する．

　上記の第1～第4段階の治療に対して抵抗性の症例や，再発を繰り返す症例，または副作用でステロイドの長期使用ができない症例に対しては生物学的製剤を導入する．TNF-α阻害薬のアダリムマブは強膜ぶどう膜炎に保険適用であり，有効であると示す報告が多い．ほかにも，IL-6阻害薬のトシリズマブ，抗CD20抗体のリツキシマブの有効性を示す報告もある[4]．一方で，同じTNF-α阻害薬のエタネルセプトはparadoxical reactionとして強膜炎を誘発する報告があり[5]，エタネルセプト投与中の強膜炎の発症または増悪をみたら，バイオスイッチ（生物学的製剤の変更）をリウマチ内科に提案する．

2. 感染性強膜炎の治療

　抗生物質の全身投与と局所投与を行う．治療開始前に眼脂培養を行い，薬剤感受性を確認し，必要に応じて抗生物質の変更するのが望ましい．ステロイドの使用は避け，疼痛コントロールのためにはNSAIDsなどを用いる．外科的治療として感染組織の切除や穿孔部位のパッチ閉鎖術なども選択される．

文　献

1) 堀　純子：強膜炎．あたらしい眼科 28：1551-1554, 2011
2) Smith JR, Mackensen F, Rosenbaum JT：Therapy insight：scleritis and its relationship to systemic autoimmune disease. *Nature Clinical Practice* 3：219-226, 2007
3) Watson PG, Hayreh SS：Scleritis and episcleritis. *Br J Ophthalmol* 60：163-191, 1976
4) de Fidelix TS, Vieira LA, de Freitas D et al：Biologic therapy for refractory scleritis：a new treatment perspective. *Int Ophthalmol* 35：903-912, 2015
5) Gaujoux-Viala C, Giampietro C, Gaujoux T et al：Sceritis：a paradoxical effect of etanercept? Etanercept-associated inflammatory eye disease. *J Rheumatol* 39：233-239, 2012

＊　　＊　　＊

I 中途失明の可能性のある疾患とその検査/治療　2. ぶどう膜炎

ぶどう膜炎の鑑別診断法を教えてください

回答者　蕪城俊克*

ぶどう膜炎の鑑別診断の考え方

　ぶどう膜炎には50種類近い原因病名があり[1,2]，治療法，再燃の頻度や起こりやすい合併症や視力予後がかなり異なる．ぶどう膜炎の治療方針を決定するにあたって，ぶどう膜炎の原因を推測し，可能なかぎり特定すること（鑑別診断）は非常に重要である．

　原因疾患は，それぞれ臨床像（急性・慢性，両眼性・片眼性，眼内での炎症部位の分布，特徴的眼所見など）に特徴がある．鑑別診断の際には現在の眼所見に加え，過去の罹患眼や再発歴が重要である．

　ぶどう膜炎を原因別に分類すると，内因性，感染性，仮面症候群（腫瘍性），特発性（原因不明）に大別される（表1）．

　内因性ぶどう膜炎は免疫の異常が原因で起きると考えられるぶどう膜炎で，Behçet病，サルコイドーシス，Vogt-小柳-原田病などが含まれる．一方，感染性ぶどう膜炎は，眼内感染あるいは全身感染症に伴って生じるぶどう膜炎をさす．感染性ぶどう膜炎の原因としては，大きく分けてウイルス，細菌，真菌，寄生虫がある．ウイルスによるぶどう膜炎はヘルペスウイルス属によるものが多いが，HTLV1ウイルスや風疹ウイルスによるぶどう膜炎も知られている．感染性ぶどう膜炎では消炎治療のみならず病原体を駆除するための治療も必要なため，内因性と誤診しないよう注意する．

- ぶどう膜炎は，内因性，感染性，仮面症候群（腫瘍性），特発性（原因不明）に大別される．
- ぶどう膜炎の性状（肉芽腫性・非肉芽腫性，両眼性・片眼性，急性・慢性）に注意する．
- 診断は，診断基準や全身疾患の存在，検査結果などから行う．
- 診断不能例では，疑い病名を決めて，その病気として治療を開始する．

表1　ぶどう膜炎の分類と診断病名

1. 内因性ぶどう膜炎	
原因	免疫の異常によって起きると考えられるぶどう膜炎
代表疾患	Behçet病，サルコイドーシス，Vogt-小柳-原田病，HLA-B27関連ぶどう膜炎，乾癬に伴うぶどう膜炎など
2. 感染性ぶどう膜炎	
原因	感染が原因で引き起こされたと考えられるぶどう膜炎
代表疾患	ヘルペス性虹彩炎，急性網膜壊死，サイトメガロウイルス網膜炎，トキソプラズマ網膜症，結核性ぶどう膜炎，細菌性眼内炎，真菌性眼内炎など
3. 仮面症候群（masquerade syndrome）	
原因	悪性腫瘍が原因で引き起こされたと考えられるぶどう膜炎
代表疾患	眼内リンパ腫，白血病の眼内浸潤
4. 特発性ぶどう膜炎	
原因	原因が同定不明のもの

---

*Toshikatsu Kaburaki：自治医科大学さいたま医療センター眼科
〔別刷請求先〕蕪城俊克：〒330-8503　埼玉県さいたま市大宮区沼町1-847　自治医科大学さいたま医療センター眼科

ぶどう膜炎の鑑別診断のポイント

眼所見と病歴から，ぶどう膜炎が①片眼性か両眼性か，②炎症部位の広がり（前部ぶどう膜炎，後部ぶどう膜炎，汎ぶどう膜炎），③ぶどう膜炎が肉芽腫性か非肉芽腫性か，④臨床経過が急性・再発性か慢性か，の四つのポイントを押さえることで，原因となるぶどう膜炎疾患を絞り込むことが鑑別診断の基本戦略である．

表2 ぶどう膜炎の両眼性/片眼性

両眼性が多い疾患
Vogt-小柳-原田病（100％），交感性眼炎（100％），Behçet病（90％），サルコイドーシス（80～90％），眼内悪性リンパ腫（50～80％），真菌性眼内炎（67％），サイトメガロウイルス網膜炎（67％）

片眼性が多い疾患
Posner-Schlossmann（96％），ヘルペス性虹彩炎（95～98％），後天性眼トキソプラズマ症（95％），Fuchs虹彩異色性虹彩毛様体炎（92％），内因性細菌性眼内炎（88％），急性網膜壊死（85～90％）

表3 肉芽腫性ぶどう膜炎と非肉芽腫性ぶどう膜炎

	肉芽腫性ぶどう膜炎	非肉芽腫性ぶどう膜炎
炎症細胞の特徴	マクロファージを多く含む	リンパ球，好中球が主体
特徴的眼所見	豚脂様角膜後面沈着物や虹彩結節，隅角結節，雪玉状硝子体混濁，結節性静脈周囲炎など	微塵様角膜後面沈着物，前房蓄膿，微塵様硝子体混濁，ベール状硝子体混濁など
代表疾患	原田病，サルコイドーシス，ウイルス性，真菌性，トキソプラズマ（感染性ぶどう膜炎）	Behçet病，急性前部ぶどう膜炎，関節リウマチ，潰瘍性大腸炎，乾癬（膠原病関連），細菌性眼内炎の早期

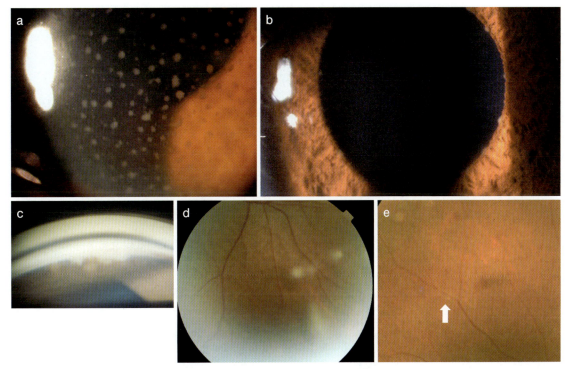

図1 肉芽腫性ぶどう膜炎でみられる眼所見
炎症細胞が集簇して固まりを作る傾向があり（a），豚脂様角膜後面沈着物（b）や彩結節（Kóeppe結節），隅角結節（c），雪玉状硝子体混濁（d），結節性静脈周囲炎（e）などがみられる．

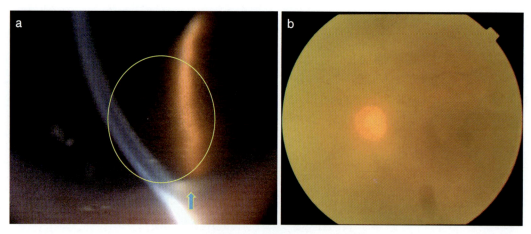

図2 非肉芽腫性ぶどう膜炎でみられる眼所見
炎症細胞が固まりを作らずにばらける傾向があり，微塵様角膜後面沈着物（a，丸枠内）および前房蓄膿（➡），微塵様硝子体混濁（b）などがみられる．

表4 ぶどう膜炎疾患に特徴的な眼所見・画像所見

Behçet病	前房蓄膿，蛍光眼底造影でのシダ状蛍光漏出
サルコイドーシス	虹彩結節，隅角結節，テント状周辺虹彩前癒着，蛍光眼底造影での分節状静脈周囲炎
Vogt-小柳-原田病	漿液性網膜剝離，OCTで脈絡膜の肥厚・色素上皮層の波打ち，蛍光眼底造影で多発性の点状過蛍光像
ヘルペス性虹彩炎（サイトメガロウイルス虹彩炎を含む）	豚脂様または白色小型角膜後面沈着物，炎症再燃時の眼圧上昇，虹彩萎縮
急性前部ぶどう膜炎	前房蓄膿，フィブリン析出，眼底には炎症所見が乏しい
急性網膜壊死	周辺部網膜に始まる黄白色の滲出性病変，網膜動脈血管炎
眼内悪性リンパ腫	濃厚な硝子体混濁，多発性・癒合性の黄白色の網膜（下）浸潤病変

1. 両眼性か片眼性か

基本的に感染性ぶどう膜炎は片眼性が多く，内因性ぶどう膜炎は両眼性が多い（表2）．これは両眼同時に病原体が感染することはまれなためである．しかし，サイトメガロウイルス網膜炎や真菌性眼内炎など，免疫不全患者に起きる感染性ぶどう膜炎は比較的両眼性が多い．

2. 肉芽腫性か非肉芽腫性か

ぶどう膜炎が肉芽腫性か非肉芽腫性かを観察することは，ぶどう膜炎の鑑別診断できわめて重要である（表3，図1，2）．感染性ぶどう膜炎は多くの場合肉芽腫性ぶどう膜炎を呈するのに対し，非感染性ぶどう膜炎は非肉芽腫性の疾患（Behçet病やHLA-B27関連ぶどう膜炎など）と，肉芽腫性の疾患（サルコイドーシス，Vogt-小柳-原田病）がある．例外として，細菌性眼内炎は発症早期にはBehçet病のように前房蓄膿を伴った非肉芽腫性虹彩炎の様相を呈するが，経過とともに豚脂様の角膜沈着物へと変化する．

3. ぶどう膜炎に特徴的な眼所見

ぶどう膜炎の原因は眼所見だけでは確定診断はできないが，疾患ごとに多くみられる眼所見があり，それを知っておくことは，原因疾患の鑑別に役立つ．特定のぶどう膜炎疾患で多くみられる眼所見を表4に示す．蛍光眼底造影や光干渉断層計（OCT）などの画像所見は病名の推測に役立つが，診断はあくまで診断基準に基づいて行う．

ぶどう膜炎の診断のつけ方

ぶどう膜炎の診断法には，診断基準によるもの，全身

表5　ぶどう膜炎の診断法

1. 診断基準によるもの
   Behçet病，サルコイドーシス，原田病，SLEなど
2. 内科，他科での全身疾患の存在
   結核性，糖尿病性，炎症性腸疾患，乾癬など
3. 眼内液，その他の検査結果により診断
   HLA-B27関連，細菌性，ヘルペス性，真菌性，サイトメガロウイルス，トキソプラズマなど
4. 特徴的臨床像から診断
   Posner Schlossman症候群，Fuchs虹彩異色性虹彩毛様体炎など

表6　おもなぶどう膜炎疾患の診断基準

1. Behçet病
   4主症状：ぶどう膜炎，口腔内アフタ，陰部潰瘍，皮膚病変
   5副症状：変形や硬直を伴わない関節炎，副睾丸炎，消化器病変（回盲部に多い），血管病変，中等度以上の中枢神経病変
   完全型Behçet：4主症状すべてを満たす
   不全型Behçet：①3主症状，②2主症状と2副症状，③典型的再発性ぶどう膜炎と1主症状または2副症状のいずれかを満たす
2. サルコイドーシス
   1. 組織診断群
      壊死を伴わない類上皮細胞肉芽腫が陽性．既知の原因の肉芽腫および局所サルコイド反応ではない
   2. 臨床診断群
      呼吸器，眼，心臓の3臓器中の2臓器以上で特徴的な臨床所見あり，かつ，特徴的検査所見5項目中2項目以上陽性
      ☆特徴的検査5項目（両側肺門リンパ節腫脹，ACEまたはリゾチーム上昇，血清sIL-2受容体高値，Gaシンチまたは PET陽性，BALのリンパ球増加）
   3. 除外診断（他疾患を除外）
      悪性リンパ腫，リンパ増殖性疾患，がん（がん性リンパ管症），真菌症，結核，非結核性抗酸菌症，異物・がんなどによる局所サルコイド反応など
3. Vogt-小柳-原田病（VKH）
   1：ぶどう膜炎の発症時に眼外傷や手術歴なし　（→　あれば交感性眼炎）
   2：他の眼疾患を示唆する臨床的生化学的所見なし
   3：両眼性のびまん性脈絡膜炎
      びまん性の脈絡膜炎，漿液性網膜剝離，蛍光眼底造影での点状蛍光漏出や視神経乳頭過蛍光
      夕焼け状眼底，貨幣状網絡膜脱色素病変，再発性の慢性前眼部ぶどう膜炎
   4：神経系・聴覚系異常（頭痛，吐気，後部硬直，耳鳴，難聴，眩暈，髄液細胞増多など）
   5：皮膚病変（脱毛，白毛，脱色素斑）
      ①完全型VKH：1～5すべてを満たす
      ②不全型VKH：1～3，および4または5を満たす
      ③VKH疑い例：1～4を満たす

疾患の存在によるもの，検査結果から診断されるもの，その疾患に特徴的な眼所見によるものがある（表5）．Behçet病[3]，サルコイドーシス[4]，Vogt-小柳-原田病[5]の診断基準（表6）はぜひ覚えておきたい．

ぶどう膜炎の鑑別診断は，次のとおりに行う．①眼炎症所見，眼既往歴，全身疾患などの情報から鑑別疾患を絞り込む．②眼底に炎症所見がある場合には蛍光眼底造影やOCTなどの画像情報を加味する．そのうえで，③ぶどう膜全検，および特定の疾患を疑ったときに行う特殊検査［前房水中の病原体DNAのポリメラーゼ連鎖反応（polymerase chain reaction：PCR）検査など］を行う．

診断不能例と疑い病名

最近のわが国の大学病院におけるぶどう膜炎初診患者の診断率は60％程度であり[2]，残りの約40％は診断不能例である．診断不能例では，臨床像などからもっとも近いと思われるぶどう膜炎を疑い病名としてつけて（例：サルコイドーシスの疑い），その疾患として治療していく．その後の経過で治療が思ったように奏効しな

い,あるいは新たな臨床像や全身所見がみつかって診断を再考する必要が生じることもある.その際には,疑い病名を再考して新しい疑い病名をつけ,それとして治療を試すこととなる.

文　献

1) Hsu YR, Huang JC, Tao Y et al：Noninfectious uveitis in the Asia-Pacific region. *Eye* (Lond) **33**：66, 77, 2019
2) Ohguro N, Sonoda KH, Takeuchi M et al：The 2009 prospective multi-center epidemiologic survey of uveitis in Japan. *Jpn J Ophthalmol* **56**：432-435, 2012
3) 大野重昭,蕪城俊克,北市伸義ほか；Behçet病眼病変診療ガイドライン作成委員会：Behçet病眼疾患治療ガイドライン.日眼会誌 **116**：395-426, 2014
4) 四十坊典晴,山口哲生：わが国におけるサルコイドーシスの診断基準と重症度分類.日本サルコイドーシス/肉芽腫性疾患学会雑誌 **35**：3-8, 2015
5) Read RW, Holland GN, Rao NA et al：Revised diagnostic criteria for Vogt-Koyanagi-Harada disease：report of an international committee on nomenclature. *Am J Ophthalmol* **131**：647-652, 2001

＊　　　＊　　　＊

I 中途失明の可能性のある疾患とその検査/治療　2. ぶどう膜炎

Q2 ぶどう膜炎を疑うとき，どこまで全身検査をしたらよいでしょうか

回答者　岩田大樹*　南場研一*

- ぶどう膜炎をみたら，その当日に血液・尿検査を行い，早期診断を心がける．
- 基本的な血液・尿検査とともに，眼所見から想定される疾患に関する項目を追加し，効率のよい検査を心がける．
- 血液・尿検査の異常値から必要な画像検査を追加や，他科へコンサルトを検討する．
- 感染性ぶどう膜炎などを疑う場合には，こまめな診察をすることと検査結果が出る前でも速やかな治療介入を検討する．

はじめに

現在，わが国ではぶどう膜炎の約4割は眼科的検査ならびに全身検査を行っても診断が確定できず，原因特定不能となっている[1]．しかしながら，サルコイドーシス，Vogt-小柳-原田病（原田病），そしてBehçet病などに代表されるように，ぶどう膜炎の原因として全身疾患が関与していることは少なくない．眼所見の特徴と眼外症状などからある程度その背景に潜む原因疾患を推測することはできるが，診断を確定するためには客観的な証拠となる全身検査の結果が必要となる．臨床経過や副作用発現の有無を確認するためにも重要である．

筆者らがぶどう膜炎精査のために行う頻度の高い検査項目を示す（表1）．末梢血球算定や末梢血液像，肝機能，腎機能，電解質，そして血糖値も治療前のベースラインとして把握しておく．さらに念頭におく疾患によって疾患特性のある項目も追加する．感染性ぶどう膜炎を考える場合には梅毒定性検査やインターフェロンγ遊離試験などを，また今後消炎治療の強化が見込まれる場合には，劇症肝炎を含む肝炎の増悪も懸念されるため，日本肝臓学会制定の「免疫抑制・化学療法により発症するB型肝炎対策ガイドライン」に準じて，HBs抗原およびHBs抗体，HBc抗体，HCV抗体なども確認する必要がある．

以下に代表的なぶどう膜炎疾患と，その特徴的な全身検査を示す．

非感染性ぶどう膜炎

1. サルコイドーシス

厚生労働省の指定難病診断基準では，病理学的所見としていずれかの臓器の組織生検で乾酪壊死を伴わない類上皮細胞肉芽腫が認められた場合には，診断の根拠として重要な所見といえる．

ただし病理学的所見が陰性の場合においても，呼吸器・心臓・眼については臓器病変を強く示唆する臨床所見が定められており，眼所見については以下の6項目のうち2項目以上を満たす場合に，サルコイドーシス眼病変を強く示唆する臨床所見となる．

〈病変を強く示唆する臨床所見〉
　1. 肉芽腫性ぶどう膜炎（豚脂様角膜後面沈着物，虹彩結節）

---

*Daiju Iwata & *Kenichi Nanba：北海道大学大学院医学研究科眼科学分野
〔別刷請求先〕　岩田大樹：〒060-8638 札幌市北区北15条西7丁目　北海道大学大学院医学研究科眼科学分野

表1 ぶどう膜炎の基本的な検査項目

血球一般検査	基準範囲	単位	血球一般検査	基準範囲	単位
血球算定			血清 IgA	93〜393	mg/dl
赤血球数	4.35〜5.55	×10⁶/μl	血清 IgG	861〜1747	mg/dl
ヘモグロビン	13.7〜16.8	g/dl	血清 IgM	33〜183	mg/dl
ヘマトクリット	35.5〜45.5	%	IgE	0〜295	IU/ml
血小板数	15.8〜34.8	×10⁴/μl	補体価(CH50)	31.6〜57.6	U/ml
白血球数	3,500〜8,500		リウマチ因子	<15	IU/ml
白血球分画			抗核抗体	<40	倍
リンパ球	20.2〜53.2	%	血清 β2マイクログロブリン	0.8〜1.8	mg/l
単球	2.7〜9.3	%	ACE	8.3〜21.5	U/l
好酸球	0.2〜4.1	%	可溶性IL 2レセプター	<459	U/ml
好塩基球	0.2〜1.3	%	KL-6	0〜400	U/ml
好中球	38〜77	%			
生化学検査			尿検査	基準範囲	単位
ナトリウム	135〜145	mEq/l	尿 pH	5〜8	
カリウム	3.4〜4.9	mEq/l	尿蛋白	−	
クロール	101〜108	mEq/l	尿糖	−	
カルシウム	8.8〜10.1	mg/dl	尿アセトン	−	
総蛋白	6.6〜8.1	g/dl	尿ウロビリノゲン	−	
総ビリルビン	0.4〜1.5	mg/dl	尿ビリルビン	−	
AST(GOT)	13〜30	U/l	尿潜血反応	−	
ALT(GPT)	10〜42	U/l	尿細菌	−	
γ-GTP	13〜64	U/l	尿沈渣		
CRP	0.00〜0.14	mg/dl	尿クレアチニン		mg/dl
総コレステロール	142〜248	mg/dl	尿 β2マイクログロブリン	0.027〜0.275	mg/l
尿素窒素(BUN)	8〜20	mg/dl	尿NAG	0.3〜11.5	U/l
クレアチニン	0.65〜1.07	mg/dl			
血清グルコース	73〜109	mg/dl			
感染症	−				
梅毒 RPR 法定性	−				
梅毒 TPLA 法定性	−				
T-SPOT.TB	−				
抗 HTLV-1 抗体					

2. 隅角結節，またはテント状周辺虹彩前癒着
3. 塊状硝子体混濁（雪玉状，数珠状）
4. 網膜血管周囲炎（おもに静脈），血管周囲結節
5. 多発する蝋様網脈絡膜滲出斑または光凝固様の網脈絡膜萎縮病巣
6. 視神経乳頭肉芽腫または脈絡膜肉芽腫

　これらの肉芽腫性ぶどう膜炎の所見がみられた場合には，表1に示した検査を行い，結核・HTLV-1関連ぶどう膜炎（HTLV-1 associated uveitis：HAU）・梅毒・Vogt-小柳-原田病などの肉芽腫性ぶどう膜炎を呈する疾患との鑑別を進めていく．

　サルコイドーシスの特徴的な検査所見として，血清アンギオテンシン変換酵素ACEの高値，可溶性インターロイキン-2受容体（sIL-2R）の高値，胸部X線写真で両側肺門リンパ節腫脹（bilateral hilar lymphodenopathy：BHL）の陽性などがある．これらを含めた下記に示す5項目中2項目以上がみられる場合に陽性となる．

〈特徴的な検査所見〉
1. BHL
2. ACE活性高値または血清リゾチーム値高値
3. 血清可溶性インターロイキン-2受容体（sIL-2R）高値
4. ⁶⁷GAシンチグラフィまたは¹⁸F-FDG/PETにおける著明な集積所見
5. 気管支肺胞洗浄検査でリンパ球比率上昇，CD4/CD8比が3.5を超える上昇

　BHL陽性の場合には胸部造影CTで縦隔リンパ節の腫脹や肺病変の有無を確認する．気管支肺胞洗浄や⁶⁷Ga

シンチグラフィまたは^{18}F-FDG/PETなどの精査は他科（肺・心臓・皮膚）とも連携をして進めるが，全身精査を行う前にステロイドの全身投与を開始してしまうと，炎症の活動性低下とともに肉芽腫が縮少するため，組織生検による組織診断に支障をきたすこともある．全身精査を並行して行う場合は，可能なかぎり局所治療から開始することが望ましい．

初診時に全身検査で診断が確定しない場合にも数年後には所見が顕在化してくることもあり，経過観察は続けることが望ましい．

小児のサルコイドーシスとしては，BHLがみられず，ぶどう膜炎・関節炎・皮膚炎を三主徴とするBlau症候群を検討する必要がある．本疾患はNOD2遺伝子異常による常染色体優性遺伝であることが判明しており，疑った場合にはこの遺伝子検査も考慮する．

2. Vogt-小柳-原田病（原田病）

両眼性の肉芽腫性汎ぶどう膜炎がみられ，漿液性網膜剝離，脈絡膜肥厚，脈絡膜皺襞など特徴的な眼所見を呈する．その他，髄膜炎や内耳症状を示唆する前駆症状（頭痛，項部痛，頭髪ピリピリ感，難聴，耳鳴，めまい）などがみられる．これらの典型的な所見が揃っていれば診断はむずかしくないが，非典型的な場合には診断に苦慮することがある．他の炎症性疾患（急性後部多発性斑状色素上皮症，後部強膜炎，神経網膜炎など）や血液悪性疾患などとの鑑別のため，検査を進める．血液検査では原田病で特異的に陽性を示すものはない．HLA classⅡ抗原は95％以上がHLA-DR4で，さらにサブタイプであるHLA-DRB1＊0405が陽性であるため，これが疾患感受性遺伝子と考えられている（保険適用外検査）．しかし，特異度は低く，あくまでも補助診断として用いられる．

前駆症状が明らかでなくても，髄液検査で髄液細胞増多が，聴力検査で感音性難聴が検出されることがある．

3. Behçet病

血液検査では好中球優位の白血球増多，CRPの上昇，赤血球沈降速度（erythrocyte sedimentation rate：ESR）の亢進，血清γグロブリンの相対的高値，免疫グロブリンIgG，IgA，IgD値の上昇，血清補体価活性（CH$_{50}$）などがみられる．HLA検査ではHLA-B51＊5101が疾患関連遺伝子と考えられている[2]．HLA-A＊26保有者も本疾患のとくに眼病変と相関しており，疾患感受性遺伝子のひとつであると考えられている[3]．

眼所見のほかにも眼外症状として口腔内アフタ，結節性紅斑，陰部潰瘍などもみられるため，膠原病内科や皮膚科とも連携して診断を確定する．

4. 脊椎関節炎

脊椎関節炎は脊椎や仙腸関節といった体軸関節や手足の末梢関節，腱や筋の付着部に炎症をきたす疾患で，HLA-B27遺伝子との関連性が高いことが知られている．代表的な疾患として強直性脊椎炎，乾癬性関節炎，反応性関節炎，炎症性腸疾患（クローン病や潰瘍性大腸炎）に伴う脊椎関節炎，若年性脊椎関節炎などが含まれる．眼，皮膚，消化器，泌尿器・生殖器，心臓など関節以外の症状を伴うことがある．

前房蓄膿を伴う急性前部ぶどう膜炎（acute anterior uveitis：AAU）では強直性脊椎炎が関連していることがある．血液検査ではCRPの上昇や赤沈の亢進，画像検査では特徴的な仙腸関節炎，胸腰椎の竹様脊椎（bamboo spine），椎体間の靱帯骨化像などがみられる．腰背部の痛みとこわばりが45歳未満で発症して3カ月以上持続し，朝に症状が悪化，運動によって改善が認められる場合は，強直性脊椎炎が疑われる．ただし，病初期のX線検査では異常がみられないことも多いため，疑った場合には整形外科に紹介し，MRI検査も行う．

5. 糖尿病虹彩炎

急性前部ぶどう膜炎の様相を呈し前房蓄膿を生じる．HLA-B27関連ぶどう膜炎，眼内炎，Behçet病などとの鑑別が必要となる．糖尿病虹彩炎がみられる場合には糖尿病のコントロールが不良（HbA1cが10％以上）であることが多く，空腹時血糖・尿糖・HbA1cの確認が必要となる．

6. 尿細管間質性腎炎ぶどう膜炎（tubulointestitial nephritis and uveitis syndrome：TINU症候群）

肉芽腫性ぶどう膜炎を呈し，小児期に発症しやすい．腎尿細管障害を示す尿所見として尿中β$_2$ミクログロブリン（β$_2$MG）の上昇，尿中Nアセチル-β-D-グルコサミニダーゼ（NAG）の上昇がみられ，重症例では血清尿素窒素（blood urea nitrogen：BUN），クレアチニンの上昇がみられる．腎機能障害が強い場合には腎生検で確定診断を行うことを検討する．

7. 若年性特発性関節炎（juvenile idiopathic arthritis：JIA）に伴う虹彩毛様体炎，若年性慢性虹彩毛様体炎（juvenile chronic iridocyclitis）

JIAのうち，虹彩毛様体炎を合併するのは少関節型で

表2 梅毒血清反応の結果とその解釈

STS法	TP抗原法	結果の解釈
(−)	(−)	非梅毒性,まれに梅毒感染初期
(+)	(−)	生物学的偽陽性,まれに梅毒感染初期
(+)	(+)	梅毒(早期から晩期),梅毒治癒後の抗体保有者
(−)	(+)	梅毒治癒後の抗体保有者,まれにTP抗原系の偽陽性

20%,多関節型で5%であり,全身型のStill病ではまれである.若年性慢性虹彩毛様体炎ではJIAと同様の眼所見がみられるが,関節炎は伴わない.

全身検査所見としては,抗核抗体がJIA全体の10〜40%で陽性となり,その陽性率は少関節型＞多関節型＞全身型の順で高い.抗核抗体価が160倍以上の場合には虹彩毛様体炎の発症がみられる可能性が高いとされる.リウマチ因子についてはJIA全体で20%程度の陽性率で,少関節型では陽性率が低い.

8. 仮面症候群

"炎症"という仮面をかぶった悪性・非悪性疾患を総称して仮面症候群とよぶが,眼内に発生する中枢神経系悪性リンパ腫はその代表的な疾患といえる.そのほかにも固形癌の眼内転移,アミロイドーシス,脈絡膜悪性黒色腫,網膜芽細胞腫,白血病などが原疾患としてあげられる.

リンパ腫においてはリンパ球が腫瘍性に増殖し,典型例ではオーロラ状硝子体混濁や網膜色素上皮下でBruch膜上に隆起性白色病変の形成がみられる.本体は腫瘍であるが,反応性の炎症が前房や硝子体にみられる.まれに滲出病巣や浮腫,網膜血管の白鞘化を伴う非典型例もある.

とくに40歳以上で,ぶどう膜炎に関する全身検索を行うものの原因が特定不能な症例,またはステロイドなどによる消炎治療を行っても改善がみられないような症例では,仮面症候群を念頭にいれなくてはならない.

確定診断には硝子体液を採取し,ポリメラーゼ連鎖反応(polymerase chain reaction:PCR)法による免疫グロブリンH鎖遺伝子再構成部位のモノクローナリティ,硝子体液中のサイトカインIL-10/IL-6比,スメア法もしくはセルブロック法[4]での病理細胞診の結果から総合的に診断する.

さらに,他臓器病変の有無について脳神経外科や血液内科と連携をして頭部MRI,全身PET/CTなど全身精査を行う.

感染性ぶどう膜炎

1. 結核性ぶどう膜炎

ツベルクリン反応(ツ反)が陽性となることは結核感染の指標として重要ではあるが,BCG接種や非結核性抗酸菌による影響を受けるため,その特異度は低い.

一方で,結核菌特異抗原によってリンパ球から産生されるインターフェロンγを測定する検査はインターフェロンγ遊離試験(interferon gamma release assay;IGRA)と総称され,BCG接種や非結核性抗酸菌による影響を受けないため,ツ反と比較して特異度が高い.そのため接触者健診などの感染診断に欠くことのできない検査法になっており,わが国ではクォンティフェロン®TB-ゴールド検査(QFT-3G)およびT-スポット®TB検査(T-SPOT)が使用されている.

ただし実際には結核性ぶどう膜炎の診断としてIGRAは補助的な診断の意味しかなく,陽性であることでただちに確定診断ということにはならない.他疾患を除外すること,そして抗結核薬による治療で眼所見に改善がみられることから状況的に結核性ぶどう膜炎の診断となる.

2. 梅毒性ぶどう膜炎

眼所見としては特徴に乏しく多様な臨床像を呈するため,常にぶどう膜炎の鑑別として考えておかなくてはならない疾患の一つといえる.梅毒感染の診断には梅毒血清反応などの検査所見が有用で,脂質抗原をプローブとして抗体測定を行うSTS(serologic test for syphilis)法と梅毒病原体抗原を用いるTP(treponema pallidum)抗原法がある.STS法ではおもにRPR(rapid plasma reagin)法やVDRL(venereal disease research laboratory)法が,TP抗原法ではTPHA(treponema pallidum hemagglutination)法,TPLA(treponema pallidum latex agglutination)法,FTA-ABS法などが用いられる.表2のようにSTS法とTP抗原法を併用して現在の感染か,既感染かを判定する.

ただし,血清反応から現在の感染もしくは既感染を推測は可能となるが,ただちに確定診断ということにはならない.最終的には他疾患の除外とペニシリン製剤への反応性をみて状況的に梅毒性ぶどう膜炎の診断となる.

活動性のある梅毒がみられた場合には,髄液検査を行い神経梅毒の有無を確認することと,最近ではHIVと

の混合感染も増加しており抗HIV抗体検査を行うべきである．

3. HTLV-1関連ぶどう膜炎

血清中のHTLV-1抗体価の上昇がみられる．確定診断には他の疾患を除外しなくてはならず，とくにサルコイドーシスなどの類似した眼所見を呈する疾患との鑑別には注意が必要となる．全身合併症としては甲状腺機能亢進症，HTLV-1関連脊髄症（HTLV-1 associated myelopathy：HAM）がみられることがある．成人T細胞白血病（adult T cell leukemia：ATL）の合併はまれではあるがHTLV-1陽性が判明した場合には，一度血液内科に紹介することが望ましい．前房水中のHTLV-1ウイルスDNAの検出は，キャリアでも検出されてしまうことがあるため診断的意味に乏しい．

4. 眼内炎

内眼手術直後であれば術後眼内炎をただちに疑うが，内眼手術から時間がたっている場合や，手術歴のない場合にはぶどう膜炎と眼内炎とで迷う場合がある．

内因性眼内炎であれば，前房水や硝子体液の検鏡，培養で原因菌の同定を行い，同時に原因となる全身疾患の有無を確認する必要がある．硝子体液のPCRでは，微量な検体でも細菌の16SrDNA，真菌の28SrDNAの検出ができ，有用だが実施可能な施設はかぎられる．

細菌性眼内炎を疑う場合には，血液培養，全身CT，腹部エコーによる肝膿瘍の確認，心エコーで感染性心内膜炎の確認が診断に有用となる．

真菌性眼内炎は中心静脈内高カロリー輸液（IVH）の既往やステロイド，免疫抑制薬，抗癌剤の全身投与による免疫不全状態が原因となって発症する．糖尿病，心内膜炎の既往もリスクファクターとなる．

診断には血清中のβ-Dグルカン，カンジダ抗原の測定が有用であるが，それらが陰性でも真菌性眼内炎を完全には否定できない．疑わしい場合には硝子体切除を行い，硝子体中のβ-Dグルカンの測定，硝子体液の鏡検，培養を行う．

5. 急性網膜壊死，サイトメガロウイルス（CMV）網膜炎

前房水または硝子体液を用いたPCR法によるウイルスDNA（HSV-1，HSV-2，VZV，CMV）の検出が診断に寄与する．ヘルペス性虹彩毛様体炎，CMV虹彩毛様体炎についても同様である．CMVではCMV抗原血症法（アンチゲネミア法）が早期診断，治療評価の判定に有用である．ただし，アンチゲネミアが陰性となった後にもCMV網膜炎が発症することもあるため，慎重な経過観察を心がける必要がある．

6. 眼トキソプラズマ症

10～30％の不顕性感染が存在するため，血清抗トキソプラズマ抗体IgG陽性のみでは診断には至らない．発症後の抗体陽転化，もしくはペア血清で4倍以上の抗体価の上昇がみられた場合には陽性と考えられる．後天感染においてはIgM抗体が出現し2～3カ月で消失することが多い．

眼局所での病原体に対する抗体産生を証明することは診断の一助となるため，抗体率（Q値）を算出する．算出方法は次のとおりである．

Q値が1未満であれば感染は否定的であり，2以上6未満であれば感染疑いとなる．ただし，発症10日以内の早期では眼内での抗体産生が不十分のため偽陰性となることがある．迅速診断としてはPCRを用いた前房水や硝子体液からのトキソプラズマDNAの検出が有用である．

抗体率Q値＝（眼内液中の特異抗体価÷眼内液中のIgG量）／（血清中の特異抗体価÷血清中のIgG量）

7. 眼トキソカラ症，猫ひっかき病，ライム病

眼トキソカラ症ではトキソカラ幼虫特異抗原に対する血清抗体が陽性である場合に確定診断となるが，現在検査の受注先がないので臨床所見から診断するしかない．猫ひっかき病では病原体となる*Bartonella henselae*の抗体価を測定すること，ライム病を疑い症例では血清*Borrelia burgdorferi*抗体陽性であることを確認することが診断に有用であるが，それぞれネコとの接触歴，ダニ刺咬歴，発熱，倦怠感の有無，特徴的な眼所見と合わせて診断する．

文　献

1) Ohguro N, Sonoda KH, Takeuchi et al：The 2009 prospective multi-center epidemiologic survey of uveitis in Japan. *Jpn J Ophthalmol* **56**：432-435, 2012
2) Gul A, Ohno S：HLA-B*51 and Behçet disease. *Ocul Immunol Inflamm* **20**：37-43, 2012
3) Meguro A, Inoko H, Ota M et al：Genetics of Behçet disease inside and outside the MHC. *Ann Rheum Dis* **69**：747-754, 2010
4) Kase S, Namba K, Iwata D et al：Diagnostic efficacy of cell block method for vitreoretinal lymphoma. *Diagn Pathol* **11**：29, 2016

Q3. Vogt-小柳-原田病を初期に診断するコツを教えてください. また最新の治療法はなんですか

回答者 渡辺芽里* 川島秀俊*

A

- 患者の70%に頭痛や感冒様症状などの前駆症状を伴い, 90%以上が両眼性である[1].
- OCT像は, 炎症細胞の隔壁を伴う滲出性網膜剥離を呈する.
- 問診とOCTで本疾患を疑ったら, 蛍光眼底造影検査, 髄液検査, ステロイドパルス療法が可能な施設への紹介を検討する.
- 再発率は20〜30%とされる. ステロイドパルス療法後も6カ月以上かけて慎重にステロイドを漸減する[2].
- ステロイドや免疫抑制薬でもコントロールできない症例に対する新しい治療として, 生物学的製剤のアダリムマブ (ヒュミラ®) がある.

はじめに

Vogt-小柳-原田病 (以下, 原田病) は, 日本では三大内因性ぶどう膜炎のひとつであり, 発症の平均年齢は40歳である. メラノサイトに対する自己免疫反応と考えられている.

必要な検査と診断

細隙灯顕微鏡では, 前房炎症が強いと虹彩毛様体炎, 豚脂様角膜後面沈着物, 浅前房などがみられる. 前眼部の所見に乏しい症例もあり, 特記所見がないこともある. 浅前房と虹彩後癒着, 高眼圧から, 閉塞隅角緑内障と鑑別が必要な症例もある. 原田病の診断は, 滲出性網膜剥離が存在すると確定診断に到達しやすい. 浅前房を呈する症例では, 散瞳を躊躇しがちで, 詳細な眼底検査がおざなりになる可能性がある. このような場合, 超音波生体顕微鏡 (ultrasound biomicroscope: UBM) や前眼部OCTを使用して毛様体脈絡膜剥離が観察できると, 正しい診断に近づく.

眼底は, 両眼の後極を中心とした1〜数カ所の滲出性網膜剥離が有名だが, 網膜剥離を伴わず, 視神経乳頭の発赤・腫脹のみの乳頭炎型もあり, 注意を要する (図1). 硝子体混濁や, 網膜血管炎, 網膜の白斑などはみられない. 夕焼け状眼底は慢性期の所見であり, 初診時にはみられない. OCTではやはり滲出性網膜剥離の所見がみられるが, 網膜下に炎症細胞が強いのが特徴である (図2). 網膜剥離に目がいきがちだが, 脈絡膜の肥厚も忘れてはならない. 脈絡膜厚の測定は治療効果の判定にも有用だが, 肥厚が強すぎる場合は, 強膜側が画面内に写らないこともある. 滲出性網膜剥離の再燃に先駆けて, 脈絡膜厚が再度肥厚することがある.

蛍光眼底造影は, 病変の主座は脈絡膜であり, フルオレセイン蛍光造影 (fluorescein angiography: FA) だけでなくインドシアニングリーン蛍光造影 (indocyanine green angiography: IA) も必要である. FAは多発する点状の蛍光漏出 (図3a) と, 後期の斑状の色素貯留 (図3b) が滲出性網膜剥離を示す. 視神経乳頭も過蛍光を示す. IAでは早期に脈絡膜の充盈遅延と, 斑状の低蛍光がみられる. 後期でも斑状の低蛍光は散在し, 滲出性網膜剥離に一致して, 脈絡膜血管からの蛍光漏出によ

---

*Meri Watanabe & *Hidetoshi Kawashima：自治医科大学眼科学講座
〔別刷請求先〕 渡辺芽里：〒329-0498 栃木県下野市薬師寺3311-1 自治医科大学眼科学講座

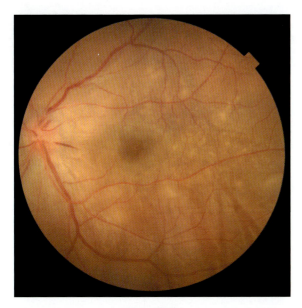

図1　眼底
後極を中心としたフィブリン析出を伴う数カ所の滲出性網膜剥離と，視神経乳頭の発赤・腫脹，乳頭出血を認める．

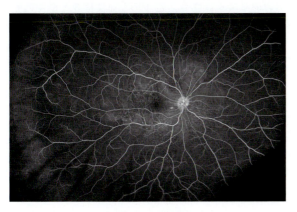

図3a　FA（早期）
多発する点状の蛍光漏出を認める．

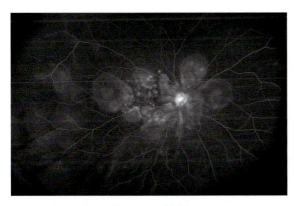

図3b　FA（後期）
網膜剥離の範囲に一致して多発する色素貯留を認める．

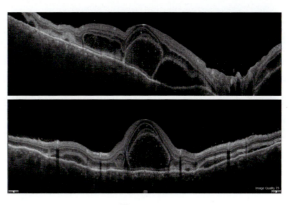

図2　OCT
隔壁を伴う滲出性網膜剥離が多発しており，網膜下に炎症細胞が強い．

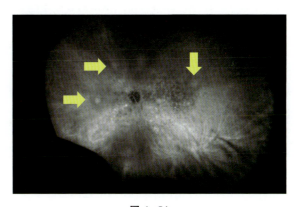

図4　IA
斑状の低蛍光が散在し，滲出性網膜剥離に一致して，脈絡膜血管からの蛍光漏出による過蛍光（⇨）も多発する．

る過蛍光も多発する（図4）．

　以上の眼所見から原田病を疑ったら，もう一度詳細な問診が必要である．前駆症状の頭痛，耳鳴り，感冒様症状などをまず確認する．2001年にReadらにより提唱された国際診断基準では，眼所見以外に，頭痛や髄液の細胞増多など髄膜炎症状や，耳鳴りや難聴など聴覚症状があることと，穿孔性眼外傷や内眼手術の既往がないこと（交感性眼炎との鑑別）があげられている[3]．その基準には皮膚所見（脱毛，白髪，皮膚の白斑）があることもあげられているが皮膚所見は発症当初には存在せず，慢性期に入ってから出現することが多い．

　眼所見が特徴的な症例では診断がつきやすいが，髄液検査も行うべきである．原田病では90％以上に髄液細胞増多，つまり無菌性髄膜炎の所見を認める．

　以上が診断に必須な検査である．血液検査は診断基準にはないが，原田病ではHLA-DR4抗原，とくに

HLA-DRB1＊0405や＊0410が高率に検出される．ステロイドパルス治療を行う前提で，初診時に，肝炎ウイルスやヘルペスウイルスなどの感染症，糖尿病の有無，腎機能・肝機能，電解質などの一般項目を検査する．胸部X線を撮影し，ステロイド治療に問題となる感染症などないか（結核など）も同時に確認する．

鑑別疾患

①交感性眼炎：上記の通り所見は同じだが，既往歴に内眼手術や穿孔性眼外傷がある．

②後部強膜炎：滲出性網膜剝離があると，鑑別がむずかしい場合もあるが，片眼性が多い．超音波BモードやCTで強膜の肥厚がみられる．原田病より疼痛が強い．

③悪性黒色腫などに皮膚科で使用する薬剤（ベムラフェニブやニボルマブなど）の副作用：原田病と所見は同じだが，皮膚科医と相談し休薬を検討しなければならない．

④多発性後極部網膜色素上皮症（multifocal posterior pigment epitheliopathy：MPPE），急性後部多発性斑状色素上皮症（acute posterior multifocal placoid pigment epitheliopathy：APMPPE）：眼病態は両眼性が多く，眼底所見やOCTも類似することがあるが，原田病のような全身症状（頭痛や眼痛）を伴わない．IA所見では，MPPEでは脈絡膜血管の透過性亢進のため過蛍光となり，脈絡膜の大血管の拡張がみられるが，APMPPEでは網膜病態より広範囲に低蛍光病巣を認める．MPPEは中心性漿液性脈絡網膜症の劇症型であり，ステロイドで悪化するため注意が必要である．

治療

原田病の初期治療は，ステロイドパルス療法（メチルプレドニゾロン1g/日を3日間の点滴静注療法）を適用する．点眼での消炎や瞳孔管理，眼圧下降も同時に行う．ステロイドパルス療法は最大で3クール行えるが，総投与量が9gを超えると肝機能障害のリスクが有意に増えるため，1クール終了のたびに，視力やOCTも含めた眼底所見などをみながら追加治療を決定する．ステロイド内服の後療法は40mg/日（もしくは0.5mg/kg/日）から徐々に漸減していく方法がよい．2週おきに5mg/日ずつ漸減することが多いが，3週間は30mg/日，2カ月間は20mg/日，3カ月間は10mg/日以上は減らさず，慎重に漸減することを推奨する報告もある[4]．いずれにせよ，少なくとも6カ月は投与を継続する．ただし，感染症をはじめ，血糖・血圧の上昇，消化性潰瘍，骨粗鬆症，不眠などの精神神経症状など多くの副作用があり，どんなに若く健康な患者でも，こまめに血液検査を行い，予防に努める必要がある．ステロイドに併用し，消化性潰瘍治療薬，骨粗鬆症治療薬，ST合剤などを使用することが多いが，それらも肝障害や電解質異常の原因となることもあり，注意が必要である．一般的には最終的な維持量が5mg/日以下になることが望ましいが，ステロイドパルス療法を行っても改善しない例，ステロイド漸減に伴い再燃を繰り返す例には，免疫抑制薬であるシクロスポリン（ネオーラル®）を併用する．シクロスポリン開始時の投与量は，5mg/kg/日を1日2回に分けて内服する．必ず血中濃度（トラフ値）を測定し，50〜100ng/mlとなるようにする．維持量は3〜5mg/kg/日だが，ステロイド同様，感染症，腎障害，肝障害のリスクはあり，こまめな血液検査と全身の観察が必要である．

それでも再燃する場合や，副作用の関係で治療の継続が困難な場合は，生物学的製剤の抗TNFα阻害薬であるアダリムマブ（ヒュミラ®）の皮下注射が適応となる．上記の治療でコントロールできない患者にも効果が期待でき，ステロイドや免疫抑制薬の減量をめざすことができる．眼科分野では新しい薬ではあるが，日本では2008年から関節リウマチの治療薬として承認されており，膠原病内科では10年以上の歴史がある．しかし，「非感染性ぶどう膜炎に対するTNF阻害薬使用指針および安全対策マニュアル」の記載のとおり，導入前に感染症や悪性腫瘍などの詳細な全身検査が必須であり，重篤な感染症のリスクも高く，胸部X線，CTや血液検査（一般項目の他にβ-Dグルカンなど），内科の併診なども必要である[5]．

文　献

1) 望月　學：我が国の肉芽腫性ぶどう膜炎の臨床的問題（総説）．日眼会誌 **111**：353-366, 2007
2) 白鳥　宙，国重智之，由井智子ほか：Vogt-小柳-原田病の再発と治療内容に関する検討．あたらしい眼科 **35**：698-702, 2018
3) Read RW, Holland GN, Rao NA et al：Revised diagnostic criteria for Vogt-Koyanagi-Harada disease：report of an international committee on nomenclature. *Am J Ophthalmol* **131**：647-652, 2001

4) Iwahashi C, Okuno K, Hashida N et al：Incidence and clinical features of recurrent Vogt-Koyanagi-Harada disease in Japanese individuals. *Jpn J Ophthalmol* **59**：157-63, 2015

5) 後藤　浩，南場研一，蕪城俊克ほか：非感染性ぶどう膜炎に対するTNF阻害薬使用指針および安全対策マニュアル（2016年版）．日眼会誌 **121**：34-41, 2017

＊　　＊　　＊

I 中途失明の可能性のある疾患とその検査/治療　2. ぶどう膜炎

サルコイドーシスによる眼症状と治療法を教えてください

回答者　岩橋千春*　大黒伸行**

- サルコイドーシスはわが国でもっとも多いぶどう膜炎の原因疾患である.
- サルコイドーシスの診断は全身所見と眼所見を組み合わせて行う.
- 診断基準が2015年に改訂されており,「特徴的な全身検査」の項目が変更されている.
- 眼所見は肉芽腫性炎症により,前眼部では豚脂様角膜後面沈着物や虹彩結節,後眼部では雪玉硝子体混濁や網膜血管周囲炎を呈する.
- 治療の基本はステロイド治療であり,病変部位や程度により局所治療あるいは全身治療を選択する.

サルコイドーシスとは

　サルコイドーシスは肺,眼,心臓,皮膚など多臓器をおかす全身性肉芽腫性疾患であり,その病理像は壊死を伴わない類上皮細胞肉芽腫を特徴とする.眼サルコイドーシスは2002年および2009年に日本眼炎症学会が調査を行ったわが国におけるぶどう膜炎の原因疾患の調査において,それぞれ13.3％,10.7％と,わが国でもっとも多いぶどう膜炎の原因疾患である[1,2].女性に多く,年齢別では20〜30歳代と60歳代の二峰性の分布を示す.受診の動機となる自覚症状としては,霧視,充血,羞明,飛蚊症,視力低下などがあげられる.

診断基準

　現在,わが国では『サルコイドーシスの診断基準と診断の手引き―2015』に基づきサルコイドーシス眼病変の診断が行われている[3].サルコイドーシスの診断は組織診断群と臨床診断群に分けて診断する.組織診断群は全身のいずれかの臓器で壊死を伴わない類上皮細胞肉芽腫が陽性であることで診断する.一方,臨床診断群は,類上皮細胞肉芽腫病変は証明されていないが,呼吸器,眼,心臓の3臓器中の2臓器以上においてサルコイドーシスを強く示唆する所見を認め,かつ表1の特徴的検査所見5項目中2項目以上が陽性のもの,と定義されている.表2に示した6項目の眼所見のうち2項目を満たしたものを「眼病変を強く示唆する臨床所見」とするため,眼病変の把握はサルコイドーシスの臨床診断において大きな役割を果たす.なお,この診断基準は『サルコイドーシスの診断基準と診断の手引き,2006』から約10年ぶりに改訂されたものであり,眼所見を強く示唆する項目については変化がないが,特徴的な検査所見の項目からツベルクリン反応（ツ反）と血中Ca値,尿中Ca値が削除され,代わりに血清リゾチーム値高値,血清可溶性インターロイキン-2受容体（sIL-2R）高値の項目が追加されている.

臨床所見

　表2に記載されている項目を中心に,臨床所見を概説する.

1. 前眼部病変

　豚脂様角膜後面沈着物（図1）や虹彩の結節（虹彩上の

---

*Chiharu Iwahashi：近畿大学医学部眼科学教室　**Nobuyuki Oguro：JCHO大阪病院眼科
〔別刷請求先〕　岩橋千春：9-8511 大阪府大阪狭山市大野東377-2　近畿大学医学部眼科学教室

表1 サルコイドーシスに特徴的な検査所見

1. 両側肺門リンパ節腫脹
2. 血清アンジオテンシン変換酵素（ACE）活性高値または血清リゾチーム値高値
3. 血清可溶性インターロイキン-2受容体（sIL-2R）高値
4. Gallium-67 citrate シンチグラムまたは fluorine-18 fluorodeoxygluose PET における著明な集積所見
5. 気管支肺胞洗浄検査でリンパ球比率上昇，CD4/CD8比が3.5を超える上昇

表2 眼病変を強く示唆する臨床所見

1. 肉芽腫性前部ぶどう膜炎（豚脂様角膜後面沈着物，虹彩結節）
2. 隅角結節またはテント状周辺虹彩前癒着
3. 塊状硝子体混濁（雪玉状，数珠状）
4. 網膜血管周囲炎（おもに静脈）および血管周囲結節
5. 多発するろう様網脈絡膜滲出斑または光凝固斑様の網脈絡膜萎縮病巣
6. 視神経乳頭肉芽腫または脈絡膜肉芽腫

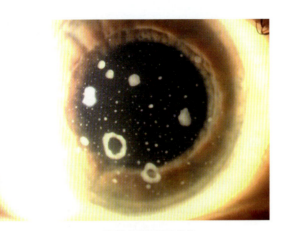

図1 豚脂様角膜後面沈着物

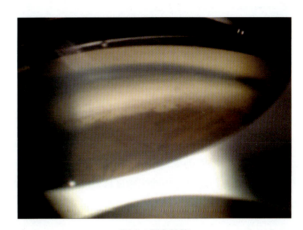

図2 隅角結節

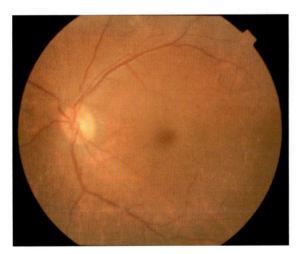

図3 網膜血管周囲炎

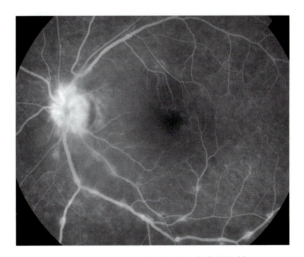

図4 網膜血管周囲炎（蛍光眼底造影写真）
図3と同一症例．

結節をBusacca結節，瞳孔縁の結節をKóeppe結節という）がみられる．虹彩後癒着を伴うことも多い．隅角検査で図2のような隅角結節，テント状あるいは台形状の周辺虹彩癒着がみられることがあり，眼圧上昇の原因となることがある．ぶどう膜炎の鑑別診断の際には隅角検査を必ず施行することが重要である．

2. 後眼部病変

硝子体にみられる特徴的な所見として，雪玉状硝子体混濁があげられる．血管病変としてはおもに静脈を中心とした網膜血管周囲炎（図3, 4）や網膜細動脈瘤（図5, 6）がみられる．網膜血管炎は竹節状と形容される肉芽腫性の網膜血管周囲炎がおもに静脈に沿って散在性にみられる．細動脈瘤はぶどう膜炎のなかではサルコイドー

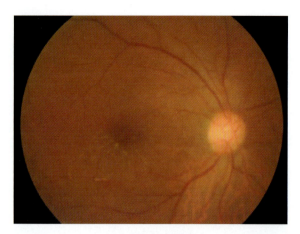

図5 網膜細動脈瘤

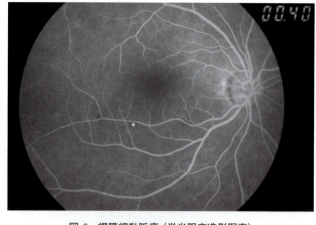

図6 網膜細動脈瘤（蛍光眼底造影写真）
図5と同一症例.

シスおよびその類縁疾患に特徴的であるという報告があり[4]，ぶどう膜炎で動脈瘤を認めた場合にはサルコイドーシスが疑われる．その他，頻度は高くないが，脈絡膜肉芽腫がみられることがある．重症の血管炎の場合には血管閉塞をきたし，網膜出血や網膜新生血管の発生が起こり，増殖サルコイド網膜症に進展する場合もある．慢性化すると黄斑浮腫や黄斑前膜がみられ，視力低下の原因となる．

治　療

治療の基本はステロイドであるが，ステロイドの導入は他の鑑別疾患の診断を困難にするため，必ず他疾患（とくに感染性ぶどう膜炎）を除外するための眼あるいは全身の精密検査を行ってからステロイドを開始することが重要である．まずは病変の部位に応じ，ステロイド点眼，結膜下注射，徐放型ステロイドであるケナコルトのTenon囊下投与を選択する．局所投与で効果が得られず不可逆性の視機能低下を起こしうる場合には，ステロイドの全身投与を行う．初期投与量として，体重1kgに対し0.5～1mgから開始し[5]，ゆっくり漸減するが，長期化することも多い．投与前の全身検査（とくに肝炎ウイルスなどの感染症の検査は必須である）と投与中の副作用モニタリングが重要である．ステロイドのほかに，わが国では2013年にシクロスポリンが，2016年にアダリムマブが難治性非感染性ぶどう膜炎に保険適用となっており，治療の選択肢となりうる．眼病変にアダリムマブが有効であるとの報告があり[6]，ステロイド効果不十分例，副作用のための継続困難例，あるいは離脱困難例に対して効果が期待される．

陳旧性の硝子体混濁，黄斑上膜，黄斑浮腫のためにステロイドで視力改善が得られない場合には硝子体手術を選択する．以前は炎症疾患に対する硝子体手術は禁忌とされていたが，最近では小切開硝子体手術により手術侵襲が以前と比較して少なくなったこともあり，比較的早い時期で手術を施行する施設もある．手術の適応については今後多数例での前向きな検討が望まれるが，術後炎症を遷延化させないために十分な消炎下での手術加療が必要である．

文　献

1) Goto H, Mochizuki M, Yamaki K et al：Epidemiological survey of intraocular inflammation in Japan. Jpn J Ophthalmol 51：41-44, 2007
2) Ohguro N, Sonoda KH, Takeuchi M et al：The 2009 prospective multi-center epidemiologic survey of uveitis in Japan. Jpn J Ophthalmol 56：432-435, 2012
3) 四十坊典靖, 山口哲生：わが国におけるサルコイドーシスの診断基準と重症度分類．日サルコイドーシス肉芽腫会誌 35：3-8, 2015
4) Yamanaka E, Ohguro N, Kubota A et al：Features of retinal arterial macroaneurysms in patients with uveitis. Br J Ophthalmol 88：884-886, 2004
5) 日本サルコイドーシス/肉芽腫性疾患学会サルコイドーシス治療ガイドライン策定委員会：サルコイドーシス治療に関する見解-2003. 日呼吸器会誌 41：150-159, 2003
6) Erckens RJ, Mostard RL, Wijnen PA et al：Adalimumab successful in sarcoidosis patients with refractory chronic non-infectious uveitis. Graefes Arch Clin Exp Ophthalmol 250：713-720, 2012

Q5 Behçet 病の眼症状の治療法を教えてください

回答者 丸山和一*

- Behçet 病患者は低年齢化し，症状の弱いものが増加している傾向．
- Behçet 病は，再発性口腔内アフタ性潰瘍，皮膚所見，眼所見，外陰部潰瘍の四徴候を示す．
- フルオレセイン蛍光眼底造影検査における特徴は，シダの葉状フルオレセイン蛍光剤の漏出である．
- Behçet 病の治療は，近年生物学的製剤を使用することが多い（結核などに注意すること）．

はじめに

Behçet 病は，1937 年にトルコの皮膚科医である Hulusi Behçet によって再発性口腔内・粘膜潰瘍・眼内炎症を三徴候とした病態として報告されたのが始まりである．現在，日本ではぶどう膜炎の原因疾患としては減少傾向であるように感じられる．しかし，発症年齢が低くなっていたり，症状自体が弱い Behçet 病は増加傾向であるように感じられる．Behçet 病の発症要因は現在も確定されていない．発症には遺伝的な素因として HLA-B51 または A26 が関連しているとされている[1,2]．また，近年は HLA 以外の感受性遺伝子として，インターロイキン (interleukin：IL) -23，IL-12 受容体の β 鎖，IL-10 が同定されている[3]．臨床症状としては，口腔粘膜の再発性アフタ性潰瘍，皮膚症状（結節性紅斑・挫創様皮疹・血栓性静脈炎），外陰部潰瘍，眼症状（虹彩毛様体炎・網脈絡膜炎）の四主症状がある．また，副症状として，関節炎・血管病変・消化器病変・神経病変・副睾丸炎があげられる．

診断

Behçet 病は全身性の炎症疾患であり，次の四主症状を高率に示す．1) 再発性口腔内アフタ性潰瘍，2) 皮膚所見（結節性紅斑・閉塞性血管炎・毛嚢炎/挫創様皮疹），3) 眼所見（ぶどう膜炎），4) 外陰部潰瘍である．さらに副症状として関節変形のない関節炎，精巣上体炎，回盲部潰瘍，神経症状などがある．日本では厚生労働省の Behçet 病研究班が診断基準を発表している．Behçet 病の診断には完全型と不全型がある．完全型は四つの主症状が臨床経過中に出現するものである．不全型は三つの主症状または，二つの主症状＋二つの副症状，特徴的な眼所見と特徴的な主症状一つ（または二つの副症状）を示す症例である．

眼所見

1. 前眼部所見

Behçet 病に関連する眼所見は，多くが両眼性である．2015 年に南場らが発表した Behçet 病の眼所見においても，両眼性が 86％に達することが報告されている[4]．そのなかで前眼部所見では再発性虹彩炎が 90％近くに発症し，ついで前房蓄膿（隅角の蓄膿も含まれる），虹彩後癒着が認められる．非肉芽腫性ぶどう膜炎であり，前房蓄膿は移動性があり"さらさら"しており，頭位変換により容易に移動する．前房蓄膿が認められるのは炎症

---

*Kazuichi Maruyama：大阪大学医学部医学系研究科視覚先端医学寄附講座
〔別刷請求先〕 丸山和一：〒565-0871 大阪府吹田市山田丘 2-2 大阪大学医学部医学系研究科視覚先端医学寄附講座

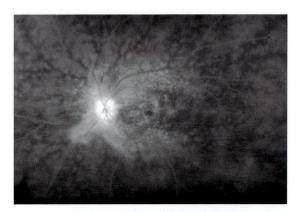

図1　Behçet病患者の蛍光眼底造影所見
シダの葉状の血管炎・黄斑浮腫所見を認める．

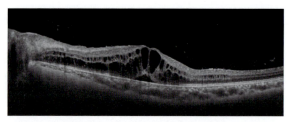

図2　Behçet病発作期の黄斑部所見
硝子体内の細胞浸潤，高度な黄斑浮腫と網膜下液を認める．

発作のときが多い．しかし，充血がなくても前房蓄膿が認められることがあり，この所見を"cold hypopyon"とよぶ．また，蓄膿は隅角にも認められるため，隅角検査を施行し，隅角の所見を確認することは重要である．角膜後面沈着物については，小さく，無色素性で，形状は円形であり，豚脂様角膜後面沈着物とは異なる．Tugal-Tutkanらは前房内のレーザーフレアーを測定しており，慢性期に正常よりも高値であれば再発する可能性があることを報告している[5]．

2. 後眼部所見

Behçet病において，後眼部の発作が視力予後に強く相関する．発作時にはほこりのような硝子体混濁が認められる．また，硝子体出血を起こすこともあり，硝子体混濁がいったん発生すると長引くことがあり，眼底が透見しにくくなるため，網膜病変がわかりづらくなる．このため，ステロイドTenon囊下注射などを行い，混濁の除去を積極的に行う．

網膜所見では活動期に網膜浸潤，網膜血管炎，網膜出血が認められる．網膜浸潤は単発で出現することもあるが，多くは多発性に網膜周辺部・後極部などさまざまな場所に出現する．他のぶどう膜炎と異なり，滲出斑の周囲には網膜浮腫（軟性白斑様所見）・網膜出血（網膜静脈分枝閉塞症様所見）を伴うことが多い．炎症再燃時における網膜滲出斑の再発部位は，周辺部では異所性に出現する．しかし，後極部では最初の出現部位に一致して出現することが多い．このため，後極部における炎症発作は視力予後に影響を与える．網膜血管炎はおもに毛細血管に出現する．網膜血管炎を診断する場合，フルオレセイン蛍光眼底造影検査を施行する．フルオレセイン蛍光眼底造影検査における特徴は，視神経乳頭の過蛍光，血管周囲炎，毛細血管炎を反映するシダの葉状のフルオレセイン蛍光剤の漏出が認められ，とくにシダの葉状フルオレセイン蛍光剤の漏出はBehçet病に特徴的な所見の一つである（図1）．後極部の炎症発作では，滲出斑とともに黄斑浮腫が合併する（図2）．さらなる後極部の炎症発作や後眼部の炎症が繰り返されることにより網膜血管の機能が破綻し，慢性期には囊胞様黄斑浮腫に進展する．

3. 重要な眼所見

Behçet病には特徴的な血液検査所見などを認めないため，眼所見（表1）や血液検査所見から他のぶどう膜炎を除外することが重要である．

4. Behçet病において特徴的かつ高頻度に認められる眼所見

細隙灯検査所見
・再発性虹彩炎
・前房蓄膿
・びまん性硝子体混濁
・炎症性網膜浸潤（網膜出血の有無は関係ない）

フルオレセイン蛍光造影検査
・シダの葉状フルオレセイン蛍光剤の漏出所見
・黄斑部の低蛍光所見（黄斑浮腫による）
・視神経部位の過蛍光所見

治療

Behçet病の治療は，病態により適切な治療を選択する必要がある．発作時の治療と寛解期（再発を防ぐ）の治療は異なる．以前はコルヒチンやシクロスポリンまたは他の免疫抑制薬を使用して治療を行っていた．しかし，現在は，生物学的製剤であるインフリキシマブを使用することが多い．

1. 発作時の治療

軽い前眼部炎症発作時：0.1％ベタメタゾン点眼を1～6回/日およびトロピカミド・フェニレフリン配合薬点眼を1～8回/日．

強い前眼部炎症発作時（前房蓄膿）：デキサメタゾン結膜下注射2mg/0.5ml．

後眼部炎症発作時：デキサメタゾンTenon囊下注射4mg/1.0ml，さらに1～3日間デキサメタゾン8mgの点滴を行い，プレドニゾロン30～40mg/日を7日間内服投与する．

2. 寛解期の治療

何度か炎症発作を起こした患者に対しては，再発を防ぐために寛解期の治療が重要になる．日本ではコルヒチンが第一選択として用いられている．しかし，近年はシクロスポリン，アザチオプリンまたはインフリキシマブに置き換わってきている．ただしシクロスポリンは神経Behçet病を誘発することがあるため注意が必要である．また，コルヒチンやシクロスポリン，アザチオプリンでは発作を繰り返す患者の炎症発作を抑制することは困難である．このため，現在では後極部に炎症発作を頻回に起こすBehçet病患者ではインフリキシマブの早期介入が必要である[6]．

3. コルヒチン

日本ではコルヒチンが第一選択薬として長年選択されている．コルヒチンの投与量は0.5～1.0mg/日である．コルヒチンは白血球の炎症部位への侵入を抑制する作用があり，弱い発作の抑制には効果があると考えられている．しかし，炎症発作を繰り返す患者には，炎症発作を抑制できないことがわかっており，そのため世界的にはすでにコルヒチンは第一選択薬ではない．副作用としては投与初期に下痢を引き起こすことがある．また，まれではあるが末梢神経炎，肝機能障害や筋炎横紋筋融解症を引き起こすことがある．また，催奇形性がある（ダウン症の発症）ことから妊娠を考慮している男女には注意が必要である．

4. シクロスポリン

シクロスポリンは細胞内のcalcineurinを抑制することによりT細胞を選択的に抑制する．近年，臨床で用いられているシクロスポリンはネオーラル®が主流である．投与開始はBehçet病の場合3～5mg/kg/日より開始する．しかし，投与量よりも血中濃度が重要であり，ネオーラル®の場合は投与後4時間以内に血中濃度が最高値に達するためAUC0-4がAUC0-12とほぼ同じ信頼性が得られるとの報告がある[7]．患者によって異なるため，採血を行いながら薬剤量を調整する．ネオーラル®は血中濃度を測定する場合，これまではAUC（AUC1-12）がもっとも信頼性が高いとされてきた．しかし，8回以上の採血が必要なため，この検査方法は現実的でない．そのため1回の採血でモニタリングできる方法が推奨される．その値がトラフ値（C0）である．トラフ値は100～150ng/mlを目標としている．しかし，トラフ値もAUC0-4との相関性は低く，現在は投与後2時間後の血中濃度（C2）がAUC0-4ともっとも相関性が高いと考えられている．C2はAUC0-4との相関性より800ng/ml前後を目標とするのが目安と考えられている[8]．

重大な副作用として腎機能障害（尿細管萎縮・細動脈病変・間質の線維化）が発現することがある．そのためBUN，クレアチニン，カリウムの値に注意する必要がある．また，肝機能障害，可逆性白質脳症症候群，高血圧性脳症などの中枢神経障害が現れることもあり，さらにBehçet病の場合は神経Behçet病症状（頭痛・発熱・情動失禁・運動失調・錐体街路症状・意識障害など）を発症する人がいる．このため，これらの副作用が出現した場合は速やかに薬剤の減量・中止を行い，適切な処置を必要とする．

5. 生物学的製剤

a. インフリキシマブ

インフリキシマブはキメラ抗ヒトTNF-αモノクローナル抗体であり，1) TNF-αの中和，2) TNF-α産生細胞を直接障害，3) TNF-α受容体からTNF-αを解離させる働きがあると考えられている[9]．5mg/kgを2時間以上かけて静脈内投与する．その後2週間，6週間後に投与し，その後は8週ごとに投与を行う．投与開始前に必ず感染症の診断を行う必要がある．とくに結核，真菌感染症，ヘルペスウィルス感染症，BまたはC型肝炎ウイルス感染症には注意が必要である．そのため，投与前に採血検査（クォンティフェロン・βDグルカンなど）や胸部X線検査（筆者はCT検査を推奨），ツベルクリン反応検査を施行しておく．さらに上記の副作用がいつ出現するのかわからないため，定期的に感染症などの検査を施行する．とくに結核感染が疑われる場合，イゾジアニン300mg/日または5mg/kg/日をインフリキシマブ投与後から6～9カ月間投与する．

インフリキシマブの抗炎症効果は強く，投与後炎症発

作回数が激減する（年間の平均：投与前2.66回から投与後0.79まで減少）．また，48人中44人が1年間の治療中発作が起こらなかったことが報告されている[10]．

投与時に注意することはinfusion reaction（投与時反応）であり，約10％に出現するため，投与後2時間は注意が必要である．症状としては頭痛や熱感が多く，アナフィラキシーも1％未満だが出現することがある．そのため，アセトアミノフェンや抗ヒスタミン薬，エピネフリンや糖質コルチコイドを投与時反応に備え準備しておく．投与後に注意すべきことは，抗インフリキシマブ抗体の出現である．これはインフリキシマブ投与を継続している場合に多い．抗体の出現を抑制するにはメトレキサートの併用療法が抗体の産生を抑制できる可能性があると関節リウマチ治療で考えられている．

b．アダリムマブ

アダリムマブはキメラ抗体ではなく，純ヒト抗TNF-αモノクローナル抗体である．インフリキシマブと同様にTNF-αの働きを抑制する．Behçet病患者にてインフリキシマブとアダリムマブ投与を比較した報告では，投与後1年ではアダリムマブのほうがいくつかの項目（前房炎症，硝子体炎症など）で有意に改善した[11]．しかし，実際臨床では急性期の炎症（発作時）はインフリキシマブの方が強く抑制できる印象がある．アダリムマブの利点は自己注射が可能であり，患者にとっては来院する必要がないことである．また，投与キットも改善され，ほぼ痛みがなく注射できる．しかし注意すべきは副作用であり，副作用に関してはインフリキシマブと同様で，注意が必要である．また，近年抗アダリムマブ抗体の出現も報告されているため，インフリキシマブと同様に免疫抑制薬の併用投与も考慮する必要がある．

まとめ

近年のBehçet病の治療は，生物学的製剤の登場で劇的に変化した．以前は失明に至る疾患であったが，的確な診断をして治療すれば失明から救える疾患となった．しかし，いまだ生物学的製剤に抵抗性のBehçet病も存在し，またウイルス肝炎や他の感染症を合併している患者には生物学的製剤は使用しにくい．治療を行う前にしっかりとしたスクリーニングを行うことは重要である．

文　献

1) Ohno S, Asanuma T, Sugiura S et al：HLA-Bw51 and Behçet's disease. *JAMA* **240**：529, 1978
2) Mizuki N, Ohno S, Ando H et al：A strong association between HLA-B*5101 and Behçet's disease in Greek patients. *Tissue Antigens* **50**：57-60, 1997
3) Xavier JM, Shahram F, Davatchi F et al：Association study of IL10 and IL23R-IL12RB2 in Iranian patients with Behçet's disease. *Arthritis Rheum* **64**：2761-2772, 2012
4) Namba K, Goto H, Kaburaki T et al：A major review：current aspects of ocular Behçet's disease in Japan. *Ocul Immunol Inflamm* **23** Suppl 1：S1-S23, 2015
5) Tugal-Tutkun I, Cingu K, Kir N et al：Use of laser flare-cell photometry to quantify intraocular inflammation in patients with Behçet uveitis. *Graefes Arch Clin Exp Ophthalmol* **246**：1169-1177, 2008
6) Kaburaki T, Namba K, Sonoda KH et al：Behçet's disease ocular attack score 24：evaluation of ocular disease activity before and after initiation of infliximab. *Jpn J Ophthalmol* **58**：120-130, 2014
7) Avorn J, Winkelmayer WC, Bohn RL et al：Delayed nephrologist referral and inadequate vascular access in patients with advanced chronic kidney failure. *J Clin Epidemiol* **55**：711-716, 2002
8) Levy G, Burra P, Cavallari A et al：Improved clinical outcomes for liver transplant recipients using cyclosporine monitoring based on 2-hr post-dose levels (C2). *Transplantation* **73**：953-959, 2002
9) Ohno S, Nakamura S, Hori S et al：Efficacy, safety, and pharmacokinetics of multiple administration of infliximab in Behçet's disease with refractory uveoretinitis. *J Rheumatol* **31**：1362-1368, 2004
10) Okada AA, Goto H, Ohno S et al；Ocular Behçet's Disease Research Group of Japan：Multicenter study of infliximab for refractory uveoretinitis in Behçet disease. *Arch Ophthalmol* **130**：592-598, 2012
11) Atienza-Mateo B, Martin-Varillas JL, Calvo-Rio V et al：Comparative study of infliximab versus adalimumab in refractory uveitis due to Behçet's disease, National multicenter study of 177 cases. *Arthritis Rheumatol* 2019［Epub ahead of print］

*　　*　　*

I 中途失明の可能性のある疾患とその検査/治療　3. 網膜硝子体

Q1 OCTによる黄斑部の代表的な異常所見について教えてください

回答者　石龍鉄樹

- 問診，眼底所見から病変を予想して断層をとる．
- 層別の病変の把握が診断につながる．病的眼では層構造が乱れていることがあるので，基本構造をしっかり覚えておく．
- 断層所見はスキャンの位置で大きく変化する．黄斑部疾患では固視点の移動などにより断層位置が変化することが多く，断層像での診断にはスキャン位置の確認が大切である．
- En face画像，マップ表示は，血管造影に匹敵する情報が得られるが，セグメンテーションエラーを起こしていることがあり注意する．
- 嚢胞形成，漿液性網膜剥離など滲出性病変の位置，程度の評価には，血管造影を行う．

はじめに

　光干渉断層計（optical coherence tomography：OCT）は，通常の眼底検査，眼底写真では得ることのできない網脈絡膜断面の構造を知ることができるため，黄斑疾患の診断，病態理解を深めることができる．また，治療指標としても有用である．本稿では，日常診療で眼にすることが多いOCTの黄斑異常所見を，眼底所見とともに紹介する．前半では網膜柵機能障害に伴う滲出性病変に多くみられる嚢胞形成，漿液性網膜剥離，血腫，網膜色素上皮剥離などについて紹介し，変性疾患などにみられることが多い網膜構造の変化については後半で紹介する．

嚢胞形成

　OCT像で嚢胞を形成する代表的疾患は黄斑浮腫である．黄斑浮腫は網膜血液柵を介しての水分の流出入のバランスの乱れにより起こる．おもに内血管網膜柵が障害される糖尿病網膜症，網膜静脈閉塞症，外血管網膜柵が障害される滲出型加齢黄斑変性，中心性漿液性脈絡網膜症，内外血管網膜柵が障害されるぶどう膜炎，脈絡膜炎などでみられる．ほとんどの例で網膜膨化を伴う．ほかに硝子体黄斑牽引症候群，黄斑上膜，黄斑円孔でも嚢胞形成がみられる．牽引力による網膜構成細胞の解離と局所の浮腫により生じると考えられている．
　OCTでは，検眼鏡的には検出することがむずかしい初期段階から検出が可能である．発症初期では，中心窩無血管領域の外網状層に嚢胞腔がみられることが多い．嚢胞が1個～数個の局所性浮腫と黄斑全体に浮腫が広がるとびまん性黄斑浮腫がある（図1）．En face画像では嚢胞の二次元的な分布を観察することができる（図2）．網膜厚マップは，抗VEGF療法や局所レーザー治療の効果判定に有用である．

漿液性網膜剥離

　黄斑浮腫と同様，内外網膜血液柵の障害により生じ，黄斑浮腫に合併することが多い．断層像では網膜色素上皮層と神経網膜間のレンズ状の低信号領域としてみられる（図3）．短期間に消失する場合は，視力予後がよいことが多いが，長期に持続すると視細胞，網膜色素上皮障

---

*Tetsuju Sekiryu：福島県立医科大学眼科学講座
〔別刷請求先〕石龍鉄樹：〒960-1295　福島市光が丘1　福島県立医科大学眼科学講座

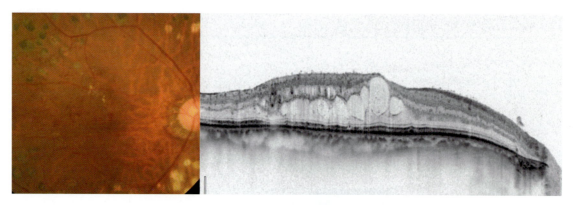

図1 糖尿病黄斑浮腫
中心下耳側に微小血管瘤が多発しており，これに一致して外網状層を中心に囊胞が形成されている．

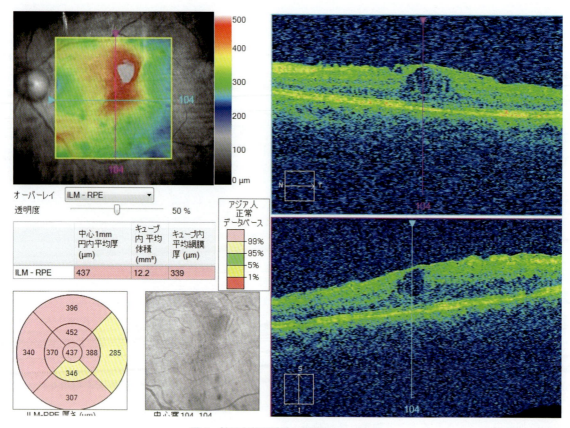

図2 糖尿病黄斑浮腫の網膜厚マップ表示

害が生じ視力低下をきたす．

黄斑部にみられる血腫

　黄斑部に血腫が形成されると著明な視力低下をきたす．網膜との位置関係で網膜前，網膜下，網膜内出血に分けられる．黄斑部網膜前出血のうち，内境界膜下の出血はドーム状高信号を認める（**図4**）．内境界膜と後部硝子膜間の出血は扁平で丈が低い．網膜細動脈瘤破裂やバルサルバ網膜症，外傷でみられる．黄斑部網膜下出血は，加齢黄斑変性をはじめとした脈絡膜新生血管や網膜細動脈流破裂でみられる（**図5**）．黄斑下出血は，凝血が進むにつれ信号強度が上昇する．網膜内の血腫は，細動脈瘤の破裂または細動静脈が直接破綻することで生じる．

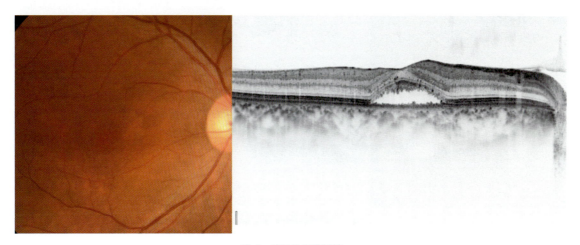

図3 漿液性網膜剝離
中心性漿液性脈絡網膜症.

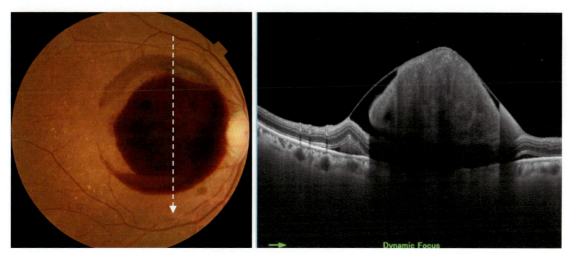

図4 網膜前血腫（内境界膜下）
網膜細動脈瘤破裂.

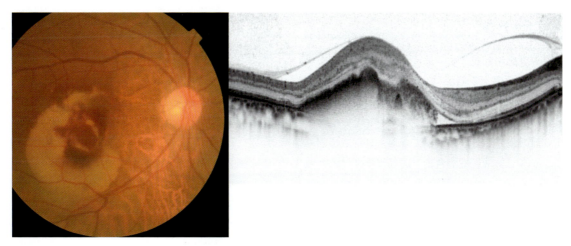

図5 黄斑部網膜下血腫
加齢黄斑変性.

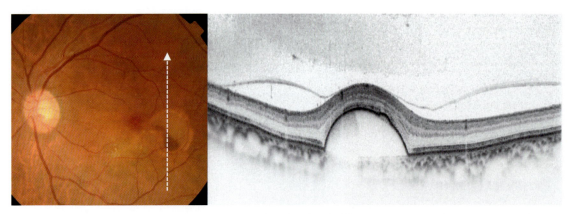

図6 漿液性網膜色素上皮剝離
加齢黄斑変性.

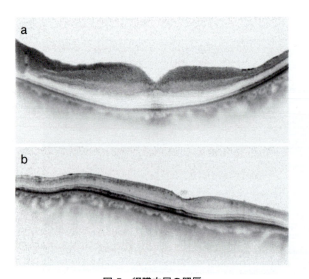

図7 網膜内層の肥厚
網膜中心動脈閉塞症．a：急性期症例．b：陳旧例では網膜内層は菲薄化する．

網膜色素上皮剝離

中心性漿液性脈絡網膜症や加齢黄斑変性に合併することが多い．網膜色素上皮剝離は，検眼鏡的には漿液性，出血性，ドルーゼン由来のものがあることが知られていた．OCTの登場後，脈絡膜新生血管による扁平な網膜色素上皮剝離があることがわかってきた．日常診療でみかけることが多い漿液性網膜色素上皮剝離は半球状の隆起病変である．OCTでは網膜色素上皮層の剝離を直接確認することができる．図6では出血を伴い，内部にニボーがみられる．網膜色素上皮が剝離していない状態ではBruch膜は観察することはできないが，剝離した状態ではBruch膜が観察できる．漿液性網膜色素上皮剝離では，剝離網膜色素上皮下は低信号となっているが，血管成分を含む場合には中等度反射となる．このような場合は，OCT血管撮影（OCT angiography：OCTA）や血管造影で確認する必要がある．網膜色素上皮剝離から，中心窩に網膜色素上皮裂孔や網膜色素上皮欠損を形成すると著明に視力が低下する．

網膜内層の萎縮変性

網膜動脈閉塞の急性期では神経線維層から外網状層にかけての網膜の膨化と信号輝度上昇がみられる（図7a）．最近，網膜静脈閉塞症などにおいて，内層の分節状の信号輝度上昇が観察されることが報告され，paracentral acute middle maculopathy（PAMM）とよばれている．OCTAで局所の循環障害であることが示されている．

緑内障や視路の病変では，視神経線維，神経節細胞の減少に伴い網膜内層の菲薄化がみられる．網膜動脈閉塞症の陳旧例では内層が萎縮し菲薄化する（図7b）．

網膜外層の萎縮変性

視細胞，網膜色素上皮の障害ではellipsoid zone（EZ）の輝度減弱，消失や外顆粒層（outer nuclear layer：ONL）の菲薄化，消失がみられる．EZは，網膜色素変性症，錐体ジストロフィなどの視細胞障害で減弱消失する．図8aの網膜色素変性症では周辺部でEZが消失し中心窩ではEZが残存し，ONL厚は保たれているのに対し，図8bの錐体ジストロフィでは中心窩のEZが消失し，ONLは菲薄化している．EZとONLの変化は，加齢黄斑変性や糖尿病網膜症などの慢性の滲出性病変，ぶどう膜炎，脈絡膜炎など多くの疾患でみられ，それぞ

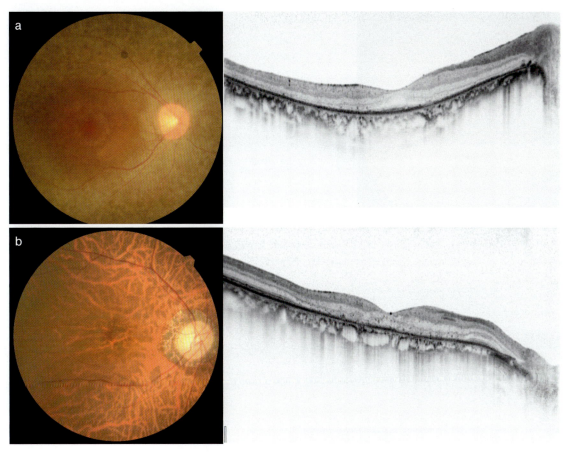

図 8 Ellipsoid zone の消失,外顆粒層の菲薄化
a：網膜色素変性症. b：錐体ジストロフィ.

れの疾患における視細胞の病態を反映していると考えられる．

網膜分離

強度近視では外網状層で網膜が分離する（図9）．発症の早期では，線状の囊胞のように観察される例もある．中心窩内層の欠損，中心窩の限局性網膜剝離などを合併することも多い．先天性網膜分離は，周辺部網膜から網膜の分離が進行する疾患である．OCTで中心窩の囊胞で発見されることが多い．囊胞は形状がやや縦長で，検眼鏡的には車軸状の配列をとる．

網膜色素上皮萎縮

OCTでは，網膜色素上皮の欠損がみられる（図10）萎縮型加齢黄斑変性では網膜色素上皮萎縮の周囲のONL菲薄化，網膜色素上皮細胞の膨化がみられるといわれている．

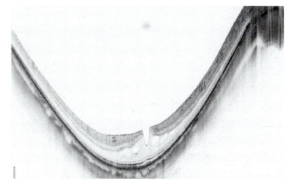

図 9 中心窩網膜分離
分層円孔を伴う強度近視.

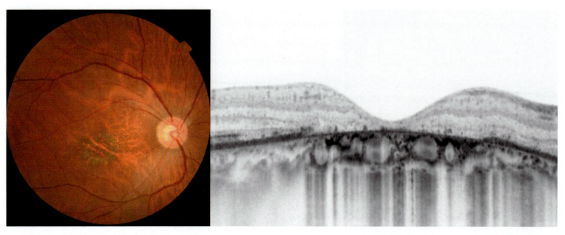

図 10 網膜色素上皮萎縮
Stargardt 病．網膜外層萎縮を伴う．

網脈絡膜萎縮

網脈絡膜，網膜色素上皮が菲薄化，または消失する．強度近視，脈絡膜炎などでみられる．

おわりに

典型と思われる例を提示したが，実際の臨床症例は，層構造が大きく乱れ構造の特定がむずかしかったり，複数の所見が併存していることがあるので，読みと解釈には注意が必要である．

＊　＊　＊

I 中途失明の可能性のある疾患とその検査/治療　3. 網膜硝子体

網膜電図（ERG）の有用な場合について，代表的ERG所見とともに教えてください

回答者　近藤峰生*

- ERGは光刺激に対する網膜全体の反応を記録する検査であり，網膜に広範囲な機能異常がある場合にのみ低下する．
- 杆体応答と錐体応答を分けて記録することで，どちらの経路に異常が強いかがわかる．
- 癌関連網膜症は癌に伴って患者の血清中に網膜に対する自己抗体が産生される疾患で，すべてのERG成分が減弱する．
- 悪性黒色腫関連網膜症では，自己抗体により網膜の双極細胞が傷害され，ERGは特徴的な陰性型を示す．

はじめに

網膜電図（electroretinogram：ERG）は，網膜全体の機能を光刺激して網膜から得られる反応を解析する検査である[1]．ERGの各成分をみることによって，網膜内のどの細胞や経路（錐体系，杆体系など）に異常があるのかを知ることができる．今回の増刊号においては遺伝性網膜・黄斑ジストロフィは別の項目で詳細に解説があるため，遺伝性網膜疾患以外の病気でERGが重要な疾患を中心に解説する．

本稿では，前半ではERG検査の具体的な方法や読みかたについて，後半ではERGが診断に役立つ具体的な後天性網膜疾患として，とくに腫瘍関連網膜症について述べる．

現在のERG装置

現在もっともよく使われているERG装置はLE-4000（トーメーコーポレーション）であり，この装置ではコンタクトレンズ（contact lens：CL）の中にLEDによる光刺激装置が組み込まれている（図1a）．具体的には，まず散瞳して20分間暗室で暗順応する．その後に患者を仰臥位で寝かせ，接地電極（アース）を耳に，不関電極（マイナス）を額に設置する．その後にベノキシールで点眼麻酔し，CL電極を眼に挿入して順番にボタンを押していく．これで後述する標準的なERG反応[1]をすべて記録することができる．最近では皮膚電極によるERGが使用される機会が増えているが，現在でも正確さと信頼性において，このCLによるERG検査がもっとも優れている．実際に国際臨床視覚電気生理学会（International Society of Clinical Electrophysiology of Vision：ISCEV）のガイドライン[1]でも角膜に電極を接触させる方法によるERG検査を強く推奨している．

LE-4000による皮膚電極ERG

LE-4000では，電極の切り替えによって皮膚電極でERGを記録することもできる．この場合，刺激には円筒状のケースに白色LEDを組み込んだものを使用しており，これを視力検査用の眼鏡枠に取り付けて記録する．電極については，皿型の銀電極を両眼の下眼瞼部にテープで止め，これを両眼の記録電極とする．

実際のERG記録では，まず患児を仰臥位に寝かせ，皮膚電極をテープで装着したあとに20分の暗順応を行

---

*Mineo Kondo：三重大学医学部眼科学教室
〔別刷請求先〕近藤峰生：〒514-8507 三重県津市江戸橋2-174　三重大学医学部眼科学教室

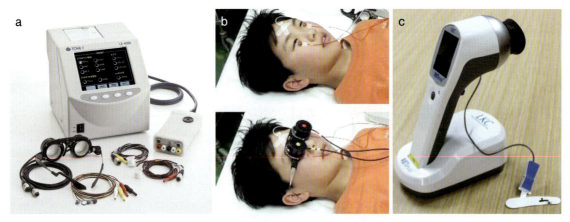

図1 現在臨床によく使用されているERG装置
a：トーメーコーポレーションのLE-4000．b：LE-4000で皮膚電極によるERGを記録している様子．c：皮膚電極を使用した小型のERG装置であるRETeval．

う．その後，眼鏡枠型の刺激装置をはめて記録開始ボタンを押し，記録を開始する（図1b）．皮膚電極によるERGの振幅は低く，角膜電極によるERGの1/4〜1/5程度であるが，後述するすべての標準的なERG反応を記録することができる．

RETevalによる皮膚電極ERG

最近になり，新しい小型の皮膚ERG装置であるRETevalが認可された[2]．この装置では電極の装着が非常に簡単であり，下眼瞼付近に1枚の粘着シールを貼るのみである（図1c）．このシールの皮膚面には，関電極（＋），不関電極（−），接地電極に相当する三つの電極が含まれている．このシールを貼ったら，シールと装置をコードで接続し，患者の眼の前に小型のドームを軽く押しあてて，記録を開始する．患児の姿勢は座位でも仰臥位でも記録可能である．親の膝の上に患児を座らせた状態でもERGを記録することができる．

この装置では，被験者が無散瞳であっても，瞳孔面積を常に計測して常に一定の光量を眼内に照射することによって同じERGが記録できるとされている．しかしながら，最近の研究結果では，この無散瞳モードでflicker ERGを記録すると，瞳孔面積が大きくなるにつれて潜時が延長する傾向がある[2]ことがわかっている．そこで，RETevalを使用する場合でもやはり散瞳してERGを記録するほうが望ましいと考えられる．

標準ERGの正常波形と解釈

図2にISCEVが推奨する標準的なERG波形とその解釈を示す．最初の杆体応答（dark-adapted 0.01 ERG）は，20分以上の暗順応後に，弱い光刺激（0.01 cd-s/m^2）を用いて記録するERG応答である．暗順応後にこのような弱い光を網膜に照射すると杆体系細胞のみが反応するために，杆体応答のみを分離することができる．

杆体-錐体標準応答（dark-adapted 3.0 ERG）は，やはり暗順応後に比較的強めの光刺激（3.0 cd-s/m^2）を網膜に照射して記録する応答である．暗順応後にこのような強めの光刺激を網膜に照射すると，錐体系細胞と杆体系細胞の両方が反応する．この方法で記録されるERGでは，a波，b波，律動用小波の三つの成分が評価の対象となる．

強い刺激によるERG（dark-adapted 10.0 ERG）は，暗順応後に，非常に強いフラッシュ刺激（10 cd-s/m^2）を網膜に照射して記録する振幅の大きなERGで，やはり錐体系と杆体系の混合反応である．刺激が十分に強いためにERGの振幅は最大に達している．そのためにa波が二重になりにくく，陰性型になるべき疾患で陰性型になりやすいという利点がある．

律動様小波（dark-adapted 3.0 oscillatory potentials）は，周波数帯域を調節して周波数の速い律動様小波のみを観察できるようにしたものである．律動様小波の起源は網膜内網状層付近と考えられている．

錐体応答（light-adapted 3.0 ERG）は，錐体の応答だけを記録するために背景光をつけて杆体を抑制し，その状態で光刺激して記録したERGである．30 HzフリッカERG（light-adapted 3.0 flicker ERG）は，錐体の応答だけを記録するために，杆体が追従できないような速

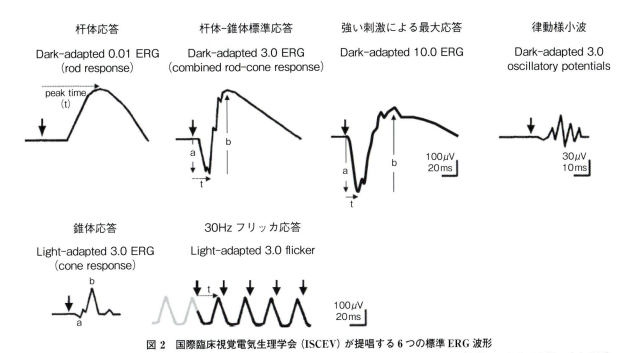

図2 国際臨床視覚電気生理学会（ISCEV）が提唱する6つの標準ERG波形

（文献1より許可を得て改変引用）

い点滅光刺激を使用して記録した応答である．

腫瘍関連網膜症

ERGが診断に役立つ中途失明しうる疾患として，腫瘍関連網膜症について解説する．体内に腫瘍が発生した患者で，中枢神経に直接浸潤や転移を伴うことなく神経系の異常を呈する疾患群を腫瘍関連症候群（paraneoplastic syndrome）とよぶ．この症候群では，腫瘍組織の中に神経組織と共通する抗原が発現することによって血清中に自己抗体が産生され，それが中枢神経に作用して機能障害を引き起こす．この症候群のなかで，腫瘍によって産生された自己抗体が網膜を傷害するものをとくに腫瘍関連網膜症（paraneoplastic retinopathy）とよんでいる[3,4]．

腫瘍関連網膜症のなかで，上皮由来の悪性腫瘍（癌）に伴うものを癌関連網膜症（cancer-associated retinopathy：CAR）とよぶが，そのなかでもとくに悪性黒色腫に伴うものはメラノーマ関連網膜症（melanoma-associated retinopathy：MAR）という特別の名称がつけられている．なかには非上皮由来の悪性腫瘍（肉腫）が網膜症を起こすこともあるが，これは非常にまれである．

癌関連網膜症

CARの症状は多彩であり，眼科的な症状が悪性腫瘍の発見に先行することも珍しくない．そのような場合，まず夜盲と視野欠損の症状がみられ，光過敏症や光視症（光がなくてもチカチカ光があるように見える）を伴うことが多い．症状が進行すると，中心視野も障害されて視力が低下し，重度の視機能障害に至りうる．このように腫瘍随伴網膜症の症状は網膜色素変性の症状に似ているが，症状の進行速度は腫瘍随伴網膜症のほうがはるかに速い．腫瘍随伴網膜症の眼底は初期ではほとんど正常であり，進行すると網膜血管の狭細化や眼底の粗造化がみられる．しかし，網膜色素変性のように多数の色素沈着を伴うことは腫瘍随伴網膜症ではまれである．視野検査では，中間部の視野がリング状に欠損する輪状視野欠損が特徴的である．

ERGを施行すると，CARでは短期間のうちにa波もb波も著しく減弱し，これが診断に非常に役立つ（図3）．CARを疑ったら，癌の全身検査とともに血清中の自己抗体の有無を検査することによって確定診断できる．CARの血清から検出される抗体で頻度が高いものは抗リカバリン（recoverin）抗体であり，現在この抗体は商業ベースで検査が可能である．このほかに，CARの抗

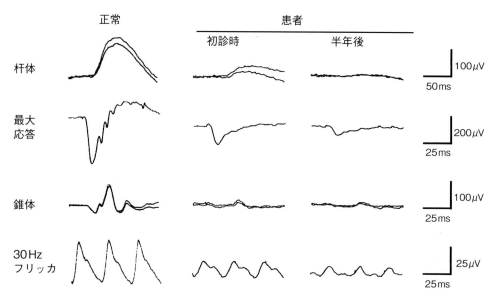

図3 癌関連網膜症(CAR)患者のERGの例
初診時には杆体系反応と錐体系反応の振幅減弱がみられ，半年後にはさらに振幅が強く減弱している．

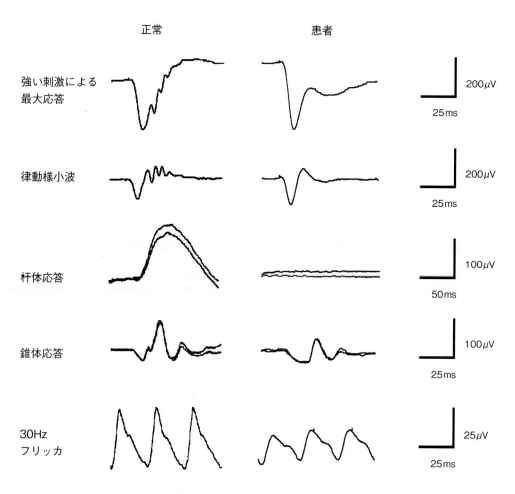

図4 悪性黒色腫関連網膜症(MAR)のERGの例
強い刺激による最大応答でa波振幅は正常でありながらb波振幅が減弱する「陰性型」を示している．

原蛋白として，S-arrestin, α-enolase, carbonic anhydrase II, heat-shock protein, rhodopsin などが知られている．

悪性黒色腫関連症候群

MAR は悪性黒色腫（おもに皮膚）に伴って発症する自己抗体網膜症である．MAR 患者は CAR と同様に比較的急に夜盲や光視症を訴えることが多い．特徴的なのは ERG 所見であり，視細胞機能を反映する a 波の振幅は保たれるが，双極細胞の機能を反映する b 波の振幅が著しく減弱して a 波より小さくなり，陰性型（negative-type）とよばれる特徴的な ERG 波形を示す（図4）．2011年に筆者らは，MAR の原因抗体の一つとして，双極細胞に存在するカチオンチャネルである TRPM1 に対する自己抗体を発見した[5]．

おわりに

臨床でよく使用される ERG 装置と標準的な ERG 波形を解説し，失明に至りうる疾患として ERG が診断に有用な腫瘍関連網膜症の CAR と MAR について解説した．原因が不明な視力低下や視野欠損をみた場合には，網脈絡膜や頭蓋内の画像検査とともに，網膜の他覚的機能検査として ERG はとくに重要である．ERG が高度に異常を示す場合には，網膜全体に広範囲な機能低下をきたしているということを理解することが大切である．

文　献

1) McCulloch DL, Marmor MF, Brigell MG et al：ISCEV Standard for full-field clinical electroretinography (2015 update). *Doc Ophthalmol* **130**：1-12, 2015
2) Kato K, Kondo M, Sugimoto M et al：Effect of pupil size on flicker ERGs recorded with RETeval system：New mydriasis-free full-field ERG system. *Invest Ophthalmol Vis Sci* **56**：3684-3690, 2015
3) Ohguro H, Ogawa K, Nakagawa T：Recoverin and Hsc 70 are found as autoantigens in patients with cancer-associated retinopathy. *Invest Ophthalmol Vis Sci* **40**：82-89, 1999
4) Adamus G：Autoantibody targets and their cancer relationship in the pathogenicity of paraneoplastic retinopathy. *Autoimmun Rev* **8**：410-412, 2009
5) Kondo M, Sanuki R, Ueno S et al：Identification of autoantibodies against TRPM1 in patients with paraneoplastic retinopathy associated with ON bipolar cell dysfunction. *PLoS One* **6**：e19911, 2011

＊　　＊　　＊

Q3 硝子体出血の原因の鑑別について教えてください

回答者　長岡泰司*

- 硝子体出血の原因は頻度順に増殖糖尿病網膜症，網膜裂孔，網膜静脈分枝閉塞症である．
- 眼底透見のできない硝子体出血症例の鑑別には超音波断層検査が重要である．
- 病歴の聴取や全身検査により糖尿病，高血圧，くも膜下出血の有無も確認する．
- 裂孔原性網膜剥離は緊急性があり，常にその可能性を考慮する．

はじめに

片眼性の突然の視力低下の原因として硝子体出血があげられる．硝子体出血患者をみた場合，まずはその原因を明らかにすることが重要であり，中途失明の可能性も原因疾患によって大きく異なる．硝子体出血そのものの診断はむずかしくなく，検眼鏡検査にて硝子体ゲルに出血が浮遊しているのが確認できる．出血が多量な場合には眼底がまったく透見できないことも多く，その場合には超音波断層検査も重要である．

硝子体出血の原因

硝子体出血の発症頻度は人口10万人に対し7人とされ，その内訳は増殖糖尿病網膜症（proliferative diabetic retinopathy：PDR）32％，網膜裂孔30％，網膜静脈分枝閉塞症（branch retinal vein occulusion：BRVO）11％，裂孔を伴わない後部硝子体剥離8％とされている[1]．硝子体出血の原因としては，1）正常網膜血管の破綻，2）異常網膜血管・新生血管からの出血，3）脈絡膜から網膜を通過しての硝子体出血，があげられる．

硝子体出血をみた場合，後部硝子体剥離の有無により，硝子体内出血と網膜前出血に分けられる．硝子体内出血は硝子体ゲル内に出血が拡散した状態であり，出血が濃厚であれば視力低下をきたす．網膜前出血は網膜面と後部硝子体面の間に血液が貯留した状態であり，PDRで新生血管や増殖膜など網膜と硝子体が癒着している状態で生じる．PDRでは，網膜前出血から硝子体収縮が誘発されると硝子体出血に進展し，その後自然消退する症例も経験する（図1）．

硝子体出血の鑑別疾患と検査

硝子体手術の鑑別疾患としては，PDR，網膜裂孔，BRVO，後部硝子体剥離，加齢黄斑変性，網膜細動脈瘤，Terson症候群などがあげられる．

もちろん眼底が透見できれば原因疾患の鑑別は比較的容易であるが，透見困難な場合には超音波断層検査を用いて原因疾患を類推する必要がある．硝子体出血における超音波断層検査でもっとも留意すべき点は，何よりも裂孔原性網膜剥離を見逃さないことである．

超音波断層検査は10～20Hzの周波数の振動子transducer（探触子・プローブ）が使用され，外傷や眼球破裂により感染の危険がある症例以外は問題なく施行することができ，硝子体出血の治療方針決定には大変有用である．検査は動画として記録されるため，眼球運動によ

---

*Taiji Nagaoka：日本大学医学部視覚科学系眼科学分野
〔別刷請求先〕　長岡泰司：〒173-8610　東京都板橋区大谷口上町30-1　日本大学医学部視覚科学系眼科学分野

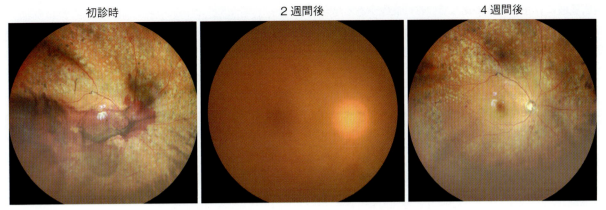

図1 右眼視力低下を主訴に初診（58歳，女性）
初診時は網膜前出血であったが，2週間後に硝子体出血となり，4週間後には出血は自然消退しつつある．

り眼内の動的な構造変化を観察することができる．

眼底透見不能な硝子体出血の場合，超音波断層検査が眼内の状況を把握しうる唯一の方法であるため，出血性の後部硝子体剝離と裂孔原性網膜剝離の鑑別は重要である．膜様エコーが視神経乳頭との連続性が確認できなければ後部硝子体剝離であると判断できる．一方，網膜剝離の場合には乳頭との連続性が保たれているが，後部硝子体剝離が不完全で視神経乳頭との連続性が保たれている場合には，鑑別に苦慮することもある．また，エコー強度は硝子体膜では弱く，網膜では強くなるため，Aモードを併用してエコーの強度を評価することも重要であるが，出血により後部硝子体膜が肥厚している場合には鑑別がむずかしいこともある（図2）．

以下，それぞれの疾患についての行うべき検査のポイントを述べる．

増殖糖尿病網膜症

糖尿病とすでに診断されており，しかも僚眼にもPDRが認められる硝子体出血の場合には，かなりの確率でPDRであると予想される．糖尿病の診断がなされていない場合には採血を行い，空腹時血糖やヘモグロビンA1cを検査し，糖尿病の有無を考慮すべきである．前述のとおり，とくに網膜光凝固の既往がない症例では血管新生緑内障の発症にも注意しなければならない．そのため，眼圧測定に加えて散瞳前に虹彩・隅角検査を怠ってはならない．また，糖尿病との診断がなされていても僚眼にまったく網膜症が認められない場合には，PDR以外の原因疾患も考慮するべきである．

ある程度眼底が透見可能であれば，蛍光眼底造影検査

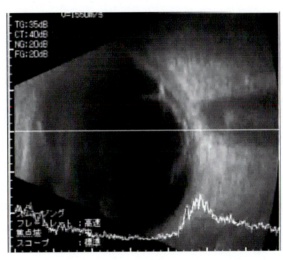

図2 PDRの硝子体出血患者の超音波断層検査
後極部に増殖膜と牽引性網膜剝離を疑わせる膜様エコー像が認められる．

を行う．僚眼の所見に加えて，新生血管からの蛍光漏出が認められればPDRに伴う硝子体出血と考えて治療計画を立てる．採血の際には高血圧や腎機能も評価する必要がある．未治療の糖尿病の場合，ほとんどの患者で血糖コントロールは不良であるため，即座に糖尿病内科医へのコンサルトが必要である．血糖コントロールを待っている間にもこまめな経過観察を行い，硝子体出血が消退して光凝固が可能であればできるかぎり施行すべきである．PDRにおける視力予後については，強い増殖性変化による牽引性網膜剝離が黄斑に及ぶと永続的な視力低下をきたすことがあり，さらに血管新生緑内障を併発すると難治性で中途失明に至ることもあるため，硝子体出血で眼底透見不能な症例であっても超音波などでTD

が黄広範囲に存在し黄斑に及んでいる可能性がある場合には，早期に硝子体手術を施行し，強膜圧迫を併用して最周辺部まで十分な光凝固を術中に施行することが必要となる．

網膜裂孔

網膜裂孔に硝子体出血が伴うことがある．周辺に限局した網膜剥離を超音波断層検査で見逃さないように気をつける．裂孔原性網膜剥離が少しでも疑わしければ頻回の経過観察を行い，経過次第では早期の硝子体手術を考慮すべきである．

僚眼の検査では後部硝子体剥離の有無を検出することに加え，場合によっては僚眼にも裂孔が形成されていることもあり，その場合には光凝固や手術を施行することもある．

前述のとおり，裂孔原性網膜剥離による硝子体出血では早期に硝子体手術を施行しないと増殖硝子体網膜症に進展する可能性があり，永続的な視力障害をきたすことがある．

網膜静脈分枝閉塞症

BRVOの自然経過での新生血管や硝子体出血の発症頻度は20～30％とされる[2]．新生血管は閉塞領域と非閉塞領域の境界に生じることが多く，通常上下一象限に限局した膜様エコーの牽引所見を認める．BRVOに伴う硝子体出血の場合は硝子体が器質化していることも多く，さらに増殖膜症となっている場合には硝子体手術中に医原性裂孔が生じて胞状剥離に進展することもあるため，硝子体手術を行う際には細心の注意を払う必要がある．BRVOでは血管新生緑内障が合併する可能性もあり，硝子体手術中あるいは術後に広範な無灌流領域が認められた場合には，光凝固を施行する必要がある．

後部硝子体剥離

後部硝子体剥離に伴う硝子体出血は，50～60歳代に好発する生理的な後部硝子体剥離の際に，硝子体との癒着が強い静脈から一過性に出血したものと考えられる．通常出血は少量であり，自然消退する可能性が高い．詳細な眼底検査を施行し，裂孔形成の見落としのないように注意深い経過観察が重要である．硝子体の観察には，前置レンズを用いて上下方向に眼球運動させる動的な硝子体の観察が必須である．

加齢黄斑変性

滲出性加齢黄斑変性では脈絡膜新生血管あるいは脈絡膜ポリープから硝子体出血を生じることがあり，とくにポリープからの出血は多量であることが多い．超音波断層検査では黄斑部の不規則な隆起がみられ，さらに多量な場合には出血性の網膜剥離や脈絡膜出血所見が認められることもある．硝子体手術を施行する際には網膜を損傷しないよう，超音波所見を手がかりになるべく剥離の丈の低い部分を選んで硝子体切除を開始し，透見性を確保していく必要がある．

視力予後は黄斑の状態によるが，硝子体出血をきたすほどの大量の出血の原因が黄斑部の脈絡膜新生血管であるとすると，すでに黄斑部には器質的変化をきたしていることが多く，硝子体出血は手術で除去されても視力予後は厳しいことが多い．

網膜細動脈瘤

網膜細動脈瘤は第三分岐以内の網膜動脈血管に生じる血管瘤である．高血圧や動脈硬化を伴う高齢者に好発するため，僚眼の眼底検査による網膜血管の評価も重要である．網膜出血が中心窩下に及ぶと永続的な視力障害をきたす可能性がある．診断に関しては，眼底が透見できるのであれば，網膜内・網膜下に加えて網膜前あるいは硝子体出血を伴う，いわゆる multiple layer hemorrhage が特徴である．さらに動脈瘤の存在部位を示唆する黄白色斑点があれば診断しやすい．黄斑下血腫に対しては網膜下洗浄も推奨され，診断もかねて早期硝子体手術が適応となる．視力障害の予防のために速やかな出血の除去と黄斑部の器質的変化を食い止める必要がある．

Terson 症候群

Terson 症候群はくも膜下出血に合併する硝子体出血や網膜内出血と定義される．発症機序は不明であるが，MRIによる検討でもくも膜下出血が視神経くも膜下腔に達して，それが網膜中心動静脈の血管周囲腔を通って眼内に出血が流入する機序が考えられている[3]．出血は大量なことが多く自然吸収は期待しにくいため，くも膜下出血後の全身状態の改善を待って硝子体手術を施行することが多い．

まとめ

裂孔原性網膜剝離や高眼圧を伴う硝子体出血は緊急硝子体手術の適応になることもあるが，それ以外であれば自然消退を期待してしばらく経過観察とするが，自然消退が期待できないと判断した場合には診断的治療として硝子体手術を施行する．近年の硝子体手術の低侵襲化もあり，経過観察期間は以前と比べて短くなっている．裂孔原性網膜剝離の可能性を常に念頭に入れて，頻回の超音波断層検査を含めたていねいな経過観察を怠ってはならない．眼底が透見できる裂孔原性網膜剝離眼での超音波断層検査を普段から行っておくと，網膜剝離特有の超音波像を正確に評価することができ有用である．

文　献

1) Spraul C, Grossniklaus H：Vitreous hemorrhage. *Surv Ophthalmol* **42**：3-39, 1997
2) Trempe CL, Takahashi M, Topilow HW：Vitreous changes in retinal branch vein occlusion. *Ophthalmology* **88**：681-687, 1981
3) Sakamoto M, Nakamura K, Shibara M et al：Magnetic resonance imaging findings of Terson's syndrome suggesting a possible vitreous hemorrhage mechanism. *Jpn J Ophthalmol* **54**：134-139, 2010

＊　　＊　　＊

I 中途失明の可能性のある疾患とその検査/治療　3. 網膜硝子体

 糖尿病網膜症の治療について教えてください

回答者　和田伊織*　中尾新太郎*

- 糖尿病網膜症治療の基本は血糖コントロールであり，内科との連携が重要である．
- 診断・病期の判定は眼底検査，FA検査，OCTにて行う．
- 糖尿病網膜症と糖尿病黄斑浮腫は個別に考えて，それぞれの治療を行う．
- 糖尿病網膜症・黄斑浮腫治療は病態に応じて四つの治療法の組み合わせ（1. レーザー光凝固術，2. 硝子体手術，3. ステロイド，4. 抗VEGF療法）で行う．
- 糖尿病黄斑浮腫に対する治療の第一選択は抗VEGF療法であり，OCTの中心窩網膜厚が治療適応の指標となる．

はじめに

　糖尿病網膜症における，われわれ眼科医の治療目標は全身疾患である糖尿病患者の視機能を守ることである．糖尿病網膜症は，長らくわが国の失明原因の第1位であったが，最新の報告では第3位（12.8％）となった[1]．これは内科治療ならびに眼科手術が進歩したためといわれている．今後の糖尿病網膜症の治療目標は「失明を防ぐ」のみならず，「視機能の改善」も重要となる．糖尿病網膜症は長期間の高血糖や血糖の異常変動により生じる微小血管障害であるが，基本病態は血管閉塞，血管透過性亢進，血管新生の三つに分けられる．これらの組み合わせにより，個々の症例でさまざまな眼底像を呈する．そのため，この基本病態に分けて考えると，その患者の病態理解と治療方針決定が容易になる．糖尿病網膜症の発症・進展にはHbA1c，糖尿病罹病期間，さらには高血圧，高脂血症などの全身状態の関与も示唆されており，診察時に必ず問診を行う．

糖尿病網膜症の診断と病期分類

　わが国では長らく単純網膜症・増殖前網膜症・増殖網膜症という改変Davis分類が使用されてきたが，世界的には2003年に米国眼科学会が提唱した国際重症度分類が一般的である[2]．改変Davis分類はフルオレセイン蛍光（fluorescein angiography：FA）検査を実施し，レーザー光凝固を施行するうえで有用な分類であり，内科との病診連携においても使用されることが多い．国際重症度分類は表1に示すとおり，①網膜症なし，②非増殖網膜症，③増殖網膜症と分類される．視機能が侵される新生血管や硝子体出血の有無により非増殖網膜症と増殖網膜症に分類される．さらに非増殖網膜症は，増殖網膜症への進展の危険度から軽症・中等症・重症に分類される．また，どの病期にも出現しうる糖尿病黄斑浮腫（diabetic macular edema：DME）は別表として含まれる．浮腫のみならず硬性白斑も黄斑浮腫の診断基準となることを覚えておきたい[2]．これらの評価は眼底検査を基本とするが，FA検査，光干渉断層血管撮影（optical coherence tomography angiography：OCTA）も無灌流領域や新生血管の確認に有用となる[3,4]．DMEの診断には光干渉断層計（optical coherence tomography：

---

*Iori Wada & *Shintaro Nakao：九州大学大学院医学研究院眼科学分野
〔別刷請求先〕和田伊織：〒812-8582 福岡市東区馬出3-1-1　九州大学大学院医学研究院眼科学分野

表1 糖尿病網膜症および黄斑浮腫の国際重症度分類

網膜症重症度			眼底所見
網膜症	なし		異常所見なし
	非増殖	軽症	毛細血管瘤のみ
		中等症	毛細血管瘤以上の病変が認められ，重症非増殖網膜症よりも軽症のもの
		重症	1) 眼底4象限で20個以上の網膜内出血 2) 眼底2象限以上で明瞭な数珠状拡張 3) 眼底1象限以上で明確な網膜内最小血管異常 上記のいずれかを認め，増殖網膜症の所見を認めない
	増殖		新生血管または硝子体・網膜前出血のいずれかを認める

黄斑浮腫重症度			眼底所見
黄斑浮腫	なし		眼底後極部に網膜浮腫による肥厚，硬性白斑を認めない
	あり		眼底後極部に網膜浮腫による肥厚，硬性白斑を認める
		軽症	黄斑部から離れている
		中等症	黄斑部から近づくが黄斑中心部を含まない
		重症	黄斑中心部を含む

OCT）が有用な検査であり，OCTにおける中心窩網膜厚は視機能と相関関係を示すことから，黄斑浮腫の治療適応の基準となるが，外層構造が障害されると相関を示さない症例があることを覚えておく[5]．

糖尿病網膜症の治療

眼科医が行える糖尿病網膜症の治療は基本的に四つしかない．レーザー光凝固術，硝子体手術，ステロイドの投与，抗血管内皮増殖因子（vascular endothelial growth factor：VEGF）療法であり，これらを組み合わせて症例ごとに治療を行う．それと同時に内科との連携を行い，全身管理も忘れてはいけない．網膜症の病期別の治療方針を考えるときに，どの病期にも出現しうるDMEの治療は，網膜症治療とは分けて考える．以下に病期別の治療方針を示す．

1. 網膜症なし

すべての病期において内科と協力した血糖コントロールが基本であり，網膜症発症予防には非常に有用となる．日本糖尿病学会では，合併症予防のための基準値をHbA1c 7.0％未満と規定している[6]．網膜症がない場合や網膜症の初期では現在のところ眼科的な治療はない．血糖コントロールが安定していれば，眼底の状態に応じて半年～1年で眼底検査を行う．

2. 非増殖網膜症

非増殖網膜症の場合は，軟性白斑や網膜内細小血管異常（intraretinal microvascular abnormalities：IRMA）

など虚血が示唆される所見が眼底検査において観察されれば，FA検査を施行し，無灌流領域を特定する．無灌流領域が存在する場合は，選択的網膜レーザー光凝固術を考慮してもよい[7]．レーザー光凝固術の目的は，網膜酸素需要を減らすことによりVEGF産生を抑え，患者の視機能低下につながる増殖網膜症への進展を予防することである．VEGFは低酸素により誘導され，血管閉塞・血管透過性亢進・血管新生・炎症に関連し，糖尿病網膜症の責任因子である[8,9]．

3. 増殖網膜症

増殖糖尿病網膜症の治療に際しては，種々の病態が生じるため，それに応じた治療方針を決定することが重要である．以下にその病態について述べる．

a. 網膜新生血管・硝子体出血

硝子体出血は網膜新生血管の存在，その原因となる広範囲な虚血を示唆する．再出血の予防かつ新たな新生血管発生予防のために，汎網膜レーザー光凝固術を施行する．将来の凝固斑拡大（creeping）に注意して凝固斑の大きさ，照射範囲を決定する．過度なレーザー光凝固は炎症を惹起し，黄斑浮腫や将来的な網膜の菲薄化，視野狭窄や夜盲を引き起こす可能性があり注意を要する[10]．硝子体出血により眼底が透見不能な場合は超音波Bモード検査を行い，硝子体出血の量，網膜剝離や硝子体牽引の有無を把握する．網膜剝離を生じていた場合は早急に硝子体手術を行う．その他の場合は一定の見解はないが，1カ月程度の経過観察を行い，改善傾向を認めなけ

れば硝子体手術を施行する．光凝固術が不十分な場合は，硝子体手術時に汎網膜光凝固術を追加する．適用外使用とはなるが，術前に抗VEGF薬硝子体内投与を行うこともある．これは新生血管収縮や血管成熟化を誘導し，術中の出血予防となる[11]．しかし投与後に牽引性網膜剝離や黄斑虚血が生じる可能性があるため注意が必要である[12]．

b. 黄斑牽引，牽引性網膜剝離

糖尿病網膜症は，しばしば網膜硝子体界面において膜性の増殖性変化を生じる．膜性の変化は，いわゆる後部硝子体膜の肥厚や黄斑上膜（epiretinal membrane：ERM），さらには線維血管増殖膜といった形で現れる．増殖膜は収縮能をもち，網膜を牽引することで，あとに述べる黄斑部の浮腫性変化や，さらに進行すると網膜剝離を引き起こす．黄斑の牽引により視力低下や歪視などの自覚症状の出現，浮腫の遷延が生じ，網膜剝離は硝子体手術の適応となる．

c. 虹彩および隅角新生血管

網膜虚血が重度であると，虹彩および隅角にも新生血管を生じる．そのため，糖尿病網膜症を有する患者に対しては，受診時に細隙灯顕微鏡と隅角鏡による虹彩および隅角の診察を行う．隅角に広範な周辺部虹彩前癒着が形成される前の時期であれば可逆的であるため，早急な治療が必要となる．新生血管を認めた場合，汎網膜レーザー光凝固術が未施行であるならば，可能なかぎり周辺部まで速やかに施行する．すでに施行済だがレーザーが不十分な場合は，追加でレーザー光凝固術を施行する．新生血管に対しては，隅角が不可逆的に閉塞していなければ適用外使用ではあるが，抗VEGF薬硝子体内投与も効果的である．隅角が不可逆的に閉塞していれば，緑内障手術を選択する[13]．

糖尿病黄斑浮腫

DMEは前述したようにあらゆる病期に発症する．近年のOCTの発達に伴い，DMEはDiabetic Retinopathy Clinical Research Network（DRCR.net）が提唱する中心窩を含むcenter-involved（CI）DMEと，中心窩を含まないnon center-involved（NCI）DMEの2種類に分けて考え，それぞれ治療方針も異なる．

抗VEGF療法は浮腫改善とともに視力を改善することが多くの大規模試験により高いエビデンスをもって示されている[14]．DMEに対する抗VEGF療法の明確なプロトコールはないが，3回投与後の必要時（pro re nata：PRN）投与を行った大規模スタディでは，初年度に7.4回を必要とするが，2年目，3年目は3.9，2.9回と必要本数が減少する[15]．DMEに使用可能な抗VEGF薬は，ラニビズマブ（ルセンティス®），アフリベルセプト（アイリーア®）がある．図1に当施設での投与基準を示す．視力にかかわらず，CI-DMEであれば，まずは血中VEGF濃度への影響が少ないラニビズマブ硝子体内投与を導入期として1カ月ごとに計3回施行する[16]．視力良好例では経過観察も一つの選択肢となるが，その場合は慎重な経過観察を行う[17]．OCTによる浮腫の増減を治療効果としてモニターし，導入期以後は中心窩網膜厚（central macular thickness：CMT）が300μmを超えていれば追加投与とする（PRN投与）．ラニビズマブ5回投与後に浮腫の増悪を繰り返す場合は，アフリベルセプトへ薬剤を変更する．アフリベルセプトに薬剤変更後も，同様にOCTを用いたPRN投与を行う．アフリベルセプト3回投与後も効果がない場合は，眼内の炎症性サイトカインやVEGF濃度を減少させる目的で硝子体手術を行う．手術の希望がない場合や硝子体手術後にも浮腫が再燃する場合は，アフリベルセプト投与継続を同様の条件で行う．抗VEGF薬硝子体内投与を繰り返した治療抵抗症例に，ステロイドのTenon囊下投与（sub-tenon triamcinolone acetonide injection：STTA）が奏効することがある．しかし，ステロイド投与ではレスポンダーによる眼圧上昇や白内障進行には注意が必要である．初回および導入期施行後にFA検査を行い，新生血管や浮腫の原因となる毛細血管瘤（microaneurysm：MA）を認めれば，レーザー光凝固術（汎網膜レーザー光凝固術およびfocal/gridレーザー）を施行する施設もある．VEGFは血管の恒常性維持に必要なため，抗VEGF療法導入前に脳梗塞や心筋梗塞の血管病変イベントの既往がないかを聴取しておく．

一方，NCI-DMEでは，浮腫が中心窩に及んでおらず視力が良好な場合は，経過観察も一つの選択肢となるが，慎重な観察を行う．

OCTでDMEを観察すると個々の症例でさまざまな形態を呈するが，代表的な三つの形態に分類される．①漿液性網膜剝離型（SRD type），②嚢胞性網膜浮腫型（CME type），③広範囲網膜浮腫型（swelling type）である．さまざまな報告があるが，typeごとに病態が異

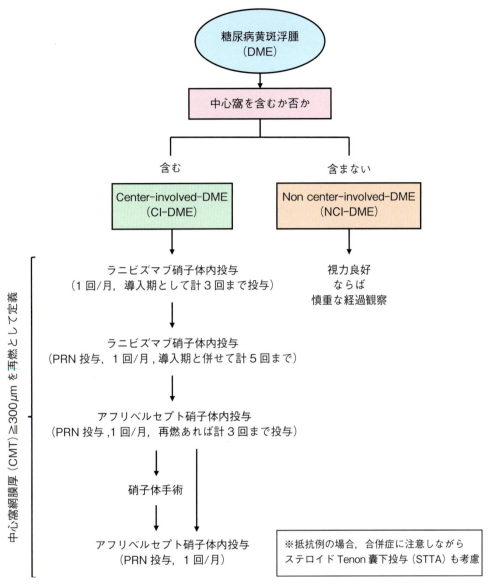

図1 九州大学眼科におけるDMEの治療方針

なるとされている．一般的にSRD typeには抗VEGF療法が著効しやすいとされ[18]，CME typeにはMAが病態に関与することが多く，swelling typeには硝子体の牽引が関与していることが多いとされる．しかしながら，すべてのタイプにおいて抗VEGF療法が第一選択であり，症例によってはその他の治療法も考慮する．

おわりに

2014年に抗VEGF療法のDMEへの適応が承認され大きな転換期を迎えた．また，内科的治療と硝子体手術の進歩により，糖尿病網膜症治療は劇的に変わりつつある．しかし，現在も難治症例が一定数存在し，いまなお視覚障害の上位に位置する．糖尿病患者の視機能を守るには，症例ごとの病態把握と治療選択が重要であると同時に，眼科的な治療だけでなく，内科医との連携が必要不可欠である．

文 献

1) Morizane Y, Morimoto N, Fujiwara A et al：Incidence and causes of visual impairment in Japan：the first nationwide complete enumeration survey of newly certified visually impaired individuals. *Jpn J Ophthalmol* **63**：26-33, 2019
2) Wilkinson CP, Ferris FL 3rd, Klein RE et al；Global Diabetic Retinopathy Project G：Proposed international clini-

cal diabetic retinopathy and diabetic macular edema disease severity scales. *Ophthalmology* **110**:1677-1682, 2003
3) Ishibazawa A, Nagaoka T, Takahashi A et al:Optical coherence tomography angiography in diabetic retinopathy:a prospective pilot study. *Am J Ophthalmol* **160**:35-44, 2015
4) Kaizu Y, Nakao S, Sekiryu H et al:Retinal flow density by optical coherence tomography angiography is useful for detection of nonperfused areas in diabetic retinopathy. *Graefes Arch Clin Exp Ophthalmol* **256**:2275-2282, 2018
5) Browning DJ, Glassman AR, Aiello LP et al;Diabetic Retinopathy Clinical Research N:Relationship between optical coherence tomography-measured central retinal thickness and visual acuity in diabetic macular edema. *Ophthalmology* **114**:525-536, 2007
6) Shichiri M, Kishikawa H, Ohkubo Y et al:Long-term results of the Kumamoto Study on optimal diabetes control in type 2 diabetic patients. *Diabetes Care 23 Suppl* **2**:B21-29, 2000
7) Sato Y, Kojimahara N, Kitano S et al;Japanese Society of Ophthalmic Diabetology SotSoDRT:Multicenter randomized clinical trial of retinal photocoagulation for preproliferative diabetic retinopathy. *Jpn J Ophthalmol* **56**:52-59, 2012
8) Murata T, Ishibashi T, Khalil A et al:Vascular endothelial growth factor plays a role in hyperpermeability of diabetic retinal vessels. *Ophthalmic Res* **27**:48-52, 1995
9) Ishida S, Usui T, Yamashiro K et al:VEGF164 is proinflammatory in the diabetic retina. *Invest Ophthalmol Vis Sci* **44**:2155-2162, 2003
10) Gross JG, Glassman AR, Jampol LM et al;Writing Committee for the Diabetic Retinopathy Clinical Research N:Panretinal photocoagulation vs intravitreous ranibizumab for proliferative diabetic retinopathy:a randomized clinical trial. *JAMA* **314**:2137-2146, 2015
11) Nakao S, Ishikawa K, Yoshida S et al:Altered vascular microenvironment by bevacizumab in diabetic fibrovascular membrane. *Retina* **33**:957-963, 2013
12) Arevalo JF, Maia M, Flynn HW Jr et al:Tractional retinal detachment following intravitreal bevacizumab (Avastin) in patients with severe proliferative diabetic retinopathy. *Br J Ophthalmol* **92**:213-216, 2008
13) Wakabayashi T, Oshima Y, Sakaguchi H et al:Intravitreal bevacizumab to treat iris neovascularization and neovascular glaucoma secondary to ischemic retinal diseases in 41 consecutive cases. *Ophthalmology* **115**:1571-1580, 2008
14) Dugel PU, Hillenkamp J, Sivaprasad S et al:Baseline visual acuity strongly predicts visual acuity gain in patients with diabetic macular edema following anti-vascular endothelial growth factor treatment across trials. *Clin Ophthalmol* **10**:1103-1110, 2016
15) Schmidt-Erfurth U, Lang GE, Holz FG et al:Three-year outcomes of individualized ranibizumab treatment in patients with diabetic macular edema:the RESTORE extension study. *Ophthalmology* **121**:1045-1053, 2014
16) Hirano T, Toriyama Y, Iesato Y et al:Changes in plasma vascular endothelial growth factor level after intravitreal injection of bevacizumab, aflibercept, or ranibizumab for diabetic macular edema. *Retina* **38**:1801-1808, 2018
17) Baker CW, Glassman AR, Beaulieu WT et al:Effect of initial management with aflibercept vs laser photocoagulation vs observation on vision loss among patients with diabetic macular edema involving the center of the macula and good visual acuity:a randomized clinical trial. *JAMA* **321**:1880-1894, 2019
18) Sophie R, Lu N, Campochiaro PA:Predictors of functional and anatomic outcomes in patients with diabetic macular edema treated with ranibizumab. *Ophthalmology* **122**:1395-1401, 2015

＊　＊　＊

Q5 網膜中心静脈(分枝)閉塞症の検査と治療について教えてください

回答者 村上智昭*

A

- 急性期の網膜静脈閉塞症は，閉塞領域に一致した火炎状網膜出血により診断は比較的容易である．
- 蛍光眼底造影では虚血型，非虚血型を判別し，光干渉断層計では黄斑浮腫の状態を把握する．
- 網膜静脈分枝閉塞症に伴う黄斑浮腫に対しては抗VEGF療法が第一選択である．慢性期の網膜新生血管や硝子体出血に対しては，光凝固や硝子体手術を適応する．
- 網膜中心静脈閉塞症に伴う黄斑浮腫に対しては抗VEGF療法が有効である．
- 網膜中心静脈閉塞症に合併する血管新生緑内障は，汎網膜光凝固や緑内障治療が必要となるが，予後不良である．

はじめに

網膜静脈閉塞症，つまり網膜静脈分枝閉塞症（branch retinal vein occlusion：BRVO）と網膜中心静脈閉塞症（central retinal vein occlusion：CRVO）の診断は，閉塞領域に一致した火炎状網膜出血により比較的容易である．画像検査による病態把握のポイント，治療の主軸である抗VEGF療法の効果についてまとめる．

病態

BRVOではおもに動静脈交叉部の網膜静脈に，CRVOでは網膜中心静脈に血栓が生じる．その結果，急性期には血流のうっ滞に伴う静水圧の上昇や血管内皮増殖因子（vascular endothelial growth factor：VEGF）の発現により，血管透過性が亢進し，網膜出血を生じる．滲出性変化が黄斑部を含むと黄斑浮腫を伴い，視力障害の原因となる．慢性期では網膜出血を認めることは少ないが，網膜浮腫が遷延・再燃することがある．BRVOの一部の症例では，無灌流域（nonperfused area）形成に伴う網膜新生血管から硝子体出血を生じることがある．CRVOでは，血管新生緑内障の合併に注意が必要である．

診断と検査

1. 眼底所見，眼底写真

急性期には，眼底所見で典型的な火炎状網膜出血を認めれば診断は容易である．BRVOでは閉塞部位を頂点とした扇状に，CRVOでは乳頭を中心とした網膜出血が生じる（図1, 2）．黄斑部に滲出性変化が及ぶと黄斑浮腫も生じる．視神経乳頭内の分岐直後の網膜静脈で閉塞すると，半側網膜中心静脈閉塞症（hemi-CRVO）を発症することもある．

慢性期には網膜出血は消失し，拡張・蛇行した毛細血管や白線化血管が残る．これらの所見が目立たない場合は，眼底所見のみからの診断が困難なこともある．糖尿病網膜症や網膜細動脈瘤などの網膜血管疾患を鑑別することが必要であるが，合併例があることも念頭におく．

2. 蛍光眼底造影

フルオレセイン蛍光眼底造影（fluorescein angiography：FA）では閉塞領域，毛細血管床閉塞の程度，血管

---

*Tomoaki Murakami：京都大学大学院医学研究科眼科学
〔別刷請求先〕村上智昭：〒606-8507 京都市左京区聖護院川原町54 京都大学大学院医学研究科眼科学

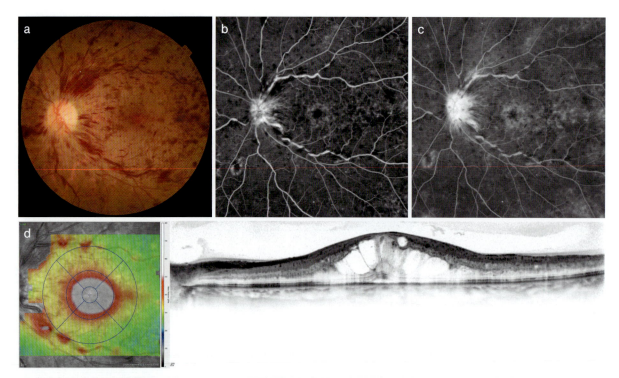

図1 非虚血型CRVO症例
a：眼底写真．b：FA早期では網膜出血による蛍光ブロックがあるものの，無灌流域は認めない．c：FA後期では，黄斑部に蛍光漏出を伴う．d：OCTでは黄斑浮腫を認める．

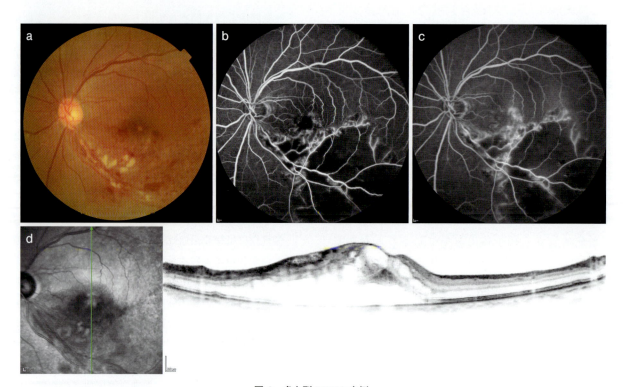

図2 虚血型BRVO症例
a：眼底写真．b：FA早期，c：後期ともに，閉塞領域に一致して低蛍光を呈しており，無灌流域となっている．d：OCTでは，閉塞領域および中心窩に網膜浮腫を認める．

透過性亢進の状態を把握する．閉塞領域に一致した低蛍光部位が無灌流域である．しかし，本疾患ではしばしば網膜出血による蛍光ブロックが生じるため，眼底所見（写真）との比較が必要である．蛍光漏出や蛍光貯留により血管透過性亢進を評価する．急性期には網膜浮腫と比してこれらの過蛍光所見は軽度である．一方，慢性期では蛍光漏出が明確となり，漏出源となる毛細血管拡張の同定もしやすい．

BRVOでも同様に無灌流域を伴う虚血型とそうでない非虚血型に分類する（図1, 2）．視力予後は両者で明瞭な差はないが，黄斑部の無灌流域では視野欠損が生じる．CRVOでは広範な無灌流域を認める虚血型（ischemic type）は視力予後が不良であり，血管新生緑内障の合併も多い．無灌流域がない非虚血型（nonischemic type）では視力予後はさまざまであるが，経過中に虚血型へ移行する場合があり，注意を要する．

近年はデジタル撮像装置が主流であるが，とくに超広角走査型レーザー検眼鏡では，一度に約200°を撮像でき，周辺部網膜の観察に有用である．近年，光干渉断層計アンギオグラフィー（optical coherence tomography angiography：OCTA）が導入され，臨床的な位置づけが検討されている．脈絡膜からの背景蛍光がなくコントラストの高い血管像が得られ，無灌流域の評価が容易である（図3b）．

3. 光干渉断層計

網膜静脈閉塞症に伴う黄斑浮腫の客観的な評価には，光干渉断層計（optical coherence tomography：OCT）が必須である．二次元マップを作製し，その中心1 mmの平均網膜厚が300〜350 μm以上であれば黄斑浮腫ありと判断する．ただし，網膜出血により自動計測が不正確になる場合は，手動測定が必要となる．定量的に評価できるために客観的な診断と経過観察に有用である．とくに薬物療法で必要時（pro re nata：PRN）投与やtreat and extend（TAE）投与を用いる場合は，OCTで定量的にモニターする．

断層像を用いた定性的な評価も重要で，囊胞様黄斑浮腫や漿液性網膜剝離などの黄斑部形態や，視細胞エリプソイドゾーン（ellipsoid zone of photoreceptors：EZ）や外境界膜（external limiting membrane：ELM）の断裂や消失などの黄斑部視細胞障害を確認する．

治療

1. BRVOに対する標準療法の変遷

1980年代にBranch Vein Occlusion Study（BVOS）において，黄斑部光凝固により黄斑浮腫を伴うBRVOの視力が改善することが示され，国際的には標準的な治療法となっていた[1]．また，わが国ではステロイドや硝子体手術も用いられていた．近年の血管生物学と分子標的療法の進歩により，現在2種類の抗VEGF薬，つまりVEGFに対する中和抗体のFab断片であるラニビズマブと（遺伝子組み換え）可溶性VEGF受容体であるアフリベルセプトが臨床導入されている．BRAVO試験では，BRVOに伴う黄斑浮腫に対して，ラニビズマブ硝子体注射（intravitreal ranibizumab injection；IVR）群はシャム群と比較し，6カ月時の視力改善および中心網膜厚減少が良好であった（図3, 4）[2]．同様に，黄斑部光凝固とアフリベルセプト硝子体注射（intravitreal aflibercept injection；IVA）を比較したVibrant試験でも，抗VEGF療法の優位性が報告された．これらの結果から，BRVOに伴う黄斑浮腫に対する第一選択は抗VEGF療法となっている．しかし，頻度が低いものの重篤な合併症と社会経済的なデメリットも考慮するべきである．

HORIZON試験では，BRAVO試験のシャム群を半年後からIVRで治療して，長期経過を評価している．2年時では，はじめからIVRを施行した群とほぼ同様の視力改善が得られ，陳旧期BRVOでも同様の視力改善が期待できることが示唆されていた．わが国での実臨床では，PRNやmodified TAEレジメンが用いられることが多い．RETAIN試験ではPRN投与が長期間にわたり必要な症例もあることが報告されており，適切なインフォームド・コンセントが必要であろう．

黄斑部光凝固と抗VEGF薬の併用療法の効果を検討したRELATE試験やBRIGHTER試験では，視力，治療回数ともに抗VEGF薬単独療法を凌駕する成績は得られなかった[3]．抗VEGF薬のみでは効果不十分な症例に対する追加治療の適応と方法は，今後の課題である．

慢性期に網膜新生血管に伴い硝子体出血を合併することがあり，閉塞領域への網膜光凝固や硝子体手術の適応となる．

2. CRVOに対する抗VEGF療法と汎網膜光凝固

CRVOに伴う黄斑浮腫に対する抗VEGF療法の有効性は，IVRを用いたCRUISE試験とIVAを用いた

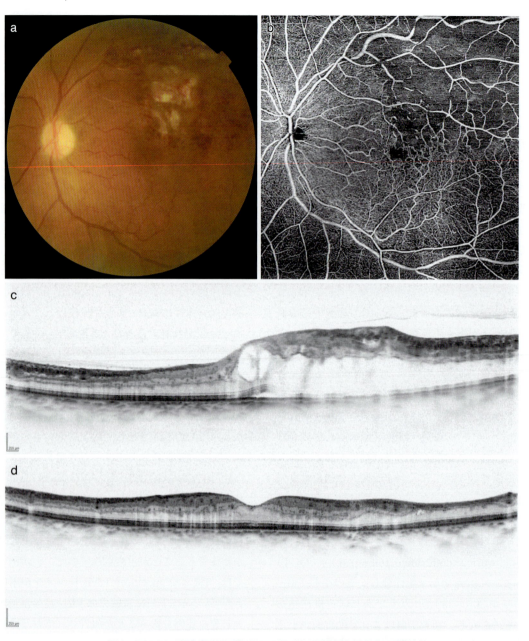

図3 BRVOに伴う黄斑浮腫に対して抗VEGF療法を施行した症例
a:眼底写真.b:OCTA画像.閉塞部位に一致してflow signalが消失している.c:治療前OCT.重篤な黄斑浮腫を認める.d:抗VEGF薬治療1年後.黄斑浮腫は寛解した.

GALILEO試験・COPERNICUS試験で報告され,シャム群よりIVR群とIVA群で良好な視力改善が得られた(図5)[4].従来,治療法のなかったCRVOに伴う黄斑浮腫に,抗VEGF療法は効果の期待できる唯一の治療である.わが国では,PRNやmodified TAEレジメンで治療されることが多い.黄斑浮腫に対して著効するものの,虚血型では矯正視力(0.1)以下の重篤な視力低下が遷延することも多い.

CRVOにおいて失明につながる合併症である血管新生緑内障は,自然経過では数カ月以内に発症することが多い.IVRの長期経過を報告したRAVE試験では,自然経過とIVRで血管新生緑内障の累積発症率は明らかな差はないが,IVR群では急性期から慢性期まで散発的に発症していた(図6)[5].このことから,虚血型や前眼部新生血管を合併する症例では,汎網膜光凝固追加も考慮するべきであることが示唆される.血管新生緑内障

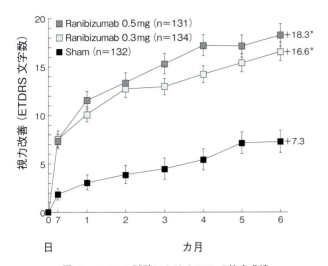

図4 BRAVO試験におけるIVRの治療成績
BRVOに伴う黄斑浮腫に対するIVR群は，シャム群よりも良好な視力改善を認めた．　　　　　　　　　　　（文献2より改変引用）

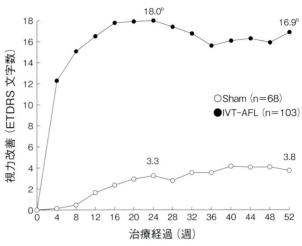

図5 GALILEO試験におけるIVAによる視力改善
CRVOに伴う黄斑浮腫では，IVA群はシャム群よりも有意に視力が改善した．　　　　　　　　　　　（文献4より改変引用）

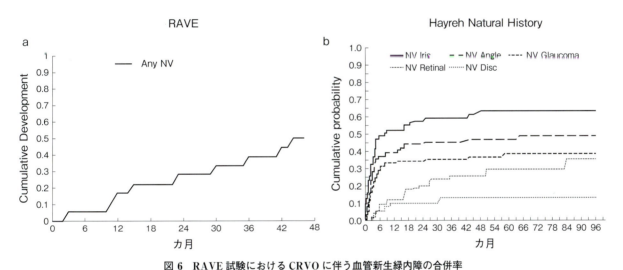

図6 RAVE試験におけるCRVOに伴う血管新生緑内障の合併率
a：IVRを施行したCRVO眼では，血管新生緑内障が急性期から慢性期まで散発的に発症する．b：一方，自然経過ではCRVO発症後数カ月以内に前眼部新生血管を合併することが多い．　　　　　　　　　　　　　　　　　　（文献5より改変引用）

を合併した場合は，徹底的な網膜光凝固に加えて緑内障点眼・手術加療を行うが，予後不良である．

まとめ

網膜静脈閉塞症では，血流障害に伴い血管透過性が亢進し，網膜出血と黄斑浮腫を生じる．FAで虚血型，非虚血型を評価し，OCTでは定量的に黄斑浮腫の有無を確認し，視機能障害にかかわる病態を把握する．治療は抗VEGF療法が主体であり，BRVOに伴う黄斑浮腫症例は，良好な視力予後が得られることもある．CRVOに伴う黄斑浮腫に対しても抗VEGF療法が第一選択だが，虚血型では予後不良のことが多く，血管新生緑内障の合併にも注意が必要である．

文献

1) The Branch Vein Occlusion Study Group：Argon laser photocoagulation for macular edema in branch vein occlusion. *Am J Ophthalmol* **98**：271-282, 1984
2) Campochiaro PA, Heier JS, Feiner L et al：Ranibizumab for macular edema following branch retinal vein occlusion：six-month primary end point results of a phase III study. *Ophthalmology* **117**：1102-1112 e1101, 2010
3) Tadayoni R, Waldstein SM, Boscia F et al：Individualized stabilization criteria-driven ranibizumab versus laser in

branch retinal vein occlusion : six-month results of BRIGHTER. *Ophthalmology* **123** : 1332-1344, 2016
4) Korobelnik JF, Holz FG, Roider J et al : Intravitreal aflibercept injection for macular edema resulting from central retinal vein occlusion : one-year results of the phase 3 GALILEO study. *Ophthalmology* **121** : 202-208, 2014
5) Brown DM, Wykoff CC, Wong TP et al : Ranibizumab in preproliferative (ischemic) central retinal vein occlusion : the rubeosis anti-VEGF (RAVE) trial. *Retina* **34** : 1728-1735, 2014

* * *

I 中途失明の可能性のある疾患とその検査/治療 3. 網膜硝子体

Q6 網膜中心動脈（分枝）閉塞症の初期治療と予後について教えてください

回答者　伊藤逸毅*

A

- 早期診断，早期治療開始が重要であり，スタッフ教育を含めた日頃の態勢づくりが必要である．
- 初期治療は眼球マッサージ，眼圧下降である．
- 全身的な評価を行い，全身状態を把握し治療方針を立てる．
- 発症から受診までの時間，全身的なリスクと治療のベネフィットを考え，血管拡張薬，血栓溶解薬の投与を検討する．
- 完全閉塞ではかなり予後は不良であるが，不完全閉塞，分枝閉塞では発症後視機能改善がみられることも多い．

はじめに

網膜動脈は網膜内層に分布して網膜内層を栄養する．網膜動脈の閉塞はその網膜内層の虚血，壊死を引き起こす．このように考えると網膜中心動脈閉塞症（central retinal artery occlusion；CRAO）の治療は脳梗塞や心筋梗塞と同様に素早く開始したいところであり，そのためにまずは迅速な診断が必要である．一方で，患者は全身的な問題を抱えていることも多いため，全身状態のことも考えて治療方針を考える必要がある．

リスクファクター

高血圧，糖尿病，高脂血症，心疾患（冠動脈疾患，弁膜症），頸動脈狭窄，喫煙，高脂血症，肥満，一過性脳虚血発作，血液疾患，膠原病などがあげられている．

診　断（図1，2）

発症は無痛性でその視力低下は数秒というほどきわめて急激であり，初診時視力の74〜93％が指数弁以下，という報告があるほど重度である[1,2]．発症時間帯でみると3割程度が起床時，という報告があり[2]，病院が診療を開始する朝早い時間帯に患者が来院することも多い．したがって，朝起きたら片眼がぜんぜん見えない，あるいは，急にぜんぜん見えなくなった，というような症状の高齢患者が来院した場合は，問診段階でCRAOは重要な鑑別診断の一つとなる．米国での調査で有病率は10万人あたり1.9人，あるいは1万回の受診に1人と報告されており，同様に無痛性の急激な視力低下をきたす硝子体出血や網膜剝離などよりはるかに頻度の低い疾患であるが，迅速な診断が必要であるという点で，急激な視力低下患者の鑑別疾患と，患者の問診・検査・診察までの導線について，スタッフ間で共有しておくとよい．

検査については，まずは視力検査を行い，検眼鏡的眼底検査あるいは無散瞳眼底写真撮影，超広角眼底撮影，光干渉断層計（optical coherence tomography：OCT）にてcherry red spot，網膜内層浮腫を確認することでおおむね迅速に診断可能である．相対的瞳孔求心路障害（relative afferent pupillary defect：RAPD）も発症直後から陽性になり参考になる．無散瞳眼底写真撮影あるいは超広角眼底撮影，OCTは小瞳孔でも検査可能であるため，無散瞳でもおおむね検査可能であり，より早い段

*Yasuki Ito：名古屋大学大学院医学系研究科眼科学・感覚器障害制御学教室
〔別刷請求先〕伊藤逸毅：〒466-8550 名古屋市昭和区鶴舞65　名古屋大学大学院医学系研究科眼科学・感覚器障害制御学教室

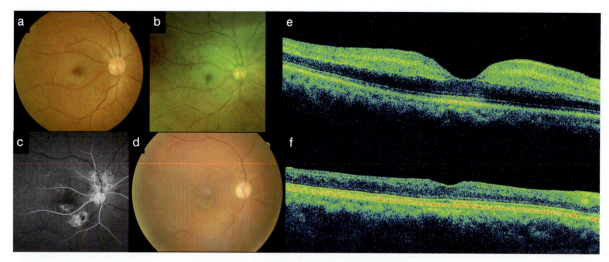

図1 網膜中心動脈分枝閉塞の一例（67歳，男性）

a：発症後推定3時間の眼底写真．黄斑部網膜の白濁，cherry red spotは軽度みられるのみである．視力（0.02）．相対的瞳孔求心路障害（RAPD）は陽性であった．**b**：発症翌日のオプトス眼底像．治療にても黄斑部網膜の白濁，cherry red spotが拡大している．**c**：フルオレセイン蛍光眼底画像．36秒だが著しい流入遅延により，いまだ動脈相である．黄斑の過蛍光部分は網膜変性部位のwindow defectである．**d**：4年後の眼底写真．視力（0.3）．網膜動脈の著しい狭細化はみられるが網膜萎縮はわからない．**e**：発症1日目のOCT断層像．網膜内層の輝度上昇，浮腫がみられる．**f**：4年後のOCT断層像．著しい網膜内層萎縮がみられるが，ellipsoid zoneは正常である．

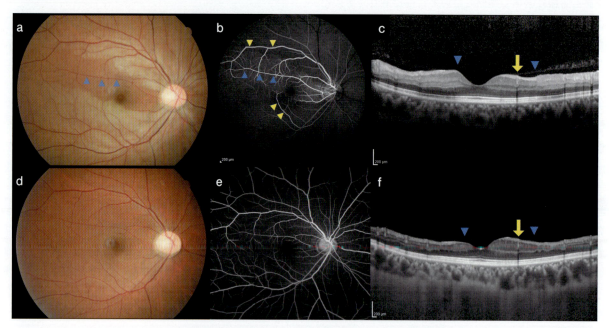

図2 毛様網膜動脈が残存した中心動脈閉塞の一例（38歳，女性）

a：発症1日目の眼底写真．毛様網膜動脈（▶）支配領域以外の網膜が白濁している．視力（0.8）．**b**：蛍光眼底造影．30秒．毛様網膜動脈（▶）には循環障害はないが，それ以外の動脈には著しい流入遅延がみられる．毛様網膜動脈から入った血液が毛様網膜動脈の上下の静脈（▷）に流れている．aの網膜の白濁のみられない領域には毛細血管充盈がみられ，毛様網膜動脈の支配領域の網膜循環障害がないことがわかる．**c**：OCT断層像．毛様網膜動脈（⇨）の支配領域（▶の間）は正常であるが，その範囲外の領域では内層の輝度が上昇しており，眼底写真の網膜白濁が網膜内層のみで起きていることがわかる．**d**：2年後の眼底写真．視力（1.0）．網膜動脈の狭細化はみられるが，CRAO後の眼底写真であるとはわからない．**e**：2年のフルオレセイン蛍光眼底造影．35秒．循環障害はみられない．**f**：2年後のOCT断層像．毛様網膜動脈（⇨）の支配領域（▶の間）は正常であり，それ以外の領域の内層が萎縮しているが，図1の症例より萎縮は軽度である．

階での診断に有用である．発症間もない頃あるいは不完全閉塞の場合はcherry red spotが不明瞭だが，OCTでは軽度の網膜内層浮腫，混濁で容易に検出することができ有用である．とくに僚眼と比較することにより，わずかな浮腫の検出も可能となる．眼底検査において網膜血管は一見正常のこともあるが，著しい狭細化，血流の分節状血流（box-carring, cattle trucking），あるいは途絶が観察できることもある[2]．CRAOの17～40％，網膜中心動脈分枝閉塞（branch retinal artery occlusion：BRAO）の34～65％で塞栓子がみられる．フルオレセイン蛍光眼底造影では，網膜循環障害の程度判定だけでなく，脈絡膜充盈遅延の有無，すなわち他の検査ではできない脈絡膜循環の評価もできる．最近登場したOCT angiography（OCTA）は簡単に網膜循環を調べることができるので，設備があるならOCT撮影時に併せて撮影しておくと参考にできる．ただし，OCTAは網膜循環を定量的にみる検査ではないため，循環障害の程度を過小評価・過大評価しないよう注意が必要である．

CRAOの治療方針を考える際には，全身状態の把握が非常に重要である．したがって，眼科的検査と並行して問診による既往歴・常用薬の把握，バイタルサインのチェック，採血によるスクリーニングを行い，全身状態の精査を行う．わが国ではかなり少ないが，治療方針が他と異なる巨細胞性動脈炎（旧名：側頭動脈炎）の鑑別には赤沈，C反応性蛋白（C-reactive protein：CRP）が有用であり，合併することの多いリウマチ性多発性筋痛症の既往のチェックも有用である．

網膜中心動脈分枝閉塞症の治療の考え方

CRAOはあまりみることはないが急性発症のきわめて難治な疾患であり，残念ながら明確なエビデンスのもとに確立された有効な治療法はない．米国でのアンケート調査でも施設間の治療法にはかなりばらつきがみられる[3]．現時点ではガイドラインもないことから，各現場で状況に応じて治療方針を立てていくことになる．

CRAOは動脈閉塞，組織壊死，という順に進む病態であることから，理論的には治療開始は早ければ早いほうがよいと考えられる．しかし，病状の進展がきわめて速く，時間とともに治療効果は急激に減弱することから，発症からどのくらいまでならば治療を行うか，という点も明確なコンセンサスはない．動物実験では，閉塞後97分までは網膜に障害はみられなかったが，その後網膜障害が進行し，4時間で不可逆的な重篤な網膜障害となったと報告されていることを考えれば[2]，それ以降の治療効果は相当に限定的ということになる．しかし，実際にみる網膜動脈閉塞は実験的な完全閉塞と異なり，不完全閉塞であることが多く，治療効果が得られる期間はそれよりももっと長いと考えられることから，発症24時間以内であれば下記のような治療が推奨されるとの記述が多い．しかし，実臨床においては，全身状態や基礎疾患，網膜循環障害の程度，医師・患者・患者家族のリスク・ベネフィットに対する考え方の違いなどをみて，治療の選択については症例ごとに検討することになる．使用薬剤は普段使わないものが多いため，添付文書で禁忌，注意事項を確認することも重要である．また，しかるべき設備・体制がない施設の場合は，治療可能なところまで行い，高次施設にバトンタッチする．

初期治療

1. 眼球マッサージ

眼球を10～15秒程度圧迫して急激に解除するという動作を繰り返す．圧迫は指で行うか接触型レンズで行う．細隙灯顕微鏡下に接触型レンズで行うと眼底の血流の変化，網膜中心動脈の拍動，塞栓の位置・移動をみながら行うことができるが，患者のふらつきなどに注意が必要である．治療を行う時間は，過去の教科書では5～10分とするものがあるが，米国のアンケート調査では1～10分，あるいは他の治療を行うまでと報告されている[3]．この手技により動脈灌流量が増加するが，それによる塞栓の移動にも期待する．

2. 前房穿刺

前房穿刺により眼圧が低下し，動脈灌流圧が上昇し，動脈灌流量が増加する．その結果，眼球マッサージ同様，塞栓が移動することにも期待をかける治療である．筆者らの施設では，点眼麻酔，消毒後に手術顕微鏡あるいは処置顕微鏡下にシリンジをつけない27G針を前房に穿刺し，前房深度や眼圧の変化をみて適度な眼圧になったら抜針するという方法で行っている．処置時に安静にできない患者では，水晶体や虹彩損傷のリスクがあるため適応としない．

3. 眼圧下降薬

アセタゾラミド（ダイアモックス®）500mg静注，D-マンニトール（20％マンニットール注射液®）点滴静注を用いる．前房穿刺と同様に眼圧を低下させ，動脈灌流

圧を上昇させる．どちらの添付文書の慎重投与項目にも腎機能障害，高齢者などが入っており，全身状態の評価後に使用を検討する．

4. 血栓溶解

ウロキナーゼ6～24万単位を点滴静注する．添付文書には脳塞栓あるいはその疑い，動脈瘤は禁忌，心房細動，人工弁は原則禁忌，抗凝固薬・血小板凝集抑制作用薬投与中の場合などは慎重投与などがあり，使用に際しては添付文書にてこれらの禁忌・注意事項を確認する必要がある．組織型プラスミノーゲンアクチベータ（t-PA）は保険不適用のため，わが国の使用報告はわずかしかない．一方で，CRAOの主原因は血栓（thrombosis）ではなく塞栓（embolism）であり，その栓子（複emboli，単embolus）はおもに血栓溶解療法に抵抗性であるコステロール栓子（40～75％）やカルシウム栓子（8～10％）である．このため，血栓溶解療法の効果が出にくいという問題がある．

5. 血管拡張薬

プロスタグランジン製剤（パルクス®5μgあるいは10μgなど），ニトログリセリン舌下錠などを用いる．

6. ペーパーバック呼吸

血管拡張効果のある二酸化炭素濃度を上昇させることで，網膜血管が拡張することに期待する．

7. 高圧酸素療法

脈絡膜からの酸素の拡散は通常は網膜外層までであるが，血中酸素分圧を上げることでその酸素を網膜内層にまで届かせようとする治療である．専用設備のある施設で行う．

8. 星状神経節ブロック

交感神経節である星状神経節をブロックすることで血管拡張が起きる．麻酔科に依頼して行う．

9. その他

巨細胞性動脈炎の場合は僚眼発症のリスクが高いため，診断がつき次第，早期にステロイド投与を行う．

その後の対応・予後

CRAO発症のおもな直接原因は網膜中心静脈閉塞の主原因であるような血栓ではなく塞栓であることから[2,4]，塞栓源の検索として，内頸動脈狭窄，心房細動，心臓の弁膜症などのチェックが必要である．CRAOの患者で，心エコーにて塞栓源がみつかったものが52％，70％以上の内頸動脈狭窄が40％という報告がある[5]．また，急性動脈閉塞患者は脳・心臓血管疾患のリスクが高いことも報告されており，眼科的評価・治療と並行して循環器内科や脳神経外科・神経内科的な評価が勧められる．若年者の場合は血液疾患，膠原病などの精査も必要であり，専門外来に精査を依頼する．また，二次的に血管新生緑内障が2.5％の症例で発症したと報告されており[5]，当面は定期フォローが必要である．

視力予後は，70～80％の患者の最終視力は指数弁以下であったという報告もあるように全般に不良である．しかし，発症後に回復がみられることもあり，その回復率はとくに一過性CRAOで高い．CRAOでは20％ほどの患者で視力あるいは視野の回復がみられた一方，一過性CRAOでは82％が改善したという報告もみられる[2]．

長期的な網膜所見としては，網膜内層萎縮，網膜血管狭細化，視神経萎縮が生じる．この網膜内層萎縮は検眼鏡的には検出困難であるが，OCTでは明瞭である．

網膜中心動脈分枝閉塞症

BRAOは網膜中心動脈の分枝が閉塞することにより起こる．視力は比較的良好であり，発症後1週間以内に受診した患者の74％が視力0.5以上であり，それらの患者では視力が悪化したのは3％のみで，89％の患者が最終視力0.5以上をキープし，視力0.5以下の患者でも79％で視力改善がみられたという報告がある[1]．また，毛様網膜動脈の閉塞についても同様にCRAOよりも予後はかなり良好であり，最終視力0.5以上であった割合は90～100％と報告されている[1]．このため，閉塞範囲が黄斑を広範に含んでしまうようなタイプでなければ，侵襲的な治療の適応とはなりにくいと考えられる．

文献

1) Hayreh SS：Ocular vascular occlusive disorders：natural history of visual outcome. *Prog Retin Eye Res* **41**：1-25, 2014
2) Hayreh SS：Central retinal artery occlusion. *Indian J Ophthalmol* **66**：1684-1694, 2018
3) Youn TS, Lavin P, Patrylo M et al：Current treatment of central retinal artery occlusion：a national survey. *J Neurol* **265**：330-335, 2018
4) Chronopoulos A, Schutz JS：Central retinal artery occlusion-A new, provisional treatment approach. *Surv Ophthalmol* **64**：443-451, 2019
5) Hayreh SS, Podhajsky PA, Zimmerman MB：Retinal artery occlusion：associated systemic and ophthalmic abnormalities. *Ophthalmology* **116**：1928-1936, 2009

I 中途失明の可能性のある疾患とその検査/治療　3. 網膜硝子体

Q7 網膜ジストロフィ（網膜色素変性症を含む）の鑑別について教えてください

回答者　中村奈津子*　角田和繁**

A

- 網膜ジストロフィは杆体機能や錐体機能が進行性に障害される遺伝性網膜疾患である．
- 一般的に学童期から青年期に，視力低下・羞明・夜盲・視野異常などの症状が出現する．
- 網膜ジストロフィの中には検眼鏡的所見が正常な症例や，中心窩回避のために自覚症状の出現が遅い症例もあり，FA，OCT，ERGによる網膜形態および機能評価が重要である．
- 現状の生活に適応できるようにロービジョンケアとの連携が必要である．

はじめに

　網膜ジストロフィとは，進行性に網膜機能が障害される遺伝性網膜疾患であり，網膜色素変性症，錐体（錐体杆体）ジストロフィ，黄斑ジストロフィなどさまざまな疾患が含まれる．これらはおもに検眼鏡的所見や網膜電図（electroretinogram：ERG）所見に基づく分類である．

　これとは別に，遺伝学的原因から網膜ジストロフィを分類することも，疾患の病態を把握するうえで重要となっている．

　現在，網膜ジストロフィの原因遺伝子および遺伝子座として300種類近くが知られている．一つの網膜ジストロフィに対する原因遺伝子が複数存在することや，その原因遺伝子が複数の疾患にオーバーラップすることも多い．たとえば，網膜色素変性症には60種類以上の原因遺伝子があり，また一つの遺伝子の異常によって網膜色素変性症も錐体（錐体杆体）ジストロフィも発症することもよく知られている．

網膜ジストロフィの自覚症状

　一般的に学童期から青年期に，視力低下，視野異常，羞明，夜盲などが両眼性に緩徐に進行する．これらの症状が一度に出現することはほとんどなく，いつどのような症状が出現したのかを詳細に問診することで，疾患の罹患期間や病態が推測できる．実際には，眼症状として自覚していない症例もあり，このような場合は「外出時に人とぶつかることはないか」などと具体例をあげて問

診したり，家族に普段の様子を聞くことなどが必要となる．網膜色素変性症では夜盲や周辺部視野異常が初期症状として出現しやすい．一方，錐体杆体ジストロフィでは羞明や中心視野異常および視力低下がみられる．なかには中心窩が温存されているために高齢になっても視力良好な患者も存在するが，そのような患者でも羞明や霧視などを以前から自覚していることがある．また，網膜ジストロフィの診断に重要なのが，ぶどう膜炎など他の後天性疾患や，全身疾患や薬剤などの影響を鑑別することである．代謝性疾患や神経・筋疾患をはじめとする全身疾患の一連の症状として網膜所見が出現している可能性も考え既往歴の有無を確認する．また，薬剤使用歴の確認も行う．クロロキンや抗癌剤など網膜症を生じる有名な薬剤以外にも，ベンゾジアゼピン眼症など精神科関連の薬剤で羞明などが出現することがあるが，そのよう

---

*Natsuko Nakamura：東京大学眼科学教室，東京医療センター感覚器センター　**Kazushige Kakuta：東京医療センター感覚器センター
〔別刷請求先〕中村奈津子：〒113-8655 東京都文京区本郷7-3-1　東京大学眼科学教室

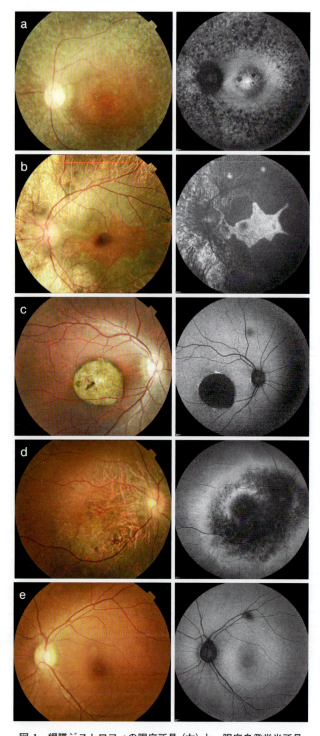

図1 網膜ジストロフィの眼底所見（左）と，眼底自発蛍光所見（右）
a：網膜色素変性症，b：コロイデレミア，c：錐体杆体ジストロフィ，d：錐体ジストロフィ，e：錐体ジストロフィ．

な薬剤歴は患者本人が積極的に申告しないこともあるので注意する．そして続発性網膜変性を否定するために過去にぶどう膜炎などの治療歴がないかどうかも確認する．

網膜ジストロフィの眼底所見

眼底所見は多彩である．網膜色素変性症では周辺部網膜の色調変化や萎縮，骨小体様色素沈着，周辺部網膜血管狭小化がみられることが多い（図1a）．網膜色素変性症の鑑別にあがるコロイデレミアは網脈絡膜ジストロフィに分類され，周辺部でも網膜血管は保たれるが網膜色素上皮や脈絡膜萎縮が強いため広範に脈絡膜血管が透見される（図1b）．錐体杆体ジストロフィでは，標的黄斑症（bull's eye maculopathy）を呈するもの（図1c）のほかに，後極全体に萎縮を呈する症例（図1d）や眼底所見が正常な症例（図1e）も存在する．

網膜ジストロフィの眼底自発蛍光

フルオレセイン蛍光造影（fluorescein angiography：FA）所見は眼底所見と同様に多彩であるが，網膜ジストロフィの診断だけでなく進行の評価にも有用である．FAは網膜色素上皮の変性部位に一致した異常所見を呈するため，軽度の視細胞障害のみの症例や停止性夜盲症などの双極細胞障害の症例では異常所見がみられないことがある．網膜色素変性症では周辺部網膜の萎縮部位に一致した蛍光消失および低蛍光領域と黄斑部周囲の輪状過蛍光所見がみられることが多い（図1a）．コロイデレミアでは広範な萎縮部位に一致した蛍光消失領域が黄斑部まで及ぶ（図1b）．錐体杆体ジストロフィでは眼底所見と同様に，黄斑部のみに蛍光消失および低蛍光領域を囲む輪状過蛍光所見がみられる症例（図1c）やそれが後極全体にみられる症例（図1d），中心窩のみにわずかな過蛍光所見を認める症例もある（図1e）．近年，使用頻度が多くなった広角眼底自発蛍光撮影は，周辺部網膜の検眼鏡的所見のみではわからない異常を検出するなど有用である一方，中心窩のみのわずかな異常の検出はむずかしい．そのため広角眼底自発蛍光と後極眼底自発蛍光撮影の症例ごとの使い分けや併用が望ましい．

網膜ジストロフィのOCT所見

OCT所見で黄斑部網膜の構造異常を確認することができる．代表的な所見を図2に示す．検査をするうえで重要なのがグレースケールのラインスキャンを用いることである．疑似カラーでは視細胞外節と網膜色素上皮細胞の接合部であるinterdigitation zone（IZ）や視細胞内節の膨大部であるellipsoid zone（EZ）などの判別が困

難となってしまう．網膜ジストロフィで多くを占める視細胞障害では，まず外層に着目する．一般的な経過としてはじめに IZ が消失し，次に EZ の不明瞭化・分断・消失が生じ，進行すると視細胞の核が存在する外顆粒層（outer nuclear layer：ONL）が菲薄化することが多い．さらに進行すると網膜色素上皮細胞や脈絡膜も萎縮する（図 2）．

また，中心窩における IZ や EZ は視力に影響するため，その整合性を確認する．また，しばしば見落とされるのが遺伝性の視神経疾患で，神経線維層が菲薄化しているにもかかわらず，外層にばかり注目して気づかれない症例が存在する．慣れないうちは正常例と見比べることも見落としを防ぐ方法の一つである．

網膜ジストロフィの電気生理学的検査

電気生理学的検査は網膜ジストロフィの診断でもっとも重要である．全視野 ERG，黄斑部局所 ERG，多局所 ERG，眼電位図（electrooculogram：EOG），視覚誘発電位（visual evoked potentials：VEP）などがある．これらの中から症例に適した検査を行い診断に用いる．

一般的にはまず全視野 ERG を撮ることが多く，国際視覚電気生理学会の定める ISCEV プロトコールに準拠

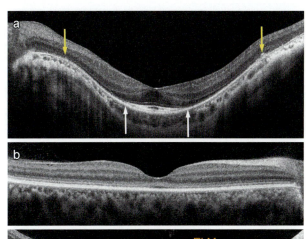

図 2　網膜ジストロフィの OCT 所見
a：中心窩の温存された網膜色素変性症．本症例では中心窩で IZ が保たれ，EZ も白矢印の範囲で保たれている．網膜色素上皮も黄矢印の範囲で保たれているがその周囲では萎縮している．b：眼底所見の正常な錐体ジストロフィ．本症例は眼底所見の異常が軽微な症例であり，全体に IZ が消失し中心窩では EZ も不明瞭化しているが網膜色素上皮の萎縮はみられない．c：健常者．
IZ：interdigitation zone，EZ：ellipsoid zone，RPE：retinal pigment epithelium．ELM：external limiting membrane．

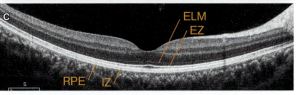

図 3　網膜ジストロフィの全視野 ERG 所見
a：網膜色素変性症．本症例ではすべての反応が消失している．b：錐体ジストロフィ．錐体ジストロフィでは錐体反応が優位に低下している．c：健常者．

して暗順応および明順応下で杆体反応，杆体・錐体混合反応，錐体反応，フリッカ反応を記録する．杆体反応が錐体反応よりも優位に障害されていたら網膜色素変性症が，その逆であれば錐体杆体ジストロフィが疑われるが，網膜色素変性症はある程度進行すると，杆体反応だけでなく錐体反応も消失する（**図3**）．また，オカルト黄斑ジストロフィなど黄斑部に限局した機能異常を呈する疾患においては全視野 ERG では異常を検出できないため，多局所 ERG や黄斑部局所 ERG を記録する必要がある．Best 病など網膜色素上皮細胞の異常が疑われる場合には EOG が必須である．ERG の検査上の注意としては，電気的ノイズを最小限にする，角膜コンタクトレンズ電極をしっかり固定する，決められた暗順応，明順応時間を守る，一つの反応を最低2回は記録し再現性を確認することなどである．これらができていない状態で検査をすると，診断に有用な波形が得られないばかりか誤診を招く可能性もある．簡便な方法として，暗順応後に杆体・錐体混合反応（フラッシュ ERG）を撮るだけでもおおまかな網膜機能の情報を得ることができる．最近では皮膚電極を用いてノイズの少ない全視野 ERG が撮れる機器やポータブルの ERG 測定器も出ており，施設の状況や患者の状態に合わせて検査をすることが可能となった．

網膜ジストロフィの遺伝学的検査

現時点で，約300の遺伝子および遺伝子座が網脈絡膜ジストロフィの発症に関与していることがわかっている．これらの遺伝学的情報を元に各疾患の詳細な病態も明らかになっており，Leber 先天黒内障をはじめとした多くの疾患で遺伝子治療の臨床研究が進められている．しかし，遺伝学的検査の重要性が高まる一方で，現在の日本における眼科遺伝学的検査は保険で認められておらず，各施設主体の研究目的で行われているのが実情である．今後，遺伝学的検査を確実に眼科臨床に役立てるためには，検査の精度や，遺伝カウンセリングなどの患者対応について，適正なルールに則って行う必要がある．

おわりに

網膜ジストロフィの診断に必要な問診や各検査のポイントを簡潔に述べた．診断においては，詳細な問診内容とさまざまな検査所見を総合的に判断する必要がある．

＊　＊　＊

Q8 加齢黄斑変性の診断について教えてください

回答者　玉城　環* 　古泉英貴**

A

- 加齢黄斑変性（AMD）は前駆病変，滲出型AMD，萎縮型AMDに大別される．
- 滲出型AMDは，蛍光眼底造影所見により，典型AMD，PCV，RAPに分類される．
- IAでポリープ状病巣を認めるものはPCV，網膜血管に連なる網膜内・網膜下新生血管を認めるものはRAP，それ以外は典型AMDである（典型AMDは除外診断）．
- 萎縮型AMDの診断には眼底自発蛍光撮影やOCTが有用である．
- 眼底所見に加え，OCT，蛍光眼底造影，眼底自発蛍光撮影などの検査結果を総合的に評価し，診断する．

はじめに

　加齢黄斑変性（age-related macular degeneration：AMD）は，わが国における視覚障害の原因疾患で第4位となっている．わが国と欧米との間で疾患概念は若干異なるが，厚生労働省網膜脈絡膜・視神経萎縮症調査研究班によると，AMDは50歳以上で，中心窩を中心とする半径3,000μmの範囲に認める加齢に基づく黄斑異常と定義されており，前駆病変，滲出型，萎縮型に大別される（表1）[1]．滲出型AMDはさらに新生血管の表現型により，典型AMD，ポリープ状脈絡膜血管症（polypoidal choroidal vasculopathy：PCV），網膜血管腫状増殖（retinal angiomatous proliferation：RAP）の三つのサブタイプに分類される．本稿では，これらの診断について概説する．

前駆病変

　前駆病変は，軟性ドルーゼンあるいは網膜色素上皮（retinal pigment epithelium：RPE）異常と定義されている．

　ドルーゼンは眼底にみられる黄白色の小円形隆起病巣であり，組織学的にはRPEの基底膜とBruch膜の内膠原線維層の間に蓄積したさまざまな蛋白質や脂質を含む多形性物質である．光干渉断層計（optical coherence tomography：OCT）でその局在がよくわかる．ドルーゼンはサイズ（一般には長径）で分類する考え方が優勢で，63μmより小さいものが硬性ドルーゼン，63μm以上のものが軟性ドルーゼンと解釈されている．視神経乳頭縁における網膜静脈起始部の直径約125μmをメルクマールとし，軟性ドルーゼンが1個以上みられれば前駆病変と診断される（図1）．硬性ドルーゼンは単なる加齢性変化で病的意義は少ないが，軟性ドルーゼンとAMD発症には密接な関係がある．

　RPE異常は，色素脱失，色素むら，色素沈着，直径1乳頭径未満の漿液性網膜色素上皮剝離（retinal pigment epithelial detachment：PED）が含まれる．

滲出型AMD

　滲出型AMDは，RPEや脈絡膜の加齢性変化を背景として，脈絡膜新生血管（choroidal neovasculariza-

---

*Tamaki Tamashiro：豊見城中央病院眼科，琉球大学大学院医学研究科医学専攻眼科学講座　　**Hideki Koizumi：琉球大学大学院医学研究科医学専攻眼科学講座
〔別刷請求先〕古泉英貴：〒903-0125 沖縄県中頭郡西原町字上原207　琉球大学大学院医学研究科医学専攻眼科学講座

表1 厚生労働省網脈絡膜・視神経萎縮症調査研究班による診断の手引き

加齢黄斑変性の診断基準
- 年齢50歳以上
- 中心窩を中心とする直径3,000μm以内の領域に以下の病変

1. 前駆病変
    1) 軟性ドルーゼン 直径63μm以上のものが1個以上
    2) 網膜色素上皮異常 網膜色素上皮の色素脱失，色素沈着，色素ムラ，直径1乳頭径大未満の漿液性網膜色素上皮剥離
2. 滲出型加齢黄斑変性
    1) 主要所見：以下の4つのうち少なくとも1つを満たすもの
        - 脈絡膜新生血管
        - 漿液性網膜色素上皮剥離
        - 出血性網膜色素上皮剥離
        - 線維性瘢痕
    2) 随伴所見：以下の所見を伴うことが多い
        - 滲出性変化：網膜下灰白色斑（網膜下フィブリン），硬性白斑，網膜浮腫，漿液性網膜剥離
        - 網膜または網膜下出血
3. 萎縮型加齢黄斑変性
    脈絡膜血管が透見できる網膜色素上皮の境界鮮明な地図状萎縮（大きさの基準はない）を伴う
4. 除外規定
    近視，炎症性疾患，変性疾患，外傷などによる病変を除外

加齢黄斑変性の分類
滲出型：脈絡膜新生血管による病巣と脈絡膜新生血管を伴わない網膜色素上皮剥離
特殊型：ポリープ状脈絡膜血管症，網膜血管腫状増殖
萎縮型：地図状萎縮

tion：CNV）を生じる．解剖学的に，CNVがRPE下に存在するtype 1 CNV（図2）と，RPEを貫いて感覚網膜下に進展したtype 2 CNV（図3）に分類される．眼底所見，フルオレセイン蛍光眼底造影（fluorescein angiography：FA），インドシアニングリーン蛍光眼底造影（indocyanine green angiography：IA），OCTなどの結果から総合的に診断する．典型AMDのほかに，特殊型としてPCVとRAPがある．

1. 典型AMD

滲出型AMDのうち，後述するPCVとRAPを除いたものをさし，わが国の滲出型AMDのおよそ1/3～1/2が該当する[2,3]．

2. PCV

PCVはわが国を含めたアジア諸国に多く，IAが診断に有用である[4,5]．わが国におけるhospital-basedの研究では，滲出型AMDの半数以上がPCVであったとの報告もある[2]．

日本ポリープ状脈絡膜血管症研究会のPCV診断基準によると，確実例は眼底検査で橙赤色隆起病巣を認めるか，IAで特徴的なポリープ病巣を認めるものとされている[6]．OCTではポリープ状病巣は急峻な立ち上がりのRPE隆起として認められ，漿液性または出血性PED

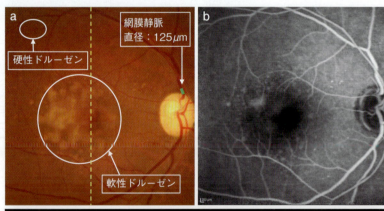

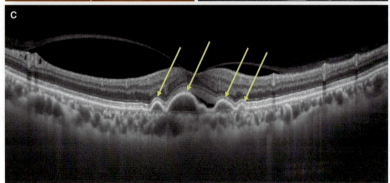

図1 前駆病変
a：カラー眼底写真．静脈直径をメルクマールとしてドルーゼンを分類．b：FA後期．多くはドルーゼンに一致した過蛍光となるが，一部低蛍光となるドルーゼンも存在する．c：OCT．（カラー眼底写真での黄破線部位をスキャン，以下の図も同様）ドルーゼンに一致したドーム状のRPE隆起を認める（矢印）．

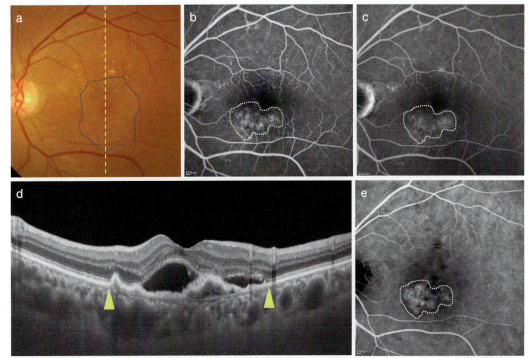

図2 Type 1 脈絡膜新生血管（CNV）の典型加齢黄斑変性
a：カラー眼底写真．傍中心窩に漿液性網膜剥離（青色点線）を認めるが，CNVは明らかでない．b：FA早期．CNV（白色点線）が描出されはじめている．c：FA後期．CNVの蛍光漏出が早期よりわずかに増強している．d：OCT．漿液性網膜剥離と，その直下にRPE下のCNVを示唆するRPE不整隆起を認め（矢頭間）．e：IA．FAでの蛍光漏出部位に一致してCNVを認める．

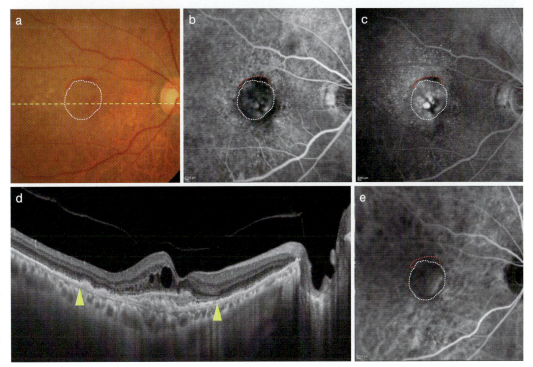

図3 Type 2 脈絡膜新生血管（CNV）の典型加齢黄斑変性
a：カラー眼底写真．灰白色のCNV（白色点線）とその上方に網膜下出血（赤色点線）を認める．b：FA早期．CNVが過蛍光に，網膜下出血によるブロック（赤色点線）は低蛍光に描出される．c：FA後期．CNVからの蛍光漏出が早期像より増強・拡大している．d：OCT．RPE下から網膜下にCNV（黄色矢頭間）を認め，その直上にCNVの活動性を示す網膜内浮腫がある．e：IA．ポリープ状病巣は認めず，典型加齢黄斑変性の診断となる．

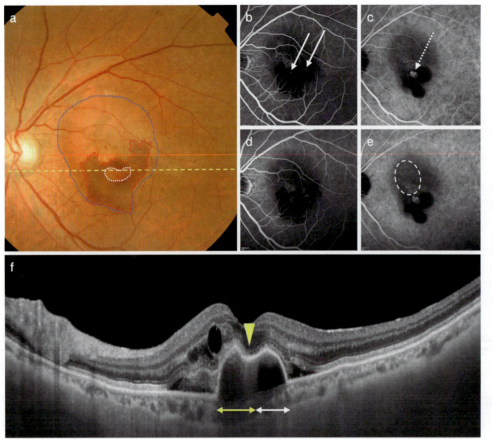

図4 ポリープ状脈絡膜血管症（PCV）
a：カラー眼底写真．PEDの中に橙赤色隆起病変（白色点線）を認める．周囲には網膜下出血（赤色点線）と広範囲の漿液性網膜剝離（青色点線）を認める．b：FA早期．網膜下出血によるブロックの中に，わずかに蛍光漏出（矢印）を認める．c：IA早期．ポリープ状病巣（点線矢印）を認める．d：FA後期．CNVからの蛍光漏出は早期と比較してわずかに増強している．e：IA後期．異常血管網（点線）が描出されている．f：OCT．内部が中輝度の急峻な立ち上がりのRPE隆起（ポリープ状病巣：黄色矢印）がPED（白色矢印）の辺縁に存在するために，RPE隆起に段差が生じ"tomographic notch sign"（黄色矢頭）を認める．

を伴う場合は，その辺縁に存在することが多いため，RPE隆起に段差が生じて"tomographic notch sign"とよばれる所見を呈する（図4）．異常血管網はRPEとBruch膜の間に局在すると考えられており，"double-layer sign"として認められる．

3. RAP

前述の典型AMDとPCVが脈絡膜由来の新生血管を起源とするのに対し，RAPは網膜血管由来の新生血管が網膜下やRPE下に進展し，最終的に併発したCNVと吻合すると考えられている[7]．解剖学的分類では，type 3 CNVとも表現される[8]．わが国では滲出型AMDの約5％がRAPであるとされ，高齢女性，両眼性に発症することが多い[2]．検眼鏡的には網膜浅層の出血や浮腫，網膜-網膜吻合（retinal-retinal anastomosis：RRA）を認める．とくに網膜浅層の出血は典型AMDとの鑑別点となりRAPに特徴的な所見である．OCTでは，網膜内新生血管（intraretinal neovascularization：IRN）が網膜内を増殖・進展する所見や，さらに網膜下へ進展し，漿液性網膜剝離や網膜浮腫・出血，PEDを生じている所見，IRNがRPEを穿破している所見などを観察することもできる．FAも有用だが，出血などでブロックされることがあり，IAのほうがより有用と考えられている．IAではRRAや網膜-脈絡膜吻合（retinal-choroidal anastomosis：RCA）が描出可能で，新生血管に一致する過蛍光が"hot spot"として認められる（図5）．

萎縮型AMD

地図状萎縮とよばれる脈絡膜血管が透見できる境界鮮明な円形のRPEの萎縮（大きさは問わない）を認めるが，出血や滲出は認めない状態と定義されており，その頻度は白人には多いがアジア人ではやや低い．眼底自発蛍光撮影が診断に有用で，萎縮部はRPEの欠失のために低蛍光となる．OCTでは，外境界膜，ellipsoid zone，RPEなどの網膜外層が消失し，脈絡膜の反射が亢進する（図6）[9]．

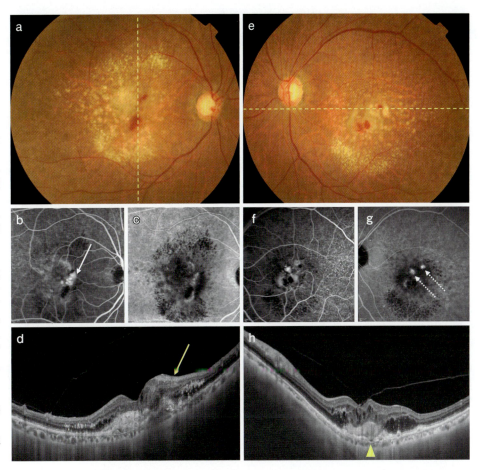

図5 網膜血管腫状増殖（RAP）

a：右眼カラー眼底写真．多発する軟性ドルーゼンと網膜表層出血を認める．b：右眼FA早期．RAPからの蛍光漏出と網膜-網膜吻合（RRA：矢印）を認める．c：右眼IA後期．新生血管からの蛍光漏出がより明瞭になっている．d：右眼OCT．網膜内新生血管（IRN：矢印）とその周囲にやや中輝度の網膜出血を認める．e：左眼カラー眼底写真．こちらにも軟性ドルーゼンと網膜表層出血を認める．f：左眼FA早期．RAPに一致した過蛍光と出血によるブロックを認める．g：左眼IA後期．脈絡膜-網膜吻合（CRA）いわゆる"hot spot"（点線矢印）を認める．h：左眼OCT．脈絡膜は薄く，RPEの断裂（矢頭）とその上に網膜内新生血管を認める．

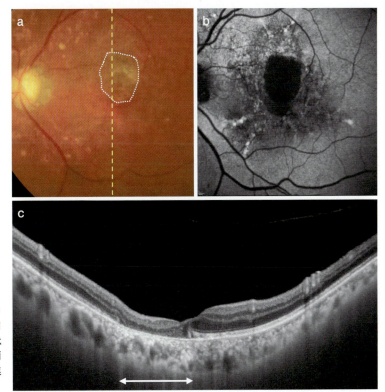

図6 萎縮型加齢黄斑変性の症例

a：カラー眼底写真．脈絡膜血管が透見できる境界鮮明なRPEの萎縮病巣を認める（白色点線）．b：眼底自発蛍光．萎縮内部は低蛍光となる．c：OCT．網膜外層は欠損・消失し（矢印間），同部位の脈絡膜反射は亢進する．

除外規定

近視,網膜色素線条,外傷などの続発性CNVを伴う可能性のある疾患と,地図状萎縮との鑑別が必要な疾患を除外する.

文　献

1) 髙橋寛二,石橋達朗,小椋祐一郎ほか:加齢黄斑変性の分類と診断基準.日眼会誌 **112**:1076-1084, 2008
2) Maruko I, Iida T, Saito M et al:Clinical characteristics of exudative age-related macular degeneration in Japanese patients. *Am J Ophthalmol* **144**:15-22, 2007
3) Obata R, Yanagi Y, Kami J et al:Polypoidal choroidal vasculopathy and retinochoroidal anastomosis in Japanese patients eligible for photodynamic therapy for exudative age-related macular degeneration. *Jpn J Ophthalmol* **50**:354-360, 2006
4) Yannuzzi LA, Sorenson J, Spaide RF et al:Idiopathic polypoidal choroidal vasculopathy (IPCV). *Retina* **10**:1-8, 1990
5) Spaide RF, Yannuzzi LA, Slakter JS et al:Indocyanine green videoangiography of idiopathic polypoidal choroidal vasculopathy. *Retina* **15**:100-110, 1995
6) 日本ポリープ状脈絡膜血管症研究会:臨床研究 ポリープ状脈絡膜血管症の診断基準.日眼会誌 **109**:417-427, 2005
7) Yannuzzi LA, Negrao S, Iida T et al:Retinal angiomatous proliferation in age-related macular degeneration. *Retina* **21**:416-434, 2001
8) Freund KB, Ho IV, Barbazetto IA et al:Type 3 neovascularization:the expanded spectrum of retinal angiomatous proliferation. *Retina* **28**:201-211, 2008
9) Fleckenstein M, Charbel Issa P, Helb HM et al:High-resolution spectral domain-OCT imaging in geographic atrophy associated with age-related macular degeneration. *Invest Ophthalmol Vis Sci* **49**:4137-4144, 2008

＊　＊　＊

I 中途失明の可能性のある疾患とその検査/治療　3. 網膜硝子体

Q9 加齢黄斑変性の治療について教えてください．とくに抗VEGF薬の投与法について教えてください

回答者　松本英孝

A

- 滲出型加齢黄斑変性に対する治療の第一選択は抗血管内皮増殖因子（VEGF）薬硝子体内注射である．
- 抗VEGF療法は導入期と維持期に分けられ，維持期の投与法は固定投与，必要時投与，treat-and-extendの三つに大別される．
- 滲出型加齢黄斑変性の病型によって，抗VEGF薬の使い分けや抗VEGF薬併用光線力学的療法を検討する．
- タキフィラキシー，局所または全身合併症などの問題がある．
- 抗VEGF療法を中止することもある．

はじめに

加齢黄斑変性（age-related macular degeneration：AMD）は萎縮型と滲出型に分類される．萎縮型に対しては現在もまだ有効な治療は確立されていない．一方，滲出型に対しては，網膜光凝固術，ステロイドTenon嚢下または硝子体内注射，黄斑移動術，光線力学的療法などの治療が行われてきたが，現在の第一選択は抗血管内皮増殖因子（vascular endothelial growth factor：VEGF）薬硝子体内注射である．海外で行われた臨床試験で，毎月の抗VEGF薬硝子体内注射が視力の改善，維持に有効であることが証明されたためである[1,2]．これまでの治療では視力を改善させることは困難であったため，抗VEGF療法の登場は滲出型AMDの治療における大きな転換点となった．本稿では，滲出型AMDに対する抗VEGF薬の投与法を中心に解説する．

抗VEGF薬

VEGFは血管内皮細胞の分裂を促進して血管新生を誘導するとともに血管透過性を亢進させる働きがある．VEGF遺伝子ファミリーには，VEGF-A，B，C，Dと胎盤成長因子（placental growth factor：PlGF）が含まれる．現在，わが国で保険適用となっている抗VEGF薬でおもに使われているのは，ラニビズマブ（ルセンティス®）とアフリベルセプト（アイリーア®）の二つである．ラニビズマブはVEGF-Aに結合するのに対して，アフリベルセプトはVEGF-AのほかVEGF-BとPlGFにも結合して作用を阻害する．また，アフリベルセプトはVEGF-Aに対する親和性が高く，高い抗VEGF作用を有している．

抗VEGF薬の投与法

抗VEGF療法は，視力改善を目的とする導入期と，改善した視力の維持を目的とする維持期に分けられる．導入期は月1回，3回連続の硝子体内投与を行うのが一般的である．維持期の投与法は，固定投与，必要時投与（pro re nata：PRN），treat-and-extend（TAE）の三つに大別される（図1）．以下で，それぞれの投与法について解説する．

1. 固定投与

滲出性変化の有無にかかわらず，定期的に投与を行う

---

*Hidetaka Matsumoto：群馬大学大学院医学系研究科脳神経病態制御学講座眼科学
〔別刷請求先〕松本英孝：〒371-8511 前橋市昭和町3-39-15 群馬大学大学院医学系研究科脳神経病態制御学講座眼科学

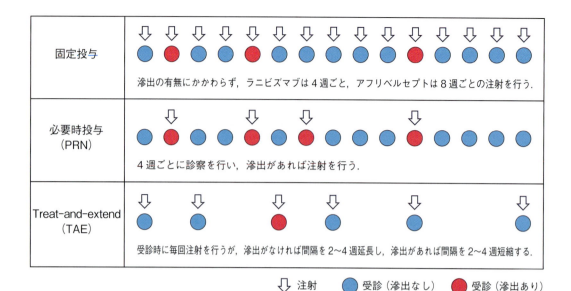

図1 維持期の抗VEGF薬投与法

方法である．ラニビズマブを用いた臨床試験であるMARINA，ANCHOR試験で，4週ごとの固定投与で2年間視力を維持できることが証明されている．アフリベルセプトを用いた臨床試験であるVIEW1，VIEW2試験で8週ごとの固定投与は，ラニビズマブによる4週ごとの固定投与に対する非劣性が証明されている[3]．このため，ラニビズマブであれば4週ごと，アフリベルセプトであれば8週ごとに固定投与を行う．固定投与では，投与スケジュールがはっきりしているが，患者，医療者ともに負担が大きく，overtreatment（過剰な治療）になる可能性もある．

2. 必要時投与（PRN）

滲出性変化がみられる場合は投与を行い，滲出性変化がない場合には経過観察をする方法である．滲出性変化の有無の判定には光干渉断層計（optical coherence tomography：OCT）が有用である．OCTを用いれば，軽度の網膜浮腫や漿液性網膜剝離なども容易に描出できるからである．ラニビズマブを用いたPrONTO試験で，改善した視力の維持にPRNが有効であることが証明されている[4]．PRNでは，必要時のみ抗VEGF薬を投与するため，投与回数を最小限に抑えることができる．これが最大の利点である．しかし，滲出性変化を放置すると網膜に不可逆的なダメージが加わり視力低下につながる．MARINA，ANCHOR試験に参加した患者が，その後実臨床に戻ってundertreatment（不十分な治療）となった結果，視力は維持できずベースラインよりも低下したと報告されている[5]．このため，PRNでは1カ月ごとの厳密な経過観察が必要であると同時に，滲出性変化が出現した場合には速やかな投与が必要である．PRNでは毎月の診察が必要となるため，患者，医療者ともに負担が大きい．診察をしないと抗VEGF薬を投与するかわからないため，患者は常に精神的な負担があるといわれている．さらに，医療者にとっては，薬剤や投与に必要な物品の量を予測することが困難なため準備がしづらいという欠点もある．

3. Treat-and-extend（TAE）

滲出性変化の有無によって投与間隔を調整しながら計画的に治療していく方法である．受診時に毎回投与を行うが，滲出性変化がみられなければ受診間隔を2〜4週ずつ延長していき，最長12〜16週間隔で投与を継続する．滲出性変化がみられる場合には，受診間隔を2〜4週短縮することによって投与間隔を調整する．最短は4週間隔である（図2）．この方法では，症例ごとに滲出が再燃しない適切な投与間隔を設定することができるため，滲出による網膜へのダメージが起こりにくく改善した視力を維持しやすい[6]．滲出の再燃がなければ受診間隔を延長できるため，患者，医療者ともに大幅に負担を軽減することができる．これらのことから，近年ではTAEが世界的に主流となっている．TAEでは，受診時に必ず抗VEGF薬を投与するため，患者にとっても精神的負担が少ないといわれている．さらに，計画的な投与であるため，医療者にとっては薬剤や投与に必要な物品

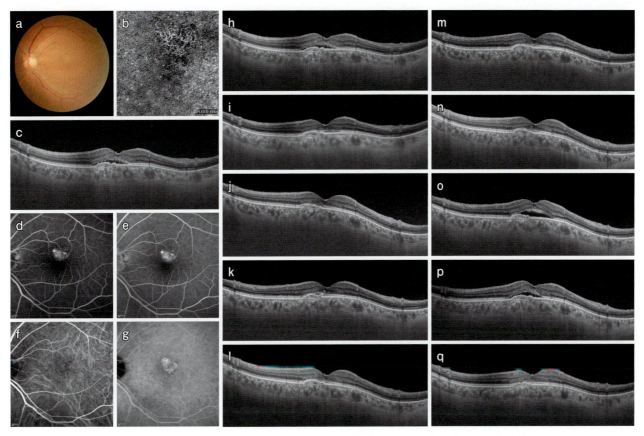

図2 典型加齢黄斑変性に対するアフリベルセプト硝子体内注射を用いた treat-and-extend

73歳，女性，左眼視力 (0.7)．**a**：眼底写真．中心窩上方に網膜色素上皮萎縮がみられる．**b**：光干渉断層血管撮影 (3×3mm)．中心窩上方に脈絡膜新生血管 (CNV) の血管網がみられる．**c**：光干渉断層計 (縦12mm)．中心窩上方に網膜色素上皮剝離がみられ，漿液性網膜剝離を伴っている．**d，e**：フルオレセイン蛍光眼底造影．中心窩上方に occult CNV がみられる．**f，g**：インドシアニングリーン蛍光眼底造影：中心窩上方に CNV がみられる．**h～q**：治療経過 (経過中に出血はみられず)．**h**：治療前．漿液性網膜剝離がみられる．**i**：導入治療として硝子体内注射を3回施行後．漿液性網膜剝離は消退している．**j**：最終注射の6週後．滲出の再燃はみられない．硝子体内注射を施行．**k**：8週後．わずかに漿液性網膜剝離が再発している．硝子体内注射を施行．**l**：6週後．漿液性網膜剝離は消退している．硝子体内注射を施行．**m**：8週後．滲出の再燃はみられない．硝子体内注射を施行．**n**：10週後．滲出の再燃はみられない．硝子体内注射を施行．**o**：12週後．漿液性網膜剝離が再発している．硝子体内注射を施行．**p**：10週後．漿液性網膜剝離がみられる．硝子体内注射を施行．**q**：8週後．漿液性網膜剝離は消退している．硝子体内注射を施行．

の準備がしやすいという利点もある．

一方で，滲出がない状態でも投与を行うため，固定投与ほどではないが overtreatment になりやすいという欠点がある．この overtreatment の問題を解決するために，modified TAE という投与法も報告されている[7]．導入期治療によって滲出性変化がみられなくなった後 PRN として，症例ごとに滲出が再燃するまでの期間を確認し，それよりも少し短い間隔で抗 VEGF 薬を投与していくという方法である．この投与法によって治療回数は減らすことができるが，1回目の再燃までは PRN で毎月受診することになるため受診回数が増えてしまうというジレンマがある．

近年，TAE12 または 16 週間隔で再燃がみられない経過良好例に対して，治療を中止して経過観察を行うというプロトコールやガイドラインが報告されている[8,9]．しかし，抗 VEGF 薬治療を行っても新生血管が完全に消退することは非常にまれである．いずれかのタイミングで残存した新生血管の活動性が高くなり，滲出が再燃する可能性がきわめて高いと考えられる．したがって，治療を中止した後の経過観察の間隔をどう設定するかが課題と思われる．PRN のように頻回に経過観察をすれば患者，医療者の負担が増えることになる．逆に，疎な経過観察になると，再燃時の対応の遅れによってこれまで維持してきた視力が低下してしまう危険性がある．

TAE中止には，解決すべき問題がまだ残されている．

病型診断の重要性

滲出型AMDは，典型AMD，ポリープ状脈絡膜血管症，網膜血管腫状増殖などの病型に分類される．病型によって治療に対する反応が違うため，的確に病型診断を行ったうえで治療していくことが重要である．

筆者らの施設でアフリベルセプトを用いたTAEによる2年間の治療成績をまとめたところ，滲出性変化の改善はどの病型でも良好であったが，病型によって必要とする治療回数に違いがあることがわかった[10]．また，網膜血管腫状増殖では，黄斑萎縮の発生，拡大によって視力低下をきたしやすいこと，脈絡膜厚が黄斑萎縮の面積と負の相関を示すことを見出した[10]．ラニビズマブを用いた前向き研究でも，治療前の脈絡膜厚が薄い滲出型AMDでは黄斑萎縮をきたしやすいことが報告されている[11]．ラニビズマブとアフリベルセプトを比較した場合，アフリベルセプトのほうが色素上皮下の病変に対して治療効果が高いこと，脈絡膜厚を減少させる効果が高いことがわかっている．これらのことから，網膜血管腫状増殖の治療では，滲出性変化を改善させることはもちろん重要であるが，できるだけ黄斑萎縮をきたさないような薬剤選択も必要と筆者は考えている．

ポリープ状脈絡膜血管症に対するアフリベルセプトを用いたTAEでは，導入治療後にインドシアニングリーン蛍光眼底造影でポリープ状病巣の残存が確認された症例では，完全に消失した症例と比較して2年間の治療回数が有意に多かったという結果を得ている[12]．つまり，導入治療でポリープ状病巣を消失させることが，その後の滲出の抑制に有効であるといえる．ちなみに，アフリベルセプトはラニビズマブよりもポリープ状病巣を消失させる効果が高く，抗VEGF薬併用光線力学的療法は抗VEGF薬単独療法より高率でポリープ状病巣を消失させることができる．ポリープ状脈絡膜血管症に対するラニビズマブ単独とラニビズマブ併用光線力学的療法の1年間の治療効果を前向きに比較したEVERESTⅡ試験においても，併用療法のほうがポリープ状病巣の消失率は有意に高く，硝子体注射の回数は有意に少なく，視力改善度も有意に大きいと報告されている[13]．以上のことから，ポリープ状脈絡膜血管症に対しては，抗VEGF薬単独であればアフリベルセプトを選択すべきである．抗VEGF薬併用光線力学的療法も積極的に検討してよ

いと考えられる．

タキフィラキシー

タキフィラキシーとは，薬剤をとくに短時間の反復投与することによって，薬に対する反応性の急激な減少が起こることである．滲出型AMDに対する抗VEGF療法においても，最初は滲出抑制などの効果が十分にみられていたにもかかわらず，反復投与によって効果が減弱する場合がある．このような場合には，抗VEGF薬の種類変更（スイッチ）または一時的な休止を検討する．

全身への影響

ラニビズマブ，アフリベルセプトともに，脳卒中（脳梗塞，脳出血など）または一過性脳虚血発作の既往歴などの脳卒中の危険因子のある患者に対しては慎重投与と添付文書に記載されている．どちらの薬剤のほうが脳卒中などの全身合併症を起こすリスクが高いかについてはまだ結論がでていない．しかし，ラニビズマブと比較してアフリベルセプトは血漿中の遊離型VEGFを抑制する作用が強いため，脳卒中の危険因子のある患者に投与する場合には，より慎重を期すべきと考えられる．

萎縮病巣への治療中止

黄斑部に網膜色素上皮萎縮や網膜萎縮，線維性瘢痕などが存在する場合，抗VEGF薬の投与によって滲出性変化が改善しても視機能の改善が期待できない．また，網膜色素上皮の機能障害によって起きている黄斑浮腫については，抗VEGF薬を投与しても改善困難なことが多い．これらの症例に抗VEGF薬の投与を継続することは，感染性眼内炎や水晶体損傷などの注射手技に伴う局所合併症や脳卒中などの全身合併症のリスクばかり負うことになるため，治療の中止を検討する．

おわりに

滲出型AMDは慢性疾患であり，滲出性病変の継続的な管理が必要である．長期にわたって視力を改善，維持させるために，病型や患者背景によって抗VEGF薬の種類，PDT併用療法，維持期の抗VEGF薬の投与法などを適切に選択していくことが大切である．

文　献

1) Rosenfeld PJ, Brown DM, Heier JS et al：Ranibizumab for

neovascular age-related macular degeneration. *N Engl J Med* **355**：1419-1431, 2006
2) Brown DM, Kaiser PK, Michels M et al：Ranibizumab versus verteporfin for neovascular age-related macular degeneration. *N Engl J Med* **355**：1432-1444, 2006
3) Heier JS, Brown DM, Chong V et al：Intravitreal aflibercept (VEGF trap-eye) in wet age-related macular degeneration. *Ophthalmology* **119**：2537-2548, 2012
4) Lalwani GA, Rosenfeld PJ, Fung AE et al：A variable-dosing regimen with intravitreal ranibizumab for neovascular age-related macular degeneration：year 2 of the PrONTO Study. *Am J Ophthalmol* **148**：43-58 e41, 2009
5) Rofagha S, Bhisitkul RB, Boyer DS et al；Group S-US：Seven-year outcomes in ranibizumab-treated patients in ANCHOR, MARINA, and HORIZON：a multicenter cohort study (SEVEN-UP). *Ophthalmology* **120**：2292-2299, 2013
6) Abedi F, Wickremasinghe S, Islam AF et al：Anti-VEGF treatment in neovascular age-related macular degeneration：a treat-and-extend protocol over 2 years. *Retina* **34**：1531-1538, 2014
7) Ohnaka M, Nagai Y, Sho K et al：A modified treat-and-extend regimen of aflibercept for treatment-naive patients with neovascular age-related macular degeneration. *Graefes Arch Clin Exp Ophthalmol* **255**：657-664, 2017
8) Munk MR, Arendt P, Yu S et al：The Impact of the vitreomacular interface in neovascular age-related macular degeneration in a treat-and-extend regimen with exit strategy. *Ophthalmol Retina* **2**：288-294, 2018
9) Koh A, Lanzetta P, Lee WK et al：Recommended guidelines for use of intravitreal aflibercept with a treat-and-extend regimen for the management of neovascular age-related macular degeneration in the Asia-Pacific region：report from a consensus panel. *Asia Pac J Ophthalmol (Phila)* **6**：296-302, 2017
10) Matsumoto H, Morimoto M, Mimura K et al：Treat-and-extend regimen with aflibercept for neovascular age-related macular degeneration：efficacy and macular atrophy development. *Ophthalmol Retina* **2**：462-468, 2018
11) Fan W, Abdelfattah NS, Uji A et al：Subfoveal choroidal thickness predicts macular atrophy in age-related macular degeneration：results from the TREX-AMD trial. *Graefes Arch Clin Exp Ophthalmol* **256**：511-518, 2018
12) Morimoto M, Matsumoto H, Mimura K et al：Two-year results of a treat-and-extend regimen with aflibercept for polypoidal choroidal vasculopathy. *Graefes Arch Clin Exp Ophthalmol* **255**：1891-1897, 2017
13) Koh A, Lai TYY, Takahashi K et al：Efficacy and safety of ranibizumab with or without verteporfin photodynamic therapy for polypoidal choroidal vasculopathy：a randomized clinical trial. *JAMA Ophthalmol* **135**：1206-1213, 2017

*　　　*　　　*

I 中途失明の可能性のある疾患とその検査/治療　3. 網膜硝子体

裂孔原性網膜剝離の治療はバックルではなく，すべて硝子体手術でよいのではないでしょうか

回答者　中野裕貴*　鈴間　潔*

- 裂孔原性網膜剝離におけるバックルの手術適応は，若年者の後部硝子体剝離が起こっていない萎縮性円孔によるものである．
- 小切開硝子体手術の登場で，近年の裂孔原性網膜剝離に占めるバックル手術の割合は減少しているが一定の需要はある．
- 若年者の硝子体手術は高齢者と比較して難度が高く，原因は後部硝子体剝離作製，水晶体の存在，網膜下液の粘稠性である．
- 若年者でも硝子体手術を選択する裂孔原性網膜剝離の病型があり，後部硝子体剝離の存在や上方裂孔，白内障手術併施例である．
- 鋸状縁断裂や急性網膜壊死においても輪状締結を採用しない症例が増えている．

はじめに

　裂孔原性網膜剝離（rhegmatogenous retinal detachment：RRD）の観血手術での治療方法は，硝子体手術とバックル手術（強膜内陥術・Exoplant手術）に大別できる．前者は内眼手術ゆえに難治な症例でも対応できるが，初回手術で復位が得られないと網膜は容易に全剝離になり，増殖硝子体網膜症になるリスクもあるミドルリスク・ハイリターンな手術手技である．後者は硝子体自体を直接触らない外眼手術ゆえに治療範囲が狭く適応を選ぶが，水晶体へのリスクがなく，初回復位に失敗しても状況が悪化しないローリスク・ミドルリターンな手術である．バックル手術は若年者の萎縮性円孔による網膜剝離，その他は硝子体手術という棲み分けが教科書的には行われているが，最近は硝子体手術で行うことが多くなり，バックル手術は減っているようである．

硝子体手術の進歩と席巻

　およそ10年前より，硝子体手術は23・25ゲージの経結膜・無縫合の小切開硝子体手術（micro incision vitrectomy surgery：MIVS）が広く普及し，20ゲージの硝子体手術を駆逐した．つまり手術装置・技術の進歩で硝子体手術は低侵襲になり，創縫合がなくなってトロッカーシステムになり，手術自体の難易度が低下して，新しい硝子体サージャンにとってMIVSの敷居は低くなった．加えて従来はバックルで行われてきた手術症例が硝子体手術で行われるようになり，その結果バックルの件数が減っている．たとえば香川大学では2018年に，RRDの手術は年間169件あったが，そのうちバックル手術はわずかに11件であった．図1は香川大学での過去11年分の硝子体手術の総数，RRDに対する硝子体手術の件数，RRDに対するバックル手術の件数とRRDにおけるバックル手術の割合を示したものである（2008年と2009年は硝子体手術の内訳がない）．2010～2012年はRRD手術の20％程度がバックル手術で行われていたが，2015年以降は7％程度で推移している．バックル手術は減少傾向であるが，この数年は底打ちしており一定の需要があることがうかがえる．

---

*Yuki Nakano & *Kiyoshi Suzuma：香川大学医学部・医学系研究科眼科学
〔別刷請求先〕中野裕貴：〒761-0793 香川県木田郡三木町池戸1750-1　香川大学医学部・医学系研究科眼科学

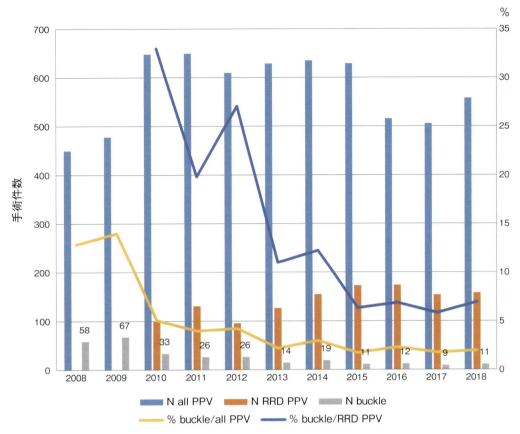

図1 硝子体手術（全数とRRD）およびバックル手術件数とその割合の推移
（香川大学医学部附属病院，2008〜2018年）

若年者の網膜剝離は硝子体手術がむずかしい

RRDの発症年齢のピークは若年者と高齢者にあり，発症機序が異なる．若年者は萎縮性円孔に硝子体牽引が加わったもので，硝子体がしっかりしているので病気の進行は慢性である．高齢者は後部硝子体剝離（posterior vitreous detachment：PVD）によって網膜が牽引され，馬蹄型裂孔を生じて網膜剝離となるもので，硝子体は液化が進行していることが多く，進行は急性もしくは亜急性である．これらの特徴から，二つの手術方式の得手・不得手を考えて選択されることになる．

高齢者はすでにPVDが起きている．網膜下液は水様であり網膜からの排液は容易で，仮に網膜下液が残存しても自然吸収を期待できる．現在の日本では50歳以上の患者は白内障手術を併施することが多く，周辺部硝子体を遠慮なく切除できる．これらは硝子体手術を選択するには都合がよい要素である．

反面，若年者に関する硝子体手術は三つのむずかしい点がある．一つめはPVDを人工的に作らなければならないことである．後極のPVD作製はできても，網膜剝離のある状態で赤道部を越えるまでPVDを進展させるのは難易度が高いものである．二つめは水晶体があるために，硝子体基底部の硝子体を遠慮なく切除しにくいことである．裂孔周囲の硝子体はなるだけ切除して牽引がかからないようにするのが鉄則であるが，水晶体の誤吸引を恐れて硝子体は残りがちである．ガス白内障は自然治癒するとはいえ，ガス白内障の予防のために腹臥位を強いられ，病態に合わせた理想の体位をとるのがむずかしくなる．三つめが一番問題で，網膜下液が粘稠であり，原因裂孔からの排液がむずかしいことである．新しい医原性裂孔を作製するか，原因裂孔をジアテルミーで焼却し大きく拡大しないと十分な網膜下液の排液は達成できない．パーフルオロカーボンの併用が望ましい．とくに問題になるのが裂孔が剝離範囲の下方で剝離の範囲が狭い症例では，残った網膜下液は網膜裂孔の直下に存在することになり裂孔閉鎖を妨げる．亜急性のRRDで

表1 裂孔原性網膜剝離：適応による裂孔原性網膜剝離の手術方式の分類－硝子体手術とバックル手術（私案）

A．硝子体手術の絶対適応
A1：PVD＋の胞状RRD，硝子体タンポナーデが期待できない
A2：硝子体混濁で眼底視認ができない症例
A3：単一のシリコーンバンドでカバーしきれない深さの違う複数裂孔，巨大裂孔
B．硝子体手術に転換してよい従来のバックル手術症例
B1：高齢者でPVD－のRRD
B2：白内障手術の併施が必要な若年者のRRD
B3：若年者でPVD＋のRRD
B4：バックル手術の既往例，初回バックル手術の復位失敗例
C．硝子体手術に転換するか悩む従来のバックル手術症例
C1：若年者でPVD－かつ裂孔が下方でない胞状のRRD
C2：若年者でPVD－かつ複数象限にある多発裂孔・剝離範囲の広い（3象限以上）RRD
D．バックル手術の絶対適応
D1：若年者でPVD－の丈の低いRRD
D2：若年者でPVD－の下方裂孔のRRD

は網膜下液はすぐに吸収するので問題にはならないが，若年者の網膜下液は粘稠で網膜裂孔が閉じても半年くらい存在することもあるくらいで，結果として復位は失敗する．逆に剝離範囲が広い場合は網膜下液が移動できる領域が広いので，裂孔の位置を天井に向けて安静にすれば網膜下液は対側に移動し，網膜裂孔の場所には網膜下液は残らない．ただし，若年者は水晶体を温存するためにガス白内障予防で腹臥位を取る必要があり，網膜下液は周辺部に移動することになり前述の戦略と相反してしまい，やはり硝子体手術との相性はよくない．

バックル手術から硝子体手術に移行する症例とは

従来，RRD手術におけるバックルの適応症例は広く，硝子体手術の絶対適応でないものはバックルで行われてきた．MIVSの普及で硝子体手術のストレス・合併症が減ると，次第に硝子体手術で対処可能な症例はバックルで行われなくなる．表1は硝子体手術とバックル手術の手術適応の線引きを分類したものである．このあたりの線引きは施設によってある程度の違いがあると思うが，香川大学の一つの基準として理解していただければ幸いである．以下，表1に沿って説明する．

硝子体手術の絶対適応はPVDのあるRRD（A1），硝子体混濁で眼底を視認できないもの（A2），バックルを物理的に載せられない症例（A3）である．逆説的にいえば，これらの適応でなければバックル手術をしてもよい

ことになる．ここから，硝子体手術に移行できそうな症例を考えてみる．

積極的に硝子体手術を選択してよい症例とは，白内障手術を併施する症例（B1，B2）とPVDが起きている症例（B3）である．

白内障手術の併施・IOL眼の症例では水晶体損傷を恐れることなく基底部の硝子体処理ができるので，裂孔の牽引解除はやりやすくなる．ただし網膜下液の排液に関しては，萎縮性円孔の場合硝子体との交通は乏しいことがあり，そのままでは排液には適さない．原因裂孔から網膜下液を抜くのはむずかしいため，原因裂孔をジアテルミーで拡大して排液するか，少し後極側かつ上方に新しい大きな医原性裂孔を作って排液するとよい．

PVDが起きている症例は若年でも硝子体手術でよい．PVDが起きているということは硝子体の液化は強く，網膜下液も粘稠でない可能性が高く，排出は容易と考えられる．バックル手術を選択した場合は網膜下液の排液量が多くなりがちで，術中眼圧低下が生じて上脈絡膜出血などの合併症が起きやすくなる．BSSや空気を眼内に注入して低眼圧をカバーする方法もあるが，バックルの手術件数が少なくなっている昨今では，術式はシンプルにすませたいものである．

バックルのままがよい症例は，やはり若年者のPVDが起きていない萎縮性円孔のRRDである．そのうち，裂孔が下方半球にないもの（C1）は硝子体手術を検討してもよいと思う．剝離範囲が広い，裂孔の数が多い場合は硝子体手術を選択する要素になる．複数象限にある多発裂孔・剝離範囲の広いRRD（C2）も硝子体手術を選択してもよいと思う．多発裂孔の場合は網膜変性が強く，術前の眼底検査でも拾いきれない未検出の小裂孔の可能性があり，原因裂孔と同じ深さの硝子体牽引を解除できる輪状締結併用でのバックル手術を施行することが多いと思う．硝子体手術の長所は術中の網膜観察が容易で裂孔の検出に向いている．もちろん術前での眼底検査は重要であるが，網膜変性の強い症例では硝子体手術を選択するのもよいと思う．

バックル手術の絶対適応であるが，若年者でPVDの起きていない丈の低いRRD（D1）はバックル手術のよい適応である．硝子体がしっかりしており，硝子体タンポナーデが期待できる．時間が経過していて網膜下索状物があるような症例でもバックル手術であれば復位には問題はない．硝子体手術を選択すると網膜下液の吸引は

困難である．下方裂孔（D2）も硝子体手術では苦手とする領域である．有水晶体でなければ側臥位で裂孔をガスでカバーできるが，有水晶体だとガス白内障の予防のため術後体位はうつむきの姿勢になり，ガスは周辺部網膜に当たらなくなるので硝子体手術は不利である．素直にバックル手術をするのがよいだろう．

最後にバックル手術の既往例である．術後早期（1週間以内）であれば，結膜やTenon嚢の瘢痕は軽度で再手術も容易だが，それ以降は瘢痕癒着が強くなる．バックル周囲には線維性の瘢痕鞘が生じ，短期的には強膜にも線維性増殖が生じる．バックルを縫着するためのポリエステル糸の通糸は，強膜と増殖組織の識別が困難で苦労を伴う．逆に手術から時間が経過すると強膜は菲薄化し，強膜穿孔のリスクをはらむ．疼痛も強く，局所麻酔下での手術は疼痛をコントロールできないので全身麻酔が必要である．

以上から，バックルの復位失敗による再手術は1週間以上経過すると手術難度が上がるので，再手術のぜひは術後早期に決める必要がある．1週間たったらバックルはそのままにして硝子体手術での再手術を試みるのがよいと思う．

バックル手術の進歩

硝子体手術と比べてバックル手術はこれといった進歩はないが，観察系で硝子体手術の応用が効くものがある．倒像鏡で眼底を確認する術者が多いと思うが，硝子体手術に用いる広角観察系で眼底を確認している術者もいると思う．contact wide field（CWF）レンズと顕微鏡斜照明（付け付けによるキセノンスリット）で見る方法と，シャンデリア照明を硝子体腔に挿入して広角観察系で見る方法がある．助手と眼底の視野を共有できるので手術教育の面では便利だが，弱点もある．前者はコントラストが低く視野を確保するのがややむずかしい．ただし硝子体との新しい交通がないのが利点である．後者は硝子体腔との交通ができるのが弱点で，使わないときに邪魔になるトロッカーの処理の問題がある．25Gではclosure bulbであれば，29Gではファイバーのみを抜去してコルクを残すのであれば，トロッカーを残しても硝子体液の漏出という大きな問題にはならないであろう．シャンデリアが倒れると水晶体損傷のリスクもある．それぞれの方式に慣れた硝子体手術になれた術者であれば問題なくできるが，従来の方法で慣れているとさほどメリットを感じないかもしれない．シャンデリアに関しては従来方式との比較研究があり，復位率や視力改善に有意差はないとの報告である[1]．

バックル手術で一番多い合併症は網膜下液の排液である．強膜切開のあと，ジアテルミーで脈絡膜を凝固して27Gなどの鋭針で脈絡膜を穿刺する術者が多いと思うが，硝子体手術用のレーザープローブで開窓を行う方法もある[2]．前者に比べてレーザーは穿刺部の端が鈍になり裂けて広がるリスクを回避できる．過去の研究では合併症（おもに網膜出血・上脈絡膜出血）の確率に有意差はないとのことである[3]．

硝子体手術とバックル手術の併施

RRDのうち，増殖硝子体網膜症や急性網膜壊死，初回復位に失敗した難治症例では，硝子体手術に加えてバックル手術を併施する症例もある．

増殖硝子体網膜症のうち，赤道部より前方に増殖膜を伴ういわゆる前部増殖硝子体網膜症（The Updated Retina Society Classificationでいうtype CA，Silicone Study Classificationでいうtype4および5）[4]においては，硝子体基底部の固くなった硝子体を完全に除去できないという理由で輪状締結を行うことがある．代替の方法は網膜切除による減張切開があり，その場合は輪状締結の必要はない．

急性網膜壊死では赤道部より前方の網膜壊死が強く，輪状締結を併施することがほとんどである[5]．色素上皮の機能が廃絶し，網膜光凝固による凝固が期待しにくいのが理由である．しかし，網膜光凝固を広めに行ってシリコーンオイルをしっかり充填すれば輪状締結をせずとも治癒する症例もあり，最近は輪状締結の採用が必須というわけではない．

高齢者のRRDで，硝子体手術による初回復位に失敗した症例のうち，下方に裂孔がある場合はバックル手術を追加することがある．初回は六フッ化硫黄（SF_6）で治療した場合，2回目にシリコーンオイルかパーフルオロプロパン（C_3F_8）の留置を選択することが多いと思うがそれでも復位しない場合にバックルを追加する選択肢もあるだろうが，そこまで至る症例は少ない．IOL眼の初回RRD手術で下方裂孔や多発裂孔に対して輪状締結を併施した研究では，硝子体手術単独群よりも有意差は出なかったものの閉鎖しやすい傾向はあると報告されており[6]，初回手術においてバックル併施の必要はなが，

複数回の手術ではバックルの併施を検討するという認識でよいと思う.

広範囲の鋸状縁断裂で,局所バックルか輪状締結を併施することがある.多くの場合は液体パーフルオロカーボンからのシリコーンオイル直接置換で復位することが多く,強膜内陥術を併施することは少なくなっている.

おわりに

症例は少なくなったが,バックル手術は網膜剝離を治療するにあたって必要な手技である.現在でも若年者の限局性剝離は眼内への侵襲が少ないバックルが選択されるべきだと考える.若い医師にとって経験を積む機会は減っているが,頑張って習得してほしい.

文　献

1) Rosenblatt A：Wide-angled endoillumination vs traditional scleral buckling surgery for retinal detachment‐a comparative study. *Clin Ophthalmol* **13**：287-293, 2019
2) Fitzpatrick EP, Abbott D：Drainage of subretinal fluid with the argon laser. *Am J Ophthalmol* **115**：755-757, 1993
3) Ibanez HE, Bloom SM, Olk RJ et al：External argon laser choroidotomy versus needle drainage technique in primary scleral buckle procedures. A prospective randomized study. *Retina* **14**：348-350, 1994
4) Lauro S Di, Kadhim MR, Charteris DG et al：Classifications for proliferative vitreoretinopathy（PVR）：an analysis of their use in publications over the last 15 years. *J Ophthalmol* **2016**：7807596, 2016
5) 臼井嘉彦,竹内　大,山内康行ほか：硝子体手術を施行した急性網膜壊死（桐沢型ぶどう膜炎）52例の検討.日眼会誌 **114**：362-368, 2019
6) Baumgarten S, Schiller P, Hellmich M et al：Vitrectomy with and without encircling band for pseudophakic retinal detachment with inferior breaks：VIPERsStudy report No. 3. *Graefes Arch Clin Exp Ophthalmol* **256**：2069-2073, 2018

＊　　＊　　＊

I 中途失明の可能性のある疾患とその検査/治療　3. 網膜硝子体

11 黄斑円孔の進行様式と治療について教えてください

回答者　木村修平* 森實祐基*

- 黄斑円孔は後部硝子体剝離の進行に伴い、四つのステージに分類される．
- 鑑別診断として、偽黄斑円孔、分層黄斑円孔、囊胞様黄斑浮腫などがあげられるが、視力検査や、Watzke-Allen test、OCT により鑑別が可能である．
- 黄斑円孔に対する標準術式は硝子体切除＋内境界膜剝離＋ガスタンポナーデである．
- 巨大黄斑円孔や陳旧性黄斑円孔は難治であるため、inverted ILM flap 法を行うと円孔閉鎖率が向上する．
- 標準術式で黄斑円孔の閉鎖が得られない場合は、内境界膜の自家移植などが有効である．

はじめに

特発性黄斑円孔は，黄斑部に網膜全層の円孔が生じる疾患である．黄斑円孔は，硝子体皮質の収縮によって網膜が接線方向に牽引された結果，網膜に裂隙が生じ，それが拡大して円孔となったものである．自然経過による円孔の閉鎖はまれで，経過とともに円孔の拡大や網膜色素上皮細胞の変性を生じる．

黄斑円孔は中高年に多く発症し，男女比は男性より女性が約3倍多い．通常，片眼性であるが，僚眼に発症することもあり，その頻度は10～20％といわれている．主たる症状は視力低下と変視症である．放置した場合は0.1程度まで視力が低下する．変視症は固視点に向かって対象が歪むという特徴がある．

診断と鑑別診断

診断には一般的な視力検査，眼底検査に加えて，光干渉断層計（optical coherence tomography：OCT）が有用である．アムスラーチャートによる歪視の検出とWatzke-Allen test は自覚症状の評価に用いられる．このうち Watzke-Allen test は，スリットビームサインともよばれ，眼底を細隙灯顕微鏡で観察しながら，細いスリット光を黄斑円孔に照射すると，スリット光が固視点のところで両側から絞られたように細く自覚される．OCT は黄斑円孔の網膜構造を詳細に評価できるため，病期（後述）や円孔の大きさの評価や術後の円孔閉鎖の確認や予後の予測に有用である．

鑑別診断としては，偽黄斑円孔，分層黄斑円孔，囊胞様黄斑浮腫などがあげられる．しかし，いずれの疾患も網膜全層の円孔をきたすことはないため，OCT を用いれば鑑別は容易である．自覚症状としては，いずれの疾患も黄斑円孔に比べて視力が比較的保たれ，Watzke-Allen test が陰性である．

黄斑円孔の進行様式：ステージ（病期）分類

1995年に Gass によって提唱された検眼鏡所見に基づく Stage（病期）分類がよく用いられる[1]．後部硝子体剝離の進行に伴う網膜の形態変化に基づいて Stage 1～4 まで分類されている．現在，実臨床では，この Gass の分類をもとに OCT 所見によって Stage の評価を行っている（図1）[2~4]．

---

*Shuhei Kimura & *Yuki Morizane：岡山大学大学院医歯薬学総合研究科機能再生・再建学専攻生体機能再生・再建学講座眼科学分野
〔別刷請求先〕 木村修平：〒700-8558 岡山市北区鹿田町2-5-1　岡山大学大学院医歯薬学総合研究科機能再生・再建学専攻生体機能再生・再建学講座眼科学分野

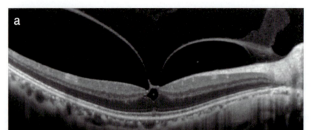
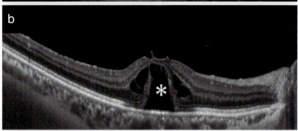
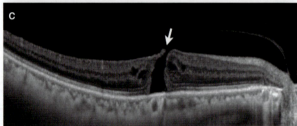
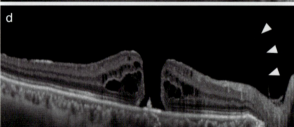
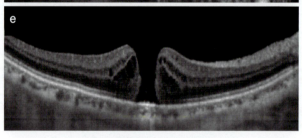

図1 黄斑円孔のステージ分類

a：Stage 1A. 後部硝子体剝離により中心窩が牽引され，構造の変化が生じた段階．中心窩の構造の変化としては，中心窩嚢胞様腔を形成する場合と中心窩網膜剝離を形成する場合とがあり，本症例は中心窩嚢胞様腔を形成している．
b：Stage 1B. 視細胞層の離開（＊）を生じているが，全層円孔には至っていない段階．
c：Stage 2. 全層円孔となり，後部硝子体皮質と中心窩が弁（⇨）でつながっている段階．
d：Stage 3. 全層円孔において，後部硝子体皮質による中心窩の牽引がなくなった段階．後部硝子体剝離は未完成である（▷）．
e：Stage 4. 後部硝子体剝離が完成した段階．検眼鏡では Weiss ring が観察できる．

表1 黄斑円孔の閉鎖機序

1. 網膜の伸展
   1）硝子体切除：
      牽引解除
   2）内境界膜剝離：
      牽引解除
   3）ガスタンポナーデ＋伏臥位（ガスの表面張力，浮力）：
      網膜の伸展
2. グリア細胞の増殖遊走を主体とした創傷治癒
   1）ガスタンポナーデ＋伏臥位：
      黄斑円孔のドライ化
   2）内境界膜剝離：
      グリア細胞からの神経栄養因子産生の促進
   3）内境界膜弁翻転や内境界膜移植：
      グリア細胞の増殖遊走の足場を提供
      神経栄養因子を提供

標準的治療

内科的治療はなく，外科的治療として硝子体切除＋内境界膜剝離＋ガスタンポナーデが行われる．本術式によって黄斑円孔が閉鎖する機序として，硝子体切除，内境界膜剝離，ガスタンポナーデによる網膜の伸展と，グリア細胞の増殖および遊走を主体とした創傷治癒が重要であると考えられている[5]（**表1**）．

具体的な手術の手順としては，硝子体切除を行ったあと，内境界膜を可視化/剝離し，液空気置換を行い，ガスタンポナーデを行う（**図2a, b**）．タンポナーデには六フッ化硫黄（SF_6）などの長期滞留ガスを用いる．術後に，ガスが黄斑円孔に接するように伏臥位を約3日間維持する．円孔周囲の内境界膜剝離を行う際には，ブリリアントブルー G（brilliant blue G：BBG）やトリアムシノロンを用いて内境界膜を可視化する．50歳以上であれば白内障手術を同時に行うことが多い．本術式により90％以上の症例において初回手術で黄斑円孔が閉鎖し，多くの症例で視力が改善する．しかし，変視症は残存することが多い．

術中，術後の合併症としては，他の硝子体手術と同様に，感染性眼内炎，網膜剝離などがあげられる．黄斑円孔症例では，周辺部網膜と硝子体との癒着が強いことが多く，術中操作によって網膜裂孔を生じる可能性が他の網膜硝子体疾患よりも高い（約35％）[6,7]．術前に網膜格子状変性を認めた場合は，術前に光凝固術を施行することが勧められる．白内障の同時手術を行わない場合には，半年から数年のうちに核白内障が進行する可能性が

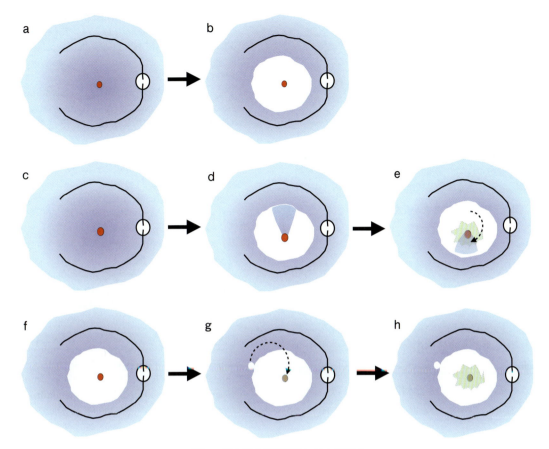

図2 難症例の黄斑円孔に対する術式
標準術式（**a, b**）．硝子体切除を行った後，内境界膜をブリリアントブルーGなどで染色（**a**），剝離（**b**）し，液空気置換を行い，ガスタンポナーデを行う．
Inverted ILM flap 法（**c〜e**）．眼球周辺部を含めて硝子体切除を行った後，ILMを染色し可視化する（**c**）．黄斑円孔の上方縁を除いてILMを円周状に剝離する．そして，上方のILMをflap状に残して，その他のILMを切除する（**d**）．上方のILM flapを翻転し，黄斑円孔を被覆する（**e**）．インフュージョンカニューラの水流が黄斑部に直接向かないように注意しながら，液空気置換を行う．手術終了時に眼内を20% SF_6 に置換し，術後は3日間伏臥位を保つ．
ILM移植（**f〜h**）．ILM移植は，おもに再手術として行われる．そのため，ILMを染色し残存するILMの範囲を確認する（**f**）．ILMを一部切除し，黄斑円孔径よりやや大きめのILM移植片を作製する（**g**）．黄斑円孔内に移植片を移植するため，眼内灌流を一時的に止めたうえで，黄斑円孔内に移植片を静置する（-→）．粘弾性物質を黄斑円孔上に注入し，移植片を円孔内に固定する（**h**）．ILM移植片を黄斑円孔内に移植する操作がむずかしい場合は，パーフルオロカーボン下で移植すると操作が容易になる．インフュージョンカニューラの水流が黄斑部に直接向かないように注意して眼内灌流液を再開する．移植片が固定されていることを確認しながら液空気置換を行う．このとき，移植片が移動しないようにするため，粘弾性物質を完全に吸引除去しないで意図的に残す（パーフルオロカーボンを用いた場合は移植片が移動しないように注意しながら，できるだけ吸引除去する）．手術終了時に眼内を20% SF_6 に置換し，術後は3日間伏臥位を保つ．

ある．

難治性黄斑円孔に対する治療

黄斑円孔の中には，標準的な治療では円孔の閉鎖が得られにくい黄斑円孔が存在し，難治性黄斑円孔とよばれている（**表2**）．難治性黄斑円孔に対しては，内境界膜を

表2 難治性黄斑円孔

陳旧性黄斑円孔
巨大黄斑円孔
近視性黄斑円孔
増殖性網膜病変に合併する黄斑円孔
ぶどう膜炎，網膜色素変性に合併する黄斑円孔
外傷性黄斑円孔
黄斑分離症に対する硝子体術後の黄斑円孔

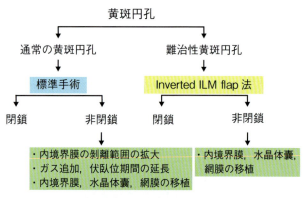

図3 黄斑円孔に対する術式の選択

剝離除去するのではなく，内境界膜を翻転して黄斑を被覆する inverted ILM flap 法（**図 2c～e**）を行うと円孔閉鎖率が向上する[5,8,9]．

初回手術で円孔が閉鎖しない場合は再手術を行う必要があり，残存する円孔が比較的小さければ，内境界膜剝離の範囲を拡大し，ガスタンポナーデと伏臥位姿勢の維持を再度行う．残存する円孔が比較的大きければ，内境界膜の自家移植（**図 2f～h**），水晶体囊の自家移植，網膜の自家移植などが有効であると報告されている[10～13]．黄斑円孔に対する術式の選択について**図3**にまとめた．

文　献

1) Gass JDM：Reappraisal of biomicroscopic classification of stages of development of a macular hole. *Am J Ophthalmol* **119**：752-759, 1995
2) Gaudric A, Haouchine B, Massin P et al：Macular hole formation：New data provided by optical coherence tomography. *Arch Ophthalmol* **117**：744-751, 1999
3) Kishi S, Takahashi H：Three-dimensional observations of developing macular holes. *Am J Ophthalmol* **130**：65-75, 2000
4) Chan A, Duker JS, Schuman JS et al：Stage 0 macular holes：observations by optical coherence tomography. *Ophthalmology* **111**：2027-2032, 2004
5) Shiode Y, Morizane Y, Matoba R et al：The role of inverted internal limiting membrane flap in macular hole closure. *Investig Ophthalmol Vis Sci* **58**：4847-4855, 2017
6) Yagi F, Takagi S, Tomita G：Incidence and causes of iatrogenic retinal breaks in idiopathic macular hole and epiretinal membrane. *Semin Ophthalmol* **29**：66-69, 2014
7) Sakamoto M, Yoshida I, Hashimoto R et al：Risk factors for retinal breaks during macular hole surgery. *Clin Ophthalmol* **12**：1981-1985, 2018
8) Michalewska Z, Michalewski J, Adelman RA et al：Inverted internal limiting membrane flap technique for large macular holes. *Ophthalmology* **117**：2018-2025, 2010
9) Hirano M, Morizane Y, Kawata T et al：Case report：successful closure of a large macular hole secondary to uveitis using the inverted internal limiting membrane flap technique. *BMC Ophthalmol* **15**：83, 2015
10) Morizane Y, Shiraga F, Kimura S et al：Autologous transplantation of the internal limiting membrane for refractory macular holes. *Am J Ophthalmol* **157**：861-869, e1, 2014
11) Chen S-N, Yang C-M：Lens capsular flap transplantation in the management of refractory macular hole from multiple etiologies. *Retina* **36**：163-170, 2016
12) Grewal DS, Mahmoud TH. Autologous neurosensory retinal free flap for closure of refractory myopic macular holes. *JAMA Ophthalmol* **134**：229-230, 2016
13) Grewal DS, Charles S, Parolini B et al：Autologous retinal transplant for refractory macular holes：multicenter international collaborative study group. *Ophthalmology* 1-10, 2019

* * *

I 中途失明の可能性のある疾患とその検査/治療　3. 網膜硝子体

　近視性網脈絡膜萎縮はどのように管理したらよいでしょうか

回答者　渡辺貴士* 　横井多恵* 　大野京子*

- さまざまな眼合併症を伴う病的近視は，わが国の視覚障害の主要な原因疾患である．
- 近視性網脈絡膜萎縮病変は，比較的長期経過を経て脈絡膜が著明に菲薄化したあと，Bruch膜に新たな孔が形成され，それが拡大・融合することで進行する．
- 近視性網脈絡膜萎縮病変自体は，終末期に至るまで視力を障害することはまれだが，病的近視に伴うさまざまな眼合併症の発症の要因となる．
- 近視性網脈絡膜萎縮進行の早期変化は乳頭周囲のびまん性萎縮であり，小児期に観察された場合は，眼軸長を伸展させない対策が必要である．
- 近視性網脈絡膜萎縮の評価には，swept-source OCTにおける脈絡膜厚計測値が客観的かつ定量的な指標として有用である．

はじめに

わが国において病的近視は中途失明の原因の上位を占める疾患である．2010年の厚生労働省資料およびわが国の種々の疫学研究の結果を分析したYamadaらの報告では[1]，病的近視は矯正視力0.1以下の視覚障害の13％を占め，緑内障につぐ第2位の失明原因であった．2006年の多治見スタディでは病的近視に伴う近視性黄斑症は，片眼ロービジョンの原因の第3位，片眼性失明の原因の第1位であり，失明の22.4％を占める原因疾患であった[2]．病的近視に伴う視覚障害は近視性黄斑症に含まれる近視性脈絡膜新生血管（choroidal neovascularization：CNV），近視性牽引黄斑症，近視性視神経症などのさまざまな種類の眼底病変によりおもに生じるが，近視性網脈絡膜萎縮は，病的近視患者がこれらの眼底病変の発症から視覚障害を自覚するよりも以前に生じ，加齢または近視度数の悪化とともに徐々に進行する病変である．近視性網脈絡膜萎縮病変自体は，終末期に至るまで中心視力を障害することはまれであるが，上述した病的近視によるさまざまな眼合併症の発症の要因であり，適切な管理を行い進行させないことが，病的近視患者の視機能を保つうえで重要な課題である．

一般に病的近視眼は小児期の過度の眼軸長伸展が原因で近視が強度に至った軸性近視眼であり，成人以降も眼軸長伸展が継続する．この過度の眼軸長伸展に伴う眼内部構造の変化が近視性網脈絡膜萎縮病変の進行の本態であり，小児期の早期にリスクの高い小児を同定し，長期的に眼軸長を伸展させない対策を講じる必要がある．近年は小児期の近視患者の過度の眼軸長伸展を阻止すべくさまざまな治療法が開発され臨床応用されており，リスクの高い児童を同定し，適切な管理に結びつけることがますます重要となっている．本稿では，近視性網脈絡膜萎縮病変への病態理解を深め，病的近視患者を早期に同定し，早期治療に結びつけることができるよう，これまでの最新の知見をまとめる．

近視性網脈絡膜萎縮の定義

2015年の国際メタ解析研究（Meta-Analysis for Pathologic Myopia study：META-PM study）の結果，近視

---

*Takashi Watanabe, *Tae Yokoi & *Kyoko Ohno-Matsui：東京医科歯科大学大学院医歯学総合研究科眼科学分野
〔別刷請求先〕　渡辺貴士：〒113-8519 東京都文京区湯島1-5-45　東京医科歯科大学大学院医歯学総合研究科眼科学分野

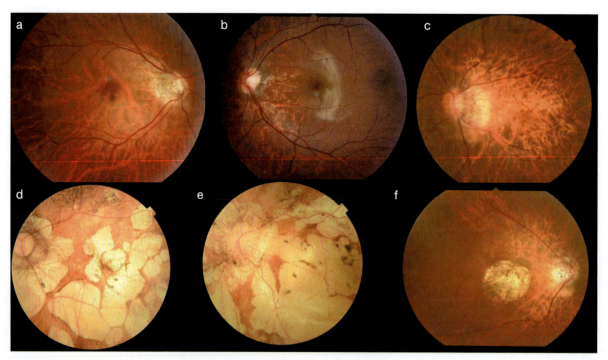

図1 近視性網脈絡膜萎縮の種類
a：紋理眼底，b：乳頭周囲びまん性萎縮病変，c：びまん性萎縮病変，d：限局性萎縮病変，e：近視性 CNV 関連黄斑萎縮，f：限局性萎縮病変関連黄斑萎縮．

表1 近視性黄斑症の国際分類

	近視性黄斑症		プラス病変
カテゴリー0	黄斑病変なし	＋	Lacquer cracks 近視性脈絡膜新生血管 Fuchs 斑
カテゴリー1	紋理眼底		
カテゴリー2	びまん性萎縮病変		
カテゴリー3	限局性萎縮病変		
カテゴリー4	黄斑部萎縮		

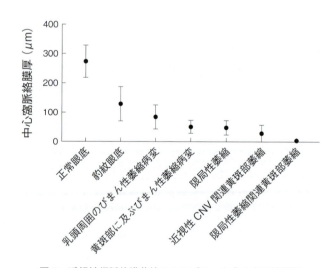

図2 近視性網脈絡膜萎縮のカテゴリーと中心窩脈絡膜厚
（文献6より改変引用）

性黄斑症は，近視性網脈絡膜萎縮病変と，いかなる段階の近視性網脈絡膜萎縮病変においても生じ得る三つのプラス病変（Lacquer cracks，近視性 CNV，Fuchs 斑）から構成されることが定義された（表1）．

近視性網脈絡膜萎縮病変は長期経過における進行形式からカテゴリー分類され，カテゴリー0は病変なし，カテゴリー1は豹紋眼底（脈絡膜血管が透見される眼底変化）（図1a），カテゴリー2はびまん性網脈絡膜萎縮病変（黄色調の点状・線状病変として生じ，進行すると後極部全域が面状に黄色調を呈する眼底変化，図1b, c），カテゴリー3は限局性網脈絡膜萎縮病変（しばしば内部に色素沈着を伴う境界明瞭な黄白色の斑状病変，図1d）

であり，その本態は Bruch 膜に開いた孔である[3]．カテゴリー4は黄斑部萎縮（図1e）と定義される．この分類を基に，病的近視眼とは「カテゴリー2以上の近視性網脈絡膜萎縮病変もしくはプラス病変を認めるもの，または後部ぶどう腫を有する眼」と定義される．

近視性脈絡膜萎縮病変の小児期における早期所見

2016年にYokoiらは東京医科歯科大学強度近視外来において，成人以降に病的近視による眼合併症をきたした患者のうち，初診時年齢15歳以下，および経過観察期間20年以上を満たす19名35眼について，小児期の眼底を後ろ向きに解析し，将来の病的近視発症を示唆する特徴が小児期にあるかどうかを調べた[4]．対象となった病的近視眼の最終受診時の近視性脈絡膜萎縮病変の内訳としては，びまん性萎縮が約8割，残りの1割が限局性萎縮と黄斑部萎縮であった．これらの眼においては，小児期に83%において，びまん性萎縮病変の形成がすでに認められ，眼底所見が通常の学童近視と異なることが示された．小児期のびまん性萎縮は19眼（65％）において視神経乳頭周囲に限局しており，10眼（35％）は黄斑部を含む後極全体に広がっていた．病的近視を示唆する初期病変であるびまん性萎縮の強さは，初期の点状・線状病変（D1病変）から，面状病変（D2病変）に移行し，範囲に関しては，初期に乳頭周囲から生じ，やがて黄斑全体に拡大したが，学童期に認めたびまん性萎縮病変は，乳頭周囲のD1病変が約7割であった．

びまん性萎縮は，病理学的には網膜色素上皮層の萎縮や，脈絡膜毛細血管板の部分閉塞と考えられており，同部位では，脈絡膜血管の変性と同時に，脈絡膜の色素細胞も変性・萎縮し，結合組織に置換されていることが知られている．このため小児期の病的近視眼に認められるびまん性萎縮病変は，同部位の著明な脈絡膜の非薄化所見としてswept-source OCTで観察される可能性がある．Yokoiらは，乳頭周囲びまん性萎縮を有する小児の診断をより的確に行えるようにするため，swept-source OCTを用いて，乳頭周囲びまん性萎縮を有する小児21名41眼の眼底断層像を解析した[5]．その結果，乳頭周囲びまん性萎縮を有する小児では，中心窩の鼻側において高度に脈絡膜が菲薄化していた．対象となった中国一般学童におけるGobi Desert Children Eye Studyでは，中心窩から2,500μm鼻側の脈絡膜厚は平均254±49μmであったが，乳頭周囲びまん性萎縮を有する小児では，平均95±50μmであった．脈絡膜厚のカットオフ値を60μm未満とした場合，びまん性萎縮を有する小児を感度78％，特異度100％で同定できることが示された．

近視性網脈絡膜萎縮の長期経過における進行と予後

2018年にFangらは平均18年間の長期にわたり経過観察可能であった810眼432名の小児から高齢者を含む強度近視患者を対象に，近視性黄斑症の進行過程を解析した[6]．その結果，経過中に病的近視の74％に黄斑症の進行がみられた（人年法で47.0/1,000眼年）．進行の特徴として，1）近視性黄斑症の初期病変であるびまん性萎縮は視神経乳頭の周囲から生じ，年齢や近視の進行とともに黄斑部へ拡大すること，2）META-PM分類でもっとも重篤とされたカテゴリー4の黄斑部萎縮は，92.7％が近視性CNV後に生じたものであり，カテゴリー3からの進行によるものはわずか4.4％であることが示された．進行のリスク因子はオッズ比が高い順に，乳頭周囲びまん性萎縮が生じていること，女性であること，眼軸長伸展速度が早いこと，眼軸長が長いこと，高齢であることがあげられた．近視性黄斑症において，高

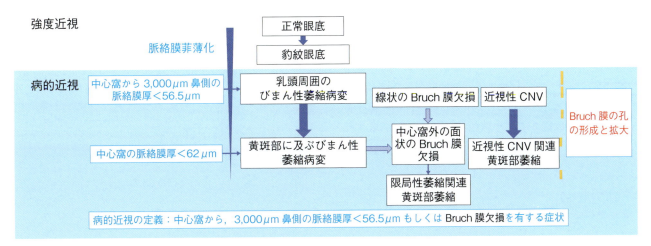

図3　近視性黄斑症の長期経過における進行形式とOCTによる診断基準　　　　（文献7より引用）

度の視力障害に至る進行パターンは頻度が高い順に，①近視性CNVが発生すること，②近視性CNV関連黄斑部萎縮が発生するすること，③限局性萎縮の拡大による黄斑部萎縮が発生することであり，近視性網脈絡膜萎縮の進行が重篤な中心視力障害の原因となることはまれで，近視性CNVの発症や，その後の近視性CNV関連黄斑部萎縮の発症が近視性黄斑症による重篤な視力障害の最大の要因であることが示された（図3）.

近視性網脈絡膜萎縮のOCTによる評価方法

META-PM studyにおける眼底写真での近視性黄斑症の診断は，主観的であり，人種や眼底色素の濃淡によっては判定困難であるといった問題があった．2019年にFangらは，これらの問題点を克服し，より客観的で定量的な近視性黄斑症の診断基準を確立することをめざし，swept-source OCTによる解析を強度近視患者884名1,487眼において行った[7]．黄斑中心のラジアルスキャン画像をもとに，中心窩下・中心窩の上方・下方・耳側・鼻側の5カ所において，網膜および脈絡膜の厚みの計測を行った．この結果，各計測点における脈絡膜厚は近視性黄斑症のカテゴリー0～2までは，カテゴリーが重症化するほど有意な菲薄化を認めた（図2）. ROC曲線（受信者動作特性曲線）を用いた統計解析の結果，乳頭周囲のびまん性萎縮を同定するためには，中心窩から3,000μm鼻側の脈絡膜厚が56.5μm以下であること，また黄斑に及ぶびまん性萎縮を同定するためには中心窩脈絡膜厚が62.0μm以下であることが有用な指標であることが示された．一方で，カテゴリー2～4までにおいてはすでに脈絡膜は高度に菲薄化しており，各進行段階において有意な脈絡膜厚変化は認めず，カテゴリー2から3への進行，もしくはカテゴリー2から4への進行はBruch膜の孔が新たに形成されることにより定義されることが示された．Fangらの一連の研究成果を総合した結果，近視性黄斑症の長期経過における進行形式とswept-source OCTを用いた近視性網脈絡膜萎縮の評価方法は図3のように総括されることが示された．

まとめ

現状では進行した近視性網脈絡膜病変に対する有効な治療法がないが，上述した近視性網脈絡膜病変の長期経過と予後に関する病態理解の深まりから，今後は脈絡膜の菲薄化進行やBruch膜孔の形成・拡大を阻止する新たな治療法の開発が期待される．少なくとも現状では小児期の過度の眼軸長伸展を抑制するためのさまざまな治療法が臨床応用されつつあるため，将来，近視性網脈絡膜病変の進行に伴い重篤な視覚障害に至る病的近視患者を早期に同定し，眼軸長を伸展させない対策を，眼合併症に対する管理と並行して，早期から行うことが重要になると考えられる．さらに今後はMETA-PM studyの分類が長期経過に即したものに改正され，swept-source OCTを用いた客観的で定量的な診断基準も新たに加えられることで，人種を問わず近視性網脈絡膜萎縮病変の的確な診断が可能になることが期待される．

文　献

1) Roberts CB, Hiratsuka Y, Yamada M et al：Economic cost of visual impairment in Japan. *Arch Ophthalmol* **128**：766-771, 2010
2) Iwase A, Araie M, Tomidokoro A et al：Prevalence and causes of low vision and blindness in a Japanese adult population：the Tajimi Study. *Ophthalmology* **113**：1354-1362, 2006
3) Ohno-Matsui K, Jonas JB, Spaide RF：Macular bruch membrane holes in highly myopic patchy chorioretinal atrophy. *Am J Ophthalmol* **166**：22-28, 2016
4) Yokoi T, Jonas JB, Shimada N et al：Peripapillary diffuse chorioretinal atrophy in children as a sign of eventual pathologic myopia in adults. *Ophthalmology* **8**：1783-1787, 2016
5) Yokoi T, Zhu D, Bi HS et al：Parapapillary diffuse choroidal atrophy in children is associated with extreme thinning of parapapillary choroid. *IOVS* **58**：901-906, 2017
6) Fang Y, Yokoi T, Nagaoka N et al：Progression of myopic maculopathy during 18-year follow-up. *Ophthalmology* **125**：863-877, 2018
7) Fang Y, Du R, Nagaoka N et al：OCT-based diagnostic criteria for different stages of myopic maculopathy. *Ophthalmology* **126**：1018-1032, 2019

*　　　*　　　*

Q13 未熟児網膜症はどのように診断し，治療しますか

回答者　太刀川貴子*

- ROPは低出生体重児の疾患である．
- ROPになっても自然治癒することも多いが，重症ROPでは失明することもある．
- 眼科の初回検査は在胎週数26週未満で出生した児は修正29週，26週以上で出生した児は生後3週間目に行う．
- 治療基準のType 1 ROPと診断した場合72時間以内に治療を行う．
- APROPは光凝固治療後修正38〜41週ごろ起こる再増殖に気をつける．
- 抗VEGF療法後網膜血管の発育や黄斑形成は緩徐になる．
- 低出生体重児は斜視の罹患率が高く，視機能が悪いほど頻度が増す．

はじめに

未熟児網膜症（retinopathy of prematurity：ROP）は早産児，低出生体重児の疾患である．

ROPは自然治癒することも多い疾患だが，重症ROPでは失明することもある．低出生体重児は皮質盲など脳神経の障害がある場合もあり，網膜症が軽度でも失明と判定されている場合もある．ROPの急性期治療は児の一生の視力にかかわり，重大だが，その後瘢痕期にもさまざまな合併症が生涯起こりうるので適切な治療が必要である．

未熟児網膜症の発症メカニズム

胎生12週ごろまで子宮内で網膜は無血管であり，低酸素状態に反応し網膜グリア細胞であるアストロサイトが血管内皮増殖因子（vascular endothelial growth factor：VEGF）および血管外マトリクスを供給する．網膜血管内皮の形成はVEGFの濃度勾配で誘導され，神経線維層内に侵入してゆく．正常の網膜血管の伸長にVEGFはかかわっている．胎生15週ごろから網膜中心動脈の原基となる紡錘形細胞塊が出現し，血管内皮細胞に分化し，網膜血管の深層部分が網膜周辺に達するのは胎生40週である．正期産児ではこの過程は子宮の中で起こる．

子宮内の低酸素環境下でゆっくり進展していた網膜血管は，早産で子宮外に出ることにより血管の発達にとっては過剰の酸素が供給されて，正常な網膜血管の発達が中断され，網膜血管は細くなり伸展が遅れる．早産児はインスリン様成長因子（IGF-1）や，ω3不飽和脂肪酸など胎盤から供給されている因子も不足し，加えて出生時や出生後の動脈血酸素分圧の変動，炎症，感染症，酸化ストレス，低栄養などにさらされる．これらは網膜血管の発達を遅らせる．胎児，新生児ではヘモグロビンFが多いためヘモグロビンが酸素と結合しやすく，組織は低酸素血症となり血管はシャント形成をしてゆく．いったん網膜症を発症しても全身管理により網膜内のVEGF勾配が正常になれば再度血管は進展してゆき，網膜症は自然治癒する．

一方，広い無血管野では，網膜の発達に必要な代謝の

---

*Takako Tachikawa：東京都立大塚病院眼科
〔別刷請求先〕　太刀川貴子：〒170-8476　東京都豊島区南大塚2-8-1　東京都立大塚病院眼科

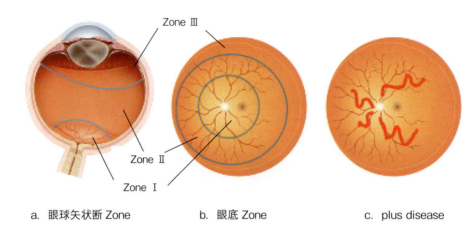

a. 眼球矢状断 Zone　　b. 眼底 Zone　　c. plus disease

【光凝固】

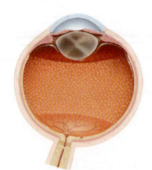 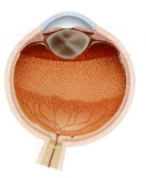

d. Zone Ⅰ網膜症光凝固治療　　e. Zone Ⅱ網膜症光凝固治療

【抗 VEGF 硝子体注射】
①adjunctive therapy：硝子体手術を行う前に血管活動性を抑制する．
②salvage therapy：光凝固治療が奏効しない場合に網膜剝離への進行予防をする．
③monotherapy：光凝固の代わりに行う．

図1　未熟児網膜症の眼底所見と治療

要求が増えると虚血状態となり，網膜神経細胞から過剰なVEGFやエリスロポエチン（erythropoietin：EPO）などが分泌される．通常，修正32〜34週でROPが発症するが，aggressive posterior retinopathy of prematurity（APROP）は異常な脈管形成に由来し，早ければ修正30週頃発症する．修正30週とは，たとえば在胎週数22週で出生した児では生後2カ月経過しているが，満期の40週にはまだ満たない時期である．高VEGFの状態が続くと網膜症は進行し続け（新生血管は硝子体腔の有形硝子体線維に沿い成長し，周辺にコラーゲンなどの結合組織を産生）増殖が進み網膜剝離が進行してくると全網膜剝離となり失明する可能性がある．

未熟児網膜症の眼底所見と治療

眼科におけるROPスクリーニングは出生体重1,800g以下，在胎週数34週以下の児が対象で，在胎週数26週未満で出生した児は修正29週から，26週以上で出生した児は生後3週に初回眼底検査を行う．網膜血管の成長先端の位置はZoneを用いて表し，血管の拡張と蛇行，増殖の範囲などでStageを決める．視神経と黄斑部を結んだ距離の2倍の長さを半径として視神経を中心として同心円状に囲まれた部分がZone Ⅰ，視神経から耳側縁までの距離を半径とする円内で，Zone Ⅰを除く部分がZone Ⅱ，それより周辺がZone Ⅲである．Zone Ⅱ網膜症はStage 1，2，3と進んで増殖組織が認められても，治療をすることなしに寛解することも多いが，寛解に進まなければ治療を行う．Zone Ⅰ網膜症や，APROPは進行速度が速く，治療後修正38〜41週ごろに起こる再増殖にも注意を要する．

ROPの治療目標は失明を予防し，視機能を最大限に

引き出し，全身的副作用を最小限に留めることである．治療の適応は 2003 年に報告された ETROP Trial (Early Treatment for Retinopathy of Prematurity Randomized Trial)[1] の Type1 ROP で，治療適応に至った場合，72 時間以内に治療を開始する．

現在①無血管領域への網膜光凝固治療，②抗 VEGF 治療，③硝子体手術（水晶体摘出，水晶体温存），④バックリング手術がある．治療は，新生児科医と連携し治療を進める必要がある．抗 VEGF 療法は重症 ROP には光凝固より有意に血管新生を抑制したとの報告[2]があるが，効果に加えて安全性や使用量などの検討が行われながら使用されている．抗 VEGF 療法後の網膜血管の発育や黄斑形成は緩徐で比較的長く活動期の経過観察を要する．

ROP の病期分類[2,3]

表 1 に国際分類（International Clasification of ROP：ICROP）を，表 2 に厚生省分類（活動期分類），表 3 に厚生省分類（瘢痕期分類）を示す．

ROP の治療基準[4]

表 4 に ETROP study による治療基準[1] を示す．

ROP の網膜剝離の進展形式

増殖組織の伸展と網膜剝離の進行
1. 増殖組織は水晶体後面に向かう．すでに下で牽引性網膜剝離が始まる．
2. 硝子体密度がもっとも高い硝子体基底部へ向かい，倒れ込む．
3. 硝子体基底部に接着し，対側の把持部を得て，牽引性網膜剝離は急速かつ高度に進行．
4. 増殖組織の範囲が円周方向で半周以内→網膜は束ねられ襞となる．
5. 増殖組織が全周近くに及ぶ→増殖組織の広汎な収縮・牽引によって網膜全剝離へ向かう．
6. 網膜全剝離
7. 前房消失，角膜混濁，眼球委縮

疫　学

東京都の報告（2011 年出生）では，出生体重 1,000g 未満児である超低出生体重児が ROP を発症しなかった割合は 17%，発症後自然治癒した割合は 53%，治療を要した割合は 29% であった．さらに光凝固治療のみでは治癒しにくい重症な Zone 1 網膜症や AP-ROP は 7.3% であった[5]．脳室内出血Ⅲ度（Papile 分類）以上は全

表 1　国際分類（International Classification of ROP：ICROP）[3]

位置 Location	Zone Ⅰ：乳頭を中心に乳頭－中心窩間距離の 2 倍を半径として描いた円内
	Zone Ⅱ：乳頭から鼻側鋸状縁までの距離を半径として描いた円内
	Zone Ⅲ：Zone Ⅱ の周辺にあたる耳側の三日月状の部分
病期 Stage	Stage 1：Demarcation line（境界線）
	Stage 2：Ridge（隆起）
	Stage 3：Extraretinal fibrovascular proliferation（網膜外線維血管性増殖）
	mild，moderate，severe
	Stage 4：Partial retinal detachment（網膜部分剝離）
	4A：extrafoveal（中心窩を含まない），4B：foveal（中心窩を含む）
	Stage 5：Total retinal detachment（網膜全剝離）
Plus disease	後極部の拡張蛇行が 2 象限以上，
	虹彩血管の充血，散瞳不良（瞳孔硬直），硝子体混濁
Aggressive posterior ROP	（1）後方に発症（Zone Ⅰ または posterior Zone Ⅱ）
	（2）顕著な plus disease
	（3）シャントや出血
	（4）平坦な新生血管のネットワークや環状方向に走行する血管
	（5）進行が速く，Stage 1～Stage 3 の典型的な経過で進行しない*
	（6）急速に Stage 5 へ進行
	＊通常 ridge がみられないため，Zone Ⅰ で平坦な新生血管を認めた場合，ridge がなくとも Stage 3 と判定する．

表2 厚生省分類（活動期分類）[4]

I型 1期：網膜内血管新生期
　　　周辺部で発育が完成していない網膜血管先端部に分枝過多（異常分枝），異常な拡張，蛇行，走行異常などがみられ，それより周辺部には明らかな無血管帯領域が存在する．後極部には変化がない．
2期：境界線形成期
　　　有血管帯と無血管帯の境界部に境界線が明瞭にみられる．
3期：硝子体内滲出と増殖期
　　　硝子体内へ滲出と，血管およびその支持組織の増殖がみられ，後極部にも血管の拡張蛇行を伴うことがある．下記のように3段階に分類する．
　　　初期：ごくわずかな硝子体内への滲出・発芽
　　　中期：明らかな硝子体への滲出，増殖性変化
　　　後期：中期の所見に牽引性変化が加わった場合
4期：部分的網膜剥離期
5期：全網膜剥離期

II型
　　　未熟性の強い眼に起こり，赤道部より後極側の領域で，全周にわたり未発達の血管先端領域に，異常吻合および走行異常・出血などがみられ，それより周辺は広い無血管帯が存在する．網膜血管は，有血管帯の全域にわたり著明な拡張蛇行を示す．以上の所見を認めた場合，II型の診断は確定的となる．進行とともに，網膜血管の拡張蛇行はますます著明になり，出血，滲出性変化が強く起こり，I型のごとき緩徐で段階的経過をとることなく，急速に網膜剥離へと進む．

表3 厚生省分類（瘢痕期分類）[4]

1度（grade 1）：周辺性変化（minor peripheral changes）
　　　眼底後極部に著変がなく，周辺部に軽度の瘢痕性変化（網膜あるいは硝子体の白色瘢痕組織の遺残，境界線の痕跡，色素沈着，網膜脈絡膜萎縮巣など）のみられるもので，視力は一般に正常である．
2度（grade 2）：牽引乳頭（dragged disc）を示すもので，次の3段階に分ける．
　　　弱度：検眼鏡的にわずかな牽引乳頭を認めるが，黄斑部に変化のないもの．
　　　中等度：明らかな牽引乳頭を認め，黄斑部外方偏位を認めるもの．
　　　強度：牽引乳頭とともに，検眼鏡的に黄斑部に器質的変化を認めるもの．
3度（grade 3）：束状網膜剥離（retinal fold）
　　　後極部に網膜襞を認めるもの．
4度（grade 4）：部分的後部水晶体線維増殖
　　　瞳孔領の一部にみえる後部水晶体線維増殖．
5度（grade 5）：完全後部水晶体線維増殖
　　　完全な後部水晶体線維増殖．

表4 ETROP studyによる治療基準

Type 1 ROP：72時間以内に治療
　① Zone I，any Stage ROP with plus disease
　② Zone I，Stage 3 ROP without plus disease
　③ Zone II，Stage 2 or 3 ROP with plus disease
Type 2 ROP：経過観察
Type 1 ROPか threshold ROPに達すれば治療を行う
　① Zone I，Stage 1 or 2 ROP without plus disease
　② Zone II，Stage 3 ROP without plus disease

体の6.5％あり，脳障害は単独に視認知機能低下因子となり得，網膜症が軽度でも視力検査ができず視機能障害と判定される児がある．

早産児のフォローアップ

1. ROPを発症しなかった早産児

　ROPを発症しなかった児は眼科医によるフォローを受けていない場合が多い．新生児科医あるいは小児科医の健診時に眼科疾患のスクリーニングがなされている．早産児にとり就学前の視機能管理は重要で，とくに斜視については正期産児の有病率が2～4％であるのに対し，在胎週数29～32週のROPがない児の12％，28週以下でROPがない児の22％であるとの報告[6]があり，早期の眼鏡治療や，手術治療が必要な場合もあり，注意が必要である．

2. 瘢痕期1度

　未熟児網膜症治療後急性期の網膜症が鎮静化したあと

の網膜症の評価として，未熟児網膜症瘢痕期分類（厚生省分類）がある（表3）．光凝固治療で治癒した児はほとんどが瘢痕期1～2期で治癒する．良好な視機能の発達が期待できることが多いが，屈折異常（強度近視，強度乱視，不同視）など，早期から眼鏡を必要とする場合がある．32週以下の未熟児網膜症例の26％が斜視であるとの報告がある．治療を要さなかった児でも視神経や黄斑の形成が不良な場合がある．周辺に無血管野が残存した場合は治療眼と同様に網膜剥離に注意する必要がある．

3. 瘢痕期2度以上

2期中期以降～5期は視機能障害が起こる．2期中期以降黄斑の牽引が起こると，視力障害，強い屈折異常，不同視，斜視，視野障害，眼振，緑内障，白内障，虹彩後癒着，視神経萎縮，網膜再増殖，網膜剥離，硝子体出血，網膜裂孔などの合併症の発症頻度が高くなる．とくに1歳以内の内斜視の発症は高いので，斜視弱視にならないように気をつける．

早産児の長期経過

Kaiserら[7]によると，45例66眼の瘢痕期未熟児網膜症の白内障治療手術は平均40.3歳（7～66歳）術後23％に，網膜裂孔，網膜剥離が術後平均45.2カ月で起こっている．ROPの重症度に関係なく起こるため，注意が必要である．

早産児の視神経はバリエーションがあり，黄斑の形態や感度の研究もなされている．

早産児にとり就学前の視機能管理は重要であるが，生涯にわたる眼科管理を要する．

強度視覚障害児の支援

高度視力障害が確定的であるときは0歳児から盲学校の教育相談につなげる．

文　献

1) Early Treatment for Retinopathy of Prematurity Cooperative Group：Revised indications for the treatment of retinopathy of prematurity. Results of the early treatment for retinopathy of prematurity randomized trial. *Arch Ophthalmol* **121**：1684-1694, 2003
2) Mintz-Hittner HA, Kennedy KA, Chuang AZ；BEAT-ROP Cooperative Group：Efficacy of intravitreal bevacizumab for stage 3＋retinopathy of prematurity. *Engl J Med* **364**：603-615, 2011
3) International Committee for the Classification of Retinopathy of Prematurity：The international classification of retinopathy of prematurity revised. *Arch Ophthalmol* **123**：991-999, 2005
4) 植村恭夫，馬嶋昭生，永田　誠ほか：未熟児網膜症の分類（厚生省未熟児網膜症診断基準．昭和49年報告）の再検討について．眼紀 **34**：1940-1944, 1983
5) 太刀川貴子，武井正人，清田眞理子ほか：超低出生体重児における未熟児網膜症：東京都多施設研究．日眼会誌 **122**：103-113, 2018
6) Fieß A, Kölb-Keerl R, Schuster AK et al：Prevalence and associated factors of strabismus in former preterm and full-term infants between 4 and 10 Years of age. *BMC Ophthalmology* **17**：228, 2017
7) Kaiser RS, Fenton GL, Tasman W et al：Adult retinopathy of prematurity：retinal complications from cataract surgery. *Am J Ophthalmol* **145**：729-735, 2008

*　　*　　*

I 中途失明の可能性のある疾患とその検査/治療　3. 網膜硝子体

 眼内炎に対する抗菌薬の使用と硝子体手術について教えてください

回答者　小野江　元*　中静　裕之*

- 眼内炎治療の前には検体採取をし，塗抹，培養を行う．
- 眼内炎を早期に進行を抑えるためには，抗菌薬の硝子体内注射の初期治療が有用とされている．
- 手術では水晶体嚢内，隅角を含めすみずみまで洗浄することが大切である．
- 硝子体手術では医原性裂孔を作らぬよう安全な手術操作が必要である．
- 近年，眼内炎起因菌として多剤耐性菌が問題になってきており，耐性菌を生じないポビドンヨードを用いた治療が今後有用になると考えられる

はじめに

眼内炎には感染性眼内炎と非感染性眼内炎があり，非感染性眼内炎には水晶体起因性眼内炎など多くのぶどう膜疾患が含まれる．感染性眼内炎は細菌性眼内炎のほかにもウイルスによる急性網膜壊死など多くのぶどう膜疾患を含む．細菌性眼内炎は，眼以外の身体の部位にある感染巣から血行性に眼内に移行し発症する内因性眼内炎と，直接眼に菌などが入る外因性眼内炎がある．本稿では細菌性眼内炎について，抗菌薬の使用と硝子体手術を解説する．

抗菌薬

わが国における代表的な内眼手術である白内障手術における術後眼内炎の発症率は0.025%[1]と決して頻度は高くはないが，一度発症すれば失明することもある重篤な合併症である．近年，抗菌薬の乱用による耐性菌の増加が問題となっており，眼内炎に対する抗菌薬の使用にも注意が必要である．術後眼内炎の抗菌薬治療としては，バンコマイシンやセフタジジムの抗菌薬が推奨されている．これは，眼内炎の起因菌として比率の高いグラム陽性球菌に対して効果を認めるバンコマイシンと，このバンコマイシンが効果を示さないグラム陰性菌をカバーするセフタジジムを用いるというものである．わが国で頻用されているレボフロキサシンの薬剤耐性化は41%と高率であるが，バンコマイシンとセフタジジムに対する耐性は低いため[2]，その点においてもこれら抗菌薬が有効であると考えられる．

眼内炎の抗菌薬による初期治療

眼内炎は短時間で進行することが知られており，*Candida albicans*は48時間で100倍[3]，*Enterococcus faecalis*は7時間で100倍[4]に増加するという報告もある．眼内炎の早期に進行を抑えるためには抗菌薬の硝子体内注射が有効とされており[2]，硝子体手術までに時間がかかる場合には硝子体内注射を行うほうがよい．硝子体内注射に用いる抗菌薬は，現時点ではバンコマイシン（1 mg/0.1 ml）とセフタジジム（2 mg/0.1 ml）が使用されている．硝子体内注射を行う前には起因菌を把握するために，前房水，硝子体の検体を採取しておくことを忘れてはならない．採取した検体は塗抹検査と培養検査を合わせて行う．

*Hajime Onoe & *Hiroyuki Nakashizuka：日本大学病院眼科
〔別刷請求先〕小野江　元：〒101-8309 東京都千代田区神田駿河台1-6　日本大学病院眼科

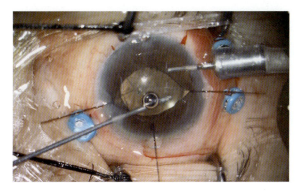

図1　前房洗浄
前房洗浄時はインフュージョンポートを再度ポートから挿入して灌流を行う．虹彩後癒着があり散瞳不良例では虹彩リトラクターで視認性を確保する．

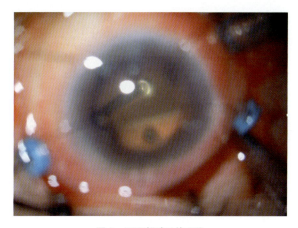

図2　周辺部硝子体切除
周辺部硝子体の圧迫切除は視認性が確保できていれば積極的に行うが，視認性が確保できていない場合には安全に硝子体切除を行う．

硝子体手術

米国で行われた Endophathalmitis Vitrectomy Study（EVS）では，初診時の視力が手動弁以上の症例では硝子体手術施行の有用性を認めていなかった[5]．しかし，硝子体手術は病原体，毒素の除去が可能であり，さらに硝子体混濁など中間透光体混濁を除去して眼底の観察をすることができるといったメリットがある．硝子体手術はEVSが行われた当時よりも小切開となり安全性が向上しているだけでなく，技術面での向上も認めるため，眼内炎の治療は原則硝子体手術を前提としたほうがよいと考える．

眼内炎は炎症を伴っており，痛みを伴いやすいため，球後麻酔など麻酔をしっかり効かせることが手術を安全に行うにあたり大切である．術前に検体を採取していない場合には，消毒後に前房水の採取を行い，その後にワンポートを立てて硝子体カッターを用いて硝子体の採取を行う．そしてバンコマイシン20 μg/ml，セフタジジム40 μg/mlを含有させた灌流液を用いて，最初に硝子体カッターで前房洗浄を行う（図1）．この際に，硝子体カッターで切除困難であるフィブリンなどは鑷子を用いて除去する．隅角にフィブリンが付着していることもあり，隅角も洗浄し，さらに眼内レンズの裏面を含めた囊内も洗浄する必要がある．眼内レンズの温存についてはさまざまな意見があるが，眼内レンズの摘出は侵襲が大きく，温存しても多くの場合眼内炎の鎮静化がみられるため，当施設では初回手術では眼内レンズは温存している．

前房洗浄後に硝子体手術を行う．この際に視認性を確保するために前房内を粘弾性物質で置換してもよい．硝子体混濁を認める症例では，最初に前部硝子体切除を行い視認性を確保する．その際に後囊切除を行い，囊内へのさらなる抗菌薬の移行を促すことも重要である．硝子体混濁の強い症例では網膜との境界が不明瞭であることも多く，とくに圧迫下での周辺部の硝子体切除の際に医原性の網膜裂孔を生じてしまうことがある．眼内炎においては網膜も炎症により脆弱になっている可能性は否定できず，一度網膜剝離を起こすと復位が困難となるため，医原性網膜裂孔を生じさせないことは非常に大切である．そのため，可能なかぎり周辺までの硝子体切除が必要であるが，安全に切除するようにする．周辺部硝子体を圧迫切除する際には，硝子体カッターの吸引口は上方に向けて，深い位置から強膜を圧迫し，硝子体を切除する．硝子体手術は基本的には灌流液で手術を終了するが，術中網膜剝離などを認めた症例ではシリコーンオイルを注入することも考慮する．近年，小切開硝子体手術の普及により無縫合で術終了することも多いが，眼内炎の場合は，眼内液の確実な漏出予防のために創口は縫合しておいたほうがよい[6]．手術終了時はバンコマイシン1.0 mg/0.1 ml，セフタジジム2.0 mg/0.1 mlの硝子体注射を行う．シリコーンオイル注入眼の場合は，これら硝子体注射をする抗菌薬の量を1/4以下にする必要がある[7]．

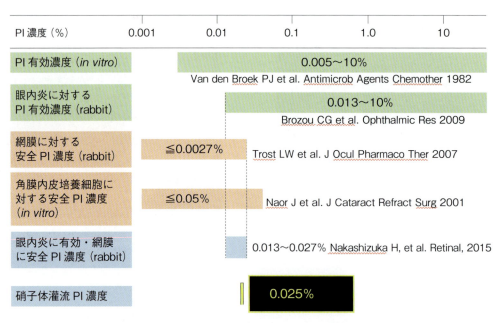

図3 眼組織におけるポビドンヨード（PI）安全濃度
この図をもとに当施設では0.025% PI硝子体灌流液を用いて硝子体手術を行っている．

抗菌薬以外の治療

　眼内炎に対する抗菌薬による治療について述べたが，先に述べたとおり近年，多剤耐性菌が増加してきているだけでなく，白内障手術においてバンコマイシン前房内注射を予防的に行い，網膜に閉塞性血管炎をきたした症例[8]，バンコマイシンの先に述べた濃度が高すぎる可能性を指摘した報告もある[9]．そのため，これら抗菌薬の使用法について改めて見直す必要があり，これらに代わる治療法の確立が必要であると考えられる．ポビドンヨード（povidone-iodine：PI）による眼内炎治療は以前より検討されており，眼内炎に有用でかつ網膜に安全なPIの硝子体濃度は0.013～0.027%と算出されており，当施設では0.025% PI含有硝子体灌流液を用いた硝子体手術を行っている[10]（図3）．初期治療としては，抗菌薬の硝子体注射ではなく，1.25% PIの硝子体注射を行っている[11]．PIは耐性菌を生じず，今後の眼内炎治療においては抗菌薬に代わる可能性もあると考えられる．臨床応用には症例の選択が必要となる．

おわりに

　眼内炎は急速に進行しうる病態である．早期に治療し，疑った際には迷わず抗菌薬硝子体内注射を含めた初期治療をすぐに行うこと，その準備を整えておくことが重要である．

文　献

1) Inoue T, Uno T, Usui N et al：Incidence of endophathalmitis and the perioperative practices of cataract surgery in Japan：japanese prospective multicenter study for postoperative endophthalmitis after cataract surgery. *Jpn J Ophthalmol* **62**：24-32, 2018
2) Schimel AM, Miller D, Flynn HW Jr et al：Eodophtalmitis isolates and antibiotic susceptibilities：a 10-year review of culture -proven cases. *Am J Ophthalmol* **156**：50-52, 2013
3) Livermore JL, Felton TW, Abbott J et al：Pharmacokinetics and pharmacodynamics of anidulafungin for experimental Candida endophthalmitis：insights into the utility of echinocandins for treatment of a potentially sight-threatening infection. *Antimicrob Agents Chemother* **57**：281-288, 2013
4) Kozai S, Wada T, Kida T et al：Effect of dosing interval on the efficacy of topical ophthalmic gatifloxacin against Enterococcus faecalis in an *in vitro* pharmacokinetic model simulating the local eye compartment. *Int J Antimicrob Agents* **34**：561-565, 2009
5) Results of the Endophthalmitis Vitrectomy Study.：A randomized trial of immediate vitrectomy and of intravenous antibiotics for the treatment of postoperative bacterial endophthalmitis. *Arch Ophthalmol* **113**：1479-1496, 1995
6) 島田宏之，中静裕之：術後眼内炎パーフェクトマネジメン

ト第2版．p78-85，日本医事新報社，2018
7) Hegazy HM, Kivilcim M, Peyman GA et al：Evaluation of toxicity of intravitreal ceftazidime, vancomycin, and ganciclovir in a silicone oil-filled eye. *Retina* **19**：553-557, 1999
8) Witkin AJ, Shah AR, Engstrom RE et al：Postoperative hemorrhagic occlusive retinal vasculitis：expanding the clinical spectrum and possible association with vancomycin. *Ophthalmology* **122**：1438-1451, 2015
9) Gan IM, van Dissel JT, Beekhuis WH et al：Intravitreal vancomycin and gentamicin concentrations in patients with postoperative endophthalmitis. *Br J Ophthalmol* **85**：1289-1293, 2001
10) Nakashizuka H, Shimada H, Hattori T et al：Vitrectomy using 0.025% povidone-iodine in balanced salt solution plus for the treatment of postoperative endophthalmitis. *Retina* **35**：1087-1094, 2015
11) Nakashizuka H, Shimada H, Hattori T et al：Intravitreal injection of 1.25% povidone iodine followed by vitrectomy using 0.025% povidone iodine irrigation for treating endophthalmitis. *Transl Vis Sci Technol* **8**：21, 2019

＊ ＊ ＊

I 中途失明の可能性のある疾患とその検査/治療　3.　網膜硝子体

Q15 最新の網膜芽細胞腫の診断と治療について教えてください

回答者　古田　実*

はじめに

　網膜芽細胞腫の約90%が3歳未満に発症するが，20歳を超えてから初発する症例があることも知られている．診断の契機の約70%は，両親や小児科医による白色瞳孔や猫眼などの瞳孔異常の発見である．現代においても，残念ながら眼科の一次診療施設で素早く診断されることは少なく，多くの患者は複数の診療施設と時間を経て，治療可能施設にたどり着く．進行した病変となってから治療が開始される児は半数以上にのぼる．乳幼児に対する眼底画像診断は，一般診療施設では十分に行うことは困難であり，眼科医自身の眼底検査スキルがもっとも重要である．網膜芽細胞腫の早期診断と適切な診療施設への迅速な誘導は，すべての眼科医に課せられた責任である．日単位で失明リスクが増加する小児疾患の予後には，スクリーニング検査と一次診療施設の初動がとても重要である．

疫　学

　わが国における32年間2,360例の解析[1]では，発症に男女差はなく，頻度は16,823出生に1人，年間約74例の発症数であった．片眼発症が67%，両眼発症が33%で，家族歴は7%にみられた．これらの傾向は，国際的にみても種族間格差がなく，年代ごとの差もないことが知られている．

A

- 網膜芽細胞腫による失明予防には，乳幼児スクリーニング検査の精度と，一次診療施設から治療可能施設へ，いかに早く受診させられるかが重要である．
- 診断に困った場合には，特定機能病院や眼科のあるがん診療連携拠点病院などに直接電話で相談する．病院ごとの診療実績がWeb上に公開されているので，紹介先がみつからないときに参考にする．「希少がん情報公開」で検索する．
- 診断には，両眼の散瞳下眼底検査とBモード超音波検査がもっとも重要である．検査による放射線被曝は低減するように努める．
- 治療法には，眼球摘出術と眼球温存療法があり，眼球温存療法を積極的に検討する．眼球温存療法は，全身化学療法，または眼動脈注入化学療法を主軸にして，経瞳孔温熱療法や冷凍凝固術などの眼局所治療と抗がん剤硝子体内注射を組み合わせる．
- 眼球摘出術は，高度に進行した病態や眼球温存療法で根治できない場合に行う．

遺　伝

　すべての例に生殖細胞性（germinal）もしくは体細胞性（somatic）に，がん抑制遺伝子の一つである網膜細胞腫感受性遺伝子（RB1遺伝子）異常がある．1/3の発症例で生殖細胞系細胞（通常は血液検査）に異常があり，両眼性・多発性病変で二次がんの発症リスクと家族性発症にも警戒が必要である．両眼発症例は，例外なく生殖

---

*Minoru Furuta：福島県立医科大学眼科学講座
〔別刷請求先〕　古田　実：〒960-1295　福島市光が丘1　福島県立医科大学眼科学講座

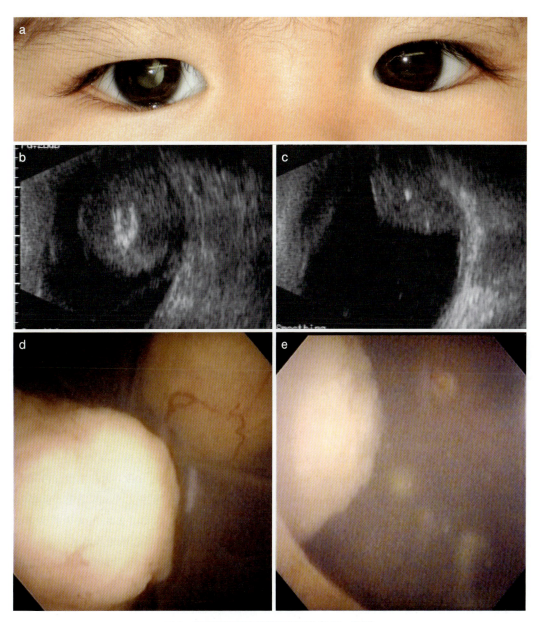

図1 孤発性両眼性網膜芽細胞腫（1歳，男児）
a：前眼部写真．右眼に白色瞳孔がみられる．b, d：右眼のBモード超音波検査と眼底写真．石灰化を伴った多発腫瘍と網膜全剝離がある．眼球内網膜芽細胞腫国際分類（ICRB）group D．c, e：左眼のBモード超音波検査と眼底写真．白色瞳孔はないが，周辺部に腫瘍がみられ，びまん性硝子体内播種と網膜下播種がみられた．眼球内網膜芽細胞腫国際分類（ICRB）group D．

細胞性遺伝子異常を有するとされている．片眼発症例の15％にも生殖細胞性遺伝子異常を有する．片眼病変で診断されても，時間差で僚眼に発症して両眼性となることはまれではないので，常に両眼の診察が必要である．網膜の体細胞のみの遺伝子異常には，例外はあるものの遺伝性はないとされている．したがって，発症者の突然変異が生殖細胞性であるかどうかを決定しておくことは，臨床管理において重要であり，両眼の定期的かつ徹底的な検査が必須になる[2,3]．現在，発症者に限ってであり，検出感度も万全ではないが，RB1遺伝子異常の血液検査が保険適用となっている．

診　断

初発症状は，白色瞳孔が49％，猫眼現象17％，斜視が15％であり，これらを引き起こす他の疾患との鑑別が必要である[1]．初診時診察の流れは，家族歴を聴取し

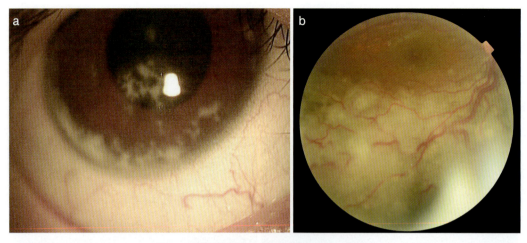

図2 孤発性片眼性網膜芽細胞腫(6歳,女児)
a:前眼部写真.右眼前房に浸潤した網膜芽細胞腫.程度によってはぶどう膜炎との鑑別になる.眼圧は31 mmHgであったが,痛みはなく,結膜充血は軽度であった.b:眼底写真.下方を中心にびまん性増殖する腫瘍がある.年長児発症では乳幼児発症とは異なり,びまん性発育が多い.

てから,家族が訴える症状をよく観察することから開始する(図1a).散瞳が完了するまでに,①Bモード超音波検査を行っておくとよい(図1b, c).②前眼部および眼底検査は押さえられる月齢の児であれば,看護師などの介助の下に,点眼麻酔と開瞼器を使用して眼圧,手持ち細隙灯顕微鏡,双眼倒像鏡を用いて眼底検査を行う(図1d, e).眼底は未熟児鈎を使って必ず両眼の周辺部まで詳細に観察する.先天異常や網膜剥離,炎症性疾患,Coats病など腫瘍以外の疾患も白色瞳孔の原因となる.眼底検査後には,③RetCam™などの接触型もしくは非接触型の超広角眼底カメラの撮影も行う.2回目以後の来院での診察は,小児科や麻酔科の協力を得て鎮静下に診察できるように手配する.眼内病変の性状,視神経浸潤や頭蓋内病変(松果体腫瘍もまれに合併する)の有無などを確認するためには,④脳および眼窩の造影MRIを行う.石灰化の検出はBモード超音波検査でも可能であるため,CT検査はカルシウムの検出精度が高いものの可能なかぎり控える.これは,放射線被曝によって発がんリスク上昇する,RB1遺伝子異常がある児への配慮である.⑤網膜芽細胞腫の大きさと広がりによって進行度を分類しておくと,専門家との意思の疎通もスムーズになる.

①Bモード超音波検査:網膜剥離や腫瘤,眼内石灰化の有無を確認する(図1b, c).網膜芽細胞腫は腫瘍内壊死が生じた場合に石灰化する.石灰化が明らかでない病変もある.長期にわたる網膜剥離でもRPEに石灰化が生じる場合がある.

②前眼部および眼底検査:眼内を埋めるほどの腫瘍があっても,結膜充血をきたさないことが多い.高度な緑内障や眼球外浸潤があれば結膜充血が生じる.発症年齢が年長なほど,びまん性病変であることが多く,ぶどう膜炎や眼内炎様の所見となるので注意する(図2).Coats病などにみられる病変部の局所的な血管拡張とは異なり,拡張した網膜血管が腫瘍内に没入する形で栄養していることが最大の特徴である(図3a, b).網膜芽細胞腫の確定診断法はトレーニングを受けた眼科医による臨床診断が最速最良であり,病理組織学的診断は必須ではない.

③眼底カメラ:仰臥位鎮静下に撮影するには,RetCam™がよい.眼底写真撮影の有無にかかわらず,詳細な眼底スケッチを行い,一つひとつの病変の経過を追えるようにする.

④脳および眼窩の造影MRI:小児科や麻酔科の協力を得て,鎮静下に行う.両眼性網膜芽細胞腫+松果体腫瘍を有する病態を,三側性網膜芽細胞腫と呼称する.視神経や眼球外への浸潤の有無を確認するためには,造影前の脂肪抑制T1強調像も依頼しておくと造影検査画像の評価がしやすくなる.

⑤眼球内網膜芽細胞腫の国際分類(International Classification for Retinoblastoma:ICRB)

group A:3 mm以下の網膜腫瘍

group B:3 mm以上,黄斑部,視神経近傍の網膜腫瘍

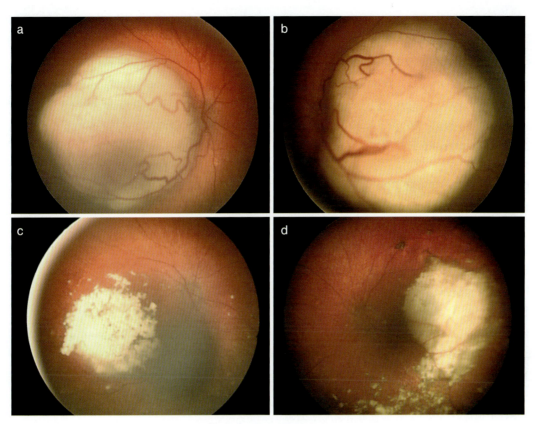

図3 孤発性両眼性網膜芽細胞腫（1歳，女児）
a, b：眼底写真（RetCam™）．両眼の黄斑に大きな腫瘍があり，周囲に網膜剥離がある（ICRB group B）．アーケード血管は拡張蛇行し，腫瘍内に没入する形で腫瘍を栄養している．**c, d**：ケモリダクション2回終了後の眼底写真．全身化学療法により，著明に腫瘍が縮小し，乳頭黄斑間の網膜が温存できる可能性もある．この後，経瞳孔温熱療法と網膜冷凍凝固による追加治療をしなくては，再発が高頻度に生じる．
（写真はShields先生のご厚意による）

group C：限局性播種（硝子体・網膜下）
group D：びまん性播種（硝子体・網膜下）
group E：視機能が温存できない進行例（眼内を埋める腫瘍，前房内浸潤，血管新生緑内障など）

治療

網膜芽細胞腫の治療における優先順位は，命を守り，眼球を温存し，可能であれば視力を残すことである．治療期間を短くし，局所と全身の副作用を最小限に抑えることは重要で，とくに非家族性（孤発性）片眼性網膜芽細胞腫の患児の多くは，①眼球摘出術が依然としてもっとも確実な治療法である．眼球温存をめざす場合の標準療法の一つは，全身化学療法と眼局所療法を併用することにより，薬剤合併症を抑えた②ケモリダクション（chemoreduction）である．近年では，より選択的で強力に薬剤を投与する方法として，③選択的眼動脈注入化学療法と硝子体内抗癌剤注射を併用した治療を第一選択とする傾向がある．定位放射線療法は有用な治療ではあるが，眼窩骨の発達障害と顔の変形，二次癌の発症率が3倍以上増加することから，現在では積極的に選択することはない．

①眼球摘出術：基本的に片眼性病変で罹患眼の視機能温存が困難なときに行う．ICRB分類のグループEに相当する場合にはよい適応である．経動脈/経静脈の化学療法や眼局所療法が不成功に終わったときにも，治療を終わらせるために積極的に行う．わが国において，今までは片眼性症例の95％，両眼性病変の11％が初回治療として眼球摘出術を選択されていた[1]．今後，より眼球温存療法を積極的に選択できるよう環境を整えていく必要がある．

②ケモリダクション：ビンクリスチン，カルボプラチン，エトポシドを用いた全身化学療法で，末梢血幹細胞移

植や骨髄移植などを併用せず，比較的体への負担が少ないプロトコールにレーザー（経瞳孔温熱療法）や冷凍凝固術などの眼科的局所治療を組み合わせた治療である（図3）．海外の報告[4]では，眼球温存率は group A：100％，group B：93％，group C：90％，group D：47％，group E：0％であった．この論文が発表された2006年当時，group Eは眼球温存療法の適応外とされていた．

③選択的眼動脈注入化学療法＋硝子体内抗がん剤注射：大腿動脈からのカテーテルで，眼動脈に選択的にメルファラン（商品名：アルケラン注）を注入する方法で，高濃度に全身副作用が少なく，効率的に抗がん剤を病変に到達させることができる．硝子体内や剥離網膜内で増殖する網膜芽細胞腫のコロニーは，血管もなく薬物移行性が不良であるため，硝子体内にメルファランを注射する．日本の国立がん研究センターで開発され，2010年以後は海外で広く普及し，現在は40カ国以上の国で第一選択となっている．抗がん剤のメルファランの保険適用外投与法であるため，わが国では保険診療がむずかしい．国立がん研究センター中央病院の治療成績[5]は，1,469回の治療で98.8％に薬物注入が可能であり，重大な合併症はみられなかった．眼球温存率は，group A：100％，group B：88％，group C：65％，group D：45％，group E：30％であった．

まとめ

網膜芽細胞腫の新規発症は年間80例以下であり，先進的な治療が可能な施設もかぎられる．いかに早期に発見し，治療可能施設に患児を誘導するかがもっとも大切である．近年，スマートフォンアプリで，網膜芽細胞腫のスクリーニングを行う取り組みがなされており，MDEyeCare™が無料で利用できる（http://mdeyecare.com/eng/）．白色瞳孔や猫眼を検出する目的であり，医療用品ではないが，有用性が報告されている[6]．このようなアプリを親がダウンロードすること自体，網膜芽細胞腫の啓発活動につながる可能性がある．患者やその家族，医師に対して，施設ごとの眼腫瘍の診療実績が公開されているので，紹介先に困ったときに役立てていただきたい（https://hospdb.ganjoho.jp/kyotendb.nsf/xpRareSearchCancer.xsp）．小児の眼内腫瘍を発見した場合には，その場でリストに載っている施設に電話連絡をすべきである．

文　献

1) Committee for the National Registry of Retinoblastoma：The national registry of retinoblastoma in Japan (1983-2014). *Jpn J Ophthalmol* **62**：409-423, 2018
2) Skalet AH, Gombos DS, Gallie BL et al：Screening children at risk for retinoblastoma：consensus report from the american association of ophthalmic oncologists and pathologists. *Ophthalmology* **125**：453-458, 2018
3) Zhang J, Benavente CA, McEvoy J et al：A novel retinoblastoma therapy from genomic and epigenetic analyses. *Nature* **481**：329-334, 2012
4) Shields CL, Mashayekhi A, Au AK et al：The International classification of retinoblastoma predicts chemoreduction success. *Ophthalmology* **113**：2276-2280, 2006
5) Suzuki S, Yamane T, Mohri M et al：Selective ophthalmic arterial injection therapy for intraocular retinoblastoma：the long-term prognosis. *Ophthalmology* **118**：2081-2087, 2011
6) Khedekar A, Devarajan B, Ramasamy K et al：Smartphone-based application improves the detection of retinoblastoma. *Eye* (Lond) **33**：896-901, 2019

* * *

I 中途失明の可能性のある疾患とその検査/治療　4. 水晶体

Q1 現在の日本において白内障関連で失明するのはどのような状況のときですか

回答者　千葉矩史* 　松島博之*

- ■世界での失明原因の第一位は白内障である．
- ■日本での白内障による視覚障害の数は年々減少しているが，いまだに散見される．
- ■白内障があっても高齢や精神疾患などが原因で受診できない患者がいる．
- ■水晶体起因性の続発緑内障は急速な失明の要因となる．
- ■重度の白内障術中術後合併症は重度の視覚障害をきたす可能性がある．

はじめに

白内障はおもに加齢によって発症し，60代では約80％，80代になると100％の人が白内障となる．白内障は進行すれば失明にまで至る疾患（WHO基準では失明は小数視力0.05以下，日本では手動弁以下のものをさし，今回はWHO基準で話を進めていく）であり，世界的には失明の原因の第1位は白内障である[1]．いまだに白内障が失明原因の1位になっているのは，世界的にはまだ医療の発展していない国も多く，適切な治療が施されていないことが原因である．幸い先進国であるわが国においては，白内障で失明する人の割合はかなり低い．古いデータではあるが，2007年の厚生労働省の報告では白内障による失明は3.2％と報告されている（図1）ので，現時点ではさらに少ない可能性がある．

他の統計学的調査として，身体障害者実態調査がある．これは厚生労働省により5年ごとに実施されているもので，2011年からは「生活のしづらさなどに関する調査（全国在宅障害児・者等実態調査）」という調査名に変わっている．この調査結果をみると視覚障害者の総数は把握できるが，原因疾患の内訳は示されていない．そこで中江[2]ら，若生[3]らが身体障害者診断書・意見書に基づいた視覚障害の原因に関する全国規模の疫学調査を実施していて，視覚障害原因疾患の推移をみることができる．1988年の調査では白内障による失明は15.6％で第2位であったが，2001～2004年の調査では3.2％で6位と順位を下げて，2007～2010年の調査では白内障はランク外となっている．したがって，現在の日本では白内障が原因で失明する人はかなり少なくなっている．しかし，外来診療においては，白内障が原因で失明した患者をみかける場合がある．一体どういった原因が考えられるのであろうか？

白内障があっても眼科受診ができない場合

白内障の手術成績は良好であるが，診察を受けないかぎり治療は不可能である．高齢化に伴い独居の高齢者が増加し，認知症や寝たきりなどの理由で眼科受診できないために，両眼の成熟白内障を有した状態で外来受診する症例（図2）を散見する[4]．精神発達遅滞や統合失調症などで家族に放置されている症例もある．進行していても，眼科受診し手術加療を受けられる症例もあるが，放置されている症例も少なくないと思われる．片眼の視機能が維持されれば，僚眼の白内障が高度でも日常生活に

*Norifumi Chiba & *Hiroyuki Matsushima：獨協医科大学眼科学教室
〔別刷請求先〕　千葉矩史：栃木県下都賀郡壬生町北小林880　獨協医科大学病院臨床医学棟6階眼科医局

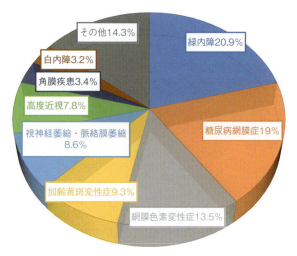

図1 日本での失明ランキング
白内障による失明は3.2%と低い値であった．
（2007年厚生労働省研究調査班報告書より）

苦慮せず放置される症例もある．さまざまな家庭事情も関与するので，完全な解決は困難であるが，視機能改善によって自立した活動が可能になるので，訪問医療や白内障治療に対する啓発など社会的な活動も今後必要になってくる可能性がある．

水晶体起因性の続発緑内障が原因となる場合

白内障だけで急激な視機能低下が生じることは少ないが，炎症反応や続発緑内障を発症すると失明することがある．短眼軸長眼，膨化水晶体や水晶体脱臼などが生じると続発閉塞隅角緑内障となり，高眼圧の状態が継続して失明をきたす場合がある．眼圧上昇の機序としては，1）瞳孔ブロック，2）虹彩-水晶体の前方移動に伴う直接閉塞隅角などがあげられる[5]．多くの場合は頭痛や眼痛，

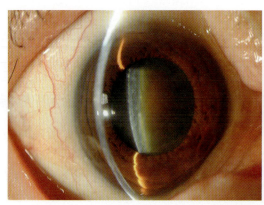 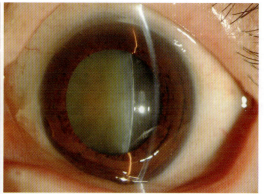

図2 両眼成熟白内障の前眼部写真
両眼ともに細隙灯顕微鏡所見にて白内障の著明な進行を認めた．水晶体の膨化所見は認めなかった．

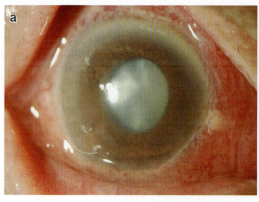 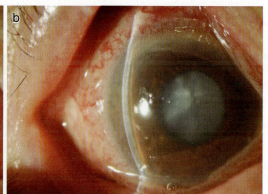

図3 白内障が進行膨化し，浅前房眼圧上昇した前眼部写真
a：著明な充血，中等度散瞳，角膜浮腫，進行した白内障を認めた．b：細隙灯顕微鏡所見で高度の浅前房所見を認めた．

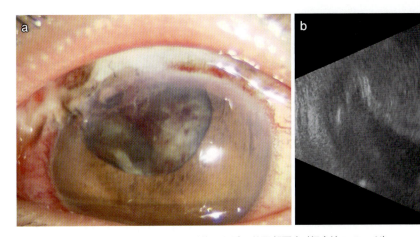

図4 脈絡下血腫の前眼部写真（超音波Bモード）
a：前眼部写真では切開創から残存水晶体，虹彩，ぶどう膜などの眼内容物の露出を認めた．b：超音波Bモードでは脈絡膜下に多量の出血を疑う所見を認めた．

霧視などの症状で眼科を受診し，適切な処置・治療を行えば失明まで至ることはそうはない．しかし，眼圧上昇が緩徐で眼痛・頭痛を訴えなかったり，高齢者が多いため放置されていたりなどの理由で治療の時期を逃す場合がある．外傷性白内障で水晶体蛋白質による炎症反応が生じ眼内炎を発症したり[6]，水晶体内に鉄片が飛入すると眼球鉄錆症を発症する場合[7]もあり，これらの症例は治療が遅れると著しい視機能障害を残す可能性がある．眼圧が高く白内障を有する症例をみた場合は，これらの疾患も念頭におく必要がある．

白内障術中術後合併症が原因となる場合

白内障手術の進歩は目覚ましく，ほとんどの症例で視機能を改善できるが，術中術後の合併症は現在も散在する．とくに重篤な合併症である駆逐性出血，術後眼内炎，水疱性角膜症では著しい視機能低下を生じる可能性がある[8]．

駆逐性出血の発生頻度は白内障手術時の0.02〜0.5%であり，極小切開による白内障手術が定着しているなか，めったに起こらない合併症である．しかし，Zinn小帯が脆弱になっている，また後囊破損を認めた症例などで残存水晶体処理のため切開創を拡大した場合や，Zinn小帯断裂・成熟白内障で通常の超音波乳化吸引術が施行できず白内障囊外摘出術（extracapsular cataract extraction：ECCE）や囊内摘出術（intracapsular cataract extraction：ICCE）を選択したときにリスクは上がる．所見としては急な血圧上昇や痛みなどで，脈絡膜出血が生じると急激に眼内圧が上昇し，眼内組織が創口から脱出する（図4）．超音波BモードやCT断層写真を撮影すると脈絡膜下に血腫を確認できる．発生に気がついたらできるだけ早く創口を閉鎖する．血腫が溶血する時期を待ってから二期的に硝子体手術と強膜開窓術にて血腫を除去するが，予後は決してよくない．

術後眼内炎（図5）もまれな感染症ではあるものの，眼内の組織破壊が短期間で進行し，視力予後不良となりうる疾患である．井上らの報告[9]によると白内障術後眼内炎の発生頻度は0.025%となっている．急性と遅発性に分けられ，前者は術後1カ月以内（多くは術後3日〜1週間程度）に著明な前房炎症の増加，前房蓄膿・フィブリンを認め，起因菌はグラム陽性球菌である．後者は術後1カ月以上経ってから前房炎症の増加，水晶体囊内のwhite plaqueを認める．治療は眼内炎に対するガイドライン[10]が策定されており，セフタジジムとバンコマイシンの硝子体注射・点眼ならびに硝子体手術となっているが，治療が遅れると予後不良となる．

水疱性角膜症は角膜を透明に保つために必要な角膜内皮細胞が500個/mm²以下となることで透明性が維持できなくなり角膜に浮腫（図6）を生じる疾患である．Fuchs角膜変性症や狭隅角眼などのむずかしい白内障手術では，著しい角膜内皮細胞数の減少から水疱性角膜症を生じる場合がある．術前から細胞数が少ない場合には，その原因について問診やその他の眼所見から把握しておくことが重要である．術中はソフトシェルテクニックを用いた内皮保護などの術式の工夫が必要となる．水

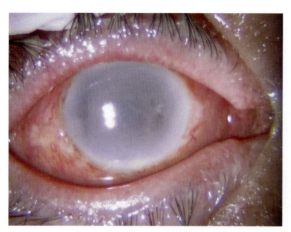

図5 術後眼内炎の前眼部写真
著明な結膜充血,前房蓄膿,角膜混濁を認めた.

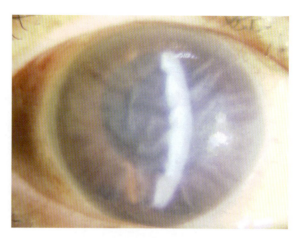

図6 術後水疱性角膜症の前眼部写真
Descemet膜の皺襞,角膜浮腫を認めた.

疱性角膜症となってしまった場合は,全層角膜移植,角膜内皮移植など手術が必要となるが,視機能低下を残すこともある.

まとめ

医療技術の進歩によって,日本においては白内障が原因で失明する人は少ない.しかし,高齢化や精神疾患によって受診できない場合,白内障が関与した続発緑内障や術中術後の重度な合併症によって失明する症例は残存している.日常診療において,白内障でも重症化する症例があることを念頭におき,的確な治療または必要に応じて大学病院などの対応できる施設に紹介するなどの対処方法を考慮する必要がある.

文　献

1) WHO：Priority eye disease, 2010. https://www.who.int/blindness/causes/priority/en/index1.html
2) 中江公裕,小暮文雄,長屋幸郎ほか：わが国における視覚障害の現況.厚生の指標 **38**：13-22, 1991
3) 若生里奈,安川　力,加藤亜紀ほか：日本における視覚障害の原因と現状.日眼会誌 **118**：495-501, 2014
4) 福嶋葉子,張野正誉,喜田照代ほか：白内障手術後の認知症の変化と手術時期の考察.淀川キリスト教病院学術雑誌 **25**：23-25, 2008
5) 谷原秀信ほか：緑内障診療ガイドライン(第4版).日眼会誌 **122**：5-53, 2018
6) 西野和明,吉田富士子,新田朱里ほか：水晶体融解緑内障を続発したモルガニ白内障の1例.臨眼 **67**：1078-1081, 2013
7) 三木耕一郎,竹内正光,出口順子ほか：眼球鉄症の検討.臨眼 **42**：520-524, 1988
8) 小原善隆,増田寛次郎,松島博之：科学的根拠(evidence)に基づく白内障診療ガイドラインの策定に関する研究.日本医療機能評価機構, 2002
9) 井上智之：眼感染症topics 術後眼内炎の最新事情.*OCULISTA* **72**：102-108, 2019
10) 内尾英一：眼科臨床薬理各論 内眼炎(ぶどう膜炎),眼内炎症 細菌性眼内炎.臨眼 **67**：167-171, 2013

*　　*　　*

Q2 水晶体脱臼・亜脱臼に対する治療を教えてください

回答者　太田俊彦*

- 水晶体亜脱臼例では確実なCCCの作製が重要である．
- 水晶体亜脱臼例ではカプセルエキスパンダーやCTRを用いて安全確実に手術を行う．
- 水晶体亜脱臼例でCCCが保たれていればoptic captureを用いてIOLを固定する．
- 高度の水晶体亜脱臼例や水晶体脱臼例では縫着や強膜内固定を用いてIOLを固定する．
- 術者の技量に応じて症例や術式の選択を行う．

はじめに

2017年の厚生労働省の報告によると，わが国の中途失明原因の第一位は緑内障（28.6％）であり，一方，2010年のWHOの調査では世界の失明原因の第一位は白内障（51％）である．途上国では白内障手術を受ける機会に恵まれず，幸いに手術を受ける機会があっても，衛生状態が悪く手術機器や薬剤が不十分な環境で失明に至る患者も少なくない．わが国では，白内障患者は最新の手術機器や手術手技の進歩により，大部分の症例で良好な術後成績を得ることができるようになった．しかし，落屑症候群などZinn小帯の脆弱性を認める疾患では，水晶体脱臼・亜脱臼や散瞳不良を認めることが多く，白内障手術において難易度が高いことが知られている．Zinn小帯は眼内において水晶体を支える組織であるが，Zinn小帯の損傷や脆弱化により，一部支えを失って下方に沈んだ場合を水晶体亜脱臼（図1），水晶体が前房内や硝子体内に落下した場合を水晶体脱臼（図2）とよぶ．水晶体脱臼や亜脱臼を放置すると急性緑内障発作や慢性炎症などにより重篤な視力障害に至る可能性もあり，発見したら観血的処置が必要となる．本稿では水晶体脱臼・亜脱臼の治療について述べる．

原因

Zinn小帯脆弱の原因は続発性と遺伝性の二つに大別される（表1）．

治療

Zinn小帯脆弱の程度により対処法が異なる．

1. 水晶体亜脱臼例の前嚢切開

水晶体亜脱臼例では水晶体が動揺して連続円形切嚢（continuous curvilinear capsulorhexis：CCC）が困難となる．水晶体を固定するために前房水を抜いて粘弾性物質で前房を満たすと，粘弾性物質と有形硝子体で挟んで水晶体の安定化と中心固定が可能となる．しかし，水晶体嚢の張りがないために前嚢穿刺時にうまく穿刺ができず，水晶体周辺部に向かう前嚢の皺が生じる（図3）．水晶体が動揺してチストトームで施行困難な場合は，チストトームやMVRナイフで前嚢を穿孔した後に前嚢鑷子を用いてCCCを行う．水晶体亜脱臼例では通常の症例よりもCCCが小さくなりやすく，その場合にはダブルCCC（two stage CCC）[1]によりCCCを拡大する．Zinn

---

*Toshihiko Ohta：順天堂大学医学部附属静岡病院眼科
〔別刷請求先〕　太田俊彦：〒410-2295　静岡県伊豆の国市長岡1129　順天堂大学医学部附属静岡病院眼科

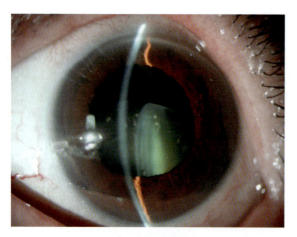

図1 水晶体亜脱臼

小帯脆弱が高度で水晶体の動揺が顕著な場合には，前嚢鑷子で1/3周から半周ほどのCCCを作製した後にカプセルエキスパンダー[2]をCCC縁に掛けて水晶体を固定して，前嚢鑷子で残り半周のCCCを完成させる方法がある．筆者は2本の鑷子を用いてCCCを行う方法（バイマニュアルCCC[2]）を用いている．まず一方の手で把持した前嚢鑷子でCCC縁を固定して，もう一方の手でもう1本の前嚢鑷子を把持してCCCを行う（**図4**）．本法を用いると，比較的容易に大きめのサイズのCCCが作製可能となる．

2. Zinn小帯断裂90°までの症例

水晶体囊の誤吸引を防ぐため，超音波乳化吸引（phaco-

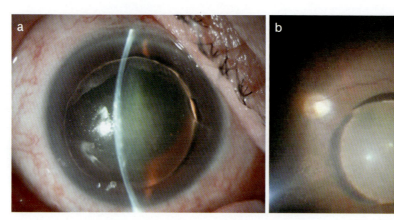

図2 水晶体脱臼
a：前房内脱臼．b：水晶体落下．

表1 水晶体脱臼・亜脱臼をきたすおもな疾患

続発性	遺伝性
落屑症候群	Marfan症候群
外傷	ホモシスチン尿症
強度近視	網膜色素変性症
硝子体手術後	Well-Marchesani症候群
ぶどう膜炎	Ehlers-Danlos症候群
アトピー性白内障	Sulfate-oxidase deficiency
閉塞隅角緑内障	Crouzon病
レーザー虹彩切開術後	高リジン血症
過熟白内障	亜硫酸塩酸化酵素欠乏症
	Miller症候群
	Oculo-dental症候群
	Sturge-Weber症候群
	Ectopia Lentis
	無虹彩症

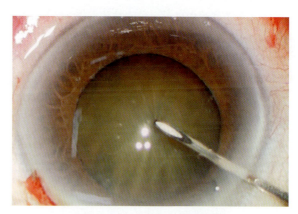

図3 27ゲージ針による前嚢切開
前嚢に針が刺さらず嚢に皺ができる．

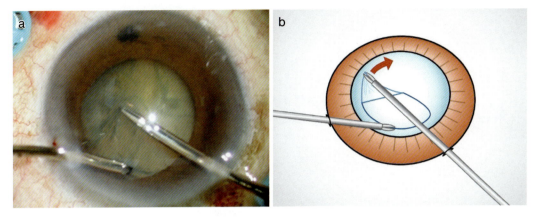

図4 バイマニュアルCCC
2本の前囊鑷子を用いて連続円形切囊（CCC）を行う方法．一方の手で把持した前囊鑷子でCCC縁を固定して，もう一方の手で把持した前囊鑷子でCCCを行う．

emulsification and aspiration：PEA）と皮質吸引時にボトル高，吸引圧，吸引流量の設定値を下げて行う．断裂部の皮質吸引は最後に行い，眼内レンズ（intraocular lens：IOL）挿入時に支持部をその部分にあてることにより，断裂部の水晶体囊は拡大してその形状は安定する．中等度のZinn小帯脆弱例では水晶体囊形状保持器具である水晶体囊拡張リング（capsular tension ring：CTR）[3〜5]（図5）が有用である．CTRは，水晶体囊内に挿入して内側から囊を押し広げることで水晶体囊の形状保持作用はあるものの，Zinn小帯のもつ位置固定作用はない．PEAや皮質吸引の前にCTRを鑷子やインジェクターを用いて挿入するが，CTRの片方のポジショニングホールに10-0ナイロン糸を縫着しておくと後で取り出しやすい．CTR挿入時には，水晶体囊と皮質の間に粘弾性物質を注入してCTRで皮質が挟まれないように挿入する．落屑症候群では落屑物質が産生されてZinn小帯脆弱が進行すると考えられている．術後の前囊収縮の可能性や，進行すれば前囊切開の完全閉鎖やIOLを内包したまま水晶体囊の脱臼を起こしやすいため，Zinn小帯脆弱例においては積極的にCTRを挿入するべきとの報告がある[6]．

3. Zinn小帯断裂90〜180°までの症例

カプセルエキスパンダー[7]（図6a），虹彩リトラクター[8]（図6b），CTR（図6c）などの水晶体囊支持器具や水晶体囊形状保持器具を用いて水晶体囊を安定化させてPEAを行う（図6d）．しかし，これらの水晶体囊支持器具や水晶体囊形状保持器具の使用にあたっては，完全なCCCができていることが必須の条件となる．前囊

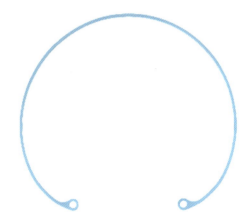

図5 水晶体囊拡張リング（CTR）

切開縁に亀裂が入った場合は，速やかに水晶体全摘出術（intracapsular cataract extraction：ICCE）や水晶体囊外摘出術（extracapsular cataract extraction：ECCE）に変更する．

虹彩リトラクターは元来虹彩拡張を目的として作製されているために，先端が短く，前囊切開縁からはずれやすい．そのために，Zinn小帯脆弱眼ではカプセルエキスパンダーの使用が望ましい．

IOL固定においては，術後の囊ごとIOL落下予防のために3ピースIOLを用いてIOL optic captureとする方法がある[9]（図7）．IOL光学部をCCCにはめ込み（囊内固定），支持部は囊外固定（毛様溝固定）とする．本法は，後囊破損時にCCCが残存している場合にも適用可能であり，術後のIOL偏位の予防につながる．挿入IOL度数は囊内固定と同様でよい．

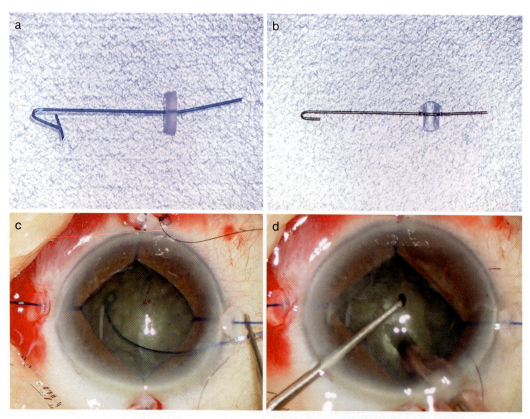

図6 カプセルエキスパンダー，虹彩リトラクター，水晶体囊拡張リング（CTR）挿入
a：カプセルエキスパンダー．b：虹彩リトラクター．c：CTR挿入．鑷子やインジェクターを用いてCTRを挿入．d：水晶体乳化吸引（PEA）．水晶体囊の損傷に注意してPEAを行う．

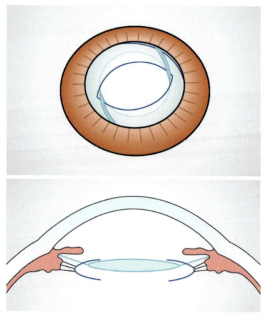

図7 IOL optic capture
IOL光学部をCCCにはめ込み，支持部は囊外固定とする．

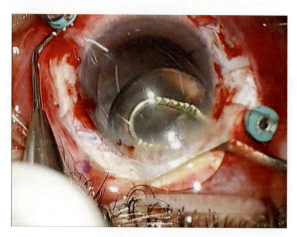

図8 小切開水晶体全摘出術（ICCE）
8mmの切開創から水晶体を摘出する．

4. Zinn小帯断裂180°以上の症例

より広範囲にZinn小帯の断裂を認めて水晶体核が著しく硬い場合などでは，ICCEを用いて水晶体を摘出する方法（図8）がある．一方，前項と同様にカプセルエキスパンダー，虹彩リトラクター，CTRなどを用いて

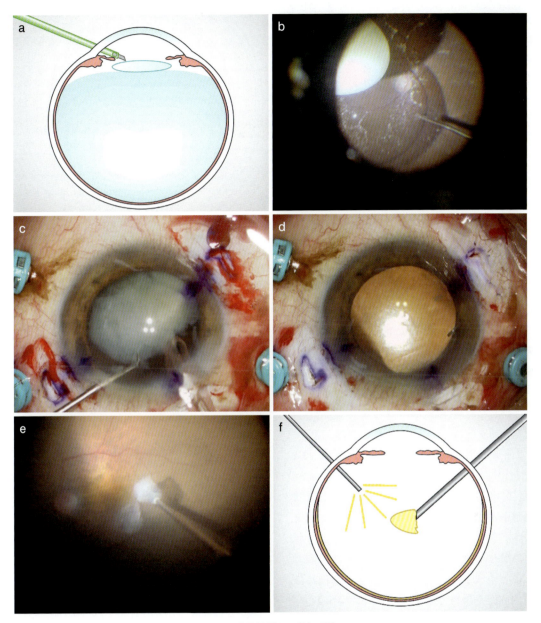

図9 水晶体脱臼の核処理法
a：液体パーフルオロカーボン（PFCL）を用いてPEAを行う．b：PFCLを眼内に注入して脱臼水晶体を浮上させる．c：脱臼水晶体を嚢ごとPEAで処理する．d：強膜内固定後．e：硝子体カッターで処理する．f：フラグマトームで処理する．

小切開でPEAを行う方法は，術後惹起乱視の軽減など術後視機能の向上につながる．PEA後に嚢が保持できた場合，欧米では縫着用CTRを用いて嚢とIOLを眼内に固定する方法が好まれるが，手技が煩雑でありわが国では普及していない．わが国では嚢を摘出して縫着や強膜内固定[10,11]を用いてIOLを眼内に固定する方法が一般に用いられる．

5. 水晶体脱臼例の対処法

水晶体が硝子体腔へ落下した状態の場合，液体パーフルオロカーボン（perfluorocarbon liquid：PFCL）により脱臼水晶体を浮上させて輪部の強角膜創よりPEAを行う方法（図9a〜d）[12,13]や，硝子体カッター[14,15]（図9e），フラグマトームを用いて水晶体を除去する方法（図9f）などがある．

脱臼水晶体の核硬度により術式が異なり，軟らかい核

の場合には硝子体カッターで処理が可能である．硬い核の場合には，以前はPFCLを用いて脱臼水晶体を浮上させてICCEにて摘出を行っていたが[16]，最近では輪部より小切開によるPEAで処理する方法が第一選択として用いられている．PFCLを用いる場合には硝子体を十分に郭清してから眼内に注入する．PFCLは落下水晶体処理において有用なデバイスであるが，残念ながらわが国では開放性眼外傷，巨大裂孔網膜剝離，増殖硝子体網膜症に伴う初回または再発性網膜剝離のみが適応となり，落下水晶体には保険適用がないので注意を要する．

硝子体カッターは25G，27Gなど，極小化により初期の白内障では対応可能であるが，進行した白内障では破砕吸引に時間を要して対応が困難である．その場合には23GなどのよりOJ径が大きい硝子体カッターを用いる方法もある．硬い核の処理時には，吸引圧は最大でカットレートは300～500cpm（cut per minute）の設定で行う．高回転の設定で行うと核や皮質をはじくのみで処理が困難となる．水晶体核が大きい場合や硬い核の場合には，ライトガイドで核片を硝子体カッター開口部に押し当てて把持しながら押しつぶすようにしてカッターを駆動させると効率的に破砕吸引が可能となる．

フラグマトームは創口の熱傷や硝子体の誤吸引による裂孔形成などの問題点があり，最近では用いられなくなっている．いずれの術式を用いても，眼内の水晶体核や皮質の処理が不十分であると，緑内障，ぶどう膜炎，角膜内皮機能不全，囊胞様黄斑浮腫などの合併症につながり，術後の視力予後に影響するため，術中にできるだけ除去することが望ましい．水晶体を除去した後には，縫着や強膜内固定を用いてIOLを眼内に固定する方法が用いられる．

おわりに

最近の高齢化社会の到来により，わが国においても白内障手術件数は増加し，水晶体脱臼例や亜脱臼例に遭遇する機会も増えている．以前はこのような症例に対してICCEで水晶体を摘出していたが，最近ではカプセルエキスパンダー，CTR，PFCLなどの手術補助具を用いて小切開によるPEAで処理することが可能となり，術後視機能も向上した．しかし，手術の難易度は高くなり，術者も高度な技術を要求されるようになった．このような難症例に対する手術では，予期せぬ合併症に遭遇することがあり，術者の技量に応じた症例や術式の選択が重要であると考えられる．

文　献

1) Gimbel HV : Two stage capsulorhexis for endocapsular phacoemulsification. *J Cataract Refract Surg* **16** : 246-249, 1990
2) 太田俊彦：落屑症候群で水晶体脱臼・亜脱臼を生じている患者がいます．対応を教えてください．あたらしい眼科 **34** : 197-201, 2017
3) Hara T, Hara T, Yamada Y : Equator ring for maintenance of the completely circular contour of the capsular bag equator after cataract removal. *Ophthalmic Surg* **23** : 358-359, 1997
4) Nagamoto T, Bissen-Miyajima H : A ring to support the bag after continuous cuevilinear capsulorhexis. *J Cataract Refract Surg* **20** : 417-420, 1994
5) Menapace R, Findl O, Georgopoulos M et al : The capsular tension ring : designs, applications and techniques. *J Cataract Refract Surg* **26** : 898-912, 2000
6) 原田行規：落屑症候群における水晶体囊拡張リング．あたらしい眼科 **24** : 1193-1194, 2007
7) Nishimura E, Yaguchi S, Nishihara H et al : Capsular stabilization device to preserve lens capsular integrity during phacoemulsification with a weak zonule. *J Cataract Refract Surg* **32** : 392-395, 2006
8) Novak J : Flexible iris hook for phacocmulsification. *J Cataract Refract Surg* **23** : 828-831, 1997
9) Gimbel HV, DeBroff BM : Intraocular lens optic capture. *J Cataract Refract Surg* **30** : 200-206, 2003
10) Ohta T, Toshida H, Murakami A : Simplified and safe method of sutureless intrascleral posterior chamber intraocular lens fixation : Y-fixation technique. *J Cataract Refract Surg* **40** : 2-7, 2014
11) 太田俊彦：眼内レンズ強膜内固定術．臨眼 **68** : 1682-1690, 2014
12) Jang HD, Lee SJ, Park JM : Phacoemulsification with perfluorocarbon liquid using 23-gauge transconjunctival sutureless vitrectomy for the management of dislocated crystalline lenses. *Graefes Arch Clin Exp Ophthalmol* **251** : 1267-1272 2013
13) Millar ER, Steel DH : Small-gauge transconjunctival vitrectomy with phacoemulsification in the pupillary plane of dense retained lens matter on perfluorocarbon liquids after complicated cataract surgery. *Graefes Arch Clin Exp Ophthalmol* **251** : 1257-1262, 2013
14) Rossetti A, Doro D : Retained intravitreal lens fragments after phacoemulsification : complications and visual outcome in vitrectomized and non virectomized eyes. *J Cataract Refract Surg* **28** : 310-315
15) Hansson LJ, Larsson J : Vitrectomy for retained lens fragments in the vitreous after phacoemulsification. *J Cataract Refract Surg* **28** : 1007-1011, 2002
16) Shapiro MJ, Resnick KI, Kim SH et al : Management of the dislocated crystalline lens with a perfluorocarbon liquid. *Am J Ophthalmol* **112** : 401-405, 1991

I 中途失明の可能性のある疾患とその検査/治療 4. 水晶体

Q3 IOL脱臼（intraocular lens dislocation）に対する治療を教えてください

回答者 林　研*

- 近年のIOL脱臼の原因では，落屑症候群とアレルギーによる眼擦過が多い．
- IOLは，Zinn小帯や水晶体囊の脆弱化・断裂に伴って，前方から後方に脱臼していき，最終的に網膜上に落下する．
- 治療の基本は，脱臼IOLの摘出後，IOLの強膜縫着か強膜内固定である．
- 術前診断は，顕微鏡下で仰臥位でどこまで後方脱臼しているかを診ておく．
- 手術のポイントは，脱臼レンズをどのように虹彩上に引き上げるかである．

はじめに

近年，術後数年経過して眼内レンズ（intraocular lens：IOL）が脱臼する例が増えている．以前は，術後早期に術中合併症によってIOLが囊に包まれず脱臼する囊外脱臼が多かった．1990年代に囊内固定が標準となって以降，さまざまな原因によるZinn小帯の脆弱化によって，囊に包まれたまま囊内脱臼をする例がほとんどになった．本稿では，IOL脱臼の基本的な対処法について紹介する．

病態と原因

IOLの位置がずれる場合を偏位と総称するが，三つの状態に大別できる．①偏心・傾斜：IOLの非対称挿入などにより，光学部が視軸から偏心か傾斜している場合で，脱臼には進展しない．②脱臼：IOLがZinn小帯か囊につながって偏位している状態で，Zinn小帯や囊の脆弱化が進めばIOLが落下する．③落下：IOLがZinn小帯や囊などから離れて網膜上に落下している．①は程度が軽ければ様子をみてよいが，②と③はなるべく急ぎの手術が必要である．

原因として，①偏心・傾斜の原因は，非対称挿入，縫着や強膜固定，術中合併症時の囊外挿入など，おもにIOL挿入の不備である．②脱臼の原因は囊内と囊外脱臼で異なる．囊内脱臼は落屑症候群によるZinn小帯の経年劣化が原因の約4割を占める．そのほかに，原発閉塞隅角症や，網膜色素変性などでZinn小帯が脆弱な場合か，硝子体手術後，強度近視など硝子体の支えが弱い場合に大別される．近年，アトピーを筆頭に，アレルギーで眼を擦る癖がある若年から壮年に起こる例が増えている[1]．実際，抗原が飛散する時期には，IOL脱臼の患者が続けて来院することがある．一方，囊外脱臼は術中合併症後早期に起こることが多い．③落下の原因は，囊内落下はZinn小帯が完全に切れた場合で，囊外落下はIOLが囊から完全に離れた場合である．

診　断

細隙灯顕微鏡検査で，散瞳したあとにIOLの光学部と支持部の状態をみれば容易に診断できる．術前には，手術計画を立てるための診断をしておく必要がある．細隙灯顕微鏡検査では，まず①瞳孔領にIOLがあるかど

---

*Ken Hayashi：林眼科病院
〔別刷請求先〕林　研：〒812-0011 福岡市博多区博多駅前4-23-35　林眼科病院

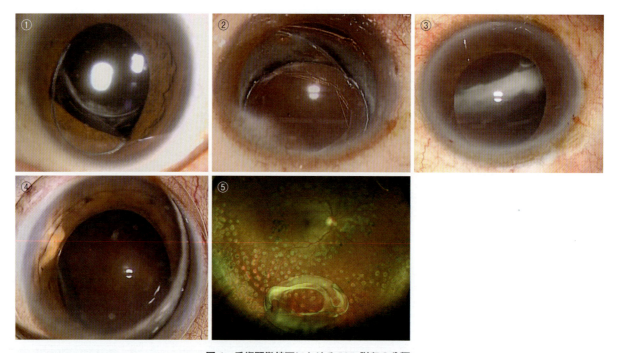

図1 手術顕微鏡下における IOL 脱臼の分類
手術顕微鏡下における IOL 脱臼の分類として，①前房内脱臼，② IOL 振盪・動揺，③後房内脱臼（IOL が瞳孔領に認められる），④周辺硝子体腔内脱臼（IOL が瞳孔領に認められない），⑤網膜上落下に分ける．

うかをみて，認められるときは，②軽い振盪か，大きく動揺しているか，③囊内脱臼か，囊外脱臼か，また④できれば IOL の素材やタイプを診断しておく．脱臼の方向や深さは，細隙灯顕微鏡検査では判断できないので，手術顕微鏡下で横になった状態で診断する．

顕微鏡下では，仰臥位で，まず IOL が瞳孔領に認められる場合は，どの方向に脱臼しているか，どの深さまで沈んでいるか診断する．IOL 脱臼の程度分類として，①前房内脱臼，② IOL 振盪・動揺，③後房内脱臼（IOL が瞳孔領に認められる），④周辺硝子体腔内脱臼（IOL が瞳孔領に認められない），⑤網膜上落下に分けると便利である（図1）[2]．②③は輪部から拾えるが，③の一部と④は，毛様体扁平部からのアプローチが必要になる．瞳孔領にあるかどうかは重要な判断ポイントであるが，瞳孔領にない場合は，IOL が Zinn 小帯の一部につながって周辺部に立っているか，すでに網膜上に落下しているかである．まず⑤落下は倒像鏡を用いて，IOL が網膜上にあるかどうかで診断する．落下している場合は，硝子体全切除が必要になる．網膜上になければ，周辺部にあるので，患者に眼球を上下左右に動かしてもらって，IOL の一部が認められるかどうか探す．一部でも認められれば，同部の毛様体扁平部から押し上げることが可能である．このように術前に探しても，位置がわからない場合もあり，それは IOL が周辺組織に接している場合と考えられる．この場合でも，術中に硝子体手術用の角度付き前置レンズをつけて，周辺を圧迫すれば，位置の確認はできる．

脱臼した IOL の素材やタイプの診断も重要である．ポリメタクリル酸メチル樹脂（polymethyl methacrylate：PMMA）やシリコーン IOL であれば，切断や折り畳みができないので，摘出する創は大きく開ける必要がある．通常，疎水性アクリル IOL であれば，切断か折り畳んで摘出することができるが，種類によっては硬くて折り畳みにくいものもある．

治療

IOL 脱臼や落下の治療は，原則的に脱臼 IOL を摘出して，新しい IOL を強膜に固定することである．スリーピース IOL が脱臼している場合は，眼内で強膜に縫着・固定することもできるが，適応となる例が減少しているうえ，手技が煩雑で固定が弱い．脱臼 IOL は，全例で，3-port vitrectomy をしたあとに硝子体腔内で鑷子でつかんで摘出することが可能である．しかし，脱臼の9割は 3-port vitrectomy をする必要がないので，ここでは

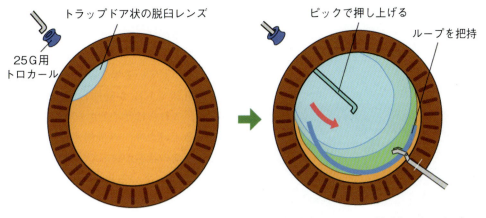

図 2 瞳孔領にない脱臼 IOL の虹彩上への引き上げ
Zinn 小帯がつながっている部位の毛様体扁平部に硝子体手術用のトロカールを入れて，そこからピックで IOL を瞳孔領に押し上げる．後房に押し上げたら，逆手に持った IOL 摘出鑷子や前囊鑷子，またはフックなどで把持して虹彩上に引き上げる．

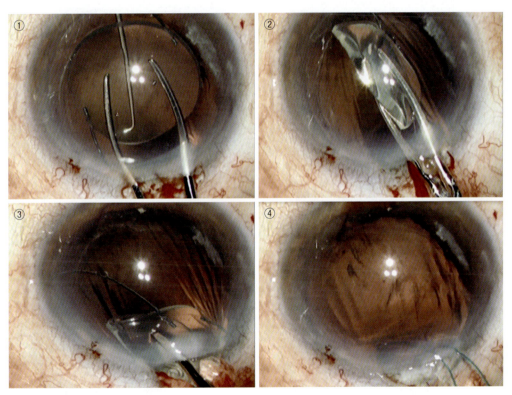

図 3 アクリル IOL の摘出
対側からフックを入れて，前房内でフォールダブル IOL 鑷子折り畳んで，4mm 以下の創口から摘出する．

硝子体をなるべく切除せずに交換する手技について述べる．

IOL摘出のポイントは，どのように虹彩上に引き上げるか，どのように創から摘出するかである．虹彩上に引き上げる方法は三つに分けられる．①輪部サイドポートから拾いあげる，②毛様体扁平部から押し上げる（図2），③落下している場合は，3-port vitrectomyを行う．①は瞳孔領でIOLが動揺していたり，軽度沈んでいる場合で，これらはサイドポートからフックや鑷子で虹彩上に引き上げたり，直接創から引き出すこともできる．②は落下前の状態が適応で，Zinn小帯の一部につながってIOLが立っている場合か，後方へ沈んでいる場合である．この場合は，Zinn小帯がつながっている部位の毛様体扁平部に硝子体手術用のトロカールを入れて，そこからピックでIOLを瞳孔領に押し上げる．後房に押し上げたら，逆手に持ったIOL摘出鑷子や前囊鑷子，またはフックなどで把持して虹彩上に引き上げる．脱臼例は散瞳が悪いことが多いが，IOLを確実に把持できていれば，粘弾性物質を注入して，虹彩をIOLより後ろに押し下げることも有効である．

創からの摘出方法はIOL素材によって異なる．PMMA

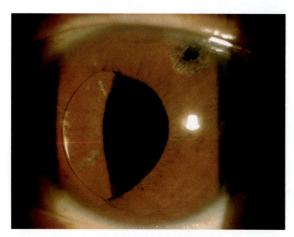

図4 縫着したIOLの瞳孔捕獲
縫着した眼内レンズの光学部が虹彩前面に脱出している．瞳孔ブロックを起こして，眼圧が上昇する場合がある．

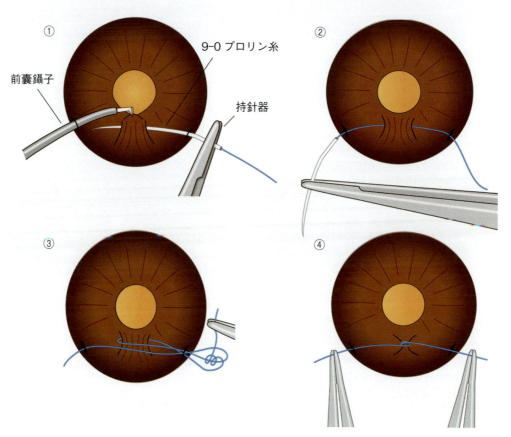

図5 瞳孔捕獲予防のための虹彩縫縮術
瞳孔捕獲を何回も起こす場合は，予防として虹彩の緊張を高めるために，虹彩の中央に，Siepser slipnot法を用いて虹彩縫縮術を行う．

やシリコーンIOLは光学部径と同じ6～6.5mm幅まで創を拡大する必要がある．アクリルIOLは切断あるいは折り畳んで4mm以内の創から摘出できる．切断して出す場合は，22分割するか，または約90°離れた位置に中央まで切開を入れて，光学部の一象限を除去後，創口から回しながら摘出することもできる．切開を入れるにはIOLを回す必要があり，支持部が虹彩根部を傷つけると出血が起こるので注意する．折り畳んで出すには，対側からフックを入れて，IOL鑷子で前房内でIOLを折り畳んで摘出する（図3）．注意点として，囊内脱臼IOLの摘出時に，再生水晶体が残りやすいが，鑷子ではつかみにくく，硝子体カッターでも吸引しにくい．再生水晶体は前房に持ち上げて，粘弾性物質を用いてvisco-extractionするのがよい．

IOLを摘出すれば，まず前房内に脱出して創に嵌頓した硝子体を切除する．主創下の硝子体は後房の一部まで除去しておいたほうが，IOL縫着・強膜固定時に傾斜しにくい．これらが終わると，あとは強膜縫着か，強膜内固定をするが，これらの通常の手技と変わらないので省略する．

術後合併症に対する対処

IOLを縫着・強膜固定すると，IOLが囊に包まれないまま，虹彩のすぐ後ろに位置するようになるため，術後に瞳孔捕獲を起こしやすい（**図4**）．落屑症候群など散瞳不良例は瞳孔捕獲を起こさないので，散瞳が悪ければ放置しておいてよい．瞳孔捕獲の一部は逆瞳孔ブロックが原因と考えられ，その場合は虹彩切除が予防に効果がある．手術終盤に硝子体カッターで下方にイリデクトミーをしておく．それでも頻回に瞳孔捕獲を起こす場合は，Siepser slipnot法を用いた虹彩縫縮術を行うと虹彩の緊張が強くなるので，予防に有効である（**図5**)[3]．

文　献

1) Yotsukura-Tsutsui E, Koto T, Tsubota K et al：Predisposing factors for intraocular lens dislocation treated by pars plana vitrectomy：Involvement of atopic dermatitis. *J Cataract Refract Surg* **41**：892-894, 2015
2) Hayashi K, Ogawa S, Manabe S et al：A classification system of intraocular lens dislocation sites under operating microscopy, and the surgical techniques and outcomes of exchange surgery. *Graefes Arch Clin Exp Ophthalmol* **254**：505-513, 2016
3) Narang P, Agarwal A：Pupilloplasty for pupil size attenuation to prevent pupillary capture：theory of quintet in glued IOL. *J Cataract Refract Surg* **43**：3-7, 2017

＊　＊　＊

I 中途失明の可能性のある疾患とその検査/治療　5. 緑内障

Q1 緑内障の視野はどのように判断したらよいのでしょうか

回答者　横山洵子* 大鳥安正*

A

- 構造変化（神経線維層欠損，乳頭陥凹）と機能変化（視野障害）の整合性を確かめる．
- Bjerrum暗点とnasal stepに代表される水平線の上下での感度低下が特徴である．
- アムスラーチャートで異常が検出できれば，中心10°の視野をチェックする．
- 先天性視神経乳頭異常は，Mariotte盲点に連続する視野障害が特徴である．
- 構造変化と機能変化の整合性がない場合には，頭蓋内病変も含め精査をする．

はじめに

緑内障は，特徴的な視神経，視野の変化をきたす疾患であり，進行すると視力および視野障害を伴って患者のQOL/QOV（quality of life/quality of vision）を大きく損なう進行性眼疾患である．QOL/QOVを維持するには，できるだけ早期に診断し，治療を開始・継続することが重要である．本稿では，緑内障の視野障害の特徴，視野検査の見方，および類似疾患との鑑別についてまとめる．

緑内障性視野障害の特徴

緑内障のターゲットとなるのは，網膜から唯一脳に投射している中枢神経である網膜神経節細胞（retinal ganglion cell：RGC）であり，緑内障はRGCの逆行性変性とそれに対応する視野障害をきたす緑内障性視神経症（glaucomatous optic neuropathy：GON）と定義されている．GONの病態として，古くから機械障害説，乳頭循環障害説などが提唱されている．

RGCの軸索である網膜神経線維は，黄斑部から視神経乳頭へ向かう乳頭黄斑線維束と，乳頭の上および下極へ向かう弓状線維，鼻側から乳頭へ向かう放射状線維の三つに分けられる（図1a）．弓状線維は中心窩よりも耳側の水平子午線付近の耳側縫線（temporal raphe）とよばれる境界を基準に上下に対称な弓状走行であり，水平経線を超えることはない．初期緑内障では，この弓状線維に対応する中心10～20°内のBjerrum暗点と鼻側水平経線に接する鼻側階段（nasal step）をよく認めることから，緑内障でまず障害されるのは，視神経乳頭部の下および上耳側の網膜神経線維束であるとされており，検眼鏡的には神経線維層欠損（nerve fiber layer defect：NFLD）として観察され，無赤色眼底写真ではより鮮明に撮影できる（図3）．通常，視神経乳頭の篩状板孔（laminar pore）の大きさは上下で大きく，物理的強度が上下方向で弱いため，視神経乳頭の上下の網膜神経線維が障害されやすく，緑内障性視神経乳頭陥凹は上下方向に拡大すると考えられている．一方，乳頭黄斑線維束と鼻側放射状線維に対応する中心視野や耳側周辺視野は，緑内障が進行しても比較的保持される傾向がある．これは，網膜神経線維は乳頭耳側に比べて鼻側で太いこと，網膜神経線維が通過する篩状板孔の大きさが上下に比べて水平方向で小さく，神経線維がストレスを受けにくいこと

---

*Junko Yokoyama & *Yasumasa Otori：国立病院機構大阪医療センター眼科
〔別刷請求先〕 横山洵子：〒540-0006 大阪市中央区法円坂2-1-14 国立病院機構大阪医療センター眼科

が関与している．

さらに，周辺網膜からの網膜神経線維は網膜表層を通過し視神経乳頭の辺縁部から，後極部網膜からの網膜神経線維は網膜深部を通過し視神経乳頭の中央部へ，それぞれ進入すると考えられており（図1b），乳頭陥凹が拡大すると周辺網膜から障害が起こる．通常，緑内障性視野障害は病型によらず上方視野障害から始まることが多く，視神経乳頭では下耳側のリムの状態，視野では上鼻側の感度低下を注意深くみることが重要である．ベースラインの視野障害が同等の正常眼圧緑内障と落屑緑内障の比較では，落屑緑内障のほうが眼圧が高く，視野障害の進行速度が2倍速いが，正常眼圧緑内障のほうが中心視野障害をきたしやすいと報告されている[1]．

視野検査の選択

上述したとおり，緑内障の初期では多くが中心30°以内に視野障害が生じるため，診断のためにまずは中心視野を測定する．Humphrey Field Analyzer（HFA）では，中心30-2または中心24-2を選択する．中心30-2と中心24-2の検査点はそれぞれ76点と54点であり，ともに6°間隔であり，中心24-2は中心30-2の鼻側を除く周辺の検査点を省いたものである（図2a）．乳頭黄斑線維束の障害が疑われるものや，視力は良好でも高度視神経乳頭陥凹をきたしている場合は中心10-2を行い，固視点近傍の詳細な視野検査を行う．中心30-2（24-2）では中心10°以内が12点，5°以内が4点であるのに対して，中心10-2の検査点は2°間隔で中心10°以内に68点であることから，中心30-2（24-2）で異常が検出できなくても，中心10-2で異常が検出できることがある（図2b）．日常生活に必要な周辺視野を把握するにはGoldmann動的視野計で測定する．

動的視野検査は全体像の把握ができ，先天的乳頭異常などでの視野障害の検出には有効であるが，小さな孤立暗点は検出が困難であることがあり，中心視野領域の評価や初期緑内障での視野異常検出には静的視野検査のほうが優れている．両者とも緑内障性視野障害を検出することは可能だが，進行性であるという疾患の性質上，長期の経過観察で定量的に変化をみることができる点で，緑内障の診断・進行の判定には静的視野検査が適しているといえる．視力低下，中間透光体の混濁，高齢で検査の理解が不良などの条件で検査が困難な場合を除いて，まずは静的視野検査を選択する．

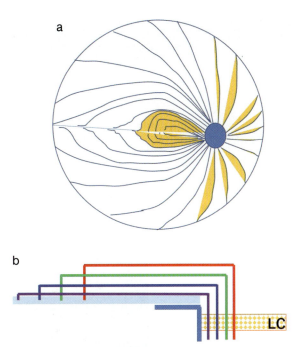

図1　網膜神経線維層の走行
a：網膜神経線維は，黄斑部から視神経乳頭へ向かう乳頭黄斑線維束と，乳頭の上および下極へ向かう弓状線維，鼻側から乳頭へ向かう放射状線維の三つに分けられる．b：周辺網膜からの網膜神経線維は網膜表層を通過し視神経乳頭の辺縁部から，後極部網膜からの網膜神経線維は網膜深部を通過し視神経乳頭の中央部へそれぞれ進入する．LC：lamina cribrosa.

静的量的視野検査

おもにHFAとOctopus視野計があるが，ここではHFAについて述べる．

「日本緑内障学会診療ガイドライン」に採用されているAndersonとPatellaの基準（表1）[2]にもあるとおり，まずパターン偏差で連続する感度低下部位を確認し，緑内障半視野テスト（glaucoma hemifield test：GHT），パターン偏差確率プロット（pattern standard deviation：PSD）をチェックする．グレースケール（gray scale：GS）は全体像を把握しやすく，患者への説明には便利だが，−5dB未満の初期変化は検出できないため過小評価の危険がある．図3はGSでは視野障害が検出されなかったが，パターン偏差をみると3点連続する感度低下があり，GHTでは正常範囲外，PSD<5%であり，Anderson-Patella基準を満たしている症例である．中心24-2で異常が検出される場合は，中心10-2では79%に異常が検出できるが，中心24-2で異常が検出されなくても，中心10-2で16%に異常が検出される[3]．さ

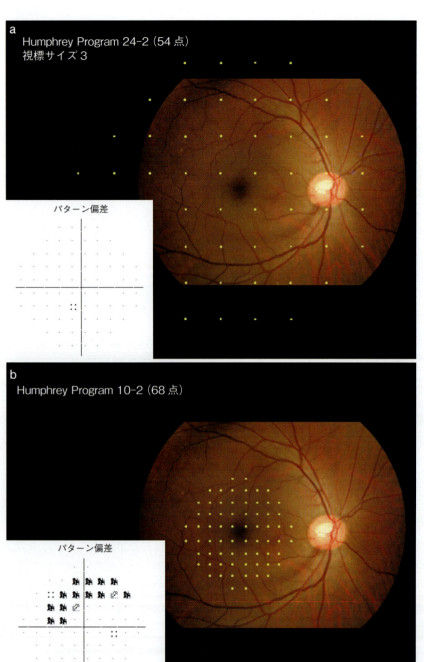

図2 Humphrey 中心24-2と中心30-2の検査点
a：中心30-2と中心24-2の検査点はそれぞれ76点と54点であり，ともに6°間隔であり，中心24-2は中心30-2の鼻側を除く周辺の検査点を省いたものである．視神経乳頭の下耳側に神経線維層欠損があるが，神経線維層欠損上に検査点がないため，パターン偏差でも異常が検出できていない．b：中心10-2の検査点は2°間隔で中心10°以内に68点であることから，中心30-2（24-2）で異常が検出できなくても，中心10-2のパターン偏差で異常が検出できている．

らに，加齢黄斑変性や網膜前膜などの自覚症状をみる場合によく使用されるアムスラーチャートは，格子が1°間隔に表示されており，固視点近傍の視野障害を反映し，中心10°の静的視野検査結果とよく相関することが報告されている[4]ので，アムスラーチャートで視野異常を自覚する場合は，中心10°の視野検査を行うようにするとよい（**図4**）．最終的には，視野障害部位の再現性と

表1 AndersonとPatellaの基準[2]

以下のいずれかを満たす場合，視野異常ありと判定する．
①パターン偏差確率プロットで，再周辺部の検査点を除いてp＜5％の点が3点以上隣接して存在し，かつそのうち1点がp＜1％
②パターン標準偏差または修正パターン標準偏差がp＜5％
③緑内障半視野テスト（Glaucoma Hemifield Test：GHT）が正常範囲外

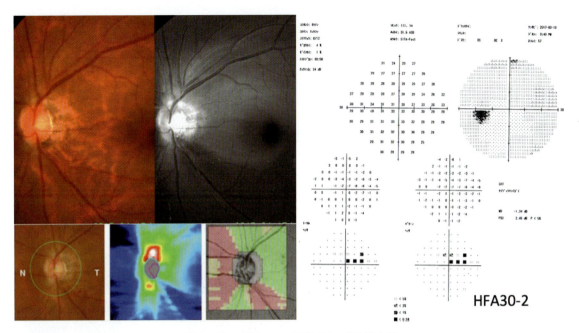

図3 グレースケールで異常がない緑内障症例
眼底写真(左上)ではわかりづらいが,無赤色眼底写真(左右)では左眼視神経乳頭の下耳側に神経線維層欠損を認める.光干渉断層計(左下)でも同部位に神経線維層厚の菲薄化がある.グレースケール(右)では異常はないが,パターン偏差ではp<0.5%の点が4点連続しており,緑内障半視野テストでは正常範囲外,PSDでもp<5%であり,AndersonとPatella基準を満たす.

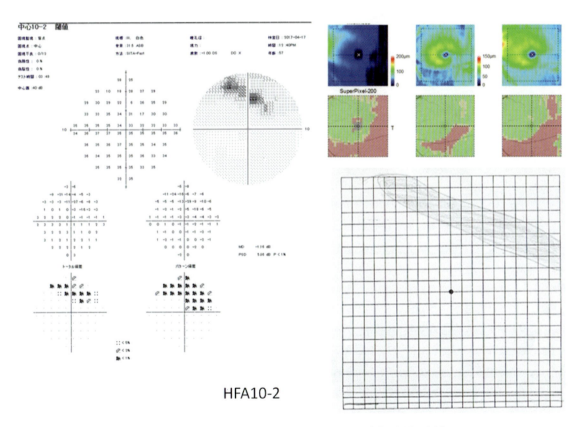

図4 Humphrey中心10-2とアムスラーチャート(図3と同一症例)
光干渉断層計の黄斑部内層厚は下方で菲薄化しており(右上),Humphrey10-2(左)ではそれに一致する上方の感度低下が検出できている.アムスラーチャート(右下)でも同様の部位に異常が検出できた.

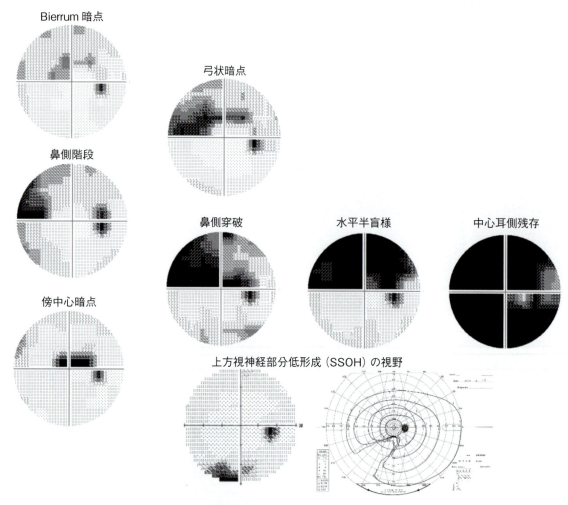

図5 緑内障性視野障害のパターンと組み合わせ

眼底所見との整合性をみて判断する．

視野障害の進行パターン

緑内障性視野障害は網膜神経線維束の走行に沿って一定のパターンをとって進行する．図5のように，初期ではBjerrum暗点や鼻側階段が生じ，上および下方とも弓状線維が障害されると鼻側穿破の形になり，乳頭黄斑線維束の障害も合わさると水平半盲様欠損となる．上下で弓状線維の障害が進むと中心耳側残存視野となり，これに乳頭黄斑線維束の障害が加わり，最終的には耳側残存視野となる．後述する視神経乳頭低形成では鼻側階段はなく，Mariotte盲点につらなる視野障害が特徴的である．

視野検査と光干渉断層計所見

RGCの約2割が減少しないと静的視野検査でも異常を検出できないため，緑内障の特徴的な構造変化が生じていても通常の静的視野検査では異常が検出できない前視野緑内障が注目されている．前述のとおり，緑内障のターゲットはRGCであり，RGCは樹状突起，細胞体，軸索から形成されている．RGCの約50％が黄斑部に存在しており，黄斑部網膜内層厚（網膜神経線維層，神経節細胞層，内網状層）の変化をとらえることで緑内障の極早期診断が可能となっている．これらの変化を検眼鏡的にとらえることは不可能であり，より定量的に緑内障を判定するには，眼底写真（無赤色眼底撮影を含む）に加え，光干渉断層計（optical coherence tomography：OCT）検査がいまや緑内障診療に欠かせないものとなっている．多くの機種でノーマティブデータを元にしたカラーコードマップが表示されるが，異常部分を示したsignificant mapのみならず，神経線維層の厚みを表示したthickness mapにも注目してデータを読むように

するとよい．

OCTによる緑内障検査では，乳頭周囲の網膜神経線維層（circumpapillary retinal nerve fiber layer：cpRNFL）厚と，黄斑部の神経節細胞層（ganglion cell layer：GCL），内網状層（inner plexiform layer：IPL），RNFLを合わせたganglion cell complex（GCC）厚の解析がある（機種によっては，RNFLを除いたGCL＋IPL厚を測定しているものもある）．cpRNFLは初期から中期の緑内障で減少し，後期緑内障ではほぼ変化しないのに対して，GCCは初期，中期，後期のどの病期でも減少することが報告されている[5]．初期から中期の緑内障では，cpRNFLの変化とともに中心30°あるいは24°の視野検査で経過観察し，固視点近傍に暗点がある場合や後期緑内障ではGCCの変化とともに中心10°の視野検査で経過観察することで構造と機能の変化をとらえることができる．

視野障害をきたす疾患との鑑別

緑内障の診断には，NFLDや視神経乳頭陥凹拡大などの緑内障性視神経障害が必須であるが，下記のとおり鑑別を要する疾患が存在する．

1. 上方視神経部分低形成（superior segmental optic hypoplasia：SSOH）

視神経乳頭部分低形成のなかでもっとも多い．特徴は乳頭血管分岐部の上方偏位，乳頭上方のハロー，乳頭上部の辺縁部蒼白，上方NFLDであるが，すべての所見が揃うことはまれである．これに一致してMariotte盲点から周辺に広がるくさび状の下方視野欠損が特徴的である（図5）．多治見スタディによればSSOHの有病率は0.3％であり[6]，緑内障が合併することもあるため，定期的な経過観察は必要である．ほかにも鼻方および下方視神経部分低形成がある．

2. 網膜分枝静脈閉塞症

陳旧例では水平半盲と視神経乳頭陥凹拡大を生じる．視神経乳頭は陥凹拡大とともに蒼白化が著しい．網膜内微小血管異常や，蛍光眼底造影検査で循環障害を認める．

3. 非動脈炎性虚血性視神経症（nonarteritic ischemic optic neuropathy：AION）

短後毛様動脈の循環障害により，急性期に水平半盲をきたす．軽症では網膜神経線維束に一致した視野障害を呈するため緑内障とまぎらわしいが，視神経乳頭陥凹拡大はあまりなく，蒼白化のほうが目立つ．一方，陳旧例では陥凹拡大を伴い鑑別を要する．小乳頭であることが多く，蛍光眼底造影検査で乳頭部が分節状に低蛍光を示す．

4. 圧迫性視神経症

典型的な視交叉圧迫では耳側半盲と視神経乳頭の帯状萎縮を呈するが，内頸動脈瘤などによる視神経症は，視交叉付近を外側から圧迫され鼻側視野障害を呈するため，緑内障との鑑別を要する．乳頭の単性萎縮が目立つものはMRI検査が必須である．

5. 梅毒性視神経症

梅毒III期で視神経の萎縮や鼻側視野障害から発症することがある．緑内障と比べて比較的早く視野障害が進行する．血清梅毒反応で確認する．

まとめ

通常の中心30°や中心24°の静的視野検査で異常が検出できなくても，すでに特徴的な緑内障性視神経障害がある前視野緑内障と診断されることも増えており，静的視野検査で異常が検出できなければ緑内障ではないとは言い切れない．緑内障の構造変化と機能変化の整合性があるかどうかを常に確認し，矛盾があれば鑑別疾患であげたような検査を追加し，他の疾患を除外することが大切である．

文献

1) Ahrlich KG, De Moraes CG, Teng CC et al：Visual field progression differences between normal-tension and exfoliative high-tension glaucoma. *Invest Ophthalmol Vis Sci* 51：1458-1463, 2010
2) Anderson DR, Patella VM：Automated static perimetry. 2nd edition. p121-190, Mosby, St. Louis, 1999
3) Traynis I, De Moraes CG, Raza AS et al：Prevarence and nature of eraly glaucomatous defect in the central 10° of the visual field. *JAMA Ophthalmology* 132：291-297, 2014
4) Su D, Greenberg A, Simonson JL et al：Efficacy of the Amsler grid test in evaluating glaucomatous central visual field defects. *Ophthalmology* 123：737-743, 2016
5) Zhang X, Dastiridou A, Francis BA et al：Comparison of glaucoma progression detection by optic coherence tomography and visual field. *Am J Ophthalmol* 184：63-74, 2017
6) Yamamoto T, Sato M, Iwase A：Superior segmental optic hypoplasia found in Tajimi eye care project participants. *Jpn J Ophthalmol* 48：578-583, 2004

I 中途失明の可能性のある疾患とその検査/治療　5. 緑内障

Q2 OCTでは進行した緑内障の管理はむずかしいように感じています．どうしたら中期から後期の緑内障の管理にOCTは役立つのでしょうか

回答者　須田謙史＊　赤木忠道＊

A

- 現代の緑内障診療においては，OCTの活用はあくまで補助的なものと位置づけられている．
- OCTを活用することで，網膜循環障害や頭蓋内疾患などの鑑別診断の補助となる．
- 黄斑部網膜神経節細胞複合体（GCC）厚の評価は視野検査モードの決定に有用である．
- 進行評価にあたっては，OCT検査の信頼性指標としてセグメンテーションエラー・信号強度・検査位置のずれの3点を確認することは重要である．
- フォローアップモードを活用することで，網膜神経線維層の菲薄化が進行した状態でも進行の有無を評価することは可能である．

はじめに

「緑内障診療ガイドライン」（第4版）にも示されているように，緑内障診療における光干渉断層計（optical coherence tomography：OCT）の役割は時代とともに大きくなりつつある．とくに前視野緑内障では視野異常が出現する前の異常や経時変化をとらえる必要があるため，定量的に微細な変化を検出できるOCTを用いた管理が行われる．一方で，緑内障診療においては，OCTは補助所見として用いるべきという意見が多い．

緑内障診断への活用

中期～後期の緑内障ではすでに明らかな乳頭変化をきたしていることが多いため，前視野緑内障や初期の症例と比較するとOCTが診断に貢献する頻度は低いかもしれない．むしろ中期～後期例に対するOCT検査の意義は，他疾患による視野欠損の可能性を除外することにある．教科書的には非緑内障性の視野欠損では視神経乳頭陥凹の拡大はみられないとされているが，実際には他疾患でも乳頭陥凹拡大を伴っていることがある．OCT検査により鑑別疾患を示唆する所見を見出すことは重要である．

鑑別疾患の一つは網膜動静脈閉塞症やぶどう膜炎などの網膜循環障害である．緑内障では網膜神経節細胞と網膜神経線維が選択的に障害されるのに対し，網膜循環障害では網膜内層が広汎に萎縮する（図1a）．このような変化を認めた場合は緑内障以外の可能性を考え，全身を含めた精査も検討する必要がある．

もう一つの鑑別すべき疾患は圧迫性視神経症である．下垂体腺腫などの視交叉病変では垂直経線を温存する視野障害が出現することが有名であるため，視野検査のみで疑うことも可能であるが，OCTの所見から視交叉病変や視索病変を鑑別することもできる．とくに黄斑部網膜神経節細胞複合体（ganglion cell complex：GCC）厚の評価では，黄斑部にも垂直経線を温存する変化が出ていることが明瞭になることもあるため（図1b），このような変化を認めた場合はMRIなどの頭蓋内検索を行う必要がある．一方で，たとえ視野障害のパターンが垂直経線を温存していたとしても，GCC厚の評価で神経線維束に沿った障害パターンを示しているのであれば，緑

＊Kenji Suda & ＊Tadamichi Akagi：京都大学大学院医学研究科眼科学
〔別刷請求先〕　須田謙史：〒606-8507　京都市左京区聖護院川原町54　京都大学大学院医学研究科眼科学

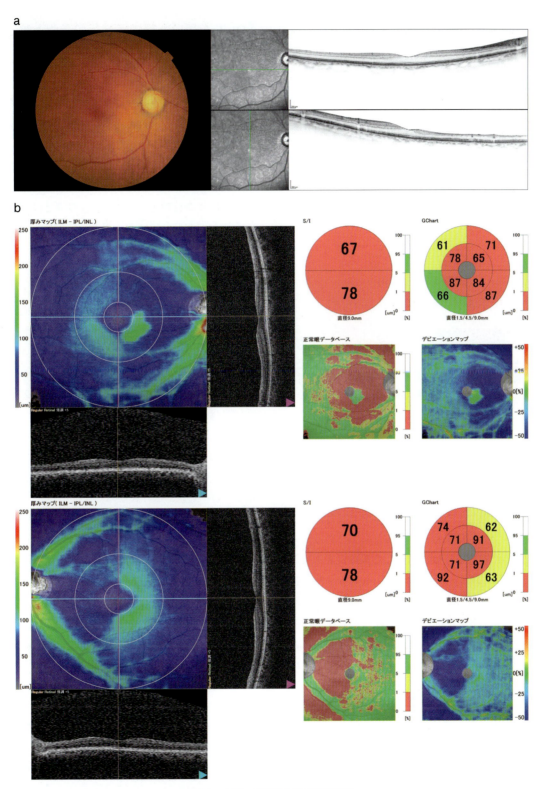

図1　中期～後期緑内障の鑑別疾患
a：網膜動脈分枝閉塞症の症例．左のカラー眼底写真では視神経乳頭陥凹の拡大，乳頭出血を認めるが，上方の網膜動脈の狭細化，白鞘化を認める．右のOCT像では上方の黄斑部に網膜神経線維層にとどまらない網膜内層の菲薄化を認める．**b**：鞍上部腫瘍の黄斑部網膜神経節細胞複合体（GCC）厚のOCTによる評価．中心窩を通る垂直経線を温存するGCCの菲薄化を認める．

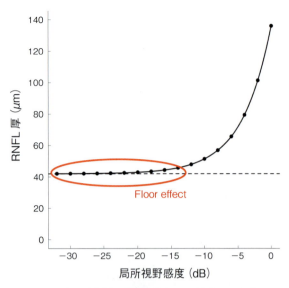

図2 視野と形態の非線形対応の1例（シェーマ）
局所視野感度とそれに対応する部位の網膜神経線維（RNFL）厚は非線形（対数関数）に対応していると考えられている。このシェーマに基づくと，局所視野感度が−15 dB以下ではRNFL厚の変化はほとんどとらえられなくなる。この対応は対数関数の関係性は変わらないものの，解析対象とする局所視野の位置やOCTの機種が変われば具体的な数字や形は変化する。

内障が原因の可能性が高くなる．

視野検査モードの決定

中期〜末期まで進行した症例の中には中心視野障害が顕著になってきたり周辺視野がほとんど消失したりするものがあるため，視野進行検出に適した視野検査モードを選択する必要がある．学術的にはHumphrey静的視野計のSITA Standard 24-2プログラムがもっとも一般的とされているが，中心10°以内に視野欠損を伴う症例や中心10°しか残存視野がない症例に関しては10-2プログラムを選択することが望ましい．中心10°以内に視野障害を有する症例では，10-2のほうが進行検出される頻度が高いことが報告されている[3]．さらに中心10°の視野は中心視力，ひいては読字などのQOLにより強く相関することから，10-2を積極的に用いていくべきである．

10-2プログラムを行うべきかどうかを判断するのにOCTは有用である．とくにGCC厚の評価で局所的な異常が検出される場合は10-2で視野欠損を認める可能性があるため，24-2で中心10°の範囲に有意な暗点を認めない場合でも一度は10-2で評価しておくべきである．

OCTを用いた緑内障進行の予測と検出

中期〜後期にかけての症例でOCTでの進行評価が実臨床で役に立つかは賛否両論がある．その理由は，進行評価（OCTの経時変化）に関しては確立した進行判定の方法がないこと，病期が進行すると乳頭周囲網膜神経線維層（circumpapillary retinal nerve fiber layer：cpRNFL）やGCCが菲薄化して軽微な変化を検出しにくくなること（floor effect），などがある[4]．

一般的に進行判定にはイベント解析とトレンド解析があることが知られている．イベント解析ではベースラインの検査結果から一定以上悪化を認めた場合に進行と判定し，トレンド解析では線形回帰分析により平均進行速度を算出して進行の有無を評価する．いずれの手法も静的量的視野検査で用いられているが，見逃してはいけないことは進行解析に包含される検査が事前に定められた検査の信頼性の基準を満たしている必要があることである．Humphrey視野検査であれば，固視不良・偽陽性・偽陰性のいずれかが一定以上の確率でない場合，その検査結果は解析から除外するように定められている．

OCTでの進行評価が確立していない理由の一つは，この信頼性評価の基準が定められていないことにある．ただしこれまでの報告から，少なくとも三つの信頼性評価がOCT検査には存在する．

1. セグメンテーションエラー

OCTで評価する際にはcpRNFLやGCCといった評価対象の層構造をセグメンテーションする必要があるが，このセグメンテーションがきれいにできないなどのエラーが起こった場合，解析に用いる数字が緑内障進行の有無にかかわらず変動してしまう[5]．

2. 信号強度

信号強度の違いが厚みの測定値に影響する可能性が知られているため，SSI（signal strength index）やqualityといった信号強度を評価する指標がOCTの各機種で設定されていることが多い．

3. 検査位置のずれ

OCTで検査をする位置がベースラインと異なった場合，網膜厚が変動してしまう可能性がある．

それぞれの信頼性を評価するためには，1）実際にセグメンテーションエラーがないかを実際のOCT画像を見て確認すること，2）信号強度の指標が一定しているかを確認すること，3）フォローアップモードなど，前

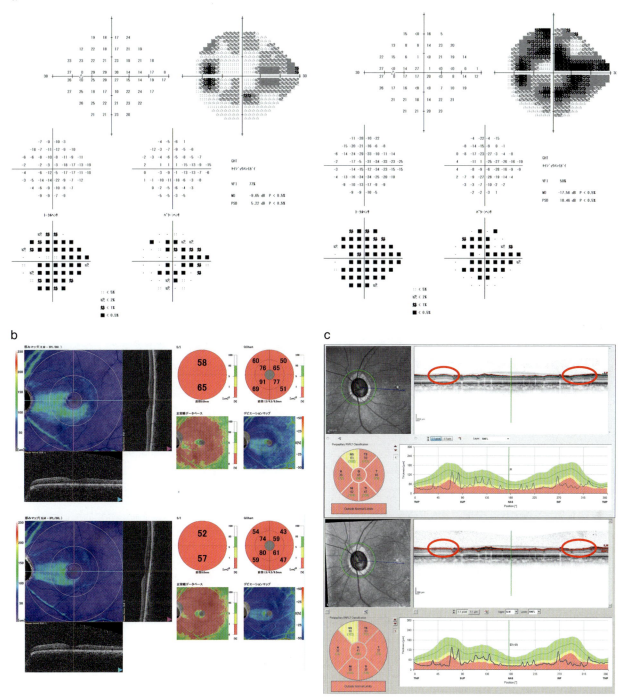

図3 中期緑内障症例におけるOCTでの進行評価の一例

a：Humphrey視野検査による評価．左が初診時（MD値－9.65 dB），右が再診時（初診後1年半，MD値－17.56 dB）．b：黄斑部網膜神経節細胞複合体（GCC）厚の評価．上が初診時，下が再診時．下方の傍中心窩にGCCの菲薄化を認めるが，Humphrey視野検査でみられる広汎な範囲の視野進行は説明できない．c：乳頭周囲網膜神経線維層（cpRNFL）厚の評価．上が初診時，下が再診時．赤丸で囲まれた範囲の神経線維が菲薄化している．非常に軽微な変化にみえるが，図2の非線形対応を踏まえるとこの変化でも著明な視野進行をきたしうることが示唆される．

回と同じ位置を測定可能な手法を用いて検査すること，などの作業が不可欠である．

　加えて，現代の緑内障診療においてOCTでの進行評価が補助的な立場とされているのは，OCTと視野検査での進行評価が一致しないことも大きな理由と思われる．その原因の一つは視野検査の評価で用いられるmean deviation（MD）値とcpRNFL厚やGCC厚が線形に相関しないことにある．緑内障や虚血性視神経症の症例で局所のtotal deviation（TD）値とそれに対応する部位のRNFL厚の関係をプロットすると，図2のような非線形関係となることが知られている．この関係が真であるならば，前視野緑内障や初期の緑内障ではOCTのほうが鋭敏な変化をとらえられるのに対し，中期〜後期では視野検査のほうが有用であることが演繹される[2]．

　cpRNFLやGCCの状態を視覚的にわかりやすくするために図1bのようなカラーマップ表示が用いられるが，中期〜後期になると網膜層が菲薄化しすぎて色のみでは微細な変化を評価しにくくなっている場合が多い．さらに重要なことは，前述の非線形関係を考慮すると，中期〜末期の症例に至るとOCTでの微細な変化が大きな視野変化を伴うことが示唆されるため，色や数字の変化のみではなく，実際のOCT画像をみて網膜厚の変化を評価することが肝要である．

　OCTが中期緑内障の進行評価に有用であった1例を示す．当院紹介初診時のHumphrey視野検査24-2ではMD値は左眼−9.65dBと中期であったが，中心10°以内の視野欠損は著明ではなく（図3a），緑内障点眼も追加可能であったことから現時点では手術適応はないと判断され，紹介元で引き続き経過観察の方針となった．その後，点眼追加されるも視野進行は持続し，1年半後に再診した．再診時のHumphrey視野検査24-2では，MD値は左眼−17.56dBと著明な悪化を認めた（図3b）．OCT検査ではGCCの評価でも下方のNFLDの拡大は明らかであったが（図3c），フォローアップモードでは微細ながらも上下のRNFLに菲薄化を認め（図3d），著明な進行は上下半視野ともにRNFL菲薄化に伴う緑内障進行に起因するものであると判断した．初診時からGCC，cpRNFLともに顕著な菲薄化を認めていたため，わずかな進行でも今回のように著明な視野悪化をきたすリスクがあったといえるかもしれない．

まとめ

　中期〜後期の症例では，前視野緑内障や初期の症例と比較するとOCTの有用性が落ちることは否めない．それでも他疾患の鑑別や視野検査モードの選択という観点から，視野検査と並行して定期的にOCT検査も行っておく意義はあると思われる．

　OCTで緑内障進行を評価することも可能であるが，中期から後期の症例に関しては少しの進行が患者のQOL低下につながる可能性もあるため，視野検査による進行評価が不可欠であることは論をまたない．ガイドラインにならってOCTでの評価はあくまで補助的に用いるべきであるが，1）OCT所見を参考にすることにより今後の視野進行リスクを予測できる，2）視野進行を認めた場合，OCT所見を傍証とすることでその視野進行が実際の病状悪化か検査間変動によるものかの判断材料になる，3）高齢や固視不良などで視野検査が困難な症例でもOCTで進行を認めた場合，治療強化の選択肢について相談できる，などの点から，中期〜後期の進行評価においても積極的にOCTを活用すべきと考える．その場合，「フォローアップモード」などベースライン検査と同じ位置を検査できるような方法を活用することが，OCTによる進行評価をより確実に行うコツである．

文　献

1) Hood DC, Kardon RH：A framework for comparing structural and functional measures of glaucomatous damage. *Prog Retin Eye Res* **26**：688-710, 2007
2) Suda K, Akagi T, Nakanishi H et al：Evaluation of structure-function relationships in longitudinal changes of glaucoma using the spectralis OCT follow-up mode. *Sci Rep* **8**：1-10, 2018
3) Park SC, Kung Y, Su D et al：Parafoveal scotoma progression in glaucoma：humphrey 10-2 versus 24-2 visual field analysis. *Ophthalmology* **120**：1546-1550, 2013
4) Ye C, Lam DS, Leung CK：Investigation of floor effect for OCT RNFL measurement. *Invest Ophthalmol Vis Sci* **52**：176-176, 2011
5) Miki A, Kumoi M, Usui S et al：Prevalence and associated factors of segmentation errors in the peripapillary retinal nerve fiber layer and macular ganglion cell complex in spectral-domain optical coherence tomography images. *J Glaucoma* **26**：995-1000, 2017

＊　　＊　　＊

I 中途失明の可能性のある疾患とその検査/治療　5. 緑内障

Q3 原発開放隅角緑内障や正常眼圧緑内障などの慢性緑内障の治療はどのようにするとよいのでしょうか．とくに手術に移行する時期について悩んでいます

回答者　福地健郎*

- ■緑内障治療の目的は患者の生涯のQOLを維持することである．
- ■治療方法はまず薬物，症例に応じてレーザー，手術が選択される．
- ■緑内障の手術適応の基本は，高眼圧，視野障害進行，すでに進行した視野障害である．
- ■最終的にはトラベクレクトミーで長期に10 mmHgへの維持をめざす．
- ■MIGSをはじめとする非侵襲的手術方法の使い方が今後の緑内障治療の一つのポイントである．

はじめに

　米国の諸施設における眼科レジデンスコースの概要をみると，緑内障と緑内障手術に関するプログラムはコースの後半，おおむね最終年に設定されている．その理由として，慢性緑内障に対する治療はいずれも原因治療ではなく対症療法であること，同じ目的のために薬物，レーザー，手術といった複数の治療方法があり，その適応は互いにオーバーラップすること，手術治療の適応基準があいまいで，多分に経験的な要素が必要なこと，などがあげられている[1]．緑内障治療は眼科臨床にとってごく一般なことであるにもかかわらず，そのむずかしさの側面を端的に示している（図1）．

緑内障治療の目的

　「緑内障診療ガイドライン第4版」では，「緑内障治療の目的は，患者の視覚の質（quality of vision：QOV）と，それに伴う生活の質（quality of life：QOL）を維持することである」と記載されている[2]．第3版までの「患者の視機能を維持することである」に対して，patient centered medicine（PCM），つまりより患者の視点に立った目標設定である．薬物治療のコンプライアンスがアドヒアランスに移行したことと共通している．原発開放隅角緑内障（primary open angle glaucoma：POAG）と正常眼圧緑内障（normal tension glaucoma：NTG）は慢性緑内障の代表で，現時点で原因治療による治癒は不可能で，治療と管理は生涯にわたって継続される．

POAGとNTGの治療には，現在のQOV/QOL，生涯のQOV/QOLという双方向からの視点が必要ある．

もっとも確実な治療法は眼圧下降

　現時点でエビデンスのある緑内障治療は眼圧下降のみである．数々のランダム化比較試験の結果，眼圧下降により緑内障の発症も進行も抑制されること，眼圧変動も重要な因子であること，さまざまな危険因子が発症や進行にかかわることが明らかにされた[3,4]．

　また，ガイドラインでは，治療による「進行の停止」ではなく，「進行速度の減速」が強調されている．現行の緑内障治療がどの程度に進行速度を減速させ，生涯にどの程度のQOV/QOLを保つことができるのかという視点が必要である．進行判定にも量的判定と質的判定という考え方が適応できる．量的判定指標の代表はHum-

---

*Takeo Fukuchi：新潟大学大学院医歯学総合研究科眼科学分野
〔別刷請求先〕　福地健郎：〒951-8520 新潟市中央区旭町通一番町754　新潟大学大学院医歯学総合研究科眼科学分野

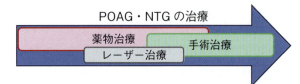

図1 緑内障手術のむずかしさは"手技"ではなく"考え方"
緑内障治療にはいくつかのオプションがあるが，いずれも対症療法で，原因治療ではない．それらは互いにオーバーラップし，手術適応や術式選択の標準化がむずかしい．しばしば"よく見えている眼"に手術をしなければいけない
術前評価と術後管理の理解がより重要で，術後ケアがより複雑である

phrey視野のMD (mean deviation)，VFI (visual field index)である．MD slope，VFI slopeはこれらの経時的変化量で，視野障害進行速度指標のひとつとして用いられる．一方，質的判定とは領域ごとの判定である．視野は領域ごとにQOLへの影響が異なることが知られている．一般に中心視野が周辺視野より，下半視野が上半視野よりもQOLへの影響が大きいとされている．

POAGとNTGの目標眼圧

目標眼圧の具体的な数値に関しては，さまざまな意見があり一定しない．ガイドラインに残された19 mmHg，16 mmHg，14 mmHgという目標眼圧値はPOAGを想定している．POAGとNTGの境界を厳密に設定することが困難であることから，国内外において広義POAG（欧米ではさらに落屑緑内障を加えてOAG）として扱われることが一般である．しかし，POAG，NTGでは臨床的傾向がしばしば異なり，治療に際してサブタイプとして考慮することは現在でも勧められる．眼圧下降率20％，30％というのは，おもにNTGを想定した目標眼圧の設定で，たとえば治療前値30 mmHgのPOAGに対して，20％の眼圧下降で24 mmHg，30％で21 mmHgであり，眼圧下降として不十分なのは自明である．American Academy of OphthalmologyのPreferred Practice Patternでは治療初期の目標眼圧として25％の眼圧下降を推奨している[6]．

治療方法の選択

緑内障に対する眼圧下降治療の方法は，薬物，レーザー，手術から選択という基本は現在でも変わりがない．それぞれに新たな方法が加わり，改良されてきている．たとえば，薬物治療では，新たな眼圧下降メカニズムの薬剤，配合点眼薬，防腐剤の除去，レーザー治療では選択的レーザー線維柱帯形成術，手術治療ではチューブシャント手術，マイクロフックによるトラベクロトミー，iStent®，Trabectome®を含むいわゆる低侵襲緑内障手術 (minimally invasive glaucoma surgery：MIGS) などである．原則は同じでも，方法が変わることで，全体のバランスは変わる．薬物治療の強化で，手術を要する症例が減る．将来，MIGS併用で使用薬剤数を減らし，より安全に，確実に緑内障治療を行うという考え方が浸透していく可能性がある．一方，治療法の選択に際して，患者の年齢や疾患の重症度だけでなく，実際に継続が可能であること，経済的負担やアドヒアランスの点で適切であることなども考慮して，医師と患者とが共同して決定することが望ましい．

レーザー治療の位置づけ

開放隅角緑内障に帯するレーザー治療としてレーザー線維柱帯形成術がある．現在では一般的には半波長YAGレーザーによる選択的レーザー線維柱帯形成術 (selective laser trabeculoplasty：SLT) が用いられる．SLTはアドヒアランスに依存せず，安全で副作用の少ない治療法であることは利点である．SLTは薬物治療の補助的治療の位置づけで，薬物治療による眼圧下降効果が弱い，もしくは不十分な症例に選択的に用いられるのが一般的である．最近，SLTを初期治療として行われたランダム化試験の結果が報告された．一つの考え方として注目される．

緑内障手術の方法と適応

現在，日本国内で一般に行われている緑内障手術は大きく二つに分かれ，それぞれ目的はまったく異なる．一つはトラベクロトミーを代表とする房水流出路系手術で，もう一つはトラベクレクトミーを代表とする濾過手術である．房水流出路系手術は安全性が高いが眼圧下降効果は限られ，現時点での適応は薬物治療の補助的な目的に限定される．iStent®の適応とされる白内障手術の機会に眼圧下降と使用点眼薬数の減少というのは，一つの目的として理に適っている．一方，トラベクレクトミー，チューブシャント手術は濾過手術に分類され，適応を考える際に，その必要性とともに合併症，副作用のリスクを考慮することが必要である．

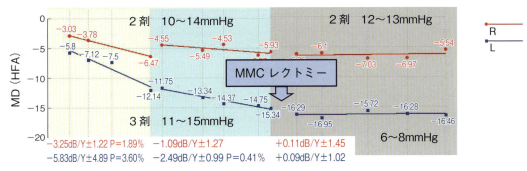

図2 最終的にはトラベクレクトミー
症例は27歳の女性で，NTG（治療前最高眼圧両眼とも19mmHg）の診断．経過観察3年で3剤使用にもかかわらず視野障害進行が速やかで当院を紹介された．先行する左眼の視野障害は中期であったが，年齢を考慮し積極的にトラベクレクトミーを行った．術後眼圧は10mmHg以下で経過し，進行速度は減速した．

表1　緑内障手術の適応

最大限の保存的治療にもかかわらず，
1. 高眼圧：高眼圧症では＞25mmHg，POAGでは＞20mmHg
2. 視野障害の進行：進行の速度とともに，進行の領域を考慮する
3. すでに進行した視野障害：とくに眼圧＞15mmHg

表2　Minimally invasive glaucoma surgery (MIGS) に分類されている手術方法[7]

マイクロトラベクレクトミー：濾過手術
・XEN Gel Stent, InnFocus Microshunt
線維柱帯手術：房水流出路・主経路
・Trabecutome[※1], iStent[※1], Hydrus Microstent
上脈絡膜シャント：房水流出路・副経路
・iStent Supra, (CyPass Micro-Stent[※2])
新しいレーザー治療
・眼内毛様体光凝固術，マイクロパルス毛様体光凝固術
・エキシマレーザートラベクロトミー

※1：日本国内で認可済，※2：2018年8月に回収．

緑内障治療における経過観察とは，現状の治療で視野が悪化するかどうかを試しているということである．緑内障手術適応の基本は表1のようにまとめることができる．それぞれの症例で可能な最大限の薬物治療，レーザー治療にもかかわらず，1) POAGで20mmHgを超える高眼圧である場合は，ほぼ全例で視野障害は進行し，その速度は速いと考えられる．2) 眼圧が20mmHg以下の場合，進行の傾向や速度は症例によって異なり，視野障害の進行速度と，進行している視野領域を考慮して手術適応を考える．3) すでに進行した視野障害を診た場合，その時点からさらに進行するとQOLへの影響が大きいと考えられる症例では，発見当初から手術治療の適応を考える．2)，3) のいずれの場合も，15mmHgを超える眼圧値の場合は積極的な適応であるが，筆者の施設では眼圧変動で12～13mmHg以上の眼圧が検出される症例では手術適応を考慮する．また，いわゆるローティーン以下の症例でも，年齢，視野障害の領域，速度を検討し，生涯のQOLへのリスクが高いと考えられる症例では手術治療の適応と考えられる．術式の基本はトラベクレクトミーで目標眼圧は≦10mmHgに設定する（図2）．

緑内障手術適応の条件が以上として，選択される手術方法は，患者の年齢，視野障害の程度，術前眼圧値，POAGかNTGか，など個別の条件によって異なる．また，白内障手術は緑内障手術を併施する重要な機会となる．トラベクロトミーは白内障手術との併施に適しており，トラベクレクトミーは適さないということが基本であるが，その選択は個別に検討される．

MIGSの役割

現在，MIGSに分類され日本国内で行うことのできる手術はiStent® とTrabecutomeである．フックを用いたトラベクロトミー眼内法や，suture trabeculotomyも考え方はMIGSと共通である．これらはいずれも主経路を介した房水流出路系手術である．それに対して欧米ではすでに副経路を介した房水流出路系手術，マイクロ濾過手術，レーザー治療が紹介されており，それぞれの利点・欠点，さらに病期と目標眼圧毎での使い分けについて議論が始まっている[7]（表2）．たとえばやや病期が進行した症例では，まずMIGSに属する濾過手術を

選択し,効果が不十分な場合には次に通常のトラベクレクトミーを行う.また,現時点では日本国内では副経路を介した房水流出路系手術は導入されていない.今後,このような手術術式が日本国内で使用可能になったときには,緑内障手術の適応と術式の選択について改めて議論される必要がある.

まとめ

現状の POAG,NTG の治療は薬物,レーザー,手術からの選択であるが,多くの薬剤,さまざまな手術法が紹介され,SLT を加えて,われわれは多くの治療方法のオプションをもっている.患者の年齢や視野障害の程度など,個別化治療を考えるための条件もさまざまで,緑内障治療をより複雑にしている.より安全により確実に現在の QOV/QOL,さらに生涯の QOV/QOL を守るために,今,何をするべきかという視点でそれぞれの患者の治療を考えていく必要がある.

文 献

1) Gedde SJ, Vino K : Resident surgical training in glaucoma. *Curr Opin Ophthalmol* **27** : 151-157, 2016
2) 日本緑内障学会緑内障診療ガイドライン作成委員会:緑内障診療ガイドライン,第4版.日眼会誌 **122** : 5-53, 2018
3) Weinreb RN, Aung T, Medeiros FA : The pathophysiology and treatment of glaucoma : a review. *JAMA* **311** : 1901-1911, 2014
4) Ismail R, Azuara-Blanco A, Ramsay CR : Variation of clinical outcomes used in glaucoma randomised controlled trials : a systematic review. *Br J Ophthalmol* **98** : 464-468, 2014
5) De Moraes CG, Liebmann JM, Levin LA : Detection and measurement of clinically meaningful visual field progression in clinical trials for glaucoma. *Prog Retin Eye Res* **56** : 107-147, 2017
6) American Academy of Ophthalmology : Glaucoma preferred practice pattern, primary open-angle glaucoma. 2015
7) Glaucoma Research Foundation : http://www.glaucoma.org/treatment/what-is-migs.php

* * *

I 中途失明の可能性のある疾患とその検査/治療　5. 緑内障

Q4 急性原発閉塞隅角症の診断と発作の解除法，また根本治療について教えてください

回答者　澤田　明*

A

- 急性原発閉塞隅角症（APAC）の前段階の患者を見落とさないことがもっとも重要である．
- 薬物療法でいったん眼圧下降が得られたとしても，それだけで発作が解除されたと勘違いしてはいけない．必ず隅角が開大していることを確認するべきである．
- 薬物療法で発作の収束が得られれば，水晶体手術が手術療法としては望ましい．
- 薬物療法で発作の収束を得ることができなければ，手術合併症を熟考したのちに治療方針を立てるべきである．
- 将来的に緑内障手術が必要になるかを考えて，（周辺虹彩前癒着の範囲や緑内障性視神経症の程度など）治療指針を立てる必要がある．

はじめに

　急性原発閉塞隅角症（acute primary angle closure：APAC）（**図1**）は，わが国では若年者における近視の増加ならびに比較的早期での白内障手術施行傾向により，頻度は減少傾向にあると考えられる．しかしながら，いったん発症すると中途失明に至る可能性のある疾患であることは疑う余地はない．また，たとえ眼科に通院している患者であっても，その前段階である慢性原発閉塞隅角症（chronic primary angle closure）や原発閉塞隅角症疑い（primary angle closure suspect）は見落とされがちである．したがって，"まずは APAC を生じることがないようにその前段階における診断をしっかりしていただきたい"ということを，本稿を述べる前に断っておく．

発症機序

　原発閉塞隅角症の発症機序は単一ではなく，複数の要因が絡んで生じるものと推定されている（**表1**）．このうち，もっとも多いのが相対的瞳孔ブロックによる発症機序とされる．通常の状態でも，後房圧が前房圧より 0.23 mmHg 程度上回っているとされているが，水晶体前面―虹彩裏面の接触により生じた抵抗（相対的瞳孔ブロック）により，この圧較差は一層増大する．瞳孔ブロックが増強すると，周辺部虹彩は前方に膨らみ（anterior bowing），周辺部虹彩は線維柱帯を覆う．そのため房水流出障害が生じ，眼圧は上昇する．

　APAC は高齢，女性，遠視眼に生じやすい．APAC は感情的ストレスや低照明下の環境により瞳孔散大を生じることにより誘発されることがある．また，さまざまな薬剤の点眼投与，全身投与，経皮的投与により引き起こされることがある（トランキライザー，気管支拡張薬，血管収縮薬，抗パーキンソン病薬，風邪薬，抗悪心薬，鎮痙薬など）．これらの薬剤は，虹彩括約筋に対する副交感神経系の抑制，あるいは虹彩散大筋に対する交感神経系を介する効果により瞳孔を散大する．一方，極度の縮瞳をきたす薬剤（コリンエステラーゼ抑制薬など）もまた原発閉塞隅角症を誘発する原因となりえる．眼瞼けいれんや麻痺性斜視治療に用いられるボツリヌス毒素も原発閉塞隅角症を誘発する可能性がある．

---

*Akira Sawada：岐阜大学医学部眼科学教室
〔別刷請求先〕　澤田　明：〒501-1194 岐阜市柳戸 1-1　岐阜大学医学部眼科学教室

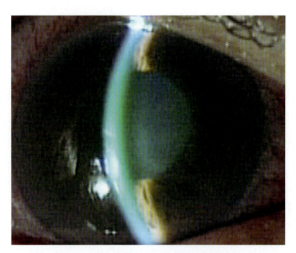

図1 急性原発閉塞隅角症の前眼部写真
角膜上皮浮腫，結膜充血，中等度散瞳浅前房を認める．

表1 原発閉塞隅角症の発症機序
1. 相対的瞳孔ブロック
2. プラトー虹彩
3. 水晶体自体によるdirectなブロック
4. 毛様体ブロック
   など

表2 筆者の推奨する薬物療法の組み合わせ
2%ピロカルピン（サンピロ®）5分おき4回点眼
マンニトール 500 m*l* 点滴静注
ダイアモックス 500 mg 側管注射
β遮断薬 点眼
0.1%ベタメタゾン（リンデロン®）点眼

相対的瞳孔ブロックは，中等度散瞳時（瞳孔径が3.0～4.5 mm）にもっとも増強される．一方，極大散瞳の状態においては水晶体－虹彩間の接触はほとんどなく，瞳孔ブロックは最小となる．このことは，薬剤による散瞳（ミドリンP®使用時など）においてAPACがほとんど生じない一つの理由である．しかしながら，薬剤による散瞳後，ゆっくり縮瞳する際にAPACが発症することがある．また，相対的瞳孔ブロックは著しい縮瞳によっても増強される．

診断

APACの診断は，症状および臨床所見を総合的に判断すれば比較的容易である．症状としては，視力低下，虹輪視，充血，眼瞼浮腫，嘔吐・悪心，発汗および疼痛などを訴える．疼痛の程度はさまざまであり，基本的には三叉神経第一枝領域に生じるが，眼窩，前頭部，耳，上顎部，歯に放散することもある．頭痛，嘔吐などをおもに訴えると，眼科受診の前に内科や脳神経外科を先に受診することがしばしばある．

臨床所見としては，視力低下，眼瞼浮腫を生じ，眼圧は通常45～75 mmHgまで上昇する．細隙灯顕微鏡では，結膜充血，角膜上皮浮腫，浅前房を認める．瞳孔は通常中等度散大し，虚血による虹彩括約筋不全麻痺のため縦長形状を呈する．壊死性虹彩萎縮や前囊下水晶体混濁（Glaukomflecken of Vogt）を認めることもある．対光反応は鈍いかあるいは認めない．隅角閉塞を確認することは必須であるが，通常の隅角検査では角膜浮腫により評価が困難な場合も多い．そうした症例では，超音波生体顕微鏡（ultrasound biomicroscopy：UBM）や前眼部光干渉断層計（anterior segment optical coherence tomography：AS-OCT）を用いて確認する．また，発作眼の僚眼における隅角評価も重要であり，APACでは僚眼も狭隅角である．落屑症候群は狭隅角を高頻度で合併するため，把握しておくべき病態の一つである．

解除方法

APACに対する治療は，線維柱帯から虹彩を引き離すことにより隅角を開大させることが基本である．まずは薬物療法を行うが，ピロカルピン，D-マンニトールなどの高張浸透圧薬，炭酸脱水酵素阻害薬，β遮断薬などさまざまな薬剤が用いられる．このうちもっとも効果的な薬剤はピロカルピンであり，単独投与のみで発作収束に十分なケースもある．これらの薬剤は，当然のことながら作用発現時間が異なる[2]．たとえばダイアモックス®については，経口投与よりも点滴静注のほうが作用発現は速い．表2に筆者の推奨する薬物療法について記しておく．ピロカルピン投与はたしかに有効ではあるが，前房深度を浅くして相対的瞳孔ブロックを増強してしまう可能性があるため，診断時に水晶体膨化による隅角閉塞ではないことを留意しておく必要がある．

薬物療法以外の手法としては，隅角鏡や綿棒などで角膜中央を圧迫する（圧迫隅角鏡の理屈と同様）方法[3]や，前房穿刺[4]の有効性も報告されている．

薬物療法で眼圧が正常レベルまで下降しただけで，発

作が解除されたと考えるべきではない．眼圧下降が得られても，必ず隅角が開大していることを確認する必要がある．

治療

APACが上記の薬物療法のみで収束できれば，数日レーザー治療あるいは手術療法を先延ばしすることは可能である．しかしながら，薬物療法にもかかわらず，発作の収束が得られないAPACに遭遇することはしばしばある．そうした場合，レーザー周辺虹彩切開術あるいは外科的虹彩切除術，アルゴンレーザー隅角形成術[5]，水晶体摘出術が治療選択肢としてあげられる．もちろん，周辺虹彩前癒着（peripheral anterior synechiae：PAS）が少なくとも広範囲に及んでいれば，隅角癒着解離術やトラベクレクトミーも考慮にいれる必要がある．

最終的にいずれの選択肢を選ぶとしても，PASの範囲ならびに緑内障性視神経障害の程度を把握しておくことは重要であり，治療方針はそれらの状態により立てるべきである．また，発作の収束が得られていない，いわゆる"hot eyes"では手術合併症の頻度が高いことも念頭におく必要がある．

APACに対する水晶体手術あるいはレーザー周辺虹彩切開術の有効性についての比較論文が報告されている[6]．APACが初期薬物治療により収束した症例がエントリーされており，各群31眼ずつを無作為に振り分けてprospectiveに検討されている．処置後18カ月において眼圧下降薬使用も含めて21mmHgを超える症例は，水晶体手術群で3.2％，レーザー周辺虹彩切開術群で46.7％であったとしている．プラトー虹彩を有する症例において，水晶体手術が毛様突起の前方移動を軽減させるとする報告[7]もあり，この結果にはこうした理由が影響を与えている可能性もある．したがって，APACが初期薬物治療により収束した症例においては，昨今の水晶体手術の安全性向上を鑑みれば，水晶体手術がもっとも有効であると考えられる．しかしながら，発作が薬物療法で収束していない症例では，水晶体手術の安全性を改めて天秤にかけ，治療方法を選択するべきである．

おわりに

APACは，適切な診断ならびに迅速な治療が施されれば眼科領域では数少ないcurableな疾患である．ただし，その一方，治療指針を間違えると中途失明に至る疾患でもある．したがって，とくに若手の先生方には，丹念な隅角検査など行ったうえで診断ならびに治療方針決定を心がけていただきたい．

文献

1) 緑内障：北澤克明（監），白土城照，新家 眞，山本哲也（編），医学書院，2004
2) 澤田 明：急性原発閉塞隅角緑内障（Acute Primary Angle-Closure Glaucoma）の治療．あたらしい眼科 22：197-198, 2005
3) Anderson DR：Corneal indentation to relieve acute angle-closure glaucoma. Am J Ophthalmol 88：1091-1093, 1979
4) Lam DS, Chua JK, Tham CC et al Efficacy and safety of immediate anterior chamber paracentesis in the treatment of acute primary angle-closure glaucoma：a pilot study. Ophthalmology 109：64-70, 2002
5) Ritch R, Liebmann JM：Argon laser peripheral iridoplasty. Ophthalmic Surg Lasers 27：289-300, 1996
6) Lam DS, Leung DY, Tham CC et al：Randomized trial of early phacoemulsification versus peripheral iridotomy to prevent intraocular pressure rise after acute primary angle closure. Ophthalmology 115：1134-1140, 2008
7) Nonaka A, Kondo T, Kikuchi M et al：Angle widening and alteration of ciliary process configuration after cataract surgery for primary angle closure. Ophthalmology 113：437-441, 2006

* * *

I 中途失明の可能性のある疾患とその検査/治療　5. 緑内障

 血管新生緑内障は重症度が高いように思います．
一番よい治療法を教えてください

回答者　松下賢治*　河嶋瑠美*

- 血管新生緑内障は網膜を中心としたさまざまな虚血性眼疾患に続発する難治性の緑内障である．
- 進行が急速で重篤であるため，いかに早期診断，早期治療を行うかが視機能維持のために重要である．
- 治療の要点は虚血・血管新生・眼圧上昇が再び虚血を進行させることで生じる急性期の悪循環を断ち切ることである．
- 抗VEGF薬の登場や緑内障インプラントの導入によって治療の選択肢が広がり，術後成功率が高まった．

はじめに

　血管新生緑内障は，増殖性糖尿病網膜症，網膜中心静脈閉塞症，眼虚血症候群に代表される後眼部虚血に伴って，虹彩および隅角に新生血管が出現することによって発症する難治性の緑内障である．1963年にWeissらが初めて報告したとされており[1]，アジアでは緑内障の約6%を占めている[2]．世界的にも有病率は低いが，一般に血管新生緑内障は急速進行性で視機能予後が不良である[3]．しかし，血管新生の主因子である血管内皮増殖因子（vascular endothelial growth factor：VEGF）を抑制する抗VEGF薬の登場や，緑内障インプラント手術の導入によって適切に管理されつつある．治療の要点は虚血・血管新生・眼圧上昇が再び虚血を進行させることで生じる急性期の悪循環を断ち切ることである．本稿では自験例を交えながら，既報をもとに世界で行われている血管新生緑内障に対する治療法を紹介する[4,5]．

　血管新生緑内障の治療は，主原因である新生血管を引き起こす虚血状態をコントロール[1,2]することと眼圧を下降させる[3,4]ことの二つの面からの管理が必要である．以下にそれぞれの治療法について詳しく説明する．

汎網膜光凝固術

　血管新生緑内障治療において基本となる考え方は，血管新生を引き起こす後眼部虚血を減らすことである．その観点から汎網膜光凝固術は古くから確立している有用な方法である．虹彩や隅角新生血管の抑制や退縮に有効であるだけでなく，病期が進行した閉塞隅角期においても有用であることが報告されており，より長期的に虚血に伴う血管新生シグナルを抑制することができる．しかし，角膜混濁や前房出血，硝子体出血などの透光体混濁合併症例には施行することが困難である．ときに硝子体手術を併用することがあるが，VEGFの前眼部移行が容易となり，前眼部の血管新生を助長する側面もある．

抗VEGF薬

　血管新生は多くの血管新生因子が複雑に関与して起こるが，眼虚血に伴う血管新生はVEGFで代表される血管新生因子と色素上皮因子（PEDF）などの血管新生抑制因子の不均衡が大きく影響しているといわれている．1996年以来，VEGFが血管新生の病態に重要な因子であることが多数報告されており，抗VEGF薬が網膜虚血に伴う血管新生の抑制，眼圧安定化や視機能予後向上

---

*Kenji Matsushita & *Rumi Kawashima：大阪大学大学院医学系研究科脳神経感覚器外科学眼科学教室
〔別刷請求先〕　松下賢治：〒565-0871 吹田市山田丘2-2 E7 大阪大学大学院医学系研究科脳神経感覚器外科学眼科学教室

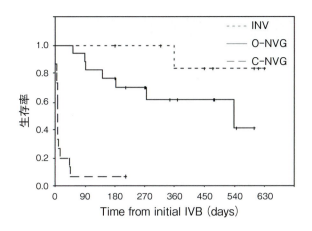

図1 虹彩新生血管（INV），開放隅角期血管新生緑内障（O-NVG），閉塞隅角期血管新生緑内障（C-NVG）症例においてベバシズマブ投与後から手術を施行するまでの生存曲線

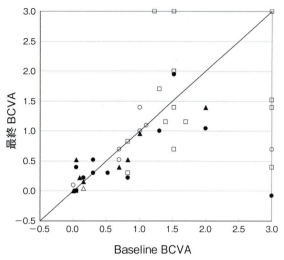

図2 ベバシズマブ硝子体内投与前後の矯正視力変化

に作用することから，血管新生緑内障に対する抗VEGF療法は現在確立されてきている．

実際に抗VEGF薬は血管新生緑内障において緑内障手術の必要性と術後合併症を減らす[7]（図1）．初期の抗VEGF薬として登場したベバシズマブは非常に有用性が高かったが，オフラベルで使用が困難になっている．そこで，新たな治療薬として血管新生緑内障におけるアフリベルセプト硝子体投与の治験が行われており，期待されている．しかし，前房隅角における新生血管抑制や眼圧下降に対する作用期間は一般に4〜6週間と一時的であることが知られているため投与間隔や投与方法の検討が必要である．また，血管閉塞全身疾患を既往に持つ場合は注意が必要である．

薬物療法

他の緑内障と同様に眼圧下降のため房水の産生抑制や排出促進を目的に点眼薬を選択する．プロスタグランジン製剤は血液房水関門破綻の進行を，ピロカルピン製剤などのアセチルコリン薬は炎症や隅角癒着の悪化を引き起こす可能性があるため注意が必要である．また，眼内炎症を伴っている場合は，局所コルチコステロイド療法が有効な場合もある．これらの点眼薬で眼圧下降効果が不十分な場合はアセタゾラミドで代表される炭酸脱水酵素阻害薬の内服治療やマンニトールといった点滴治療を腎機能に留意して行う．しかし，血管新生緑内障，とくに閉塞隅角期における薬物治療は一時的な効果しかもたらさず，手術加療が必要になることが多い．

手術療法

1. 線維柱帯切除術

血管新生緑内障に対するマイトマイシンC（MMC）併用線維柱帯切除術による成功率は1年で62.6％，5年で51.7％と比較的良好な結果である．しかし，他の緑内障と比較して血管新生緑内障は不成功の危険因子であり，術後合併症である前房出血が不成功の高率原因となる．しかし，抗VEGF薬であるベバシズマブを術前に硝子体投与することで成功率が上がることが多数報告されている（3年成功率83％）．

2. 緑内障インプラント挿入術

バルベルトやアーメド緑内障インプラント挿入術がわが国でも血管新生緑内障に対して広く行われている．線維柱帯切除術と比較しても眼圧下降効果は差がない一方で，やはり血管新生緑内障は術後視機能悪化やチューブ露出などの術後合併症発生の高リスク因子である．しかし，線維柱帯切除術施行時と同様にインプラント挿入眼への抗VEGF療法の安全性と有用性は報告されている[7]（図2）．

筆者らは眼虚血症候群に伴う血管新生緑内障眼に対して，汎網膜光凝固術後に線維柱帯切除を施行した．術後大量前房出血のため眼圧下降せず，バルベルト緑内障インプラント挿入術を施行した．術後の高眼圧期に遷延性前房出血のため角膜血染症が併発し（図3，4），視機能

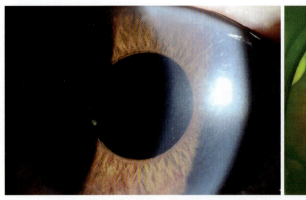
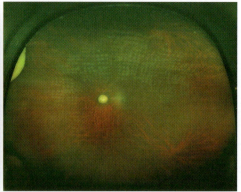

図3 心筋梗塞ステント治療後,両内頸動脈狭窄症を既往にもち,白内障手術,頸動脈手術後に左眼眼虚血症候群を起こし閉塞隅角期血管新生緑内障が発症した症例
全身疾患のため抗VEGF薬の投与は行わず,汎網膜光凝固術を施行した.

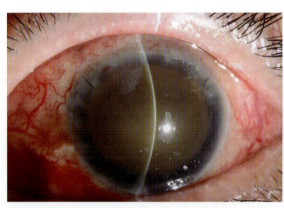
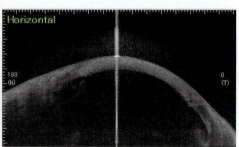

図4 バルベルト緑内障インプラント挿入術の角膜血染症
図3と同一症例. 汎網膜光凝固術の直後に線維柱帯切除術を行うも眼圧下降せず,その1カ月後にバルベルト緑内障インプラント挿入術を施行した.遷延性前房出血のため角膜血染症が併発した.

予後から角膜移植適応とはならず,最終的に視機能は消失したが,術後4年経過した現在も眼圧は8～12mmHgで経過しており,その他の重篤な合併症はない(図5).

3. 毛様体光凝固術

毛様体上皮および実質をレーザー凝固することで房水の産生を抑制し眼圧下降させる.抗VEGF薬併用の有無にかかわらず,進行した血管新生緑内障に対して眼圧を下降し疼痛を軽減させるのに有用である.また,アーメド緑内障インプラント挿入術との比較試験では術後半年間において眼圧下降効果に差はなかったが,インプラント挿入術のほうがより安全であるといわれている[8].低眼圧や光覚消失など重篤な合併症が起こりうるため,一般的には視機能がほぼ消失している場合か,消失後の疼痛管理に行われる.

経角膜的,あるいは内視鏡ないし硝子体手術併用における眼内照射毛様体光凝固術は直接毛様体を視認し照射し安全性が高まるが,その適切な照射条件は確立していない.一方,近年マイクロパルス波を用いた経強膜的レーザーが開発された.照射エネルギーを減少できるため,従来の毛様体光凝固術でみられる重篤な合併症が起こらず,複数回の施行が可能といわれている.原発開放隅角緑内障だけでなく続発緑内障など難治性の緑内障にも効果があると報告されている一方で,明確な眼圧下降メカニズムが証明されておらず,遷延する前眼部炎症や原因不明の視力低下が術後発生することが報告されており,今後のさらなる研究が必要と思われる.

その他

糖尿病,高血圧,高脂血症といった生命予後にかかわる三大疾病は糖尿病網膜症や網膜血管閉塞症の原因とな

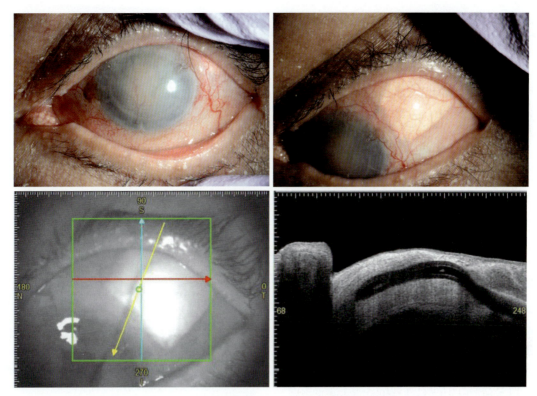

図5 バルベルト緑内障インプラント挿入術（約4年後）
光覚消失したが，眼圧は8〜12mmHgで経過しており，その他重篤な合併症は起きていない．

るが，近年の全身管理の向上によって眼合併症の発症率が下がっている．つまり，予防的な全身管理がもっとも効果的治療といえる．また，眼虚血症候群の原因の一つである内頸動脈閉塞ないし狭窄症も血管外科的治療の対象であり，近年のカテーテル治療の進歩により治療効果を上げている．そもそも後眼部虚血を起こさないことが究極の治療ともいえる．

おわりに

後眼部虚血疾患では血管新生緑内障を起こすリスクを常に念頭において瞳孔縁および隅角を無散瞳にて注意深く観察し，早期に新生血管を発見することが病期進行予防かつ視機能維持のために重要である．治療は抗VEGF療法および汎網膜光凝固術を術前に施行し，虚血と新生血管の管理を併用したうえで線維柱帯切除術がもっとも理にかなっている．しかし，難治例では初回から緑内障インプラント挿入術を念頭におく必要がある．

文献

1) Albert DM, Jakobiec FA : Neovascular Glaucoma. In : Principles and practice of ophthalmology (Albert DM, Jakobiec FA editors), Philadelphia : WB Saunders Publishers, 1990
2) Liao N, Li C, Jiang H et al : Neovascular glaucoma : a retrospective review from a tertiary center in China. *BMC Ophthalmol* **16** : 14, 2016
3) Havens SJ, Gulati V : Neovascular glaucoma. *Dev Ophthalmol* **55** : 196-204, 2016
4) Rodrigues GB, Abe RY, Zangalli C et al : Neovascular glaucoma : a review. *Int J Retina Vitreous* **2** : 26, 2016
5) Olmos LC, Lee RK : Medical and surgical treatment of neovascular glaucoma. *Int Ophthalmol Clin* **51** : 27-36, 2011
6) Hayreh SS : Neovascular glaucoma. *Prog Retin Eye Res* **26** : 470-485, 2007
7) Wakabayashi T, Oshima Y, Sakaguchi H et al : Intravitreal bevacizumab to treat iris neovascularization and neovascular glaucoma secondary to ischemic retinal diseases in 41 consecutive cases. *Ophthalmology* **115** : 1571-1580, 2008
8) Shchomak Z, Cordeiro Sousa D, Leal I et al : Surgical treatment of neovascular glaucoma : a systematic review and meta-analysis. *Graefes Arch Clin Exp Ophthalmol* **257** : 1079-1089, 2019

Q6 濾過胞感染の予防法，診断法，治療法について教えてください

回答者　川上秀昭* 　望月清文**

- 濾過胞は前房と直接連絡するため，病原微生物が眼表面から硝子体内へ侵入する連絡路となりうる．
- 濾過胞感染症のおもな危険因子として，房水漏出，線維芽細胞増殖阻害薬の使用，無血管領域あるいは菲薄化がみられる濾過胞，下方に形成された濾過胞，抗菌点眼薬の長期使用があげられる．
- 濾過胞感染症では，消炎できても濾過機能の消失により視機能予後が不良となることが多い．
- 濾過胞感染の予後の改善には，発症後の治療対策だけでなく，発症前の対策として患者教育が重要である．

はじめに

近年ではマイトマイシンC（mitomycin C：MMC）併用線維柱帯切除術（trabeculectomy：TLE）における濾過胞感染症の発症率は2％前後と，以前[1,2]に比し低下している[3,4]．しかしながら，濾過胞感染症後の重篤な視力低下は全TLE症例の0.5％にみられ[4]，また濾過胞感染症後の失明率（0.05未満）は5年間で0.36％とされる[5]．このように濾過胞感染の発症率は低下したにもかかわらず，その視力予後は依然として不良である．よって濾過胞感染症による中途失明の回避には，発症時の緊急処置および治療の対策はもちろん，発症前の予防策についても十分に講じる必要がある．本稿では，濾過胞感染症の病態，診断，治療および予防について述べる．

病態と病期分類

濾過胞は前房と直接連絡するため，病原微生物が眼表面から硝子体内へ侵入する危険が常にある．濾過胞感染症は，感染が濾過胞に限局する濾過胞炎（blebitis）と眼内に波及した眼内炎（bleb-related endophthalmitis）とに区別する[2]．一方，治療においては，炎症が濾過胞に限局（極軽度の虹彩炎を含む）していればStage I，前房内へ波及するとStage II（severe blebitis），さらに硝子体内へ波及するとStage IIIの三つのStageに分類される[2]．なお，日本緑内障学会ではStage IIIを炎症が軽度なものをStage IIIa，高度なものをStage IIIbと区別する[3]．

原因菌

早期感染症では*Staphylococcus epidermidis*が高頻度に検出される．一方，晩期感染症ではstreptococciが多く，ついでstaphylococci，*Haemophilus influenzae*，嫌気性菌が続く．病期別では，Stage Iは*Staphylococcus aureus*やcoagulase negative staphylococci（CNS）など結膜囊内の常在細菌が多く検出される．Stage IIではstaphylococciやstreptococci，Stage IIIではstreptococci，*Enterococcus faecalis*あるいは*H. influenzae*の頻度が高くなる[2,6]．真菌による濾過胞感染は非常にまれである[6]．

濾過胞感染症の危険因子

危険因子としては，房水漏出，線維芽細胞増殖阻害薬

---

*Hideaki Kawakami：岐阜市民病院眼科　**Kiyofumi Mochizuki：岐阜大学医学部眼科学教室
〔別刷請求先〕望月清文：〒501-1194 岐阜市柳戸1-1　岐阜大学医学部眼科学教室

の使用,無血管領域あるいは菲薄化がみられる濾過胞,下方に形成された濾過胞,慢性眼瞼炎,男性,60歳未満あるいは易感染性疾患(糖尿病や悪性新生物)などが報告されている[2].このうちとくに重要なのは,房水漏出と線維芽細胞増殖阻害薬の既往である.

診断

1. 自覚症状

Stage Ⅰでは,充血,異物感,流涙(暖かい涙あるいは起床時涙),眼脂あるいは違和感を自覚しやすい(図1).Stage Ⅱ以降では病状の進行に伴い,霧視,眼痛あるいは視力低下などが現れる.

2. 臨床所見

Stage Ⅰでは濾過胞周囲は充血し(white on red),濾過胞は透明性を欠き乳白色(milky-white appearance)を呈する.Stage Ⅱでは前房内に炎症細胞とフレアがみられ前房蓄膿を伴うことが多い.Stage Ⅲでは,さらに硝子体混濁,網膜(血管)炎あるいは網膜出血をきたす.

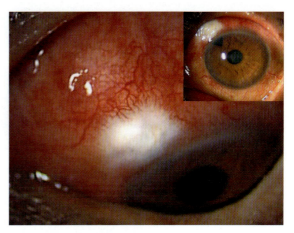

図1 Stage Ⅰ:*Staphylococcus epidermidis* による濾過胞感染(緑内障術後2年)
67歳,男性.眼圧は4mmHgでSeidel試験陽性であった.乳白色の濾過胞(a milky-white appearance)とその周囲に強い結膜充血"white on red"を認めた.

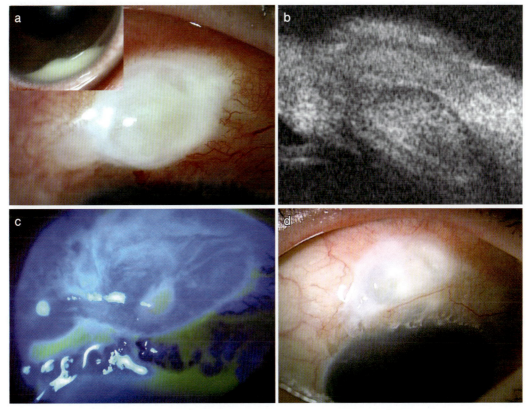

図2 Stage Ⅲ:*Streptococcus intermedius* による眼内炎(緑内障術後4年)
33歳,女性.初診時の矯正視力は眼前手動弁,眼圧は10mmHg.濾過胞は乳白色に混濁し,前房蓄膿を認めた(**a**).超音波断層撮影では濾過胞内に高輝度エコーが観測され(**b**),Seidel試験陽性であった(**c**).硝子体手術および結膜遊離弁移植術を施行した.移植後12年の濾過胞(**d**).

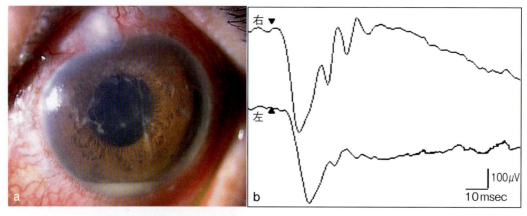

図3 Stage Ⅲ：*Streptococcus mitis* による眼内炎（緑内障術後7年）
42歳，男性．初診時の矯正視力は眼前手動弁，眼圧は36 mmHg．球結膜の著明な充血，前房内にフィブリンならびに前房蓄膿を認めた（a）．網膜電図の反応は減弱していた（b）．

3. 検査

Stage Ⅰ と Stage Ⅱ の鑑別は細隙灯顕微鏡で行う．なお，Stage にかかわらずフルオレセイン染色で房水漏出や上皮欠損の有無を確認する（図2）．Stage Ⅱ と Stage Ⅲ の鑑別は，眼底検査，超音波断層撮影（Bモード），超音波生体顕微鏡あるいは網膜電図（皮膚電極）などを用いて総合的に行う（図2, 3）[2]．

4. 原因菌採取

検体採取では，全病期において房水漏出部位や濾過胞周囲分泌物，Stage Ⅱ では前房水，Stage Ⅲ では硝子体液（前房水を含む）をそれぞれ塗抹鏡検ならびに分離培養に供する．検体採取は抗菌薬投与前が原則望ましい．なお，当科では採取した眼内液は担当医が3種の培地（血液寒天培地，チョコレート寒天培地およびサブロー寒天培地）に塗布，ならびに液相輸送培地（Puritan®Opti-Swab®）に遊離し検査室に提出する（一部は網羅的PCR検査に使用するために保存）．

5. 鑑別疾患

濾過胞感染症の鑑別疾患としては，強膜炎，アデノウイルス角結膜炎，アトピー性皮膚炎に伴う角結膜炎，およびぶどう膜炎（Behçet病，眼内リンパ腫，尋常性乾癬）などがあげられる．

治療

1. 治療の実際[2]

Stage 診断を迷う場合あるいは眼内レンズ挿入眼では，より進行した Stage の治療法を選択する．

a. Stage Ⅰ：点眼および結膜下注射

抗菌点眼薬はフルオロキノロン系薬とセフメノキシムを用いる．感染濾過胞周囲のバンコマイシン（VCM）（5 mg/0.5 ml）およびセフタジジム（CAZ）（10 mg/0.5 ml）を結膜下投与する．就寝時には0.3%オフロキサシン眼軟膏を点入する．病状に応じてβラクタム系あるいはレボフロキサシンの内服薬を併用する．

b. Stage Ⅱ：Stage Ⅰ の治療および硝子体内投与

硝子体内投与には VCM 1 mg/Eye および CAZ 2 mg/Eye を用いる．なお，再投与の時期として，無水晶体眼では24時間，有水晶体眼では36時間以上経過後が望ましい．全身投与にはβラクタム系抗菌薬を用いる．

c. Stage Ⅲ：硝子体手術および手術終了時に硝子体内投与

硝子体手術の際，眼内灌流液に抗菌薬（VCM 20 μl/ml＋CAZ 40 μl/ml）を添加することがある．

d. 補助療法

瞳孔管理は炎症の程度をみて，ときに Stage Ⅰ からでも散瞳薬を用いる．

ステロイド局所投与は，抗菌薬使用の24〜72時間後（感染コントロール後）が望ましい．なお，病原微生物が真菌の場合にはステロイドは控える．

局所投与
- 0.1%リン酸ベタメタゾン点眼薬　4回/日

全身投与（以下のいずれか）
- ベタメタゾン点滴静注1回3 mg　1回/日 ×4日（以後漸減）
- プレドニゾロン経口30〜40 mg/日　2回/日 ×3〜

5日（以後漸減）

なお，上記薬剤投与法（結膜下注射，硝子体内投与，眼内灌流液添加）は保険適用外治療となる．また，βラクタム系薬にアレルギーを有する場合はアミノ配糖体薬を選択する．たとえば，点眼ではゲンタマイシンあるいはトブラマイシン，結膜下投与，硝子体内投与および眼内灌流液添加ではアミカシン（それぞれ 20 mg/0.2 ml, 0.2～0.4 mg, 5 mg/500 ml）を推奨する．

2. 治療上の注意点

a. 薬剤の選択

検出菌が上記の薬剤に耐性あるいは低感受性を示すあるいは真菌の際には，「JAID/JSC 感染症治療ガイド 2014」を参考に薬剤選択を考慮する[7]．

b. 抗菌薬の前房内投与

VCM 前房内投与に起因した閉塞性血管炎の危険性[8]，線維柱帯切除部あるいは毛様突起近傍に存在する病原微生物の虹彩切除部を介した硝子体内への波及，および抗菌薬の角膜内皮細胞への影響を考慮して，本稿では取りあげない．

c. 抗菌薬の硝子体内投与

近年，VCM を硝子体灌流液内に添加（10 mg/500 ml）あるいは硝子体内に投与（1 mg/Eye）した際に併発した閉塞性血管炎が報告されている[8]．そこで VCM 硝子体内投与後に病態の悪化をみた場合には，原疾患の増悪あるいは薬剤による合併症なのか鑑別を要する．ただし，VCM 硝子体内投与後閉塞性血管炎の報告は前房内投与に比し少なく，VCM 硝子体内投与におけるこれまでの治療実績ならびに経験的治療時での VCM に代わる適切な薬剤がないことなどを考慮すると，感染性眼内炎の治療において VCM の選択は否めない．

d. 硝子体手術

硝子体手術の際には，将来の濾過手術に備えて強膜切開創および結膜切開の位置を，また薬剤移行性の向上や病原微生物を可能なかぎり除去するために，有水晶体眼では水晶体摘出を，眼内レンズ挿入眼では眼内レンズの摘出を考慮する．

e. インプラントへの対応

EX-PRESS® を有する症例では，EX-PRESS® の抜去を検討する．ただし，EX-PRESS® には固定用の返しが付いているので，EX-PRESS® 周囲の強膜を切開しないと抜去は困難である．

予後

いったん濾過胞感染が生じると，たとえ消炎しても濾過胞機能を失う可能性が高い[3]．濾過胞感染症における最終視力は，0.05 未満では 41～48%[6,9]，0.5 以上では 10～13% とされる[6]．最終視力に影響する因子として，初診時視力，原因菌，症状発現から治療開始に要した時間などが指摘されている[6]．原因菌種別では streptococci, coagulase positive staphylococci およびグラム陰性菌などでは視力予後は不良で，S. epidermidis では比較的予後良好とされている[3]．

予防

房水漏出には結膜縫合が第一選択であり，そのほか眼軟膏および閉瞼，自己血清点眼あるいはレバミピド点眼薬を用いる．濾過胞壁の上皮欠損では，血清点眼あるいはレバミピド点眼薬を用いることがある．これらの治療に際しては，濾過胞内圧の減少目的で眼圧下降薬（内服あるいは点眼）を併用する．上記治療が無効な場合には，濾過胞を拡大し減圧する目的で濾過胞再建術あるいは needling，もしくは漏出を止める目的で濾過胞切除および結膜弁移植術などを選択する[2]．

濾過胞感染症の予防としてもっとも重要なのは患者教育である．囊胞状無血管濾過胞あるいは縫合不能（または無効）の房水漏出を有する症例では，抗菌点眼薬あるいは眼軟膏を常備させ，異常を自覚した際には受診までに治療を開始するよう指導することが肝要である．

濾過胞感染は濾過胞が存在するかぎり生じうる．したがって，執刀医および担当医は患者を永続的に管理する姿勢を忘れてはならない．

文献

1) Razeghinejad MR, Havens SJ, Katz LJ：Trabeculectomy bleb-associated infections. Surv Ophthalmol 62：591-610, 2017
2) 望月清文，村田一弘，川上秀昭：濾過胞炎（緑内障インプラント手術後感染症含む．Brush up 眼感染症―診断と治療の温故知新．OCULISTA 72：48-57, 2019
3) Yamamoto T, Sawada A, Mayama C et al：Collaborative Bleb-Related Infection Incidence and Treatment Study Group：The 5-year incidence of bleb-related infection and its risk factors after filtering surgeries with adjunctive mitomycin C：collaborative bleb-related infection incidence and treatment study 2. Ophthalmology 121：1001-1006, 2014

4) Rai P, Kotecha A, Kaltsos K et al : Changing trends in the incidence of bleb-related infection in trabeculectomy. *Br J Ophthalmol* **96** : 971-975, 2012
5) Yamada H, Sawada A, Kuwayama Y et al : Blindness following bleb-related infection in open angle glaucoma. *Jpn J Ophthalmol* **58** : 490-495, 2014
6) Yassin SA : Bleb-related infection revisited : a literature review. *Acta Ophthalmol* **94** : 122-134, 2016
7) JAID/JSC 感染症治療ガイド・ガイドライン作成委員会： XIV 眼感染症 JAID/JSC 感染症治療ガイド 2014. p241-273, ライフサイエンス, 2014
8) Witkin AJ, Chang DF, Jumper JM et al : Vancomycin-associated hemorrhagic occlusive retinal vasculitis : clinical characteristics of 36 eyes. *Ophthalmology* **124** : 583-595, 2017
9) Leng T, Miller D, Flynn HW Jr et al : Delayed-onset bleb-associated endophthalmitis (1996-2008) : causative organisms and visual acuity outcomes. *Retina* **31** : 344-352, 2011

*　　*　　*

I 中途失明の可能性のある疾患とその検査/治療　6. 視神経・視路

Q1 視神経・視路疾患の重症度はどのように判断したらよいのでしょうか

回答者　島田佳明*

A

- ■症状が片眼性か両眼性か，視神経乳頭の変化があるかを確認する．
- ■全身疾患をスクリーニングする．
- ■頭蓋内の画像検査の適応がない症例はない．
- ■異常がみつからない眼球の視機能異常には緊急性の高い視神経疾患がある．心因性はRAPDで除外する．
- ■視交叉以降の病巣は，片眼性の視機能障害を起こしえない．

はじめに

視神経・視路は，眼底に光学的に露出した視神経乳頭を除けば，長大な構造のすべてが頭蓋内に埋もれており直接診察することができない．視神経乳頭所見と症状から責任病巣と病態を推理する．視神経症で初発する頭蓋内病変や全身疾患も多い．通常の眼疾患の最悪の転機は失明であるが，頭蓋内病変，全身疾患の見落としはより重大な結果を招くことを銘記する．

片眼性か両眼性か，視神経乳頭の変化があるか

視神経乳頭は先天異常を含め多様な形態を呈しうるが，視神経疾患の陽性所見となるのは発赤，隆起を起こす乳頭腫脹（disc swelling）と，萎縮した乳頭蒼白（optic disc pallor）である．両眼性の乳頭浮腫は，頭蓋内圧亢進，Vogt-小柳-原田病のようなぶどう膜炎，Crow-深瀬症候群などの全身疾患でもみられる．うっ血乳頭（choked discまたはpapilloedema）[1]は，頭蓋内圧亢進を原因とする乳頭浮腫にのみ用いられる名称で，視機能障害は軽い．視機能障害のある眼球にみられる乳頭浮腫は視神経疾患の典型的な眼底所見で，乳頭の観察で診断を試みる．しかし，乳頭浮腫の形態は疾患特異的とは必ずしもいえず，視神経炎と，虚血性視神経症のような病態も予後も全く異なる主要な視神経疾患さえも，常に鑑別できるとはかぎらない．

乳頭蒼白は，視神経線維が減少した視神経乳頭が生涯呈する所見であり，特異性が低く，原因を特定できない

ことも多い．視機能障害の程度も，視力，視野がともに正常な場合から，失明眼までさまざまである．

全身疾患をスクリーニングする

全身疾患は視神経・視路疾患を合併しうる．全身疾患が視神経症で初発することも多く，眼科医に全身疾患を見出す役割が生じる．全身疾患による視神経症は，両眼性もある[2]が，片眼性でも片眼の視神経炎が多発性硬化症の発症である場合など珍しくない．

スクリーニングとして具体的に何を調べるかは施設によって異なる．筆者は尿，血液，生化学と糖尿病，梅毒，視神経症を認めた場合には甲状腺と，抗アクアポリン4抗体を含む自己抗体を追加する．2019年現在，商用では依頼可能でも保険適用のない抗MOG抗体，Leber遺伝性視神経症のミトコンドリア遺伝子検査は，臨床像をみて検討する．髄液検査の適応は脳神経内科に相談する．緑内障疑い例を含め，視神経・視路疾患が有意であ

---

*Yoshiaki Shimada：藤田医科大学ばんたね病院眼科
〔別刷請求先〕　島田佳明：〒454-8509 名古屋市中川区尾頭橋3-6-10　藤田医科大学ばんたね病院眼科

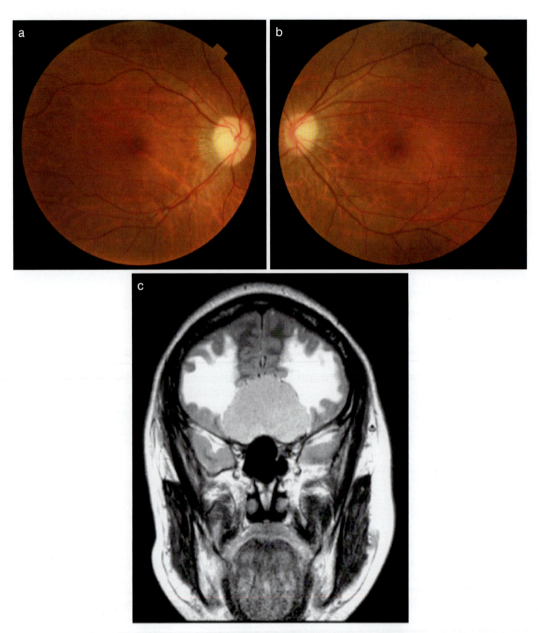

図1 症例1（48歳，女性）
主訴：右眼が見えにくい．1カ月前から徐々に進行，近医受診し，右球後視神経炎の疑いで紹介初診した．視力(0.3)/(1.0)，両視神経乳頭に異常なく(a, b)，RAPDは陰性だった．心因性視機能障害が有力と考え，眼窩MRIを待機的に依頼（初診後1カ月）したところ頭蓋底髄膜腫がみつかった(c)．脳神経外科で腫瘍は摘出され，何ら障害を残さず視力も回復した．

れば頭蓋内の画像検査を全例に行う（後述）．

異常がみつからない眼球の視機能異常はRAPDで心因性を除外する

視機能障害があるのに，透光体，網膜などに何ら異常を見いだせない症例は，ならば視神経が原因ではないかと消極的な理由で視神経疾患が疑われる．視神経乳頭の形態が健常であっても，より中枢側に病巣があることは考えられる．視神経乳頭に変化がない視神経炎である球後視神経炎は比較的よく知られており，これの疑い例とされることが多い．しかし，検査上異常がない眼球の視機能異常は心因性の頻度も高い．器質性疾患と心因性の鑑別には，片眼性の症例では対光反応の患眼と僚眼の比較[3]を用いる．相対的瞳孔求心路障害（relative afferent

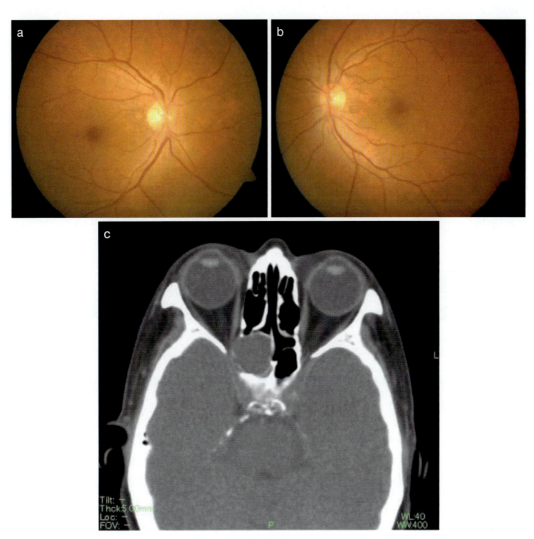

図2 症例2（68歳，女性）
主訴：右眼が見えにくい．1週間前から徐々に進行，近医受診し，右球後視神経炎の疑いで紹介初診した．視力指数弁/(1.0)，両視神経乳頭に異常なく（a, b），右眼 RAPD 陽性．緊急 CT を依頼して右副鼻腔に占拠性病変を見いだした（c）．術後性副鼻腔囊胞による圧迫性視神経症の診断で，同夜耳鼻咽喉科で緊急手術が行われ，視力は回復した．

pupillary defect：RAPD）は，心因性では全例陰性，視神経疾患ではほぼ全例陽性になる，簡便できわめて有用な臨床検査である．ところが頻度は低いものの偽陰性の危険はある．

症例1は，視神経乳頭を含め眼球に異常を指摘できず，片眼性の視力低下でありながら RAPD が陰性であったため心因性を考えたが，正中の腫瘍の両側性の障害により RAPD の検出が困難になっていたものとみられる．幸い良好な経過を得たが，予後が悪ければ画像検査を急がなかったことが問題になりえた．器質性疾患と心因性の鑑別では，RAPD の特異度は十分に高いので，RAPD 陽性をもって心因性を否定することができる．しかし，感度は過信できない．心因性疑い例にも画像検査を行うことの重要性を示している．

異常がみつからない眼球の視機能異常に緊急性の高い視神経疾患がある

眼球の後方に病巣がある急性の視神経症では，視神経乳頭に変化がないまま重篤な視機能障害を起こす．外傷性視神経症の急性期は，受傷側の眼球が失明していても，視神経乳頭を含め眼球に異常はみられない[4]．乳頭蒼白に移行するのは受傷後6週とされる．眼球に異常が

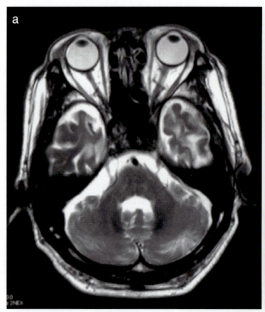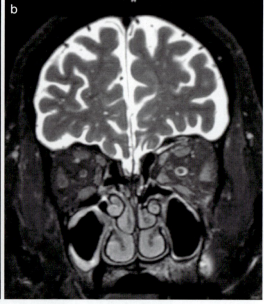

図3 症例3（83歳，男性）
主訴：左眼が見えない．3週間前から徐々に進行，近医眼科から紹介初診した．視力1.0/光覚なし，眼底など正常．脳神経内科に紹介され，脳MRIを施行したが「明らかな病変は指摘できない」とされた（a）．後日筆者が依頼した眼窩MRIは，左眼窩先端部の高信号を検出し（b），炎症性偽腫瘍など疑いと診断した．

なくとも明瞭な陽性のRAPDがあり，外傷性視神経症では外傷の既往がほぼ聴取されるので診断は容易である．しかし，視神経乳頭の変化が追いつかない急性の視神経症はほかにもある．

症例2は，視神経乳頭を含め眼球に異常を指摘できないものの，RAPD陽性，高度の視力低下があり，さらに8年前に副鼻腔の手術をした既往歴を得て，緊急CTを要請した．圧迫性視神経症には副鼻腔の病巣によるものが多く，鼻性視神経症とよばれる．術後囊胞の頻度が高いことから，副鼻腔手術の病歴聴取が重視された．治療の緊急性が認められ，初診時のCTが推奨されている[5]．頭蓋内の画像検査は適応のない症例はないが，いつ何を行うかの判断はむずかしい．筆者は圧迫性視神経症疑い例と動眼神経麻痺では緊急検査をすると決めている．CT/MRI/MRAの選択は，圧迫性視神経症疑い例では骨破壊がわかりやすいCT（単純）を，動脈瘤疑いでは放射線科/脳神経外科と相談する．

視交叉以降の病巣は片眼性の視機能障害を起こしえない

鼻側網膜の網膜神経節細胞の軸索は，視交叉で交叉して僚眼の耳側網膜の軸索と合流し視索を構成する．その

ため視交叉以降の病巣は，両眼の視野が同様に欠損する調和性の視野障害を起こす．片側の機能が全廃すれば半盲になるが，これも左右眼同様の同名半盲である．このことは医学の基本であって，知らない臨床医はいない．ところが，この構造により，視交叉以降の病巣は，片眼性の視機能障害を起こしえないことは忘れられていることがある．

症例3は，片眼性の視機能障害の脳を調べても，脳病変のスクリーニングにはなるが，視機能障害の原因はみつからない．病巣は必ず該当眼の視交叉以前にあるので，圧迫性視神経症を疑うならCT，視神経を質的評価には冠状断と脂肪抑制を用いる視神経条件の眼窩MRIで視神経の信号の左右差をみる．脳の損傷後に生じる高次脳機能障害にも失認などの視覚障害が知られている．これも片眼性の症状は生じえない．あれば視交叉以前に別の原因があるか，心因性の修飾を考える．

黄斑低形成を伴う眼白子症では，交叉する線維が多い，または全交叉するmisroutingがあるとされる．逆に線維の交叉がないachiasmaという概念もある．これらの破格では，視交叉以降の病巣が片眼性の視機能異常の原因になりえることになるのだが，筆者はそのような報告をみつけていない．

文 献

1) Hayreh SS : Pathogenesis of optic disc edema in raised intracranial pressure. *Prog Retin Eye Res* **50** : 108-144, 2016
2) Shimada Y, Shibuya M, Ohki R et al : Bilateral optic neuropathy associated with multiple myeloma. *J Neuroophthalmol* **26** : 117-120, 2006
3) Kramer KK, La Piana FG, Appleton B : Ocular malingering and hysteria : diagnosis and management. *Surv Ophthalmol* **24** : 89-96, 1979
4) Steinsapir KD, Goldberg RA : Traumatic optic neuropathy : an evolving understanding. *Am J Ophthalmol* **151** : 928-933. 2011
5) Fujimoto N, Adachi-Usami E, Saito E et al : Optic nerve blindness due to paranasal sinus disease. *Ophthalmologia* **213** : 262-264, 1999

* * *

I 中途失明の可能性のある疾患とその検査/治療　6. 視神経・視路

 視神経症の原因にはどのようなものがあります
か．また鑑別はどうしますか

回答者　後 藤 克 聡*　三 木 淳 司*

はじめに

　視神経疾患には，特発性や脱髄性疾患などの炎症に起因する視神経炎，および外傷性，循環障害，圧迫性，中毒性，遺伝性，栄養欠乏性，鼻性，浸潤性など多岐にわたる原因による視神経症がある．いずれの原因においても，網膜神経節細胞（retinal ganglion cell：RGC）の軸索の集合体である視神経が障害を受けると，視力や視野などの視機能障害をきたし，慢性期には視神経乳頭の形態変化として視神経萎縮を呈する．それぞれの視神経症には臨床的な特徴があるため，典型例であれば診断は比較的容易である．しかし，非典型的視神経炎，ぶどう膜炎や膠原病・血管炎などの全身疾患に伴うもの，抗アクアポリン（aquaporin：AQP）4抗体陽性視神経炎，抗ミエリンオリゴデンドロサイトグリコプロテイン（myelin oligodendrocyte glycoprotein：MOG）抗体陽性視神経炎などでは診断に難渋することがある．視神経症は原因によって治療や予後が異なるため，急性期における的確な診断が必要であり，血液浄化療法などを行う場合には内科との速やかな連携が要求されることもある．そのためには，急性期において診断に結びつく検査の選択と正しい結果の解釈が必要となる．本稿では，各視神経症において鑑別の一助となる知見について述べる．

視神経症の鑑別方法

1. 問　診

　まず重要なのが，問診による詳細な病歴聴取である．

- 視神経疾患では問診による現病歴や既往歴，家族歴，随伴する全身症状や環境因子の検索が診断への足がかりになる．
- 視神経障害の検出には交互点滅対光反射試験（swinging flashlight test）による相対的瞳孔求心路障害（RAPD）のチェックが有用である．
- 視神経疾患による視野障害は中心・盲点中心暗点が多いが，中心耳側から始まる感度低下や両耳側半盲を呈することもある．
- 視神経乳頭の観察は，発赤・腫脹の有無だけでなく，乳頭サイズや乳頭周囲毛細血管の拡張や蛇行の有無も観察する．
- 視神経炎では，強力な治療が必要な抗AQP4抗体陽性視神経炎などの自己免疫性視神経炎の可能性も考慮する．

　視神経疾患では好発年齢や性差に偏りがあるものが多い．前部虚血性視神経症（anterior ischemic optic neuropathy；AION）は50歳以上に多く，動脈炎性ではさらに高齢発症である．Leber遺伝性視神経症（Leber hereditary optic neuropathy：LHON）は10～20歳代と40～50歳代の二峰性に好発し，男性が9割を占める．特発性視神経炎は15～45歳の女性に多く，抗AQP4抗体陽性視神経炎の好発年齢は40～50歳代で，女性が圧倒的に多く9割を占める．
　次に，視機能障害の発症が急性あるいは緩徐か，症状が進行性あるいは非進行性かを判断する．また，眼球運

*Katsutoshi Goto & *Atsushi Miki：所属：川崎医科大学眼科学1教室
〔別刷請求先〕後藤克聡：〒701-0192 倉敷市松島577　川崎医科大学眼科学1教室

動痛や頭痛などの随伴症状の有無の聴取も大切である．非動脈炎性AIONでは無痛性の急性片眼視力障害をきたし，起床時に自覚することが多い．鼻性視神経症では眼痛・頭痛，動脈炎性AIONでは頭痛や側頭部痛，頸部痛や関節痛，発熱や貧血，うっ血乳頭では頭痛や嘔吐などがみられる．一方，圧迫性や中毒性，栄養障害性視神経症による視力障害は緩徐に進行する．

既往歴や家族歴が診断の一助となるものには，眉毛部外側を含めた顔面および頭部打撲による外傷性視神経症，糖尿病や脂質異常症，高血圧などが危険因子となる非動脈炎性AION，副鼻腔炎の手術歴のある鼻性視神経症，家系に視力不良者がいるLHONや常染色体優性遺伝性視神経萎縮（dominant optic atrophy：DOA），抗結核薬のエタンブトール内服によるエタンブトール視神経症などの中毒性視神経症があげられる．LHONでは多量の喫煙や飲酒の嗜好，頭部外傷なども環境因子とされている．小児の視神経炎では，発熱や感冒，上気道感染などの感染症状が先行することもあるため，随伴する全身症状やワクチン接種歴も確認する．ほかにも，ペットの飼育歴やひっかき傷，生肉の嗜好があれば視神経網膜炎やぶどう膜炎も疑う．

2．眼科一般検査

視力検査，眼圧検査，対光反射，限界フリッカ値（critical flicker frequency：CFF），視野検査などの眼科一般検査で，視機能障害が片眼性あるいは両眼性か，視機能障害の程度や左右差を調べる．重度の視力障害をきたすものとしては，多発性硬化症による脱髄性視神経炎，抗AQP4抗体陽性視神経炎，外傷性視神経症，鼻性視神経症，浸潤性視神経症などがあげられる．視神経炎と診断し，ステロイドパルス療法を施行しても，治療抵抗性で視力改善が乏しい場合や再発性を認める場合には，抗AQP4抗体陽性視神経炎や抗MOG抗体陽性視神経炎などの難治性視神経炎を疑うが，これらの可能性がある場合には初期に採血を行っておくとよい．

片眼性の視神経疾患では相対的瞳孔求心路障害（relative afferent pupillary defect：RAPD）を検出するための交互点滅対光反射試験（swinging flashlight test）が有用である．左右眼を交互に素早く光源を当てて，健側では両眼ともに縮瞳し，視神経の障害側に照射すると両眼の瞳孔が散大する所見があれば，RAPD陽性となる．また，両眼性の視神経疾患の可能性もあるため，左右差だけでなく対光反射による瞳孔運動が迅速かつ十分であ

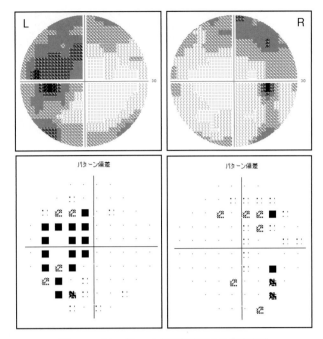

図1　エタンブトール視神経症による視野所見
73歳，男性．エタンブトールの内服を開始して約1年後．視力は右眼1.0, 左眼0.7, 静的視野（HFA）では両眼ともに両耳側半盲様の感度低下がみられた．

るかも観察する．RAPDの評価は，視神経障害の検出において感度は高く，本来，瞳孔検査は他覚的所見であるが，異常の判定には検者の主観が入るため，瞳孔記録計による定量的評価は客観的な指標として有用である．とくに，LHONやDOAでは視力障害に比べて対光反射が温存されることが特徴であり，診断の一助となる[1]．対光反射が保たれていることからこれらの疾患を否定しないように注意を要する．

典型的な視野異常としては，視神経炎では中心暗点や盲点中心暗点，AIONでは下方の水平半盲や分節状視野欠損などがみられる．視交叉部の圧迫性視神経症では，両耳側半盲を呈するのが典型的ではあるが，障害の有無や程度に左右差がみられることも多い．エタンブトール視神経症では中心暗点・盲点中心暗点が多いが，発症早期からの両眼の耳側感度の低下をきたし，両耳側半盲様の視野障害を呈することもある[2]（**図1**）．LHONでは中心窩耳側や耳上側の感度低下から始まり[3]，広範囲の盲点中心暗点をきたす．上記のような視野所見からある程度の原因を推測できる場合もあるが，非典型的視神経炎や抗AQP4抗体陽性視神経炎では両耳側半盲や同名半盲など多彩な視野障害を呈することもあり，視野検査の

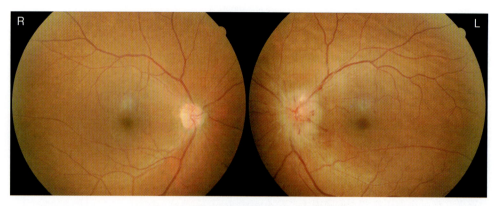

図2 前部虚血性視神経症における眼底所見
67歳,女性,高血圧の既往あり.左眼の視神経乳頭腫脹がみられ,右眼に発症の危険因子である小乳頭（disc at risk）が確認できる.

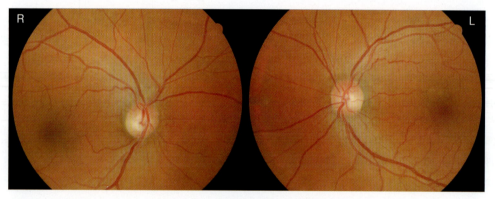

図3 Leber遺伝性視神経症の眼底所見
52歳,男性.頭部外傷の既往,喫煙と飲酒の嗜好あり.視力は両眼ともに0.2と低下しているが,対光反射は良好でRAPDは陰性であった.明らかな視神経乳頭の発赤・腫脹はないが,乳頭周囲毛細血管の拡張および蛇行がみられる.

みで診断を確定することはできない.

　視神経障害が軽度の場合は,視力低下や中心暗点などの視神経疾患に特徴的な視機能障害を必ずしもきたさない.また,患者によっては視野検査そのものの信頼性が低いことも考えられる.そのため,視神経障害が疑われた際は,視力や視野検査で検出できない視神経障害も考慮して,対光反射やCFFの測定も必ず行う.CFFは視神経の機能を鋭敏に反映するため,早期の視神経障害の検出に役立つ.視神経炎では中心CFFが視力よりも先行して悪化し,視力の回復期ではCFFが低下を示す.LHONでは,視力が不良であるにもかかわらず,中心CFFが改善する現象がみられる.

3. 眼底検査・頭部画像検査

　眼底検査では視神経乳頭の大きさや色調,腫脹や出血,形態や血管の異常の有無を観察する.患眼あるいは僚眼の視神経乳頭のサイズに注目し,小乳頭（disc at risk）であれば循環障害による非動脈炎性AIONや糖尿病乳頭症を疑う（図2）.視神経乳頭の発赤・腫脹は視神経炎やLHONでみられるが,LHONでは乳頭周囲の毛細血管の拡張・蛇行（図3）がみられる一方,フルオレセイン蛍光眼底造影で毛細血管からの漏出を認めないことが特徴である.非動脈炎性AIONでは,視神経乳頭はびまん性あるいは分節状に腫脹する.動脈炎性AIONの視神経乳頭は,腫脹の程度が強く,その色調から蒼白浮腫と形容される.フルオレセイン蛍光眼底造影では初期に視神経乳頭部や脈絡膜の充盈遅延がみられることもある（図4）.Laser speckle flowgraphyは非侵襲的に血流を評価できる検査法で,視神経炎では血流の指標であるmean blur rate（MBR）が上昇し,AIONではMBRが低下するため,視神経炎とAIONの鑑別に有用である[4].

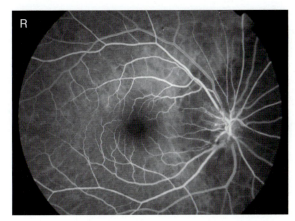

図4 前部虚血性視神経症の蛍光眼底造影所見
84歳,女性.右眼の無痛性の急性視力障害とRAPD陽性がみられた.赤沈やCRPの亢進はなかった.フルオレセイン蛍光眼底造影では,右視神経乳頭周囲の著明な脈絡膜充盈遅延がみられた.

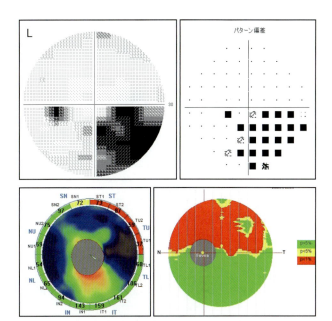

図5 前部虚血性視神経症における視野とOCT所見
67歳,女性.高血圧の既往あり.起床時からの左眼視野障害を自覚.HFA視野で水平経線を境におもに鼻下側の感度低下がみられた(上段).cpRNFLおよびGCC解析では下方視野障害に一致する上半側網膜で菲薄化していた(下段).

光干渉断層計(optical coherence tomography:OCT)では,RGCとその軸索の菲薄化を乳頭周囲網膜神経線維層(circumpapillary retinal nerve fiber layer:cpRNFL)や神経節細胞複合体(ganglion cell complex:GCC)を代表とする黄斑部網膜内層の解析でとらえることができる.乳頭腫脹を伴う視神経炎やAIONでは,軸索輸送障害による乳頭腫脹によりcpRNFL厚が増加するため,乳頭腫脹の影響が少ない黄斑部網膜内層解析のほうが早期に菲薄化を検出できる[5].AIONの慢性期では,水平下半盲や水平下鼻側障害などの特徴的な視野障害に一致した菲薄化がみられ,視野所見との整合性も高い[6](図5).外傷性視神経症では受傷後から1カ月でGCCやcpRNFLが菲薄化し,その菲薄化は経時的に進行するため,自覚的検査の信頼性が低い幼小児の診断に威力を発揮する[5].遺伝性視神経症や中毒性視神経症,栄養欠乏性視神経症では,標的がRGCの細胞体であるため,黄斑部に集中して存在するRGCの障害が視神経乳頭周囲の障害よりも先行する.つまり,黄斑部網膜内層の菲薄化が先行し,その後cpRNFLが菲薄化する(図6).OCTでは鼻側領域から始まるGCCの菲薄化,乳頭耳側領域から始まるcpRNFL菲薄化がみられ,乳頭黄斑線維束の障害を反映した所見がみられる[5].エタンブトール視神経症では,乳頭黄斑線維束の選択的な障害あるいは視交叉部の障害により,cpRNFL解析ではおもに耳側領域,GCC解析ではおもに中心窩の鼻側領域から始まる菲薄化を呈し,視交叉疾患による両耳側半盲パターンをきたすことがある[5].以上のように,OCTは視神経障害や乳頭腫脹の他覚的かつ定量的な評価として有用である.

視神経疾患では眼窩・脳MRIによる視神経の評価が必要不可欠である.視神経炎ではSTIR画像や造影T1強調画像の冠状断と水平断を撮像する.視神経炎では造影MRIで造影効果を示し,STIRで全体に高信号を呈する.造影T1強調画像では脂肪抑制法を併用すると,視神経の造影効果がより明瞭となる.慢性期の視神経萎縮眼では,STIRで視神経が高信号となるため,活動性のある炎症所見と間違えないように注意を要する.視神経炎疑いの患者では,大脳全体の水平断で脳の脱髄病変の有無を観察し,多発性硬化症との関連を評価する.外傷性視神経症や鼻性視神経症を疑った際は,CTで視神経管や副鼻腔嚢胞などの評価も行う.

4. 全身検査・遺伝子検査

血液検査では,肝機能や腎機能,炎症のマーカーである赤血球沈降速度やCRP値,抗核抗体やリウマチ因子,抗AQP4抗体,抗MOG抗体,IgG4,梅毒などの感染症の有無などを調べる.各種自己抗体はステロイドパルス後の血清では陽性率が低下するため,治療開始前に行うのが望ましい.動脈炎性AIONでは,赤血球沈降速

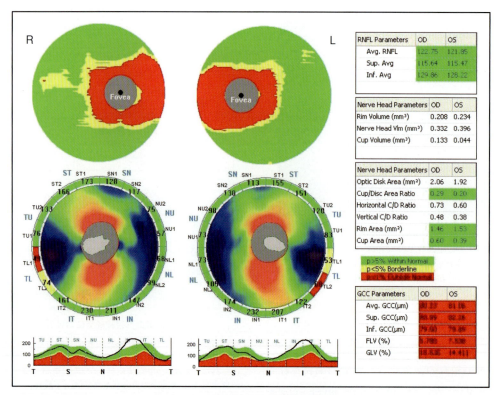

図6 Leber遺伝性視神経症のOCT所見
GCC解析では鼻側優位な中心窩周囲の菲薄化（上段），cpRNFL解析では耳下側セクターに限局した菲薄化がみられ，乳頭黄斑線維束の障害がとらえられている．cpRNFL厚のTSNITグラフでは両眼の下方領域で増加しており，両視神経乳頭周囲の軽度の腫脹がみられた（下段）．

度やCRP値が8割以上で亢進し，側頭動脈生検で多核巨細胞が存在していれば確定診断となり，非動脈炎性AIONとの鑑別にもなる．両眼性の乳頭腫脹でうっ血乳頭との鑑別が必要な際は，脳MRIの撮像のみではなく，脳脊髄液圧も計測する．遺伝子検査は，LHONではミトコンドリア遺伝子変異，多くのDOAではOPA1遺伝子の異常がみられ，確定診断に有用である．

まとめ

視神経疾患であっても視神経障害の程度によっては，急性期に視力低下や中心暗点，明らかなCFFの低下などの異常検査所見がみられないこともある．そのため，詳細な病歴や随伴症状の聴取，視機能障害の程度評価，視神経乳頭の詳細な観察が重要である．OCTは検眼鏡では判断がむずかしい軽度の視神経乳頭腫脹や網膜内層菲薄化の検出に有用である．

文 献

1) Wakakura M, Yokoe J : Evidence for preserved direct pupillary light response in Leber's hereditary optic neuropathy. *Br J Ophthalmol* **79** : 442-446, 1995
2) Kho RC, Al-Obailan M, Arnold AC : Bitemporal visual field defects in ethambutol-induced optic neuropathy. *J Neuroophthalmol* **31** : 121-126, 2011
3) Wakakura M, Fujie W, Emoto Y : Initial temporal field defect in Leber hereditary optic neuropathy. *Jpn J Ophthalmol* **53** : 603-607, 2009
4) Maekubo T, Chuman H, Nao-I N et al : Laser speckle flowgraphy for differentiating between nonarteritic ischemic optic neuropathy and anterior optic neuritis. *Jpn J Ophthalmol* **57** : 385-390, 2013
5) 後藤克聡，三木淳司：視神経疾患におけるOCTの有用性．神経眼科 **31** : 158-174, 2014
6) Goto K, Miki A, Araki S et al : Time course of macular and peripapillary inner retinal thickness in nonarteritic anterior ischemic optic neuropathy using spectral-domain optical coherence tomography. *Neuro-Ophthalmology* **40** : 74-85, 2016

I 中途失明の可能性のある疾患とその検査/治療　6. 視神経・視路

 特発性視神経炎とはなんですか．また治療はどうしますか

回答者　中澤祐則*　石川　均**

- 特発性視神経炎は「原因を特定できない」視神経炎である．
- 特発性視神経炎の診断には除外診断の要素があり，初診時に特発性視神経炎と診断しても，その後の検査結果によっては診断が変更になる可能性がある．
- 視神経の炎症の評価にはMRIがもっとも適しており，可能なかぎり造影剤を使用して脂肪抑制T1強調画像で判断することが望ましい．
- 特発性視神経炎の治療はステロイドパルス療法（＋後療法）が主体であり，その効果は視機能回復までの期間短縮である．
- ステロイドの副作用は多岐にわたるが，ステロイド大量投与時早期に現れやすい高血圧，高血糖，不整脈にはとくに注意が必要である．

はじめに

　視神経は眼球から視交叉まで存在する網膜神経節細胞の軸索の束である．その視神経の疾患で炎症性のものを「視神経炎」と表現し，炎症性でないものを「視神経症」と表現することが多い．視神経のなかで直接目視できる部位は視神経乳頭部だけであり，この乳頭部の腫脹を伴った視神経炎を視神経乳頭炎，腫脹を伴わない視神経炎を球後視神経炎という．視神経炎の原因として多発性硬化症，抗アクアポリン（aquaporin：AQP）4抗体，抗ミエリンオリゴデンドロサイトグリコプロテイン（myerin oligodendrocyte glycoprotein：MOG）抗体などがあげられるが，原因を特定できないことも多い．この原因を特定できない視神経炎が「特発性視神経炎」である．脱髄による炎症の関与が示唆[1]されており，臨床的に一つの疾患単位のように扱われる．本稿では特発性視神経炎の診断・治療について述べる．

診　断

　特発性視神経炎を診断するためには，まず（細かい分類はともかく）視神経炎か否かを判断する必要がある．視神経炎と聞いて連想するキーワードとして「亜急性の視力低下，視野障害，限界フリッカ値低下，瞳孔異常」があげられるであろう．しかし，これらの特徴は視神経炎だけではなく多くの視神経疾患に共通する特徴である．視神経炎では多くの場合，視力低下に前後して眼球運動時痛もしくは眼窩痛を合併することが他の視神経症との鑑別点の一つとなる．重要なのは特発性視神経炎の診断に際してさまざまな検査を行い，鑑別すべき疾患を一つひとつ除外していき，総合的に判断していくことである．結果が判明するのに数日〜数週間の時間を要する検査も少なくない．最初に特発性視神経炎と診断しても，その後判明する検査結果によっては診断を変更することもある．**表1**に視神経炎の診断の際に鑑別すべき疾患を，**表2**に視神経炎の分類をまとめたので参考にしていただきたい．

---

*Masanori Nakazawa：鹿児島大学大学院医歯学総合研究科先進治療科学専攻感覚器病学講座眼科学分野
**Hitoshi Ishikawa：北里大学医療衛生学部視覚機能療法学
〔別刷請求先〕　中澤祐則：〒890-8544 鹿児島市桜ケ丘8-35-1　鹿児島大学大学院医歯学総合研究科先進治療科学専攻感覚器病学講座眼科学分野

表1　視神経炎と鑑別すべき疾患

視神経疾患	虚血性視神経症（動脈炎性・非動脈炎性） 鼻性視神経症 外傷性視神経症 圧迫性視神経症 Leber遺伝性視神経症 糖尿病性乳頭症 中毒性視神経症（とくにエタンブトール） 栄養障害性視神経症 感染性視神経症（とくに梅毒） うっ血乳頭 視神経周囲炎 視神経髄膜腫 緑内障
網膜硝子体疾患	黄斑浮腫 高血圧眼底 中心性漿液性脈絡網膜症 AZOOR*関連疾患
その他	ぶどう膜炎（とくに原田病） ヘルペス性角膜炎 心因性視覚障害

*AZOOR：acute zonal occult outer retinopathy.

表2　視神経炎の分類

特発性視神経炎
抗AQP4抗体陽性視神経炎
抗MOG抗体陽性視神経炎
多発性硬化症に関連する視神経炎
clinically isolated syndrome*に関連する視神経炎
自己免疫性視神経炎

*clinically isolated syndrome：多発性硬化症とほぼ同じ特徴をもつが，時間的な多相性が明らかでないもの.

表3　視神経炎の臨床的特徴

	ONTT*	ONMRG**
眼痛，眼球運動時痛	92%	57%
乳頭腫脹	35%	50%
ステロイドパルス治療の効果	視機能回復までの期間短縮	
15年経過の視力予後	1.0以上：70% 0.5以上：90% 0.1以下：3%	―

*ONTT：Optic Neuritis Treatment Trial.
**ONMRG：Optic Neuritis Treatment Trial Multicenter Cooperative Research Group.

表4　鑑別診断に有用な問診項目

問診項目	考慮すべき疾患
高血圧や糖尿病の既往	非動脈炎性虚血性視神経症 高血圧眼底 糖尿病性乳頭症
副鼻腔炎の既往 耳鼻科手術の既往	鼻性視神経症
外傷の既往（とくに眉毛部）	外傷性視神経症
家族歴	Leber遺伝性視神経症 優性遺伝性視神経萎縮
薬剤内服歴や有機溶媒の使用歴	中毒性視神経症
不適切な食生活	栄養欠乏性視神経症
強いストレスのある生活環境	心因性視覚障害
羞明	AZOOR関連疾患
朝起床時に自覚する視力低下	非動脈炎性虚血性視神経症
顎跛行（物を噛むときの顎の痛み）	動脈炎性虚血性視神経症

臨床的特徴

　特発性視神経炎に関しては，過去に米国（Optic Neuritis Treatment Trial：ONTT）と日本（Optic Neuritis Treatment Trial Multicenter Cooperative Research Group：ONMRG）で多施設トライアルが行われている[2,3]．この二つのトライアルから得られた臨床的特徴を表3に示す．
　そのほかにも視神経炎でみられる特徴として，体温上昇によって一時的に視機能が悪化するUhthoff徴候や，視線にまっすぐ揺れている振り子が楕円軌道にみえるPulfrich現象などがある．

問　診

　問診は非常に有用である．通常，視神経炎では亜急性に（数時間〜数日かけて）片眼の視力が低下し，眼球運動時痛を伴うことが多い．既往歴の有無や自覚症状の変化などを把握することで鑑別が可能になることがある．必要な問診項目と疑うべき代表疾患を表4に示す．

眼科検査，診察

1. 視力検査

　視神経炎では視力低下をきたす．しかし，視力低下の前に眼球運動時痛や限界フリッカ値の低下が先行することも多く，視力低下をきたしていない初期の視神経炎も存在することを忘れてはならない．視神経炎が特発性の場合，視力低下の程度は比較的軽度で片眼性の場合が多い．

2. 視野検査

視神経疾患における視野異常はさまざまであるが，そのパターンにより，ある程度疾患を推測することができる．視神経炎であれば中心暗点になることが多い．垂直性の半盲であれば頭蓋内病変を，Bjerrum暗点であれば緑内障を，水平半盲であれば虚血性視神経症を疑うことができる．

3. 限界フリッカ値の検査

35Hz以上が正常，25Hz以下が異常，その間が境界とされ，視神経疾患では多くの場合低下する．年齢や疲労，瞳孔径などにより値が変動することは知っておかねばならない．複数回測定による検査結果の再現性の確認も重要である．再現性がなく測定値にばらつきがある場合は，検査がうまくできていない可能性や心因性視覚障害の可能性を考慮する．

4. 瞳孔検査

瞳孔検査による対光反射の確認は，場所を問わずペンライト一つで簡単に検査できる非常に有用な検査である．視神経疾患では対光反射は遅延する．片眼の（あるいは左右差のある両眼の）視神経疾患の検出にはswinging flashlight testが有用である．遠方視の状態で左右交互にペンライトの光をあて，瞳孔の反応をみる．光があたったときに散瞳すれば，相対的瞳孔求心路障害（relative afferent pupillary defect：RAPD）陽性と表現し，その眼の視神経障害を疑う．広範な網膜障害眼や中心窩近傍の疾患でもRAPDが陽性になりえるため注意が必要である．

5. 細隙灯顕微鏡検査

ぶどう膜炎と視神経疾患の鑑別はむずかしいことがある．とくに原田病の乳頭浮腫型は視神経炎と眼底所見が酷似している．前房内炎症や網膜病変の有無の確認が鑑別に有用である．

6. 眼底検査，OCT

視神経乳頭に腫脹を認める場合，あるいは網膜に明らかな異常がない場合に視神経疾患を疑うことになる．急性帯状潜在性網膜外層症（acute zonal occult outer retinopathy：AZOOR）やオカルト黄斑ジストロフィ（三宅病）は眼底検査で一見異常がないようにみえるが，光干渉断層計（optical coherence tomography：OCT）では網膜外層は不整である．遺伝性視神経症や中毒性視神経症では黄斑乳頭間の網膜内層厚の菲薄化を認める傾向がある．Leber遺伝性視神経症では視神経乳頭の腫脹が軽度なわりに発赤が強いことはよく知られている．多発性硬化症による視神経炎の場合は，僚眼の網膜内層厚が菲薄化していることも特徴的な所見として知っておきたい．

7. 蛍光眼底造影検査

視神経乳頭炎では視神経乳頭に蛍光漏出を認める．虚血性視神経症では視神経乳頭周囲の脈絡膜充盈遅延がみられる．Leber遺伝性視神経症では視神経乳頭に蛍光漏出を認めないことが非常に特異的な所見となる．

8. 電気生理学的検査
（網膜電図・多局所網膜電図・視覚誘発電位）

網膜電図は網膜全体の機能を，多局所網膜電図は後極部の網膜機能を，視覚誘発電位は視神経より中枢の視路の機能を反映する．視神経障害では視覚誘発電位でP100潜時の延長を認めるが，網膜電図や多局所網膜電図では異常所見を認めない．AZOOR関連疾患は球後視神経炎と鑑別が困難なときもあり，その場合は多局所網膜電図が有用である．心因性視覚障害の場合は電気生理学的検査で異常を認めない．

9. 画像検査（MRI・CT）

臨床的に視神経炎と診断された症例に施行したMRIにおいて，STIR（short inversion time inversion recovery）画像の84％で，ガドリニウム造影剤使用後の脂肪抑制T1強調画像の97％で，視神経に高信号を認める[4]．そのため，MRIは（原因はなんであれ）視神経の炎症を評価する方法として非常に有用である．視神経が萎縮している場合，STIR画像では視神経周囲のクモ膜下腔の信号が相対的に強調されるため，高信号を示すことが多い．可能なかぎり造影後の脂肪抑制T1強調画像で視神経炎を診断することが望ましい．

事情によりMRIが施行できない場合はCTも有用である．視神経炎では視神経が腫大していることも多く，CT冠状断画像で視神経の直径に左右差があれば視神経炎の可能性を疑うことができる．鼻性視神経症や圧迫性視神経症，頭蓋内の著明な圧迫病変はCTで鑑別できることも多い．

10. 血液検査

全身疾患の一症状として視神経炎が発現することも少なくない．視神経炎を特発性と診断するためには，それらの全身疾患を除外していく必要がある．抗AQP4抗体・抗MOG抗体・甲状腺疾患関連抗体などの各種自己抗体の有無や，赤血球沈降速度・CRPなどの炎症の評

価などが必要となる.

特発性視神経炎の治療

ONTTとONMRGのトライアルで,
・ステロイドパルス療法群とプラセボ群で6カ月後の視力に有意差がなかった
・ステロイドパルス療法は視機能改善までの期間を有意に短縮させる
・ステロイド内服のみの治療は再発率を上昇させる

ことが示された.これらを受けて,現在の特発性視神経炎の治療はステロイドパルス療法（+後療法）が主体である.ステロイド治療前に全身状態を把握することは非常に重要であり,血液検査,尿検査,胸部X線検査,心電図検査は必須と考える.ステロイド治療の副作用として高血圧,高血糖,不整脈,消化管潰瘍,骨粗鬆症,易感染性,大腿骨頭壊死,ステロイド精神病,満月様顔貌,白内障,緑内障,中心性漿液性脈絡網膜症などがあげられる.とくに大量投与時早期に現れやすい高血圧,高血糖,不整脈には注意を要する.B型肝炎キャリア患者に対するステロイド治療は劇症肝炎の原因の一つである.劇症肝炎はキャリアからの急性増悪の場合,救命率は16％と不良であり,対応にはとくに注意したい.「B型肝炎治療ガイドライン（第3.1版）」のなかに「6-3 HBV再活性化」の項目があるのでぜひ参考にしていただきたい.

ステロイド治療の具体的な方法は施設によってさまざまである.筆者の施設では,メチルプレドニゾロンを1,000mg/日で3日間点滴治療を行い,その後プレドニゾロン内服を30mg/日で開始し,4〜5日ごとに5mgずつ漸減していく方法をとっている.ステロイド治療中は消化管潰瘍の予防目的にプロトンポンプ阻害薬の内服投与を,ニューモシスチス肺炎の予防にスルファメトキサゾール・トリメトプリム錠の内服投与を,骨粗鬆症の予防目的にビスホスホネート製剤の内服投与を併用している.ビスホスホネート製剤の内服方法は特殊であるため,正しい内服方法をしっかりと患者に伝えておかねばならない.

おわりに

特発性視神経炎の診断と治療について述べた.特発性視神経炎の診断は除外診断の要素が必ず存在する.そのため苦手意識をもっている人も少なくないようである.本稿がその苦手意識を払拭するのに役立てば幸いである.

文　献

1) Smith CH : Optic neuritis. In : Walsh and Hoyt's Clinical Neuro-Ophthalmology (Miller NR, Walsh FB, Hoyt WF eds), vol.3, 6th ed, p293-347, Lippincott Williams & Wilkins, Philadelphia, 2005
2) Beck RW, Gal RL : Treatment of acute optic neuritis : a summary of findings from the optic neuritis treatment trial. *Arch Ophthalmol* **126** : 994-995, 2008
3) Wakakura M, Minei-Higa R, Oono S et al : Baseline features of idiopathic optic neuritis as determined by a multicenter treatment trial in Japan. Optic Neuritis Treatment Trial Multicenter Cooperative Research Group (ONMRG). *Jpn J Ophthalmol* **43** : 127-132, 1999
4) Rizzo JF 3rd, Andreoli CM, Rabinov JD : Use of magnetic resonance imaging to differentiate optic neuritis and non-arteritic anterior ischemic optic neuropathy. *Ophthalmology* **109** : 1679-1684, 2002

* * *

Q4 虚血性視神経症の診断と治療について教えてください

回答者 岩佐真弓* 山上明子*

- 虚血性視神経症は急性に片眼の視力低下と視野欠損を引き起こす.
- 動脈炎性と非動脈炎性とがあり, 多くは非動脈炎性だが動脈炎性は重篤である.
- 前部虚血性視神経症では視神経乳頭浮腫がみられる.
- 虚血性視神経症の診断は除外診断で, 視神経炎や頭蓋内, 眼窩内疾患を鑑別する.
- 虚血性視神経症の治療法は確立していない.

はじめに

虚血性視神経症には動脈炎性と非動脈炎性があり, 動脈炎性虚血性視神経症(arteritic ischemic optic neuropathy：AION)はまれではあるが重篤である. 日常診療で頻度が高いのは, 非動脈炎性虚血性視神経症(non arteritic ischemic optic neuropathy：NAION)である. 虚血が生じた部位により, 前部虚血性視神経症と後部虚血性視神経症とに分けられる. 前部虚血性視神経症は視神経乳頭における短後毛様動脈の急性の灌流障害によるもので, 視神経乳頭浮腫を生じる. 後部虚血性視神経症はより後部での虚血であり, 視神経乳頭浮腫は認められない.

症例

59歳, 男性.

既往歴：2年前に右眼の虚血性視神経症, 気管支喘息.

現症：10日前, トイレのなかで急に左眼鼻側の視野欠損を自覚し, 右眼のときと同様の症状であるため受診した. 疼痛はない. 初診時視力はVd=0.5(1.2×+3.25D○cyl−3.00D Ax175°), Vs=0.4(1.2×+3.50D○cyl−3.50D Ax5°). 前眼部・中間透光体に異常なし. 眼底は右眼の視神経乳頭萎縮を軽度認め, 左眼の視神経乳頭は蒼白浮腫を呈していた(図1). 相対的瞳孔求心路障害(relative afferent pupillary defect：RAPD)は陰性であった. 限界フリッカ値は右眼37Hz, 左眼36Hzであった. 初診時のHumphrey視野は両眼とも下半盲であった(図2). 眼窩MRIでは右眼の視神経萎縮を認め, 左眼の視神経には異常を認めなかった. 蛍光眼底造影では早期に左眼視神経乳頭上方の低蛍光があり, 乳頭浮腫からの蛍光漏出を伴っていた(図3). 眼窩MRIより視神経炎や眼窩内・頭蓋内疾患を除外し, 蛍光眼底造影所見よりNAIONと診断した. 採血では血沈亢進やC反応性蛋白(C-reactive protein：CRP)上昇はなかった. NAIONと診断し, プロスタグランジンE1製剤(リプル注®)10μgを3日間点滴投与した. 後日, 抗アクアポリン4抗体陰性が判明し, 点滴後の経過観察を継続した. 現在も視力, 視野ともに著変なく経過している.

虚血性視神経症の診断

虚血性視神経症は臨床所見の特異度が低く, 除外診断が基本となる. なかでもNAIONと診断するためには, ①視神経炎, ②AION, ③頭蓋内・眼窩内疾患を除外する.

---

*Mayumi Iwasa & *Akiko Yamagami：井上眼科病院
〔別刷請求先〕 岩佐真弓：101-0062 東京都千代田区神田駿河台4-3 井上眼科病院

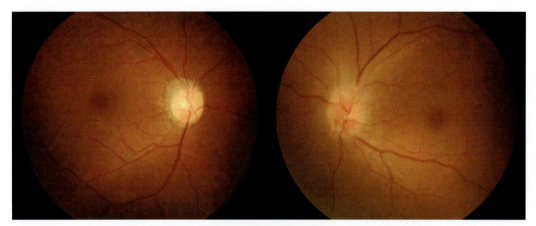

図1 初診時の眼底写真
右眼視神経乳頭の耳側上方での軽度の退色と，左眼視神経乳頭の浮腫を認める．

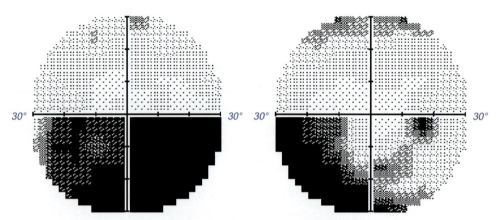

図2 症例の初診時Humphrey視野
両眼とも，下方の水平視野欠損を認める．

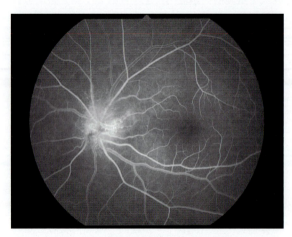

図3 症例の初診時蛍光眼底造影（左眼）
早期において，視神経乳頭耳側上方の低蛍光がみられる．

1. 視神経炎との鑑別

前部虚血性視神経症では視神経乳頭浮腫を認めるので，他の視神経乳頭腫脹を起こす疾患との鑑別，とくに臨床症状の類似している視神経炎との鑑別が必要となる．

視神経炎との鑑別点として，虚血性視神経症の発症起点は視神経炎と比較してより急性であること，視野欠損は虚血性視神経症では水平半盲を生じやすく，視神経炎では中心暗点を生じやすいこと，虚血性視神経症では眼痛は少なく，視神経炎では典型的には眼球運動時痛を自覚することなどがあるが，これらの臨床所見のみでの鑑別は困難であり，非典型例もあるため，検査所見を合わせて総合的に診断を行う．

蛍光眼底造影もNAIONの診断に有用である．以前は造影初期に視神経乳頭周囲に脈絡膜循環不全がみられる

とされていたが，正常でも同様の所見がみられることが判明し，現在は乳頭部が低蛍光を示し，動脈相より5秒以上遅れることが76％のNAIONにみられる特徴的所見とされている[1]．

近年では，OCT angiography（OCTA）を用いて視神経乳頭血流の評価を行った報告が散見され，虚血性視神経症では視神経乳頭血管密度が減少しているとされている[2]．

眼窩MRIで視神経に炎症がないことの確認と，他の疾患の除外を行う．実際にはMRIを施行しても視神経炎の存在がわかりにくい場合もあり，とくに抗アクアポリン4抗体陽性視神経炎では水平半盲をきたす場合も多いため，筆者らはAIONを疑った症例は念のため抗アクアポリン4抗体の測定を行うようにしている．抗アクアポリン4抗体陽性視神経炎では，虚血性視神経症と同様の水平半盲をきたしやすく，また特発性視神経炎と比較して発症年齢が高齢で，虚血性視神経症と好発年齢が重なる．抗アクアポリン4抗体陽性視神経炎では，急性期のステロイドパルス療法や無効例での血漿交換導入が重要であるため，鑑別を忘れないようにしたい．

2. AIONとNAIONとの鑑別

AIONは重篤であり，NAIONとは治療方針が異なるため，採血で血沈亢進やCRPの上昇の有無の確認をすぐに行う．AIONでは診断後可及的速やかなステロイド大量療法を行う．無治療では僚眼にもAIONを発症し，両眼性の高度視機能障害を引き起こすため，診断治療を急ぐ必要がある．

NAIONは50～60代に多いのに対し，AIONは75歳以上の女性に多いとされる．問診では，側頭部痛や顎跛行（jaw claudication，咀嚼筋の痛みと疲労により咀嚼や会話の中断と再開を繰り返す現象）の有無を確認するが，高齢者では痛みの自覚が乏しいことも少なくないので，必ず採血で血沈，CRPの上昇の有無を確認する．血沈の正常値は，1時間値が男性では年齢の1/2，女性では（年齢＋10）/2以上の場合で陽性と判断することが推奨されている．AIONは巨細胞性動脈炎に合併しやすく，巨細胞性動脈炎はリウマチ性多発筋痛症（polymyalgia rheumatica：PMR）に合併しやすい．AIONの頻度は非常に低いが，PMR自体は頻度の低い疾患ではないため，既往歴や合併疾患の問診も欠かさないようにする．

巨細胞性動脈炎の確定診断には浅側頭動脈の生検を行う．内膜肥厚による内腔狭小，内弾性板の破壊，多核巨細胞の浸潤を認める．

3. 頭蓋内，眼窩内疾患の鑑別

視神経疾患の鑑別の際は眼窩MRIにて視神経炎の有無とともに頭蓋内・眼窩内疾患の鑑別を必ず行う．とくに視神経乳頭所見がなく，発症機転が不明瞭な場合には鼻性視神経症や圧迫性視神経症など他の疾患が隠れている場合がある．本症例のように，すでに片眼が虚血性視神経症のため視神経萎縮し，僚眼がAIONの急性期である場合はpseudo-Foster Kennedy症候群とよばれるが，前頭葉腫瘍による片眼の圧迫性視神経萎縮と頭蓋内圧亢進によるFoster Kennedy症候群と画像で鑑別を要する．

虚血性視神経症の治療

1. AIONの治療

AIONと診断された場合は，遅滞なくステロイドパルス療法を行う．その後は血沈，CRPをみながら副腎ステロイドを漸減するが，巨細胞性動脈炎では比較的高用量の副腎ステロイドでの維持が必要となるケースが多く，内科の協力を得ることが望ましいと考える．

2. NAIONの治療

現在のところ，NAIONについては確立した治療方針が存在しない．プロスタグランジンE1製剤を投与して視機能が改善したという報告は散見され，また急性期のステロイドの使用についても有効とする報告[3]もあるが，後ろ向き研究であり，現状としてはエビデンスの確立が待たれる状態である．虚血性視神経症では視機能は通常無治療でも安定しているが，少し改善することは珍しくない[4]．発症時に腫脹していた視神経乳頭は，6～11週間で萎縮し始める．

片眼にNAIONを発症している場合，その僚眼への発症率は5年間で15～25％とされるため，僚眼への発症予防を行いたいが，アスピリンによる発症抑制についても治療法が確立していない．

NAIONの発症危険因子には，糖尿病，高血圧，脂質異常症，夜間低血圧，喫煙，睡眠時無呼吸，貧血，過粘張症候群，乳頭ドルーゼン，眼または眼以外の手術，片頭痛があげられ，これらのコントロールを行うことも必要と考える[5]．

まとめ

虚血性視神経症にはNAIONとAIONとがあり，AIONはより重篤で，中途失明予防のために診断，治療が重要である．NAIONは特異的な臨床所見がない場合が多く，除外診断となる．視神経乳頭所見や視野所見だけで診断をつけることなく，眼窩MRIで視神経炎やそのほかの頭蓋内・眼窩内疾患を除外し，採血で動脈炎性でないことを確認する．NAIONには確立された治療法はないが，多くは発症後安定している．

文　献

1) Arnold AC, Helper RS：Fluorescein angiography in acute nonarteritic anterior ischemic optic neuropathy. *Am J Ophthalmol* **117**：222-230, 1994
2) Hata M, Oishi A, Muraoka Y et al：Structural and functional analysis in nonarteritic anterior ischemic optic neuropathy：optical coherence tomography angiography study. *J Neuroophthalmol* **37**：140-148, 2017
3) Hayreh SS, Zimmerman MB：Non-arteritic anterior ischemic optic neuropathy：role of systemic corticosteroid therapy. *Graefe's Arch Clin Exp Ophthalmol* **246**：1029-1046, 2008
4) Miller NR, Arnold AC：Current concepts in the diagnosis, pathogenesis and management of nonarteritic anterior ischaemic optic neuropathy. *Eye* (Lond) **29**：65-79, 2015
5) Shauna B, Weilie VL, Sadaka A et al：Nonarteritic anterior ischemic optic neuropathy：cause, effect, and management. *Eye Brain* **9**：23-28, 2017

* * *

Q5 抗AQP4抗体陽性視神経炎と抗MOG抗体陽性視神経炎の診断と治療，予後について教えてください

回答者　毛塚剛司*

- 難治性視神経炎として，抗AQP4抗体陽性視神経炎と抗MOG抗体陽性視神経炎が最近注目されている．
- 抗AQP4抗体陽性視神経炎は全視神経炎の12％にみられ，壮年女性に多く，眼痛は少なく，球後視神経炎の形をとりやすい．
- 抗MOG抗体陽性視神経炎は全視神経炎の10％にみられ，男女差はなく，眼痛を伴うことが多く，視神経乳頭炎の形をとりやすい．
- 抗AQP4抗体陽性視神経炎はステロイド抵抗性となりやすく，抗MOG抗体陽性視神経炎はステロイド反応性だが，再発しやすい．
- どちらの抗体陽性視神経炎もステロイドパルス療法が第一選択だが，ステロイド治療で効果がなければ血液浄化療法や免疫グロブリン大量点滴療法を行い，後療法も十分に行う．

はじめに

今まで一部の難治性視神経炎は，通常の特発性視神経炎に比べてステロイド治療に対する反応が悪い，再発しやすいなどということが，漠然と眼科医のなかで知られてきた．最近，抗アクアポリン（aquaporin：AQP）4抗体陽性例や抗ミエリンオリゴデンドロサイトグリコプロテイン（myerin oligodendrocyte glycoprotein：MOG）抗体陽性例において，いわゆる「難治性視神経炎」が多いことが判明してきた[1,3]．ここでは，難治性視神経炎となりやすい自己抗体陽性視神経炎，とくに抗AQP4抗体陽性視神経炎と抗MOG抗体陽性視神経炎に焦点を当てて解説する．

抗AQP4抗体陽性視神経炎の診断

抗AQP4抗体陽性視神経炎は，補体の存在下で視神経内のアストロサイト上のAQP4分子を標的とする自己免疫病の一種である[1]．一般的にステロイド抵抗性のことが多く，進行すると視神経脊髄炎に移行してさらに難治性となる[1]．好発年齢は通常の特発性視神経炎と比較してやや高く，頻度は全視神経炎中12％程度であり，圧倒的に女性に多い[2]（表1）．発症初期に片眼性の視力低下をきたし，経過とともに両眼性となる．眼痛を伴うことは少ない[2]（表1）．球後視神経炎の形をとることが多く，診断には免疫血清学的診断（血清中抗AQP4抗体の検出）が必須である．抗AQP4抗体測定時に保険適用となるのはenzyme-linked immunosorbent assay（ELISA）法であるが，国際ガイドライン上で推奨されているのはcell-based assay（CBA）法である[3]．視野検査では中心暗点や全視野欠損のほかに，水平半盲や耳側半盲といった非典型的な視野異常をとる．MRI造影では視神経に沿った造影効果がみられる（図1）．視神経の造影効果は，視神経後方から始まることが多い．

抗AQP4抗体陽性視神経炎の治療

抗AQP4抗体陽性視神経炎の治療は，初回ではステロイドパルス療法が有効のこともあるが，再発した場合にはステロイド抵抗性となりやすい[4]．初回のステロイ

*Takeshi Kezuka：毛塚眼科医院
〔別刷請求先〕　毛塚剛司：〒131-0033　東京都墨田区向島1-5-7　毛塚眼科医院

表1 種々の視神経炎の臨床的特徴　　　　　　　　　　　（文献2より改変引用）

（全視神経炎 n=531）	抗AQP4抗体陽性視神経炎	抗MOG抗体陽性視神経炎	両抗体陰性視神経炎
性差（女性比率）	84%	51%	64%
年齢	52.5（13〜84）歳	47（3〜82）歳	47.5（4〜87）歳
特発性視神経炎中の頻度	12%	10%	77%
初期症状	急激な視力低下　眼痛を伴いにくい	急激な視力低下　眼痛を伴いやすい	急激な視力低下　どちらかといえば眼痛を伴いやすい
視神経乳頭腫脹	34%	76%	46%
眼球運動痛	53%	73%	47%
MRI上の視神経腫脹	82%	91%	67%
治療成績	ステロイド抵抗性	ステロイド反応性	ステロイド反応性
視力予後	不良	良好（視野障害は残る）	良好
再発の有無	再発することがある	再発しやすい	再発はまれ

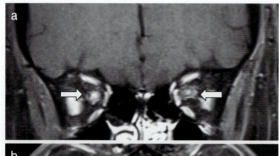
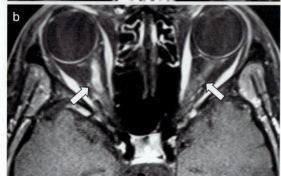

図1　抗AQP4抗体陽性視神経炎と診断された50歳，女性の頭部MRI所見
T1強調ガドリニウム造影．a：冠状断，b：水平断．視神経に沿って造影効果を認める（⇨）．

ドパルス療法で，視機能改善を認めない場合は，漫然とステロイド治療を繰り返すべきではなく，早めに血液浄化療法に踏み切るべきである．血液浄化療法には血漿交換療法や免疫吸着療法があるが，血漿交換療法のほうが再発しにくいと思われる．また，免疫グロブリン大量静注療法（intravenous gammaglobulin：IVIg）がステロイドパルス療法無効例に効果が期待できる．ステロイドパルス療法や血液浄化療法後において，視神経炎の再発予防に後療法は必須である．後療法は，プレドニゾロン0.5 mg/kg/日からスタートし，ステロイド漸減療法中にアザチオプリンなどの免疫抑制薬を追加して視神経炎の再発を防ぐ．抗AQP4抗体陽性視神経炎では視神経炎再発の徴候をみせなくても脊髄炎に移行することがあるため，十分な問診を継続するとともに神経内科医と連携して経過観察することが望ましい．通常，抗AQP4抗体陽性視神経炎では完全にステロイドを中止することはむずかしく，プレドニゾロン5〜10 mg/日に加えてアザチオプリン50〜100 mg/日で経過をみていくことが多いが，患者には閉経後の女性が多いということも相まって，骨粗鬆症にはとくに注意する必要がある．具体的には，アレンドロン酸内服に加えて，初期は3カ月後，それ以降は6カ月に1度程度は骨密度を測定する必要がある．保険適用上，経過観察中に何度も血清中抗AQP4抗体を測定することは許されていないが，ステロイドを中止するか迷ったときには抗体測定を行うことも必要かもしれない．

抗MOG抗体陽性視神経炎の診断

抗MOG抗体陽性視神経炎は，おそらく補体の存在下で視神経内のオリゴデンドロサイト上のMOG分子を標的とする自己免疫病の一種である[2,5]．動物モデルから推察するに，非常に強い腫脹を伴う視神経の炎症がみられる[5]．抗MOG抗体陽性視神経炎は全視神経炎中の10％程度でみられ，抗体陰性視神経炎とあまり好発年齢に差はないが，眼痛が強く，視神経乳頭腫脹も強い（図2）[2,5]．視野検査では，中心暗点や全視野欠損といった典型的な視野異常をとるが，抗体陰性視神経炎より全視野欠損をきたしやすい．血清中の抗MOG抗体の陽性所見

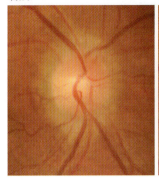
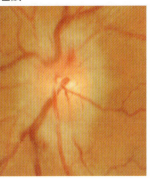

図2 抗MOG抗体陽性視神経炎と診断された50歳，男性の眼底像
両眼の視神経乳頭の発赤腫脹を認める．

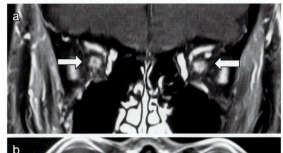
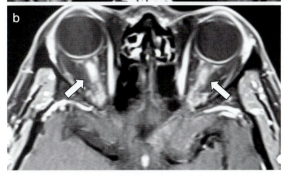

図3 図2の症例の頭部MRI所見
T1強調ガドリニウム造影．a：冠状断，b：水平断．視神経に沿って造影効果を認める（⇨）．

が必須であるが，検査が保険適用となっておらず，コスミックコーポレーションに委託研究となる．MRI造影検査で視神経の腫脹を伴う造影効果がよくみられる．造影効果は視神経前方から始まることが多い（図3）．

抗AQP4抗体視神経炎と抗MOG抗体陽性視神経炎との鑑別診断

相対性瞳孔求心路障害（relative afferent pupillary defect：RAPD）陽性でMRI造影検査で視神経に沿って造影効果がみられる場合は，特発性視神経炎と診断可能である．特発性視神経炎と診断がつけば，免疫血清学的検査では梅毒を除外診断するとともに，保険適用となっている抗AQP4抗体測定（ELISA法）を全例に行うべきである．ELISA法で抗AQP4抗体が陰性であったにもかかわらず，ステロイドパルス療法で治療効果が得られなかった場合には，委託研究のCBA法で抗AQP4抗体を測定する必要がある．一方，視神経炎が再発したときには，血清抗MOG抗体を測定するという手順がよいと思われる．

抗MOG抗体陽性視神経炎の治療

抗MOG抗体陽性視神経炎治療の第一選択は，通常ステロイドパルス療法が選択される．血清抗AQP4抗体陰性例では，ステロイドパルス療法を1クール行って3～4日間の間隔のあとに2回目のステロイドパルス療法を行ってもよいが，とくに強い眼痛を伴う視神経腫脹では必ず抗MOG抗体測定を考慮しておく．視神経腫脹が著明な抗MOG抗体陽性視神経炎では，ステロイドパルス療法が無効のこともあるため，血液浄化療法やIVIgの可能性も検討しておく．一般的に，視神経炎単独における血液浄化療法やIVIgは保険適用外のため，神経内科医や腎臓内科医とよく協議して治療にあたることが望ましい．急性期療法を終えた後の後療法では，抗AQP4抗体陽性視神経炎と同様に，プレドニゾロン0.5mg/kg/日からスタートし，ステロイド漸減療法中にアザチオプリンなどの免疫抑制薬を追加して視神経炎の再発を防ぐ．通常の視神経炎よりゆっくりとステロイド漸減療法を行ったほうが再発しにくい．これらの特異抗体陽性視神経炎に対する治療プロトコールを図4に示す．

特異抗体陽性視神経炎の予後

抗AQP4抗体陽性視神経炎はステロイド抵抗性のことが多く，的確な診断のもとに迅速な治療を行わないと視力予後が悪い[1]．また，再発は脊髄炎で起こることもある．抗MOG抗体陽性視神経炎はステロイド反応性のことが多いため視力予後はよいが，視野異常が残存することが多く，またステロイド漸減中に再発することが多い[5]．このため，これらの視神経炎ではステロイド内服に加え，免疫抑制薬を用いたほうが再発しにくいと考えられている[4]．視神経腫脹の非常に強い抗MOG抗体陽性視神経炎では，時折ステロイド治療に抵抗し，視力予後が悪いこともある．

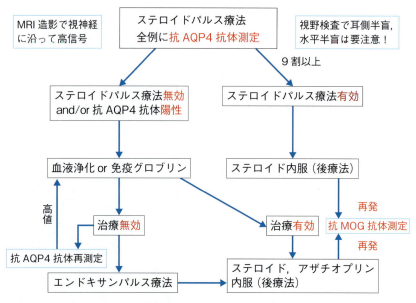

図4 特異抗体陽性視神経の治療プロトコール

まとめ

 最近,全国調査を終えた特異抗体陽性視神経炎について,その疫学および臨床的特徴について述べた.治療については,まだ全国調査の解析が終わっておらず,また視神経炎の再発率など未調査の領域も多い.このため,特異抗体陽性視神経炎に治療については『多発性硬化症・視神経脊髄炎診療ガイドライン2017』[4]に沿って解説した.今後,日本神経眼科学会主導の視神経炎に対する調査がさらに進むにつれ,新しい事実が判明し,新しい治療も相まって診療ガイドラインが作られることが望まれる.

文 献

1) 抗アクアポリン4抗体陽性視神経炎診療ガイドライン作成委員会:抗アクアポリン4抗体陽性視神経炎診療ガイドライン.日眼会誌 118:446-460, 2014
2) Ishikawa H, Kezuka T, Shikishima K et al: Epidemiological and clinical characteristics of optic neuritis in Japan. *Ophthalmology* 126:1385-1398, 2019
3) Wingerchuk DM, Banwell B, Bennett JL et al: International consensus diagnostic criteria for neuromyelitis optica spectrum disorders. *Neurology* 85:177-189, 2015
4) 「多発性硬化症・視神経脊髄炎診療ガイドライン」作成委員会編:第12章 急性増悪期の治療.第13章 再発予防(進行抑制)の治療.多発性硬化症・視神経脊髄炎診療ガイドライン 2017(日本神学会監). p174-264, 医学書院, 2017
5) Kezuka T, Ishikawa H: Diagnosis and treatment of anti-myelin oligodendrocyte glycoprotein antibody positive optic neuritis. *Jpn J Ophthalmol* 62:101-108, 2018

* * *

Q6 Leber遺伝性視神経症の発症メカニズム，遺伝，症状，治療に関して教えてください

回答者 上田香織* 中村 誠*

- Leber遺伝性視神経症（LHON）はミトコンドリア遺伝子の点変異を原因として発症する．
- LHONでは視力低下と中心視野欠損が典型的であり，最終視力は（0.01）程度である．
- LHONの詳細な発症機序は不明であるが，発症にはなんらかのトリガーが関与すると考えられる．
- 多くの場合は症状が固定するが，まれに自然回復する例もみられることから，内服薬や遺伝子治療が試みられている．

はじめに

Leber遺伝性視神経症（Leber hereditary optic neuropathy：LHON）とは，母系遺伝する急性ないし亜急性の視神経症である．本稿では疫学，遺伝形式と予測されている発症機構，症状，治療についてまとめる．

LHONの疫学と遺伝

LHONはミトコンドリア遺伝子の点変異によって発症する．複数箇所の変異例が報告されているが，90%以上の症例で，mt3460，mt11778，mt14484の3カ所の変異部位のいずれかが検出される．ミトコンドリア遺伝子の変異であるため母系遺伝するが，明らかな家族歴のない症例も多く存在する．大部分の症例のミトコンドリアは変異遺伝子のみで構成されるホモプラスミーであると考えられているが，海外の調査では末梢血に変異遺伝子と正常遺伝子が共存するヘテロプラスミーの患者も報告されている．ヘテロプラスミーであった場合，変異遺伝子の割合は親子間で，また同一個体内でも組織によって異なると考えられる．

発症は男性に圧倒的に多く，浸透率も男性が高い．性差に関してかつてX染色体の関与が疑われていたが，現在のところ確証は得られていない．

わが国では2014年に全国調査が行われており，新規年間発症者数は117名（男性108名，女性9名）と算出された．発症者は10～30歳代の男性が中心であったが，中年以降の発症者の割合も増加してきていることがわかっている[1]．国内の正確な患者数は把握されていない．海外の文献では国によって異なるが，数万～数十万人に1人の有病率と報告されている．2015年に難病指定を受け，診断基準が制定された[2]．

LHONの発症メカニズム

LHONの詳細な病態は明らかにされていない．

前述したように，発症者はミトコンドリア遺伝子の点変異を有している．原因となる変異箇所は複数あるが，すべて電子伝達複合体Ⅰの構成にかかわる部分であり，遺伝子変異によって複合体Ⅰが機能不全を起こし，余剰となった電子から活性酸素が生じてアポトーシスを誘導すると考えられている．

また，LHONの発症者は10～30歳代の男性が主体であるが，他の多くのミトコンドリア疾患と異なり，出生時や小児期には異常所見は出現しておらず，発症時には

---

*Kaori Ueda & *Makoto Nakamura：神戸大学大学院医学研究科外科系講座眼科学分野
〔別刷請求先〕 上田香織：〒650-0017 神戸市中央区楠町7-5-2 神戸大学大学院医学研究科外科系講座眼科学分野

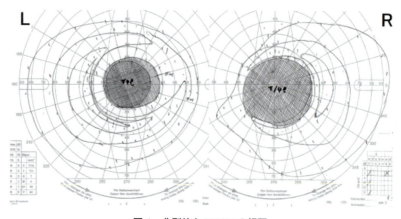

図1 典型的なLHONの視野
視力は両眼ともに(0.01). 中心暗点を呈している.

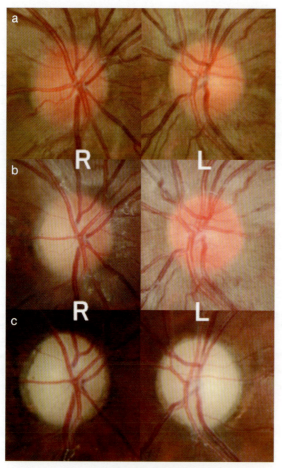

図2 LHON患者の視神経乳頭所見
図1と同一症例. **a**：右眼発症時所見. 視力は右眼(0.06), 左眼(1.5). 左眼はまだ視力低下をきたしていないが, 両眼ともに視神経乳頭は発赤腫脹し, telangiectasiaを呈している. **b**：右眼発症約2カ月後の所見. この時点でも左眼視力は(1.5)に保たれていた. 右視神経乳頭は萎縮が始まっている. **c**：bより約1年後の所見. bののちすぐに左眼も視力低下と視野欠損をきたしたし, 両眼とも視神経乳頭は萎縮している. 最終視力は両眼ともに(0.01).

急激な視機能の低下が生じる. そのため発症にはなんらかのトリガーが関与しているとされているが, 確定したものはまだない. また, LHONでの心疾患や脳疾患の合併例が報告されている. これはLHON plusとよばれ, エネルギー需要が高い心臓や脳で網膜神経節細胞と同様のアポトーシスが起こると考えられている. 海外ではLHON患者では将来的に心疾患, 脳疾患などの合併症から死亡率が上昇することが報告されている[3]が, わが国ではまだそのような報告はなく, 症状が眼に限局し, 網膜神経節細胞にのみアポトーシスが生じている患者のほうが多いと思われる. しかし, 網膜神経節細胞が中心的に侵される原因も明らかにされていない.

LHONの症状, 所見

LHONは急性ないし亜急性の視神経症であり, 典型的には片眼の急激な視力低下と中心暗点(**図1**)をきたして発症し, 数週間～数カ月の間隔をおいて片眼に同様の症状を生じる. 最終視力は(0.01)程度にとどまることが多いが, 周辺視野まで欠損範囲が広がると, 指数弁や光覚のみとなる症例もみられる. 視神経乳頭は発症早期には発赤し, 視神経乳頭周囲の毛細血管は軽度に拡張蛇行する(telangiectasia)が(**図2**), 蛍光眼底造影検査では乳頭からの漏出などの異常所見を認めず(**図3**), 頭部MRIでも異常所見は検出されない. これらの事項はLHON診断基準にも盛り込まれている[2]. 発症から数カ月経過すると, 視神経乳頭は徐々に萎縮して蒼白となる. 視神経が侵される疾患であるが, 対光反応は通常保たれるのも他の視神経疾患にない特徴である. 経過中の限界フリッカ値は症例によってさまざまであり, 10～

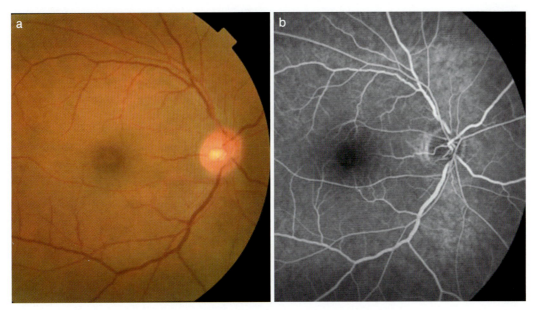

図3 LHON 発症時の眼底所見（a）と蛍光眼底造影所見（b）
図1，2とは別症例．視神経乳頭は軽度発赤し軽度の telangiectasia を示しているが，造影では異常所見を認めない．

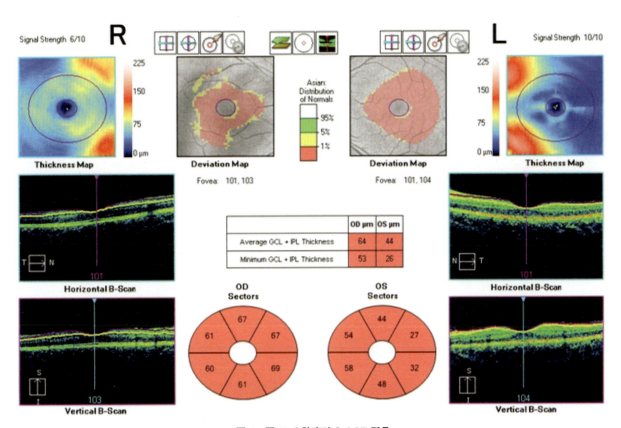

図4 図2bの診察時のOCT所見
黄斑部での網膜神経節細胞層＋内網状層（GCA）は両眼とも菲薄化している．左眼は発症前であるが，図1と同様に所見変化が始まっていることがわかる．

20Hz 程度に低下する症例もあれば,正常値と同等かむしろ高値である症例もみられる.ただし視野欠損の大きい症例では低値となる.光干渉断層計(optical coherence tomography:OCT)上の黄斑部網膜内層厚は発症前から菲薄化が生じていると報告されている(**図4**).

経過中,まれではあるが視力,視野が自然に回復する症例がみられる.変異箇所により回復率は異なり,mt3460 と mt11778 で数%,mt14484 では数十%と報告されている文献もある.OCT 所見には変化なく,神経線維層が再生しているわけでもないが,その機序はわかっていない.

LHON の治療

LHON の治療として,薬物治療と遺伝子治療などが試みられている.

薬剤ではコエンザイム Q10 誘導体であるイデベノンの有効性が報告されている.これは電子伝達を補助することによって正常な電子伝達を行い,エネルギー産生を増加させ,かつアポトーシスを抑制することを目的としており,プラセボ対照無作為化二重盲検試験でその有効性が示されている[4].わが国ではイデベノンは未承認の薬剤であるが臨床試験は行われており,視野と自覚症状が改善した症例が報告されている.

遺伝子治療に関しては,アデノ随伴ウイルスベクター(adeno-associated virus vector:AAV)を用いて正常のミトコンドリア遺伝子産物を核内に導入して機能を発現させる手法がとられる.複数の臨床研究が行われており,一部の症例で視力および視野の改善を認めたことなどが報告されている[5,6].

現在,皮膚電極による電気刺激治療の介入研究が行われている[7].

文　献

1) Ueda K, Morizane Y, Shiraga F et al：Nationwide epidemiological survey of Leber hereditary optic neuropathy in Japan. *J Epidemiol* **27**：447-450, 2017
2) 中村　誠,三村　治,若倉雅登ほか：Leber 遺伝性視神経症認定基準.日眼会誌 **119**：339-346, 2015
3) Vestergaard N, Rosenberg T, Torp-Pedersen C et al：Increased mortality and comorbidity associated with Leber's hereditary optic neuropathy：a nationwide cohort study. *Invest Ophthalmol Vis Sci* **58**：4586-4592, 2017
4) Klopstock T, Yu-Wai-Man P, Dimitriadis K et al：A randomized placebo-controlled trial of idebenone in Leber's hereditary optic neuropathy. *Brain* **134**：2677-2686, 2011
5) Feuer WJ, Napoli E, Martinuzzi A et al：Gene therapy for Leber hereditary optic neuropathy：initial results. *Ophthalmology* **123**：558-570, 2016
6) Wan X, Pei H, Zhao MJ et al：Efficacy and safety of rAAV2-ND4 treatment for Leber's hereditary optic neuropathy. *Sci Rep* **6**：21587, 2016
7) Kurimoto T, Ueda K, Mori S et al：A study protocol for evaluating the efficacy and safety of skin electrical stimulation for Leber hereditary optic neuropathy：a single-arm, open-label, non-randomized prospective exploratory study. *Clin Ophthalmol* **13**：897-904, 2016

＊　　＊　　＊

I 中途失明の可能性のある疾患とその検査/治療　6. 視神経・視路

Q7 半盲をきたす疾患について教えてください

回答者　奥　英弘*

- 水平半盲は視神経疾患，垂直半盲は視交叉以降の病変を意味する．
- AQP4陽性視神経炎では，水平半盲を呈する症例が10%程度存在する．
- 50歳以上の急激な視野障害で無痛性の視神経乳頭腫脹をみた場合は，前部虚血性視神経症を考える．
- 血管原性浮腫による脳病変から，同名半盲をきたす疾患に可逆性白質脳症やミトコンドリア病があげられ，早期治療により可逆的な可能性がある．

はじめに

　半盲は垂直経線，水平経線のどちらを尊重しているかにより，その意味するところは大きく異なる．網膜神経線維の走行は視神経乳頭，黄斑中心窩を結ぶラインを中心として，ミラーイメージを呈しているため，水平経線を尊重する半盲は，視神経疾患で生じることがある．

　一方で，垂直経線を尊重する半盲は，視交叉部あるいはそれ以降に病変が存在することを意味する．固視点を中心に耳側視野は交叉し，鼻側視野は交叉しないため，視交叉部での障害は一般的に両耳側半盲を呈し，視交叉以降の障害は同名半盲を呈す．

　本稿では，半盲をきたす疾患のうち，梗塞や下垂体腫瘍のような教科書的な疾患ではなく，治療上重要と思われる疾患をとりあげ解説する．

アクアポリン4抗体陽性視神経炎

　特発性視神経炎は視神経疾患の代表で，多発性硬化症（multiple sclerosis：MS）との関連が指摘されている．特発性視神経炎に代表される脱髄性視神経炎では，一般的に中心暗点をきたすことが多い[1]．一方で2004年に抗アクアポリン4（aquaporin 4：AQP4）抗体が発見され[2]，難治性視神経炎の中に，AQP4抗体が原因となる疾患群の存在が明らかになった．視神経と脊髄に好発し，古典的なDvic病に該当するmonophasicなタイプと[3]，MSと同様に再燃・寛解を示すタイプが存在し，わが国に多いとされる視神経・脊髄型MSは，実際には視神経脊髄炎（neuromyelitis optica：NMO）であることが明らかになっている．また，視神経炎だけで発症する症例もあり，AQP4抗体陽性視神経炎は，neuromyelitis optica spectrum disorders（NMOSD）の範疇に入る．

　特発性視神経炎とAQP4抗体視神経炎の臨床症状には相違がみられる．特発性視神経炎は，一般的に片眼性で，15〜45歳で発症し，眼痛・眼球運動痛が存在する．通常中心暗点を示す．一方，AQP4抗体陽性視神経炎では，両眼性や高齢発症例のもの，あるいは眼痛がない非典型的な症例も多い．視野異常では，やはり中心暗点がもっとも多いが，水平半盲をきたすことがまれではない．本学での51例の検討では，5例（10%）に水平半盲が認められた[4]．

　自験例を提示する．30歳，女性，左眼視神経炎疑いで紹介された．初診時視力はLV＝（0.07）で，相対的瞳

---

*Hidehiro Oku：大阪医科大学眼科学教室
〔別刷請求先〕奥　英弘：〒569-8686 高槻市大学町2-7　大阪医科大学眼科学教室

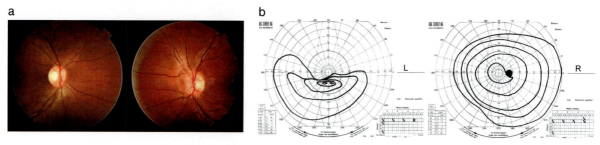

図1 AQP4抗体陽性視神経炎による水平半盲例
a：左眼視神経乳頭は軽度腫脹し，鼻側の境界が不明瞭であった．b：視野所見では，左眼は上半盲の状態を呈した．

孔求心路障害（relative afferent pupillary defect：RAPD）陽性．AQP4抗体陽性であった．授乳中でステロイド治療を逡巡され，21病日からステロイドパルス療法を4クール施行したが，最終視力は指数弁に留まった．本症例の眼底写真を図1aに示す．左眼視神経乳頭は軽度腫脹し，鼻側の境界が不明瞭な状態であった．図1bに示すように，左眼は上半盲の状態を呈した．AQP4抗体が陽性であったことから，本症例はNMOSDに該当する．本症例のように，水平半盲や耳側半盲など，半盲様視野異常を呈する場合，NMOSDをむしろ考慮する必要がある．

前部虚血性視神経症

前部虚血性視神経症（anterior ischemic optic neuropathy：AION）は，突発する片眼性視力障害で発症し，一般的に朝起床時に気づかれることが多い．受診時にはすでに病態はほぼ完成されていることが多く，他の神経学的症状，発熱，倦怠感などの全身症状はみられない．短後毛様動脈の支配領域単位で，神経線維束欠損型の視野障害を呈し，視神経乳頭に連続する弓状暗点や水平半盲，とくに下方視野障害が多い．50歳以上に突発する失明原因として，もっとも多い疾患である．視神経炎との重要な相違点は眼痛がない点で，視神経乳頭腫脹があり，眼痛を伴わない視力・視野障害例ではAIONの可能性がもっとも高い．

自験例を提示する．59歳，男性．起床時から右眼の下半盲を自覚した．右眼視力は（1.0）を維持していた．眼底所見では，右眼視神経乳頭の上半分の領域に軽度の腫脹を認め（図2a），RAPD陽性であった．OCTでも視神経乳頭の上方に腫脹が認められた（図2b）．眼痛の自覚はなかった．視野検査では右眼の下半盲を認めた（図3）．その後，症状に大きな変化はなく，1カ月後には右眼視神経乳頭上部に萎縮性変化を認めた．生理的乳頭陥凹は認めず，AIONを発症しやすい構造的異常が認められた（disc at risk）（図2c）．

可逆性白質脳症

可逆性白質脳症（posterior reversible encephalopathy syndrome：PRES）は，後頭葉白質を中心に浮腫性変化をきたす疾患群である．頭痛，意識障害，精神症状，けいれん，視力障害などが主要な症状である．Hincheyらによりreversible posterior leukoencephalopathy syndrome（RPLS）として15例が報告され，本疾患概念が提唱された[5]．その後，病変が灰白質にも及ぶことがわかり，PRESという疾患名が一般的となった[6]．本疾患は治療により可逆的に症状が改善するため，画像所見，視野所見をもとにした診断が重要となる．

自験例を提示する．55歳，男性．左上顎癌の眼窩内浸潤の精査目的で，耳鼻咽喉科から紹介受診となった．初診時視力は両眼とも（1.0）．Hertel眼球突出計で，右眼14mm，左眼15mm（base106mm）と眼球突出は認めず，腫瘍の眼窩内浸潤は認められなかった．その後，シスプラチン（CDDP）＋フルオロウラシル（5FU）によるstandard FP療法（CDDP 100mg/m^2，5-FU 1,000mg/m^2/日の5日間持続静注）が1クール施行されたが，化学療法後から，薬剤性と推定される腎機能悪化（Cr5.90mg/dl，BUN29mg/dl）と，腎性高血圧（170/110mmHg程度）が現れた．矯正視力は両眼とも（0.02）まで低下し，図4aに示すような中心視野を含む右同名半盲様所見が認められた．直接対光反応は迅速かつ十分でRAPDは認めなかった．

頭部MRIでは両側後頭葉から頭頂葉皮質，皮質下白質にかけてT2強調画像（T2WI），fluid-attenuated inversion recovery（FLAIR）像で高信号域を認め（図

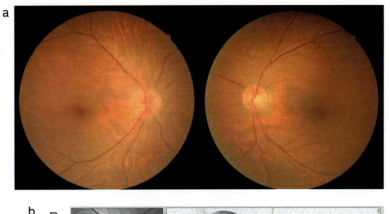
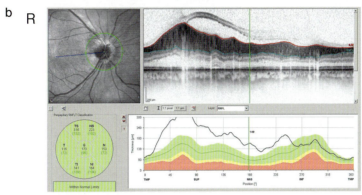
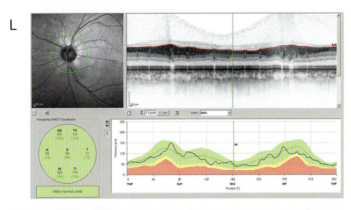
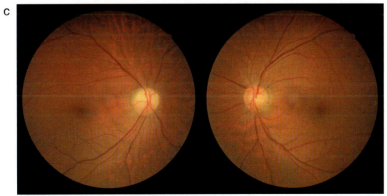

図2 前部虚血性視神経症の眼底所見と経過
a:初診時には,右眼視神経乳頭の上半分の領域に軽度の腫脹を認めた.b:OCTで視神経乳頭の上方に腫脹が認められる.c:4週後には右眼視神経乳頭は萎縮状になった.生理的陥凹は欠如している.

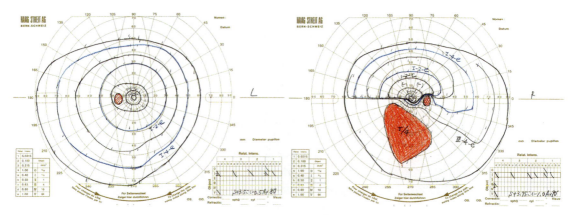

図3　図2の症例の視野
右眼は下半盲を呈している．

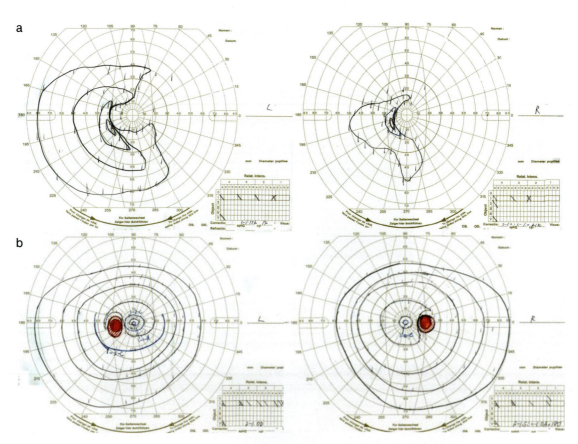

図4　可逆性白質脳症による同名半盲
a：発症時には中心視野を含む右同名半盲様の所見を認めた．b：治療により第10病日には視野もほぼ正常化した．

5），PRESが疑われた．全身管理の結果，第7病日には両側後頭葉から頭頂葉皮質，皮質下白質にかけて認められた浮腫性変化は著明に軽減し，RV＝（1.2），LV＝（0.6）まで改善し，視野もほぼ正常化した（図4b）．

PRESの発症機序は，血管内皮障害による透過性亢進と脳血液関門の破綻が主要な原因とされ，そこに血圧上昇が加わることによって血漿成分の漏出が起こり，血管原性浮腫をきたすという説が一般的である[5]．本症例では，抗癌剤使用により血管内皮障害をきたし，さらに腎性高血圧が加わったことでPRESを発症したと考えら

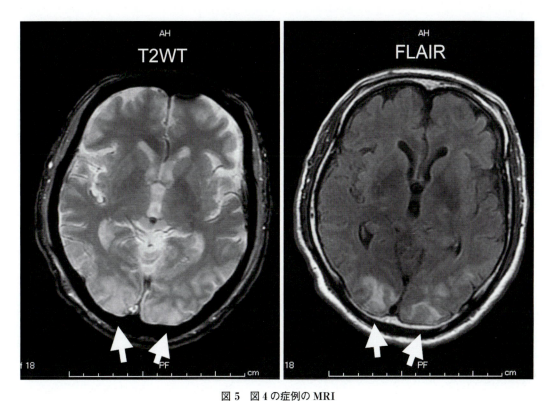

図5 図4の症例のMRI
頭部MRIでは，両側後頭葉から皮質下白質にかけてT2強調像（左）およびFLAIR画像（右）で高信号域を認めた．

れた．PRESの視力・視野障害は，後頭葉の障害を反映しており，視野検査では皮質盲や同名半盲を呈することが多い．したがって対光反応は保たれ，RAPDは認められず，眼底にも変化を認めない．画像所見から，早急な診断，治療が必要である．

ミトコンドリア病

ミトコンドリアDNAの欠失，あるいは点突然変異によって生じるミトコンドリア病として，代表的なものにCPEO (chronic progressive external ophthalmoplegia)，MERRF (myoclonic epilepsy with ragged-red fibers)，MELAS (mitochondrial myopathy, encephalopathy, lactic acidosis, and stroke-like episodes)，Leber病，Leigh症候群，などがある．MELASは高乳酸血症，脳卒中様症状を伴うことが知られており[7]，視力障害，視野障害を呈することが知られている．

自験例を提示する．25歳，女性．頭痛，視野異常，繰り返すてんかん発作を主訴として受診．MRI FLAIR画像では右側頭葉を中心とした高信号域を認めた（図6a）．血液生化学検査では，乳酸値が28.1mg/dl（正常範囲：3〜17）ピルビン酸1.52mg/dl（正常範囲：0.3〜0.94）と高値を示し，髄液中乳酸値も46mg/dlと高値であった．視力はRV=(1.0)，LV=(0.5)で，前眼部・中間透光体に特記すべき所見は認めず，眼底にも明らかな異常は認めなかった．Goldmman視野検査では，黄斑回避を伴わない完全な左同名半盲を認めた（図6b）．ステロイドパルス療法，グリセオール点滴などにより脳浮腫は改善し，頭痛も消失した．遺伝子検査でミトコンドリア遺伝子A3243G点変異が確認され，MELASと診断された．

MELASにおける典型的な神経症候は，悪心・嘔吐を伴う頭痛発作や繰り返すてんかん発作および脳卒中様症状とされる．脳梗塞様病変は側頭葉や後頭葉に好発し，同名半盲や皮質盲などの視覚症状を生じやすい．ミトコンドリア機能異常により血管平滑筋の生理的機能が失われ，血管拡張や血管透過性が亢進することによる血管原性浮腫がその本態であり，血管支配に一致しない脳梗塞様病変の存在が診断上重要である．

視野異常は，一過性に経過する症例も存在するが，脳症状の増悪に伴い，視野異常は残存する．症例によっては，視力・視野異常は徐々に増悪し，最終的に全盲に至る場合もある．半盲の回復率は47.8%とされており[8]，

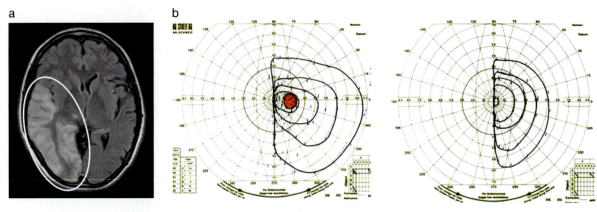

図 6 MELAS の MRI と視野
a：FLAIR 画像で，右側頭葉・頭頂葉・後頭葉の皮質から白質にかけて広範囲に高信号域を認めた．b：視野検査では，完全な左同名半盲を認めた．

本症例でも半盲は改善せず経過した．

まとめ

半盲をきたす疾患のうち，治療上重要と考えられる疾患を取りあげた．とくに PRES や MELAS は，早急に診断し血管原性浮腫を速やかに軽減することが重要で，その存在を認識しておくことは，一般眼科医にとっても重要である．

文　献

1) Warner J, Lessell S：Neuro-ophthalmology of multiple sclerosis. *Clin Neurosci* **2**：180-188, 1994
2) Lennon VA, Wingerchuk DM, Kryzer TJ et al：A serum autoantibody marker of neuromyelitis optica：distinction from multiple sclerosis. *Lancet* **364**：2106-2112, 2004
3) Lucchinetti CF, Mandler RN, McGavern D et al：A role for humoral mechanisms in the pathogenesis of Devic's neuromyelitis optica. *Brain* **125**：1450-1461, 2002
4) Nakajima H, Hosokawa T, Sugino M et al：Visual field defects of optic neuritis in neuromyelitis optica compared with multiple sclerosis. *BMC Neurol* **10**：45, 2010
5) Hinchey J, Chaves C, Appignani B et al：A reversible posterior leukoencephalopathy syndrome. *N Engl J Med* **334**：494-500, 1996
6) Casey SO, Sampaio RC, Michel E et al：Posterior reversible encephalopathy syndrome：utility of fluid-attenuated inversion recovery MR imaging in the detection of cortical and subcortical lesions. *AJNR Am J Neuroradiol* **21**：1199-1206, 2000
7) Pavlakis SG, Phillips PC, DiMauro S et al：Mitochondrial myopathy, encephalopathy, lactic acidosis, and strokelike episodes：a distinctive clinical syndrome. *Ann Neurol* **16**：481-488, 1984
8) Tiel K, Kolmel KH：Patterns of recovery from homonymous hemianopsia subsequent to infarction in the distribution of the posterior cerebral artery. *Neuro Ophthalmology* **11**：33-39, 1991

*　　*　　*

I 中途失明の可能性のある疾患とその検査/治療　7．小児眼科

Q1 小児の視力検査についてコツを教えてください

回答者　新井慎司*　佐藤美保*

はじめに

小児の視力検査は，成人と異なり自覚的な応答が参考にならないことがある．また，集中力を持続させるのも容易ではない．年齢や発達の程度によって可能な検査が異なるため，コミュニケーションをとりながら，かぎられた時間のなかで適切な方法を選択しなければならない．本稿では小児（0〜12歳）における視力検査の方法やコツ，注意点について述べる．

視力の発達

小児の視力は生直後から良好ではなく，視覚刺激を網膜に受け，脳で像を認識することで徐々に発達する．形態的には生後4〜5週から黄斑の中央の双極細胞と神経節細胞が側方へと押しやられ，錐体細胞が増加し中央に移動して密になり，4歳程度で成人とほぼ同等の中心窩が完成するとされている[1]．

乳幼児における視力の正常値は検査方法により多少の差異はあるが，およその傾向として生後1カ月で0.03，3カ月で0.1，6カ月で0.2，1歳で0.3〜0.4，3歳でほぼ1.0になると報告されている[2]．3〜4歳児に対し字ひとつ視標で検査を行い，月齢ごとの平均小数視力を算出した報告[3]では，3歳0カ月で0.55，3歳6カ月で0.82，4歳0カ月で0.88，4歳8カ月で1.0であったとしている．小児は日々心身ともに成長するため，各年齢における正常値の把握は非常に重要である．

- ■小児の正常な視覚発達，視力を把握する．
- ■年齢や小児の反応に合わせ，適切な検査方法を選択する．
- ■近見視力を測定する．
- ■診断には複数回の検査が必要である．
- ■精神遅滞，発達障害のある小児は年齢にとらわれず可能な検査を行う．

年齢別の視力検査の方法

1．生後〜1歳代

生直後は形態的に未熟のため，固視や追視の確認，片眼ずつ遮閉したときの嫌がり方に左右差はあるか（嫌悪反射）の観察をする．嫌悪反射がある場合は，器質的疾患や強い屈折異常の可能性がある．

生後3カ月頃から縞視力に反応する．当院ではTeller Acuity Card®を使用している（図1）．検査は片眼ずつ行うが，遮閉を嫌がることが多いため，さまざまな方法を準備しておく．アイパッチを顔もしくは眼鏡に貼る，保護者の手で塞ぐ（指の隙間から見えないように注意する），遮閉板が開閉できる小児用の眼鏡もある（図2）．それぞれ試し，様子を見ながら遮閉方法を決定する．その旨を記載しておくと，検者が変わった際に役立つ．

実際の測定では，周囲の音や保護者の声に反応することがあり，本当に縞を見ているのか判断しづらいことが

---

*Shinji Arai & *Miho Sato：浜松医科大学附属病院眼科
〔別刷請求先〕新井慎司：〒431-3192 静岡県浜松市東区半田山1-20-1　浜松医科大学眼科

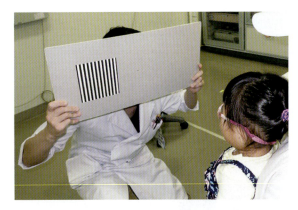

図1　Teller Acuity Card®で測定している様子

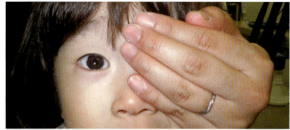

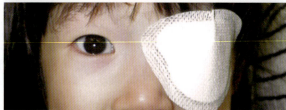

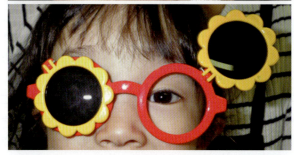

図2　片眼遮閉方法の例

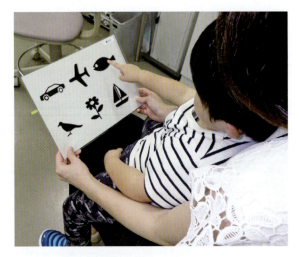

図3　絵視標を指差しで答えている様子

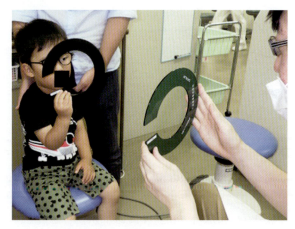

図4　Landolt環の形を合わせる練習

ある．そのため，まずはこちらに注目してもらうように声かけや音を出して興味を引く．視標を出すときの工夫として，筆者は先入観をもたないように正解がわからない状態で呈示している．反応が得られたら答えを見ずにひっくり返す．1回目と2回目で逆の方向に視線が移動し，正答であれば信頼性があると判断できる．

検査距離によって視力値が異なるため，反応が得られた視標と検査距離を記載する．どの視標まで反応したかよりも左右差がないかに着目する．

2. 2～3歳頃

2歳を超えると絵視標で検査可能になることが多い．視標の一覧が描かれている表を用意し，言葉か指差しで答えてもらう（**図3**）．言葉での応答は小児の回答に合わせるとよい．たとえばヨットのことを「さんかく」と答えた場合でも，回答に統一性があれば見えていると判断する．小児の答えを尊重することで，楽しみながら検査を行える．視標が1，2種類しかわからない場合は，コピーを渡し家庭で練習してもらう．

5mだと視標に集中できない場合は，2.5mや1mで行う．距離が近いことで周りの環境に左右されにくく，視標に対する集中力が増す．2.5mで行った場合は視力値を2で割った値，1mで行った場合は5で割った値を記載する．

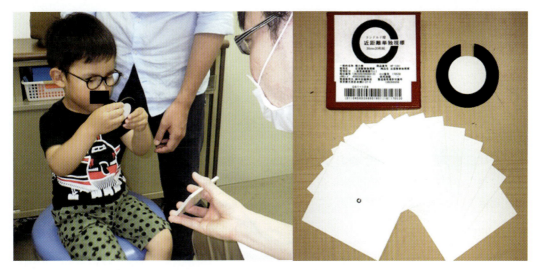

図5 近見視力測定をしている様子と使用する近距離単独視標

3. 3歳〜就学前

3歳になったらLandolt環を使用した検査に挑戦する．字づまり視標では読み分け困難があるため，字ひとつ視標を用いる．最初はハンドルのようにLandolt環を持ってもらい，形を合わせる練習から行う（図4）．検者もLandolt環を持つことで，真似しやすく理解が得られやすい．その後，徐々に距離を遠ざけ視力表でも可能かを確認する．上下方向よりも左右方向のほうが混同しやすいため，左右が答えられれば理解していると考える．検査距離の工夫や家庭での練習は必要に応じて行う．

検査に集中できる時間も長くなるため度数の調整が可能となるが，遠視と近視で交換方法が異なるため注意が必要である．遠視はレンズをはずすと焦点が網膜後方に移動し調節が介入するため，レンズを重ねてから入れ替える．近視はレンズを重ねると調節を惹起してしまうため，レンズをはずし新たなレンズを装用する．最良視力が出るもっともプラス側の度数を採用する．乱視度数や乱視軸は，他覚的屈折検査の結果を参考にすることが多い．2.00 D以上は弱視のリスクがあるため矯正するが，2.00 D未満の場合は年齢相応の視力が出ていれば必ずしも矯正する必要はない．

4. 就学後

就学前までは他覚的屈折度数を参考にすることが多いが，就学後は集中力も向上し自覚的応答の信頼性も増すため，本人の見え方を問いながら検査を行う．学校や日常生活で困っていることはないか尋ね，必要に応じて眼鏡を処方する．

近見視力測定

小児では近見視力測定も重要である（図5）．おもな利点は，①検査の効率化や結果の整合性，信頼性の確認，②調節障害の有無の確認，③アトロピンペナリゼーションの効果予測ができることである．

1. 検査の効率化や結果の整合性，信頼性の確認

小児は調節が介入しやすいため，基本的には雲霧法を用いて視力が下がることを確認したあと，最良視力が出るもっともプラス側の度数を求めるが，検査時間は長くなり集中力も維持できない．そこで，近見視力測定を行うと検査の効率化につながる．たとえば，眼鏡で遠見視力が（0.5）だったとする．このとき近見視力が（0.8）だった場合，眼鏡度数は遠視の過矯正もしくは近視の低矯正である可能性が高い．この場合，雲霧法を用いる必要はなくマイナス側に度数を変更すればよい．近見視力が（0.8）であることから，遠見で（0.8）が出れば検査の信頼性や再現性も確認できる．遠近で整合性がない場合は，どちらかを過大評価していることが考えられるため再検査を行う．

遠近で視力が一致した場合は適切な矯正状態であることが予想されるため，追加矯正の必要性がなくなり検査時間を短縮できる．遠見視力のほうが近見視力より良好な場合は，残余遠視や下記に述べる調節障害の可能性が考えられる．

2. 調節障害の有無の確認

小児は基本的に30cmを見るための調節力は十分有しているが，調節障害が存在しないわけではない．遠見視力に比べ，近見視力が明らかに劣る場合は調節障害を疑い，近見反応や凸レンズを付加し視力が向上するかを確認する．

3. アトロピンペナリゼーションの効果予測

弱視治療でアトロピンペナリゼーションを行っている場合，患眼の近見視力が僚眼の近見視力を上回っていれば治療の効果が期待できる．

検査のコツや工夫

小児にとって検査は必ずしも楽しいものではなく，とくに視力の左右差が大きい弱視症例や器質的疾患で視力不良の場合，僚眼をふさがれるのはストレスである．小児であっても見えにくいという自覚や意識があるため，答えなければならないという状況に萎縮してしまうことがある．そのため，無理に答えさせるのではなく，「見えないなら見えないと教えてくれればいいよ」と話しかけ，わからないと答えてよいという選択肢を与える．そうすることで心理的余裕ができ，プレッシャーを感じずに検査にのぞむことができる．

一方で，適当に答える小児もしばしば経験する．集中が切れると，応答の時間が不自然なほど早かったり，明らかに視線が違う方向を向いているのに答えたりする．そのため，声かけや小児の観察は常に行う．誤答が続いた場合，応答の信頼性を判断するためには1，2段階程度大きい視標を呈示する．その視標が見えなければ集中力の低下，正答であれば飽きているわけではなく本当に見えないことが予想される．

検査時の注意点

小児の視力検査は複数回行わなければ，正しい結果は得られない．集中が持続できず，どの検査も信頼性が欠けてしまっては正確な診断ができないため，「今日は右目をできたから，次は左目をがんばろう」と分けて行うのもよい．検査の順番を記載しておくと，医師が次回どちらを優先して検査を行うか指示が出しやすくなる．

視力を過大評価してはならない．検査に飽きて適当に答えたとしても，偶然正答することがある．検査の信頼性が低いにもかかわらず，視力が良好と判断し，異常を見逃すことは避けなければならない．視力が不良ならば，再度受診もしくは精密検査を行う必要性が考えられる．そのため，無理に視力を出そうとするのではなく，次につながる検査をするように心がけるとよい．

ダウン症などの精神遅滞や自閉症スペクトラム，注意欠陥多動性障害（attention deficit hyperactivity disorder：ADHD）などの発達障害のある小児には，年齢で区切らずそれぞれに合わせ可能な検査を行う．必要に応じて，絵視標やひらがなも使用する．説明は簡潔にわかりやすく行い，ここまでやれば終わりなどのゴールを伝えると協力的になることがある．

視力は良好であるにもかかわらず本が読みづらいなどの訴えがある場合は，学習障害の一つであるディスレクシア（読字障害）の可能性がある．視力検査だけでは評価が不十分なため，教科書やMNREAD-J（Jk）などを用いて，どのような不都合があるのかを把握する．定規を当てたり，カラーフィルターを通したりすると見え方が改善することがあるため試してみるとよい．

まとめ

小児の検査に正解はなく，それぞれの反応やキャラクター，疾患などに応じて可能な検査は何か，どのような工夫ができるかを考えながら臨機応変に対応しなければならない．そのためには検者もさまざまな選択肢をもっておく必要がある．

文　献

1) 遠藤高生，不二門　尚，長谷部　聡ほか：第2章 視機能の発達と検査．小児眼科学（東 範行編），p17，三輪書店，2015
2) 粟屋　忍：乳幼児の視力発達と弱視．眼臨医報 **79**：1821-1826，1985
3) 神田孝子，山口直子，川瀬芳克：保育園における3〜4歳児の視力検査．眼臨医報 **87**：288-295，1993

I 中途失明の可能性のある疾患とその検査/治療　7. 小児眼科

Q2 弱視の疑いのある患者はどう診断し，治療しますか

回答者　宇田川さち子＊　杉山能子＊

A
- 視力検査の方法は年齢に応じて選択する．
- 調節麻痺下屈折検査を必ず行う．
- 調節麻痺下屈折検査後に完全屈折矯正を行い，眼鏡を常用する．
- 眼底検査，眼底写真，OCT撮影を行い，器質的な眼疾患がないかを確かめる．
- 片眼性弱視では，眼鏡装用で視力が向上しない場合には健眼遮閉を行う．

はじめに

弱視には，①社会的弱視と②医学的弱視の二つがある．①社会的弱視は眼や視路の器質的な疾患によって視覚障害が生じることによる low vision といい，②医学的弱視は視覚の感受性期間に視覚刺激が不十分であったために起こった視機能が未発達の状態（amblyopia）とは区別して使われる．本稿での弱視は，②の amblyopia である．視力は，生後すぐに 1.0 というわけではなく，正常な新生児は出生時に 0.02 の視力を有しているといわれている．つまり，視機能は，生後に両眼の中心窩に鮮明な像を得ることによって発達，獲得していく機能である．本稿でとりあげる弱視（amblyopia）は，この視覚の感受性期間の，斜視，不同視，屈折異常，形態覚遮断の既往などにより，視覚刺激が適切に与えられなかったことによって一眼，または両眼の視力が不良な状態をいう[1]．弱視は，早期発見と早期治療によって，視機能の発達・獲得が可能である．

弱視疑いの児は，三歳児健康診査（三歳児健診）や就学時健康診断，学校定期健康診断をきっかけとして眼科を受診することが多い．

検査の進め方

1. 視力検査

弱視疑いの児が来院したら，まずは視力検査を試みる．視力検査は年齢や発達に応じて検査方法が異なるため，患児ごとに可能な方法を選択して行う（表1）．乳幼児の場合には，数値そのものよりも，視力の左右差を見逃さないことが重要である．表1に示したような視力検査法以外に，年少児では視力の左右差を検出する方法として，嫌悪反射[2]を観察することが有用である．嫌悪反射とは，視力が悪いほうの眼を遮閉したときは，両眼開放時と変化はないが，視力が良いほうの眼を遮閉し，視力が悪いほうの眼のみで物を見せようとすると，泣きだしたり，不機嫌になったり，児が自ら遮閉具を払いのけようとする行動である．

2. 眼位検査

斜視があるか否かを，まずは定性的に Hirschberg 法（角膜反射法）や遮閉試験（カバーテスト）を用いて確認する．斜視の有無は，弱視の診断や調節麻痺下屈折検査を行う際の調節麻痺薬の種類に何を用いるかの選択をする際にも必要な情報である．

3. 調節麻痺下屈折検査[3]

小児は，調節力が豊富であるため，調節麻痺薬を使用

＊Sachiko Udagawa & ＊Yoshiko Sugiyama：金沢大学附属病院眼科
〔別刷請求先〕宇田川さち子：〒920-8641 金沢市宝町 13-1　金沢大学附属病院眼科

表1 視力検査の方法

検査方法	臨床的に検査可能となる年齢のめやす
Preferential Looking 法 Teller Acuity Cards	生後1カ月頃
森実ドットカード	2歳～
絵視標	2歳半～
Landolt環(字ひとつ視標, ハンドル合わせ法)	3歳～
Landolt環(字ひとつ視標, 指さし法)	5歳～
Landolt環(字づまり視標)	就学前頃

表2 初回の調節麻痺下屈折検査の薬剤使用の例

前医の紹介もしくは初診のきっかけ	疑い	眼位	使用する調節麻痺薬
三歳児健診	弱視(片眼または両眼)	正位, 外斜視	サイプレジン®
	弱視	内斜視	アトロピン
就学時健診	弱視(片眼または両眼)	正位, 外斜視	サイプレジン®
	弱視(片眼または両眼)	内斜視	アトロピン

せずに正確な屈折検査の結果を得ることは困難である．そのため，小児の屈折検査には調節麻痺下での検査が非常に重要である．

　調節麻痺薬として用いられるのは，抗コリン作用をもつ副交感神経遮断薬で，点眼によって調節麻痺と瞳孔散大を生じる．臨床で用いられる調節麻痺薬は，作用の強い順にアトロピン硫酸塩(アトロピン)やシクロペントラート塩酸塩(サイプレジン®)，トロピカミド・フェニレフリン塩酸塩(ミドリンP®)である．トロピカミド・フェニレフリン塩酸塩は，トロピカミドが瞳孔括約筋の弛緩，フェニレフリン塩酸塩は瞳孔散大筋の収縮により散瞳するが，調節麻痺作用はアトロピンやサイプレジンと比較すると弱い．そのため，小児の調節麻痺を目的とする場合には，不十分である．

　薬剤によって点眼方法，作用時間，作用持続時間も異なる．また，年齢，弱視や斜視の有無，薬剤アレルギーや全身疾患の有無により使用する調節麻痺薬を選択する必要がある．体調不良時に点眼すると，副作用との判別がむずかしい場合や，調節麻痺下での検査がスムーズに行えないこともあるため，保護者とも相談し，体調が万全のときに検査を行う．調節麻痺薬を使用する際には，患児と保護者に次の点をわかりやすく説明することが大切である．なぜ目薬を使って検査する必要があるのか，得た値を治療にどう生かすのか，どのような作用があるか，作用はどれぐらい続くのか，点眼の手順と注意点，副作用について，ポイントをわかりやすく記載した説明用紙を用いて説明する．

　眼鏡処方は，調節麻痺下の屈折検査で得られた屈折値をもとに行う．とくに年少児の遠視性弱視では，基本的に調節麻痺下での他覚的屈折検査で得られた屈折値をそのまま眼鏡の度数とする「完全屈折矯正」をすることが大切である．処方する際には，眼鏡はかけたりはずしたりではなく，常用するように説明することが重要である．

4. 眼底検査・眼底写真撮影

　視力不良や視力低下で受診した患児を弱視と診断する際に，眼底検査によって器質的な眼疾患の有無を確認することは非常に重要である．眼底検査，眼底写真のほか，近年では，光干渉断層計(optical coherence tomography:OCT)の進歩により，撮影時間が短縮され，年少児でも撮影が可能となってきている[4]．器質的な眼疾患がみつかった場合であっても，屈折異常によっても視力発達が妨げられている可能性があるため，眼鏡による屈折矯正を行い，視機能ができるだけ発達するように努める．

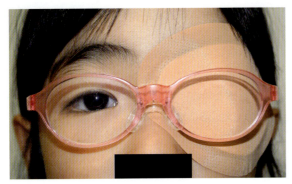

図1 絆創膏型の眼帯による健眼遮閉
絆創膏型を用いる場合，しっかりと健眼に光が入らないように遮閉する．その上から必ず，完全屈折矯正眼鏡を装用する．

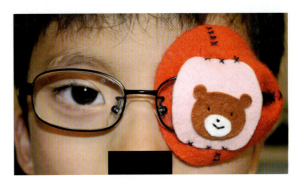

図2 布製の眼帯による健眼遮閉
絆創膏型を使用すると皮膚がかぶれてしまう児では，布製の眼帯を用いることもある．顔を傾けたりすると，隙間から健眼で覗くことができるので，健眼遮閉の効果が減弱する可能性もある．

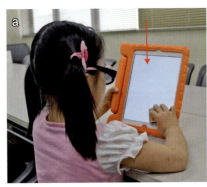
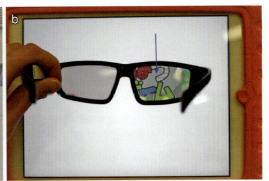

図3 オクルパッド®
弱視の視能訓練用に特殊加工されたモニターと専用眼鏡を使用することで，両眼開放の状態で弱視眼のみを使う状態にして訓練を行うことができるタブレット型の弱視訓練器である．a：訓練中の様子．タブレットの画面は何も写っていないように見える（赤矢印）が，訓練用の専用眼鏡を装用している本人には画面が見えている．b：右眼を訓練するときに使用する専用眼鏡．右眼のレンズ越しにタブレットの画面が見える（青矢印）．

弱視の種類と治療

弱視は，原因によって形態覚遮断弱視，斜視弱視，微小斜視弱視，不同視弱視，屈折異常弱視に分類される．弱視治療の第一歩は，屈折異常がある場合には，網膜中心窩に鮮明な像が結ばれるように屈折矯正を行うことである．片眼性の弱視の場合には，弱視眼の視力発達を促すため，健眼遮閉による弱視訓練を行う．健眼遮閉とは，時間を指示して，視力が良いほうの眼（健眼）を大きな絆創膏型の眼帯（図1）でしっかりと光が入らないように完全に遮閉し，弱視眼を積極的に使用させる方法である．皮膚がかぶれる児に対しては，布製の眼帯を提案することもある（図2）．健眼遮閉を行うときには，できるかぎり弱視眼を使って細かい物をしっかり見ることが大切である．ただし，患児にとっては，視力が良好な眼を遮閉し，見えづらい眼でのみで生活する時間となるため，保護者や幼稚園・保育園の先生などの協力と励ましが必要である．健眼遮閉のほかには，健眼にアトロピンを点眼し，調節麻痺を起こして健眼の近見視力を低下させ，屈折矯正を行った弱視眼では近見にピントが合い，結果的に弱視眼を使用することになるアトロピンペナリゼーションという方法もある．近年では，タブレット型の弱視訓練器のオクルパッド®を使用することもある[5]．オクルパッド®（ジャパンフォーカス）は，弱視視能訓練用に特殊加工されたモニターと専用の眼鏡を装用して，両眼開放の状態で，弱視眼のみを使用する状態にして訓練を行う機器である（図3）．

1. 形態覚遮断弱視

a. 診断

視覚の感受性期間内に中心窩への視覚刺激が遮断されたこと（形態覚遮断）によって生じる片眼性または両眼性の弱視である．視覚刺激が遮断されていた期間が長期に及ぶ場合は，児が成長しても弱視発生がみられるため，早期発見，早期治療が重要である．原因としては，先天白内障，眼瞼下垂，硝子体混濁，角膜混濁，眼帯による遮閉などがあげられる．たとえば，先天白内障の形態覚遮断弱視の場合は，生直後から白内障があることにより，十分な視覚刺激が与えられない状態のままで過ごし，手術によって白内障が除去されても視力が改善しない状態である．つまり，視覚の感受性期に白内障があることが原因で，視中枢の発達が妨げられ弱視となる．

b. 治療

形態覚を遮断している原因となっている疾患などの治療と屈折矯正を行い，片眼性の場合は健眼遮閉を行う．眼瞼下垂では，左右眼の視力差が明らかである児や眼位異常が出現した児には，眼瞼下垂に対する手術を積極的に行う．片眼先天白内障術後の無水晶体眼に対する屈折矯正は，眼鏡では不等像視を生じるため，コンタクトレンズによる屈折矯正が適応となる．

2. 斜視弱視

a. 診断

斜視があり，固視眼のみを常に使用し，斜視眼は日常で使用していない状態が続くと，斜視眼が抑制され，視機能発達は妨げられ，弱視となる．斜視弱視は，斜視眼が固定している早期発症の恒常性斜視に多くみられる．しかし，交代固視が可能な斜視や間欠性の斜視の場合であっても，視力の左右差が生じることもある．

b. 治療

屈折矯正を行ったうえで健眼遮閉を行い，中心固視の獲得と視力向上をめざす．間欠性の斜視の場合には両眼視機能が低下しないように注意することが必要である．両眼ともに視力が（1.2）獲得でき，視力が左右で同等になったあとに，斜視手術を計画する．

3. 不同視弱視

a. 診断

左右眼の屈折異常の程度が異なるために，より屈折異常の強い眼（通常は，より遠視や乱視の強い眼）の中心窩に鮮明な像を結像することができないために生じる片眼性の弱視である．小児では遠視性の不同視が多い．対象物を鮮明に見ようとしたとき，見ようとする調節機能は通常左右眼に同等に行われるため，遠視度の小さい眼の中心窩にピントが合い，遠視度の大きい眼はピントが合わない状態となる．屈折矯正をしない状態では，遠視度の強い眼は，常にピントが合っていない状態であり，弱視となる．

b. 治療

屈折異常が原因で起こる弱視のため，完全屈折矯正を行う．屈折矯正のみでは視力の左右差が改善しない場合は健眼遮閉を行う．両眼とも視力が（1.2）となり，良好な両眼視機能獲得も目標とする．

4. 屈折異常弱視

a. 診断

両眼に左右同程度のある程度以上の強い屈折異常があり，調節機能を働かせて中心窩に常に不鮮明な像しか結ばれないために生じる両眼性の弱視である．生直後の屈折はやや遠視のことが多く，成長とともに眼球も成長し徐々に近視化し，正視に近づくため，小児では，遠視性の屈折異常弱視が多い．幼小児は強い調節力があるため，軽度の遠視があっても調節力を使い，近くのものを鮮明に見ることが可能である．しかし，遠視の程度が大きいと，遠方も近方もはっきり見えない状態となる．高度の近視や乱視の場合にも遠くも近くも鮮明に見ることができないため弱視となることがある．

b. 治療

屈折異常が原因で起こる弱視のため，完全屈折矯正を行う．屈折異常弱視は，弱視のなかではもっとも速やかに視力の向上が得られる．

文　献

1) 粟屋　忍：形態覚遮断弱視．日眼会誌 **91**：519-544, 1987
2) 東　範行：子どもの周囲で気づく早期対応が必要な小児の疾患 機能弱視．薬の知識 **53**：170-172, 2002
3) 宇田川さち子，杉山能子，中田　梢：眼科基本検査パーフェクトガイド-理論と実技のすべてがわかる 眼科検査の理論と実技 屈折検査．臨眼 **71**：21-33, 2017
4) 宇田川さち子，大久保真司：この視野結果は緑内障でしょうか？子供の視野結果どう読めばいい？眼科 **59**：133-140, 2017
5) 半田知也：眼科に役立つソフトとアプリ タブレット型の弱視訓練器の使い方．眼科グラフィック **5**：383-388, 2016

*　　　*　　　*

I 中途失明の可能性のある疾患とその検査/治療　7. 小児眼科

Q3 眼振の患者はどこを診て，どう治療したらよいでしょうか

回答者　野村耕治

A
- 眼振は固視不良や追視の欠如などとともに視覚発達障害の重要なサインでもある．
- 生後早期からみられる眼振において視力不良性眼振が占める割合は高い．
- 特発性乳児眼振では注視方向により眼振が減弱もしくは消失する静止位（null zone）を有し，これを正面に向けるような頭位（顔回し）をとる例が多い．
- 自然経過で良好な視力を獲得する例もあるが，視力不良例や頭位異常が顕著な場合は非観血的治療および手術の適応である．
- 静止位を有し顔回しが顕著な例に対しては，静止位の方向へのともむき筋の作用を減弱するAnderson法が有効である．頭位異常の改善に加え，固視の安定も期待できる．

疾患の概念と診断

　眼振は片眼または両眼にみられる不随意の眼球往復運動である．固視や追視など視反応の異常とともに視覚発達障害の重要なサインでもあり，実際，乳幼児の眼振症例において視覚系の器質障害を伴う感覚欠陥型（視力不良性眼振）が占める割合は高く，早期発症の自発眼振の9割ともいわれる．軽度の視覚障害であっても眼振が出現する場合があり，器質異常の検索，評価は慎重に行う必要がある．Leber先天黒内障，先天性停止性夜盲，白子症などでは眼底に異常を認めないものもあり，この場合は網膜電図（electroretinogram：ERG），視覚誘発電位（visual evoked potential：VEP）などの電気生理学的検査が診断上欠かせない．オプソクロヌス（opsoclonus）など中枢神経系の異常に伴う眼振も生後早期よりみられる．単眼性または両眼非共同性の眼振でときに，垂直方向の眼球運動がみられる．

　感覚欠如型や明らかな中枢神経系の異常が除外された場合，以下の各種先天眼振を念頭に鑑別診断を行う．

1. 特発性乳児眼振
（idiopathic infantile nystagmus）

　両眼共同性で水平方向の眼振が生後早期（数日～数週間）よりみられる．眼振の波形タイプとして，速度一定の往復運動がみられる振子眼振（pendular nystagmus）と運動方向により急速相と緩徐相を有する衝動眼振（jerky nystagmus）とに大別されるが，両波形の混合型や注視方向により振子眼振，衝動眼振の両方を呈する例もある．

　衝動眼振では注視方向により眼振が減弱もしくは消失する静止位（null zone）を有し，これを正面に向けるような頭位（顔回し）をとる例が多い．暗所において，あるいは輻湊や閉瞼により眼振が抑制され，逆に，側方視時には眼振が増強する（Alexanderの法則）．固視努力によっても眼振強度に変化（通常は増大）がみられる．

2. 点頭発作（spasmus nutans）

　乳児期に発症し，頭部のうなずき（head nodding），異常頭位とともに振子眼振を特徴とする．左右眼で眼振の方向，振幅が異なる非同調性振子眼振であるが，ときに先天眼振と紛らわしい場合や合併例がある．先天眼振

が生涯持続するのに対し，spasmus nutans は数年の経過で自然消退するとされる[1]．

3. 眼振阻止症候群（nystagmus blockage syndrome）

乳幼児期に内斜視を急性発症するとともに衝動眼振が出現する．眼振は輻湊により抑制された状態で，固視眼の外転により顕性化する．輻湊眼位のまま交叉固視するために face turn がみられる．斜視角が変動することが，斜視恒常性の高い乳児内斜視に先天眼振を合併した例との鑑別点となる．

4. 周期性交代性眼振
（periodic alternating nystagmus：PAN）

眼振急速相の方向が中間移行相をはさんで周期的に変化する．これに伴い，静止位が正面を越えて左右に移動し，face turn の方向にも経時的変化がみられる．眼振自体は生後早期よりみられるが，症状の周期的変化は幼児期から就学時前後にかけて出現する例が多い．診察時に症状の周期的変化をとらえられない例でも，問診や写真などが PAN の可能性を示唆する場合がある．なお，後天発症例もあり，中脳障害性疾患に合併する場合が多いとされる．

5. 潜伏眼振・顕性潜伏眼振
（latent nystagmus, manifest latent nystagmus）

先天眼振の一種で，両眼開放の状態では眼振がみられず，片眼を遮閉すると眼振が誘発される．このため通常の片眼完全遮閉下で測定される単眼視力は，両眼開放視力に比して不良となる．生後早期からの視覚障害や斜視，交代性上斜位などの眼位異常を合併することが多い．片眼弱視や両眼視機能不良の斜視においては，両眼開放でも眼振がみられる場合がある（顕性潜伏眼振）．

先天眼振の管理と治療

先天眼振は1歳前後をピークにその後は減弱し，波形自体も幼児期に安定する傾向にあるが，完全に消失することはない．自然経過で良好な視力を獲得する例もあるが，視力不良例や頭位異常が顕著な場合は非観血的治療および手術の適応である．

1. 屈折異常の矯正

屈折矯正による明視化は固視の安定に寄与する．ソフトコンタクトレンズには眼瞼接触知覚反射による眼振抑制効果が期待できる[2]．頭位異常のため眼鏡ではレンズ光学面が有効に使えず矯正不良となることがあり，この場合にもコンタクトレンズが適応となる．

2. プリズム治療

a. vergence プリズム法

輻湊により眼振が抑制されることを利用した方法である．両眼にそれぞれ 5Δ 程度のプリズムを基底外方に付加した眼鏡を装用させる．眼振の抑制効果が高い例では同時に face turn などの頭位異常にも改善がみられる傾向がある．

b. version プリズム法

Face turn の矯正が目的であり，両眼に静止位と反対方向にプリズム基底をもつ眼鏡を装用させる．静止位が 20°以下の比較的軽度の face turn 矯正が可能である．

このほか，輻湊による眼振の抑制と face turn の矯正目的を兼ねたものとして上記プリズムを組み合わせた composite プリズム法がある．

3. 薬物治療

中枢神経抑制薬であるアモバルビタール，フェノバルビタールの脳幹網様体への作用に眼振の抑制効果があるとされ，加えて視床への作用である心理的緊張の抑制が眼振の自覚的，他覚的改善に有効であると考えられている[3]．

中脳障害性疾患などに続発する後天性の PAM においては，中枢神経系抑制性伝達物質（GABA-誘導体）であるバクロフェンが有効とされ，原因治療後に眼振が残存した場合に投与される．

4. 手術治療（図1）

眼振の手術治療には眼振自体の軽減を目的とした術式と頭位異常の矯正を目的とした術式があるが，いずれの術式も頭位異常の改善および固視の改善が期待できる．診断上の便宜から眼振を衝動眼振と振子眼振に分類して扱う場合が多いが，両タイプの要素を有する例も多く，この分類自体は術式選択の根拠にならない．なお，眼球電図（electro-oculogram：EOG）による眼振波形の分析は眼振の鑑別診断に有用であるほか，手術に際して静止位を把握するデータとしても重要である．

a. 頭位異常の矯正を主目的に手術を行う場合

頭位異常の矯正を手術計画する場合，単に静止位の移動のみを目的とするのではなく，同時に固視の安定も期待できる術式の選択が望ましい．この点，静止位の方向へのともむき筋を減弱する Anderson 法が第一選択となる．静止位が右側にある場合，元法では右眼外直筋および左眼内直筋の等量後転術となるが，筆者の場合，内直筋後転の手術効果がより高いこと，また術後の軽度外斜

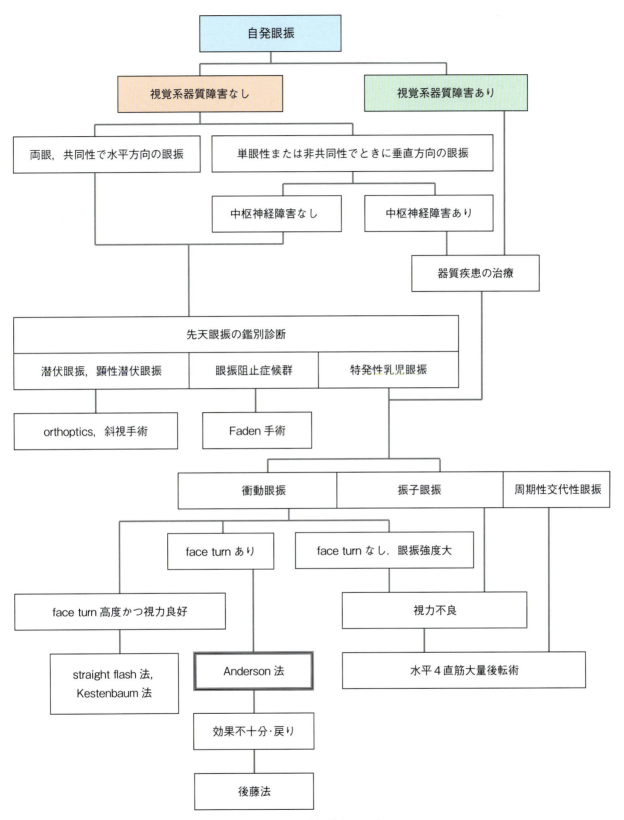

図1 小児眼振の診療マップ

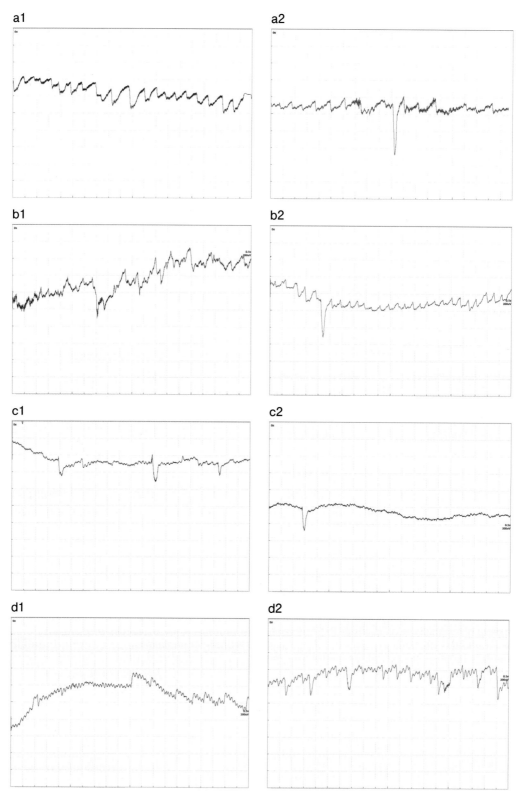

図2 5歳時にAnderson手術（右外直筋後転6.0 mm，左内直筋後転5.5 mm）を行った男児例の術前後のEOG波形

いずれの波形も術後に振幅が減少し，固視が安定する傾向にある．**a1**：術前の近見．**a2**：術後の近見．**b1**：術前の遠見．**b2**：術後の遠見．**c1**：術前の右方視30°．**c2**：術後の右方視30°．**d1**：術前の左方視30°．**d2**：術後の左方視30°．術前：左への顔回しが顕著で，右30°中心にnull zoneを認めた．視力は本人が見やすい頭位にてRV＝0.6 (n.c.) LV＝0.4 (n.c.) BV＝1.0．術後：顔回しは消退，視力はRV＝1.2 LV＝1.2と改善．

位(輻湊による眼振抑制効果を期待)を意図し,内直筋の後転量を0.5～1mm減じている.定量は静止位の角度5°の矯正あたり1mmを目安に最大10mmの後転としている(図2).

頭位異常が残存した場合の追加処置として,静止位と反対方向へのともむき筋の強化術である後藤法が検討される.静止位が右側にある場合,右眼内直筋および左眼外直筋の短縮術となる.

頭位異常が高度で静止位の角度が30°を超える例,静止位での固視が安定し視力が比較的良好な例を対象には,ともむき筋の減弱および強化を同時に行うKestenbaum法またはParks法を一次選択してもよい.後者はstraight flush法とも称し,内直筋後転量を最少に1mmずつ手術量を増加する方法である.静止位が右側にある場合,左眼の内直筋後転5mm,右眼の外直筋後転6mm,右眼の内直筋前転7mm,左眼の外直筋前転8mmとなる.

短縮術を伴うことからKestenbaum法,Parks法ともに手術時期はPAMが除外される学童期以降が望ましい.この点,筋の後転のみを行うAnderson法は将来的に修正および水平4直筋大量後転術(PAMに有効)への展開が容易である.

b. 眼振の軽減を主目的に手術を行う場合

振子眼振の要素が多くを占める例に対して,また衝動眼振でも明確な静止位を有さない視力不良例に対しては,眼振の軽減を主目的とする水平4直筋大量後転術が適応となる.両眼の内直筋,外直筋の後転を8～10mm行う.矯正視力0.1～0.5程度の中等度視力障害例では,術直後より正面付近での顕著な眼振軽減と視力改善をみる場合がある.一方,0.1未満の高度視力障害例については性急に治療効果を期待するのではなく,視覚感受性期における積極的治療と位置づけるべきである.10mm程度の大量後転でも側方視時複視や動揺視などの危険性は低い.治療の主旨を十分に説明したうえで,眼振波形の安定する1歳以降に手術を考慮する.

c. 眼振阻止症候群の手術

眼振阻止症候群に対しては内直筋Faden手術が有効とされ,眼振の軽減と眼位矯正が同時に得られる.両内直筋を眼球赤道部後方で強膜に縫着するが,小児例では筋付着部から11～12mmを目安とする.これにより回旋点を中心とした眼球回転モーメントが減少することで内転作用が減弱する.斜視角が大きい場合は内直筋の後転2～4mmを併施する.診断が確定次第,2歳以下での手術も可能である.

d. 潜伏眼振の手術適応

潜伏眼振については両眼視機能異常や弱視に対する視覚管理が中心となるが,顕性潜伏眼振では斜視手術による眼位矯正が眼振の軽減および潜在化に有効である.

文　献

1) Gottlob I, Wizov S, Reinecke RD：Spasmus nutans, a long-term follow-up. *Invest Ophthalmol Vis Sci* **36**：2768-2771, 1995
2) Dell'Osso LF, Traccis S, Abel LA et al：Contact lenses and congenital nystagmus. *Vision Sci* **3**：229-232, 1988
3) 小山玲子ほか：先天眼振症例におけるアモバルビタール投与の社会的有用性.臨眼 **54**：1131-1134, 2000
4) 木井利明：Faden手術.眼科手術書7,眼瞼・眼筋(久保田伸枝編),p255-260,金原出版,1995

* * *

I 中途失明の可能性のある疾患とその検査/治療　7. 小児眼科

心因性視覚障害の疑いのある小学生が来院しました．どうしますか

回答者　横山　連[*]

- 心因性視覚障害は7～14歳の小児，とくに女子に多い．
- レンズ打消し法で視力が改善する．
- 求心性視野狭窄やらせん状視野などの視野異常が認められる．
- 調節けいれんによる内斜視のため複視を訴えることがある．
- 色覚検査で異常を認めることがある．

はじめに

　心因性視覚障害が疑われるのは，前眼部・中間透光体・眼底に異常がないにもかかわらず矯正視力が出ない場合である．まず行うべきなのは，視力低下をきたす器質的疾患を順序だてて除外することである（**表1**）．

　心因性視覚障害がみつかるきっかけは，たいていの場合，学校健診や眼科受診時に視力低下が判明することである．「黒板の字が見えにくい」などと子どもが教師や親に訴えることもあるが，頻度は少ない．検査上視力が低下しているにもかかわらず，本人はあまり困っていないことが多い[1]．年齢は7～14歳ころに多く，ちょうど小学生から中学生の年齢である．男子よりは女子に多く，だいたい2～5倍の頻度といわれている．視覚障害以外に，やはり心因性の聴覚障害や，頭痛・腹痛・めまい・円形脱毛などの心因性身体症状を合併することもある．

視力低下の特徴

　本症の視力低下の特徴として，レンズ打消し法（トリック法）で，プラスレンズとマイナスレンズを重ねて使うと，視力が改善することがあげられる．以下に実例を示す．

　　RV＝0.1（0.2×S−1.0D◯C−0.5D Ax180°）　　（1）
　　　　（0.5×S＋3.0D◯S−3.0D◯C−0.5D Ax180°）（2）
　　　　（1.0×S＋3.0D◯S−4.0D◯C−0.5D Ax180°）（3）
　　LV＝0.2（0.3×S−1.5D◯C−0.75D Ax180°）　　（4）
　　　　（0.4×S＋3.0D◯S−3.0D◯C−0.75D Ax180°）（5）
　　　　（0.9×S＋3.0D◯S−4.5D◯C−0.75D Ax180°）（6）

　この例では，（1）と（3）および（4）と（6）は計算上同度数であるにもかかわらず，（3）と（6）では視力がほぼ正常化している．最初に少し強めのプラスレンズを入れてわざと見えにくくし，その後マイナスレンズで本来の度数に調整していくという方法である．視力検査の際，系統的に上下左右を逆に答える場合があるので，それも視力検査の結果にコメントとして記載するとよい．さらに最初のプラスレンズをかけさせたあと，レンズを追加するごとに「見やすくなったかな」などと誘導しながら検査すると，視力が出やすくなる．

　小学生の年齢では，まだ他覚的屈折検査で過剰な調節が入る場合があるので，非調節麻痺下での屈折検査の結果を鵜呑みにせず，トロピカミド＋フェニレフリン塩酸塩の点眼を用いて調節麻痺下の屈折値をあらかじめ測定しておく．シクロペントラート塩酸塩点眼は調節麻痺効

---

[*]Tsuranu Yokoyama：大阪市立総合医療センター小児医療センター小児眼科
〔別刷請求先〕　横山　連：〒534-0021 大阪市都島区都島本通2-13-22　大阪市立総合医療センター小児医療センター小児眼科

表1 視力低下の鑑別診断

1. 屈折異常
2. 弱視
   屈折異常弱視（経線弱視を含む），不同視弱視，斜視弱視，視覚遮断弱視
3. 先天眼疾患
   眼皮膚白皮症，角膜疾患，先天無虹彩，黄斑低形成，視神経低形成，眼底コロボーマ，硝子体血管系遺残など
4. その他の器質的疾患
   白内障，緑内障，ぶどう膜炎，網膜疾患，視神経疾患など
5. 心因性視覚障害

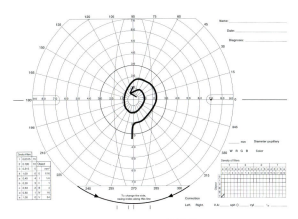

図1 らせん状視野
この例はV/4イソプターのみで測定している．測定開始時は約30°の視野が確認できるが，測定を繰り返すうちにだんだん狭くなり，最後は10°未満まで狭窄している．

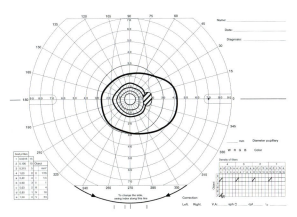

図2 求心性視野狭窄
全イソプターで視野狭窄があるが，それでもI/1まで測定可能である．

果が翌日まで持続するので，小学生には使わないほうがよい．近見視力が低下して学業の妨げになるからである．トロピカミド＋フェニレフリン塩酸塩点眼の散瞳効果と調節麻痺効果の発現時間には差があり，前者が20分程度，後者が60分程度である[2]．散瞳できたらすぐに屈折検査をするのではなく，きちんと時間を測って，調節麻痺効果がピークとなるタイミングで測定する必要がある．

視力以外の症状

視力低下以外の症状として，視野の異常，とくに視野狭窄があげられる．レンズ打消し法で視力の改善がない場合は，器質的疾患を除外するため，必ず視野検査を行う．本症の視野狭窄の特徴は，らせん状視野といって，検査し始めたときは少し広めの視野が測定できるのに，繰り返し測るとだんだん狭くなっていくことである（図1）．求心性視野狭窄（図2）もよくみられる症状であるが，視力が著明に低下していてもGoldmann視野のI/1が測定可能であることが多い．ほかに管状視野（距離を変えても見える範囲が同じ）を示すこともある[3]．

視野以外の症状として，輻湊けいれんによる内斜視のため，複視を訴える場合がある．通常，斜視の好発年齢は0～3歳頃だが，小学生以降で起こる急性斜視という疾患もあり，同様の症状を訴える．ただし心因性の場合は症状の出方が間欠的で，常に複視を自覚しているわけではないという点が特徴である．

色覚検査では約半数に異常がみられるという[4]．通常の遺伝性の色覚異常では説明のつかないような検査結果が出る．

原因と病態

心因として，いじめ・親の死・両親の離婚などが認められることもあるが，原因が一見明らかではないケースも多数存在する．このような場合，子どもの性格や対人関係の持ち方について分析する必要がある．これまでに報告されている本症の子どもの特徴は，以下のように分類できる．

1. 緊張しやすく，敏感で，率直な自己表現に乏しく，我慢強く，過剰適応しようとする「良い子」
2. ものの見方（現実認知）が表面的で，年齢に比べて社会性の発達が未熟な「幼い子」
3. ものの見方（現実認知）が主観的・恣意的で対人関係を保ちにくかったり，トラブルを起こしたりすることが多い「不適応の目立つ子」

このなかでも，児童精神科でよくみられるのは1の

「良い子」である．

　はっきりした心因が認められない場合でも，親子関係とくに母子関係に着目すると，子どもの甘えや依存欲求が満たされておらず，これが広い意味での心因となっていることがよくある．具体的には，子どもが甘えたい気持ちを我慢して出さなかったり，甘えが年齢に比べて強くて，満足感をもてなかったり，あるいは甘えをそれとわかる形でうまく表現できないという子どもが多い．また，母親側の問題としては，三世代同居で義父母に気を使ったり，世話をしなければならない義父母がいたり，手のかかる兄弟がいたり，なんらかの原因で精神的に疲れていて，患児の甘えを受け止める心の余裕がないことなどがあげられる．

　治療は，これらの母子関係や家庭環境について根気よく聞き取り，患児の人格発達，現実認知レベルを把握したうえで，母子同席の面接，個人心理療法，遊戯療法，集団心理療法などを行う．薬物療法はたいていの場合必要ない．1～数カ月の治療で，徐々に視力や視野は改善することが多く，予後は良好である．

　思春期（12～13歳）を過ぎると，ヒステリー（転換性障害）としての視覚障害がみられることがある．しかしこれは，演技や誇張が目立ち，しばしば他の転換症状（失立，失歩，失声など）を伴うなど，心因性視覚障害とは異なる疾患である．

文　献

1) Good WV：Nonorganic visual disorders. In Pediatric Ophthalmology and Strabismus 3rd Ed.（Ed：Taylor D, Hoyt CS）, p687-693, Elsevier, 2005
2) 田淵昭雄：屈折検査．小児眼科．コンパクト眼科学6, p55-56, 金原出版, 1994
3) Eames TH：A study of tubular and spiral central fields. *Am J Ophthalmol* **30**：610-611, 1947
4) 村木早苗：心因性視覚障害．専門医のための眼科診療クオリファイ9子どもの眼と疾患（仁科幸子編），p198-200, 中山書店, 2012

＊　　＊　　＊

Q1 眼窩疾患の重症度はどのように判断したらよいのでしょうか

回答者　村上沙穂* 野田実香*

A
- 視神経が障害されているか否かを，診察・検査で適切に見きわめる．
- 経過の速さから病勢を判断し，適切なタイミングで精査・加療が必要である．
- 眼科的検査だけでなく，採血による疾患鑑別も念頭におく．
- 画像検査においては，眼窩3方向，2 mm以下のスライスで確認する．

はじめに

　眼窩疾患に出会う頻度はそう多くはないものの，疾患によっては失明に至るものも存在する．一方で，早期に診断・治療を開始することで失明を防ぐことができる疾患もあり，適切な検査と重症度の判断が重要である．本稿では，施行すべき検査とその判断の仕方について述べ，実際の症例を用いながら紹介する．

眼窩疾患を疑うときに行うべき検査

　眼窩・涙器疾患はおもに腫瘍によるもの，炎症（感染性・非感染性）によるもの，外傷によるものがあげられる．眼窩疾患を疑う症状として，視力低下，視野障害，複視や眼球突出・偏位，眼瞼腫脹，眼瞼下垂などがあげられるが，他の眼科疾患でもありうるため非特異的なものといえる．しっかりと症状や経過について問診したうえで，頻度の高い眼科疾患と比較して非典型的であると感じたら，積極的に詳細な診察や検査を行う必要がある．

1. 眼球突出・眼球偏位の評価

　まず眼球突出・眼球偏位の有無を観察する．眼球突出の有無は前上方から，あるいは頭部を後屈してもらい後方から左右差を観察する．眼球突出の評価にはHertel眼球突出度計がおもに用いられており，2 mmを超える左右差を有意な差ととらえる．しかし，測定値は再現性に乏しく，信頼性にかけることも多い．左右差があることを客観的な記録に残すには，一眼レフカメラでの撮影が有用である．患者の了解を得てから，顔面正面の開閉瞼，上方からの撮影で顔貌を記録する．

　筋円錐内に発生する視神経腫瘍や海綿状血管腫などの腫瘍では，眼球は前方突出する．なかでも瞼裂開大，眼瞼後退を伴う眼球突出は，甲状腺眼症を疑い，甲状腺関連抗体の精査が必要である．片眼性の眼球突出は眼窩腫瘍や眼窩内の炎症（特発性眼窩炎やIgG4関連眼疾患など）であることが多いが，甲状腺眼症でも片眼性の眼球突出や眼球運動障害をきたすことは少なくない．眼球偏位を認める場合は，眼窩前方で眼球が圧迫されていると考えられる．また，その偏位の向きにより，原因となる腫瘍の存在部位をある程度予測できる[1]．

2. 眼球運動・複視の評価

　眼球運動の評価にはHess赤緑試験を行い，複視の範囲の定量的評価のために両眼単一視野検査を行う．自覚的な複視を訴えない症例でも，眼球運動検査で異常を検出することがある．また，眼位や眼球突出と同様に，眼

---

*Saho Murakami & *Mika Noda：慶應義塾大学医学部眼科学教室
〔別刷請求先〕村上沙穂：〒108-8642 東京都港区白金5-9-1　北里研究所病院眼科

球運動についても一眼レフカメラで9方向眼位の撮影を行い記録しておくと，その後の治療効果判定の際にも役に立つ．

3. 視機能の評価

a. 瞳孔反応

視神経腫瘍や視神経近傍腫瘍など，球後で視神経への圧迫・浸潤があれば視神経障害が生じる．そのため，交互点滅対光反射試験（swinging flashlight test）で相対的瞳孔求心路障害（relative afferent pupillary defect：RAPD）のチェックを忘れないようにする．

b. 視力検査

視神経が圧迫されると視力が低下することがある．また，頻度は低いが，眼窩領域の手術の術後合併症として，視神経の損傷や圧迫に伴う視力低下が起こることもある．

c. 眼圧

頸動脈海綿静脈洞瘻（carotid-cavernous fistula：CCF）のように眼窩内占拠容積が大きい場合，眼窩内圧亢進に伴い眼圧が上昇し，続発緑内障をきたすことがある．

d. 細隙灯顕微鏡検査

眼窩に発生する悪性リンパ腫はサーモンピンク様の結膜腫瘍として発見されることもある．また，涙腺腫瘍の多くは上耳側の結膜円蓋部にドーム状の赤色隆起として観察される．結膜浮腫や球結膜血管の拡張・蛇行は，CCFによる眼窩血流のうっ滞で生じることもある．

e. 眼底検査

網脈絡膜皺襞や視神経乳頭の腫脹，シャント形成を認める場合は，球後からの圧迫が原因のこともあり，診断のきっかけとなる場合がある．視神経圧迫による下行性の視神経萎縮が疑われるときは光干渉断層計（optical coherence tomography：OCT）で黄斑マップも記録する．

4. 視野の評価

視神経が圧迫されていると，視野障害が生じることがある．IgG4関連視神経症においては高眼圧をきたすこともあるため，緑内障との鑑別が困難であり，また両疾患が併発する場合もある[2]．視野障害が緑内障の臨床経過に合わないような症例では視神経症の精査を進めるべきであり，頭部MRIと採血を追加する．

5. 画像の評価

眼窩疾患は基本的に体表面から観察できないため，多くは臨床症状や所見をもとに画像診断が必須である．画像診断はおもにCTとMRIで行う．転移が疑われる場合はPETを行い，全身への播種の有無を評価する必要がある．

a. CT

比較的短時間で撮影ができ，石灰化・脂肪組織・気体の描出が容易である．クリニックで診察する眼科医は，撮りやすい最寄りのCT施設をあらかじめ控えておくとよい．検査は適切な撮像条件で，放射線技師にオーダーする必要がある．たとえば眼窩底骨折の場合，水平断は内壁骨折の診断には向いているが，下壁の線状骨折の診断はむずかしいことが多い．そのため，眼窩底骨折を疑う場合には冠状断と矢状断の評価も必要となる．また，診断に耐えうる画像の再構成のためには最低でも2mm以下のスライスで撮像する必要がある．したがって，この場合は「眼窩3方向，Thinスライス」とオーダーすることをお薦めする．炎症や腫瘍を疑う場合には積極的に造影を行う．一般に，充実性腫瘍は脳実質とほぼ等吸収に，嚢胞性腫瘍は低吸収に，腫瘍内の石灰化や骨，出血，炎症は高吸収に描出される．

b. MRI

腫瘍内部の詳細な性状や周囲組織への浸潤を確認するのに有用で，とくに悪性腫瘍を疑う場合には必須の検査である．T1・T2強調画像のほか，STIRによる脂肪抑制，ガドリニウム造影を加える．血管が豊富で血流の増加している組織は造影剤が貯留し高信号となるが，血管内など血流の早い部分は無信号で描出される（flow void）．

中途失明の可能性のある眼窩疾患症例

1. 症例1：IgG4関連視神経症

70歳，男性．約3年前からの左視力低下を主訴に来院．初診時左眼RAPD陽性，右涙腺を触知し，視力はRV＝(1.2)，LV＝(0.3)，左眼平均フリッカ値の低下（14.7Hz）を認めた．Goldmann視野検査では左中心視野欠損を認め，MRIにて左眼窩先端部外眼筋腫大，右下直筋腫大，両涙腺腫大，両上眼静脈の拡張を認めた．患者本人の希望により，左眼の治療より仕事を優先し，半年ごとの経過診察となっていた．初診から13カ月後，右中心暗点を主訴に来院した．視力はRV＝(1.0)，LV＝s.l.(＋)，Goldmann視野検査では右中心視野欠損を認め，左視野はほぼ残存なく，MRIにて左筋円錐内腫瘤，右下直筋腫大，左眼瞼挙筋腫大，両涙腺腫大，両眼

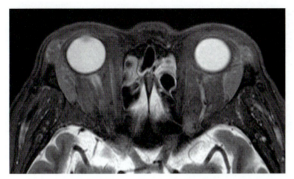

図1 一度失明に至ったIgG4関連視神経症のMRI
MRI STIRで左筋円錐内腫瘤，右下直筋腫大，左眼瞼挙筋腫大，両涙腺腫大，両眼窩下神経腫大を認める．

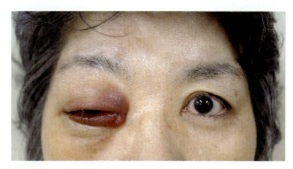

図2 頸動脈海面静脈洞瘻（CCF）受診時の顔貌
右眼瞼腫脹，右球結膜充血，右球結膜浮腫を著明に生じている．

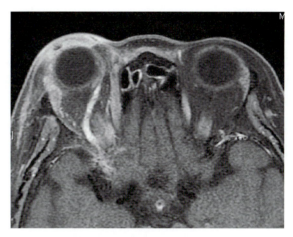

図3 頸動脈海面静脈洞瘻（CCF）に対する眼窩MRA
右上眼静脈の著明な拡張を認める．

窩下神経腫大を認めた（図1）．採血でIgG4高値を認め，左涙腺部を腫瘍生検したところ，病理検査でIgG4陽性形質細胞の浸潤を認めた．以上からIgG4関連眼疾患と診断し，ステロイドの全身投与を開始．投与1カ月後の視力はRV＝(1.2)，LV＝(0.03p)，Goldmann視野検査でも左視野が著明に改善した．適切な診断と加療により失明を取り留めた症例である．

2．症例2：頸動脈海面静脈洞瘻（CCF）

70歳，女性．もともと慢性原発閉塞隅角緑内障，両白内障術後のため経過観察中であった．右眼瞼腫脹，右球結膜充血・浮腫を主訴に来院．右眼眼球運動は全方向で制限を認めたが，眼痛の訴えはなく，対光反射は直接・間接とも正常だった（図2）．10日後の主治医外来を予約し，いったん帰宅．再診時，右視力はRV＝(0.4)へ低下し，Hessチャートでは明らかに右眼で全方向への運動制限を認めた．眼窩MRAで右上眼静脈の著明な拡張を認めたため（図3），CCFを疑い脳神経外科で緊急脳血管カテーテル検査を施行．内頸動脈と中硬膜動脈から海綿静脈洞内へのシャントと眼静脈のうっ滞を認め，CCFと確定診断された．翌日，硬膜動静脈瘻コイル塞栓術が施行された．術後6日目には視力RV＝(1.0)，眼球運動障害も徐々に改善した．現在は視力・眼球運動障害ともにほぼ完全回復している．

3．症例3：眼窩下壁骨折，眼窩蜂巣炎

57歳，男性．既往歴として糖尿病，高血圧，脂質異常症，睡眠時無呼吸症候群，慢性副鼻腔炎があった．転倒により左眼打撲したため近医受診したが，眼内は特記すべき異常はなく，眼球運動障害もないためCTは撮像されず帰宅．受傷3週間後から左上顎部のしびれが出現，その翌日に誘引なく急激な左眼瞼腫脹・疼痛が出現したため，近医受診し点眼処方された．その際，視力低下の自覚はなかった．翌朝も症状の改善はみられなかったが，祝日のため前医を受診できなかった．点眼開始2日目に前医を再診したところ，LV＝s.l（－）と失明状態だったため当日当院へ紹介された．初診時，左眼の上下眼瞼の著明な腫脹・発赤・硬結，眼球運動の全方向制限，眼圧上昇（50mmHg），膿性眼脂，左瞳孔散大，左直接対光反射の消失を認めた．眼窩CTでは左眼窩内と上顎洞に高信号病変の充満，それに伴う左眼球圧排，眼窩下壁骨折，鼻中隔弯曲を認めた（図4）．採血はWBC 30,800/μl，CRP 12.60mg/dlと炎症を示唆する結果であった．鼻腔鏡施行で左凸鼻中隔弯曲，後鼻孔付近の血液付着を認めた．以上から，左眼窩蜂巣炎または眼窩内血腫，左鼻性視神経症を疑い，当日に手術施行した．術中，副鼻腔開放時に多量の白色膿汁排出を認めたため，眼窩蜂巣炎と考えられた．眼窩壁骨折後に副鼻腔炎から

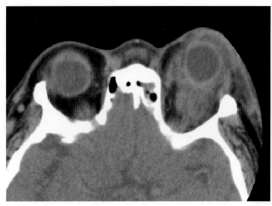
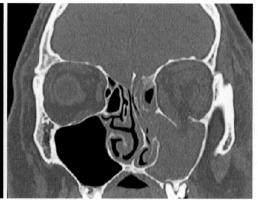

図4 眼窩CT
左眼窩内と上顎洞に高信号病変の充満,それに伴う左眼球圧排,眼窩下壁骨折,鼻中隔弯曲を認めた.

波及した眼窩蜂巣炎を発症し,失明に至った症例であった.眼窩蜂巣炎の診察では早期に画像検査を施行すること,発症初期は急激な増悪を予測して連日の診察をすることが本症例からの教訓といえよう.

文　献

1) 金子博行,溝田　淳:眼窩腫瘍.耳鼻咽喉科・頭頸部外科 **90**:169-173, 2018
2) 高比良雅之:IgG4関連疾患と視神経症.臨眼 **71**:1682-1687, 2017
3) 増田洋一郎:CT・MRI　理論編.臨眼増刊号 **71**:241-247, 2017

* * *

I 中途失明の可能性のある疾患とその検査/治療　8. 眼窩・涙腺・涙器

Q2 眼窩蜂巣炎と眼窩先端部症候群の診断と治療について教えてください

回答者　坂口貴鋭＊　鈴木康夫＊

A
- 眼窩蜂巣炎は眼窩（眼窩隔膜後方）の軟組織に生じる急性感染性炎症である．
- 眼窩蜂巣炎の治療は十分量の抗菌薬投与が基本であるが，感染経路，病状によっては手術などの他の治療併用を考慮する．
- 眼窩先端部症候群は眼窩先端部（前部海綿静脈洞からの波及を含む）の病変により，上眼窩裂を通る各神経の障害に加え視神経障害を生じたものである．
- 眼窩先端部症候群の原因は炎症，感染，腫瘍などさまざまであり，治療はそれぞれ異なる．
- 眼窩先端部症候群では動眼神経麻痺により直接のみならず間接対光反応も障害される場合もある．

はじめに

　眼窩は周囲を眼窩骨に囲まれた四角錐様の空間で，最先端に視神経が通る視神経管が位置する．その前方には，海綿静脈洞を通過した動眼神経，滑車神経，三叉神経第一枝，外転神経が通る上眼窩裂が外方から下方に長く伸びている[1]．深部眼窩病変で上眼窩裂を通る神経群の複合麻痺が生じた場合を上眼窩裂症候群，同様障害でも病変の主体が眼窩外（前部海綿静脈洞領域）にある場合は海綿静脈洞症候群とよぶ．眼窩先端部症候群はこれらの神経障害に視神経障害を伴うものである[2]．

　上眼窩裂，眼窩先端部，前部海綿静脈洞は非常に近接しており，海綿静脈洞に至る眼窩外病変が波及して生じる眼窩先端部症候群もある．

　眼窩蜂巣炎は眼瞼や眼周囲の皮下ではなく，眼窩隔膜後方の眼窩内軟組織に生じる急性感染性炎症である[3]．その炎症が眼窩先端にまで及べば眼窩先端部症候群を呈する場合がある．

眼窩蜂巣炎の原因と診断

　眼窩蜂巣炎の原因としては，1) 眼窩周囲の皮下組織や副鼻腔，口腔などの化膿性病変が眼窩隔膜を越え生じる場合，2) 外傷・手術による眼窩への細菌の直接的な侵入，3) 肝膿瘍や感染性心内膜炎など遠隔の感染巣から血行性に波及，が考えられる．眼窩内壁，下壁を構成する骨は薄く，とくに篩骨篩板は薄いため副鼻腔の感染や炎症は眼窩内へ波及しやすい．

　治療が遅れると眼窩膿瘍，眼窩骨膜下膿瘍（図1）を生じ，さらに進行した場合は海綿静脈洞血栓症となる可能性もある．

　原因菌としてはグラム陽性球菌，とくにブドウ球菌（*Staphylococcus aureus*）が多いとされるが，小児ではインフルエンザ菌（*Haemophilus influenzae*）が原因のこともある．副鼻腔や口腔からの波及では嫌気性菌感染，真菌感染の可能性もあることを忘れてはならない．

　眼瞼周囲の発赤，腫脹，疼痛や球結膜の充血，浮腫などを自覚し眼科を受診することが多い（図2）．また，発熱，全身倦怠感などの自覚症を伴う場合もある．通常は片眼性であるが，病状が進行すれば両眼性のこともある．眼窩内組織の炎症性浮腫により初期より眼球突出

＊Takatoshi Sakaguchi & ＊Yasuo Suzuki：手稲渓仁会病院眼科
〔別刷請求先〕坂口貴鋭：〒006-0811 札幌市手稲区前田1条12丁目12-1-40　手稲渓仁会病院眼科

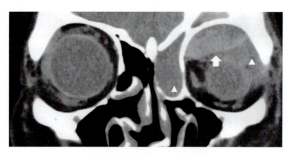

図1 骨膜下膿瘍のMRI像
眼窩上方に骨膜下膿瘍（⇨），副鼻腔と眼窩外上方にも炎症による高信号（▷）を認める．

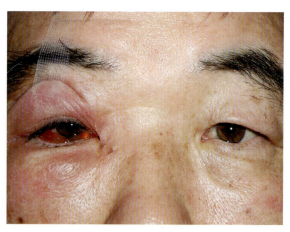

図2 右眼窩蜂巣炎
眼瞼，結膜に著明な発赤，腫脹を認める．

（眼瞼腫脹ではない！）が生じやすく，眼球突出を認めた場合は病変が眼窩隔膜を越えていると考える．膿瘍を形成すれば眼窩内組織への圧迫も加わり，眼窩先端部症候群を呈する場合もある．さらに病状が進むと海綿静脈洞へ感染が波及し，さらには感染性髄膜炎などを発症し生命にかかわる．わずか数日で中枢への感染が起こる可能性もあり，早期に適切な治療を行う必要がある．

診断においては補助検査として画像検査，採血を行う．他疾患との鑑別のためCT，MRIを施行する．異物が疑われる場合は金属の可能性も考慮しCTを選択する．採血では白血球数や，C反応性蛋白（C-reactive protein：CRP），血沈を調べる．蜂巣炎では好中球主体の白血球増加，分画左方移動をみる．また，投与する抗菌薬の種類や量を決定するために腎機能や肝機能の検査も必要である．眼脂や化膿巣からの排膿物，可能であれば膿瘍から穿刺・排膿を行い培養に提出するが，眼脂の場合は皮膚常在菌などを検出していることも多いため参考程度に考える．

おもな鑑別疾患としては麦粒腫，霰粒腫などの眼瞼炎症性疾患，特発性眼窩炎症などがある．特発性眼窩炎症では画像検査，採血を行っても鑑別が困難な場合もある．甲状腺眼症や悪性リンパ腫などでも眼瞼・結膜の発赤・腫脹，眼球突出がみられる．

眼窩蜂巣炎の治療

治療は抗菌薬の投与による保存的治療と手術治療とがある．基本は抗菌薬投与による保存的治療である．年齢や肝機能，腎機能を参考に可能な範囲で最大量の投与を行う．小児では全身管理が必要な場合も多く，小児科との連携を要する．2日間投与を行ったところで効果判定を行い，効果がないか不十分であれば抗菌薬の変更を検討すべきである．

眼窩隔膜前蜂巣炎では抗菌薬内服での治療も可能だが2，3日で改善がみられない場合は点滴投与への変更を躊躇すべきではない．

膿瘍を形成している場合も抗菌薬の投与を行うが，効果が得られない場合は手術による切開，排膿を早期に検討する[4]．ただし治療開始直後は治療効果出現の遅れで改善がないようにみえることもあるため，視力や痛みの程度，採血検査結果などを総合して慎重に判断する．

異物が原因の場合は異物を取り除かなければ抗菌薬で一時的に改善が得られても再燃するため，手術により異物を除去する必要がある．

眼窩隔膜前蜂巣炎の場合，起因菌はブドウ球菌や化膿性レンサ球菌が多い．内服薬で治療する場合はメイアクト®，フロモックス®，クラビット®などを投与する．

眼窩深部にまで感染が進展したものや膿瘍を形成した場合は，入院のうえ点滴治療を行う．原因菌が特定されている場合は，その感受性に従った抗菌薬選択を行うことは当然である．しかし，原因菌が不明の場合は広域抗菌薬（セファメジン®など）を選択する．効果が得られない場合は嫌気性菌感染，メチシリン耐性黄色ブドウ球菌（methicillin-resistant *Staphylococcus aureus*：MRSA）感染を疑い有効な薬物（前者はロセフィン®，ユナシン®，後者はバンコマイシン®）への変更を検討する．

炎症が重篤な場合はステロイドを併用することもある．

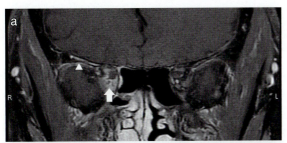
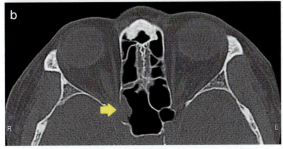

図3 真菌性眼窩先端部症候群の画像検査所見
a：真菌性眼窩先端部症候群の造影MRI冠状断像．眼窩先端部から海綿静脈洞に造影効果のある陰影（⇨），脳底部硬膜肥厚（▷）もみられる．b：同症例のCT．骨破壊像がみられる（⇨）．

眼窩先端部症候群の原因と診断

　眼窩先端部症候群は先に述べたとおり眼窩先端部の病変により，上眼窩裂を通る各神経の障害に加え視神経障害を呈したものである．したがって，原因となる疾病は，炎症，感染症（細菌・真菌），外傷，副鼻腔炎，副鼻腔囊胞，腫瘍（IgG4関連眼疾患，悪性リンパ腫など）など多岐にわたる．既往，経過，症状から，診断価値の高い検査を系統だって進め総合的に判断する．

　自覚症として複視，視力低下，疼痛などがみられ，眼窩内に強い炎症があれば眼瞼や球結膜の充血，浮腫も起こり開瞼困難になる症例もある．視神経障害の有無を調べるには相対的瞳孔求心路障害（relative afferent pupillary defect：RAPD）を確認するのが簡便である．原因鑑別のため全身状態の把握も重要である．高齢者や抗癌剤使用，重症糖尿病などの免疫抑制状態であれば細菌や真菌感染，それらの遠隔からの波及などが疑われる．副鼻腔炎や副鼻腔の手術歴などがあれば副鼻腔病変の波及が考えられる．

　眼窩先端部症候群が疑われる場合は画像検査を行う．CTあるいはMRIで軸断，冠状断を撮影するが可能なら造影を行う（図3）．肥厚性硬膜炎では造影を行わない場合見逃してしまうこともある．画像の特徴から疾患を

表1 CT，MRI

眼窩先端部病変 ➡	眼窩先端部症候群以外の疾患を検討
↓なし あり	上眼静脈拡張では内頸動脈海綿静脈洞瘻の可能性あり
眼窩先端部症候群	
↓	
眼窩先端部以外の病変の確認	
CTで骨破壊像あり：悪性腫瘍，真菌感染，多発性血管炎性動脈炎	
活動性副鼻腔炎：細菌感染，真菌感染	
眼窩上・下神経の肥厚：IgG4関連眼疾患	
硬膜肥厚（造影効果あり）：感染（真菌・結核など）	
炎症（多発性血管炎性動脈炎など）	
IgG4関連疾患	

表2 採血

細菌：白血球数の増加（白血球分画の左方移動あり）
真菌：カンジダ抗原，β-Dグルカン
炎症：MPO-ANCA，PR3-ANCA，各種抗体
ANCA関連血管炎（多発性血管炎性動脈炎など）：MPO-ANCA，PR3-ANCA
IgG4関連疾患：血中IgG4値（135 mg/dl以上）
腫瘍：腫瘍マーカー
転移性腫瘍：CEA，SCCなど
IgG4関連疾患：血中IgG4値
悪性リンパ腫：可溶性IL-2レセプター抗体など

鑑別していく（表1）．外傷の場合は眼窩内異物の可能性に注意する．金属異物であればMRIは禁忌である．眼窩先端部の画像では炎症と真菌感染の区別が困難なこともある．引き続き採血を行うが鑑別疾患を念頭におき内容を検討する．考えられるおもな原因疾患に対し確認すべき採血内容を（表2）に示す．真菌が原因であっても必ずしも結果が陽性とはならないため，真菌を否定するときは十分な根拠をもって行い，ステロイドパルス療法を診断的治療として行ってはならない．原因不明の有痛性の炎症はTolosa-Hunt症候群として知られる．腫瘍の場合は悪性腫瘍の遠隔転移，眼窩原発ではIgG4関連眼疾患や悪性リンパ腫などが考えられる．海綿静脈洞の病変では内頸動脈海綿静脈洞瘻や動脈瘤などが考えられる．

眼窩先端部症候群の治療

　細菌感染によるものについては眼窩蜂巣炎でおおむね述べたのでそちらを参照されたいが，眼窩外の細菌感染であっても抗菌薬投与が基本である．

　特発性眼窩炎症ではステロイド投与を行う．眼窩先端

部症候群を呈している重症例では入院にての大量投与も考慮する．

真菌感染が疑われた場合は抗真菌薬の投与を行う．同時に，副鼻腔病変がみられる場合は耳鼻咽喉科に依頼し生検を行う．起因菌としてはカンジダ，アスペルギルス，クリプトコッカスなどがあげられるが，中枢まで浸潤した場合は5割が死亡するとの報告もあり，感染症内科などとの連携が重要である．副鼻腔からの浸潤ではアスペルギルスが多く，ブイフェンド®が第一選択薬である．効果は自覚症の改善，他覚的所見を確認していくが治療にすぐには反応しないことも多く，β-Dグルカン，カンジダ抗原などの数値の改善を適宜確認し参考にする．炎症との区別が困難な場合があり炎症と判断しステロイド治療を行うこともあるが，ステロイドへの用量依存性を認めたり，十分量の投与でも悪化する場合は真菌感染を疑うべきである[5]．

腫瘍の場合は手術となるが眼窩先端部は頭蓋底からのアプローチが必要であり，眼窩先端部に限局している場合は脳神経外科と相談が必要である．眼窩前方まで腫瘍が進展していれば生検目的での部分切除も可能と考えられるが，全身状態や疑われる腫瘍により慎重に決定すべきである．IgG4関連疾患による腫瘍性病変であれば，生検を行い診断確定できればステロイド投与により改善が見込まれる．悪性リンパ腫であれば全身検査が必要であり，他に病巣がない場合は局所への放射線治療が有効である．

内頸動脈海綿静脈洞瘻や動脈瘤の場合は脳神経外科に紹介するが，眼窩先端部症候群を呈している場合は早急に手術が必要となる．

文　献

1) 高比良雅之：2眼窩，眼瞼　眼窩，眼の発生と解剖・機能（大鹿哲郎編），専門医のための眼科診療クオリファイ30．p30-32，中山書店，2016
2) 大出尚郎：眼窩先端部症候群，上眼窩裂症候群，海綿静脈洞症候群．今日の眼疾患治療指針（大路正人，後藤　浩，山田昌和ほか編）．第3版，p679-680，医学書院，2016
3) 安積　淳：眼窩蜂巣炎．今日の眼疾患治療指針．第3版，p724-725，医学書院，2016
4) 髙村　浩：眼窩蜂窩織炎と骨膜下膿瘍の診断．眼手術学1総論・眼窩（大鹿哲郎，後藤　浩編），p366-369，文光堂，2014
5) 栗原拓治：眼窩先端部症候群・上眼窩裂症候群．これならわかる神経眼科（根木　昭，樋田哲夫，大鹿哲郎ほか編），眼科プラクティス5，p236-237，光文堂，2005

*　　　*　　　*

Q3 眼窩腫瘍の種類，診断，治療について教えてください

回答者　柿﨑裕彦*

- 眼窩腫瘍は中途失明の原因となりうる．
- 眼科医の仕事は，眼窩腫瘍の存在に気づいてあげることである．
- 眼球突出などの典型的な所見を示さず，一般的な眼科所見しか示さない眼窩腫瘍もある．
- 視力と眼球所見が合わないときはCTを撮影する．
- 眼窩腫瘍の治療では，手術のほか，放射線治療や薬物治療も行われる．

はじめに

眼窩とは解剖学的に「眼窩隔膜や結膜，眼球よりも後方にあり，かつ眼窩骨壁に囲まれた部分」と定義される[1]．この部位に発生する腫瘍が「眼窩腫瘍」といわれる．

眼窩腫瘍は，眼窩内の狭いスペースで発生・増大することから，眼組織を直接的，間接的に傷害し，失明を引き起こしうる．「失明」とは，矯正視力で0.05～0.1以下の状態である[2]．

眼窩腫瘍によって失明が生じる原因として，以下のものがあげられる．

1) 視神経の直接的傷害：視神経またはその周囲腫瘍による傷害
2) 視神経の間接的傷害：圧迫性視神経症
3) 重度眼球突出による兎眼のため，角膜穿孔，角膜感染症を起こした場合
4) 治療介入による失明：手術操作による視神経傷害，放射線治療による合併症，眼窩内容除去術を施行した場合など

本稿では，中途失明を起こしうる眼窩腫瘍に関して，その分類，診断，治療について述べる．なお，4)に関しては本稿の対象範囲外であるため割愛する．

眼窩腫瘍の分類

眼窩腫瘍は，その発生母地から上皮性と非上皮性に大別され，それぞれ良性，悪性がある．

1. 上皮性腫瘍

上皮性腫瘍の大部分は涙腺から発生する．涙腺は眼窩外前方に位置し，視神経から遠く離れているため，これによって失明を生じることは非常にまれである．涙腺多形腺腫，腺様嚢胞癌などがある．

2. 非上皮性腫瘍

眼窩内の非上皮性腫瘍は多岐にわたり，その発生母地によって症状が異なる．血管系（海綿状血管腫など），神経系（神経鞘腫，視神経鞘髄膜腫，視神経膠腫など），リンパ系（悪性リンパ腫，反応性リンパ過形成，IgG4関連眼疾患など），間葉系〔solitary fibrous tumour（＝Haemangiopericytoma）など〕があげられる．

眼窩腫瘍の診断

1. 眼科的診察

眼科全般を診療している眼科医にとって，眼窩腫瘍に遭遇することはまれである．しかし，交通事故のよ

---

*Hirohiko Kakizaki：愛知医科大学病院 眼形成・眼窩・涙道外科
〔別刷請求先〕 柿﨑裕彦：〒480-1195 愛知県長久手市岩作雁又1-1　愛知医科大学病院 眼形成・眼窩・涙道外科

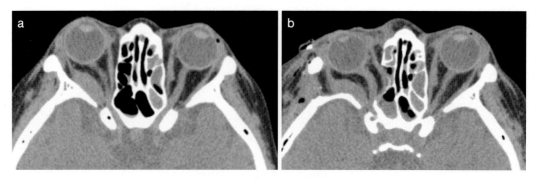

図1 右外直筋の転移性腫瘍
筋腹が腫大しているが,腱は正常に保たれている.視神経は圧排され,この症例では視神経症を生じたため,外側壁減圧を行った(b).

に,そのような患者は突然やってくる.眼科医としての仕事は「眼窩腫瘍の存在に気づくこと」といっても過言ではない.そして後医を紹介する.

まずは,眼科医として「眼窩腫瘍の存在に気づく」ために知っておいてほしいことを述べる.

a. 診察において心がけてほしいこと

①患者を診察室に迎えるときには,診察室の電灯をつけておく

一般的に,人と会うときにあえて部屋を暗くしておくことはないであろう.眼科ではついつい部屋の電灯を消したまま患者に入室を促すことがあるが,社会通念上,また診療上,これは注意すべき点である.

診断学の基本は「視診」である.患者の顔つき,眼つき,歩き方から得られる情報は多い.とくに眼窩腫瘍の診察においては,眼球突出,眼球偏位,眼瞼腫脹など,眼窩腫瘍を疑わせる特異な所見を「視診」によって瞬時に発見することができる.部屋を明るくするだけで患者から得られる情報量は飛躍的に増加する.

②違和感を大切にする

「あれっ,おかしいな?」と思ったら,その「おかしさ」をとことん追及する.正確な診断はそのような些細なことから始まるのである.

b. 眼窩腫瘍診断のコツ

眼窩腫瘍は,その位置によって特徴的な症状を示す.たとえば,球後腫瘍であれば眼球突出を,眼球周囲の腫瘍であれば眼球偏位を,涙腺腫瘍であれば多くで眼瞼腫脹を生じる.患者がこれらを主訴として受診してきたらその診断は容易であるが,そうもいかないのが世の常である.

眼窩腫瘍の患者であっても,一般的な眼症状を主訴として眼科を受診することはまれではない.視力低下,視野障害,眼球運動障害などである.まれに眼球陥凹を示すこともあり,プロスタグランジン点眼の副作用とばかり思っていると痛い目にあってしまう.

このような患者の診断のコツを以下に述べる.

①視力低下・視野障害

まず銘記しておいてほしいことは,「視力と眼球所見が合わないときはCTを撮れ!」ということである.視力と眼球所見が合わない病態には,視神経疾患や網膜疾患もあり,それぞれ限界フリッカ(critical flicker fusion frequency:CFF)や電気生理学的検査が有用である.しかし,頻度としては,眼窩腫瘍や甲状腺視神経症などの眼窩疾患が多い.CT1枚の撮影が,患者のその後を劇的に変化させることを知っておいてほしい.

視野障害に関しては,視神経腫瘍もしくは脳腫瘍では,その位置によって典型的な視野異常を示す(両耳側半盲や同名半盲).眼窩腫瘍ではおもに先端部腫瘍による圧迫性視神経症が視野障害の本体となるため,典型的な視野異常を示さず,非典型的な「島状」の視野欠損を生じうる.

②眼球運動障害

眼窩腫瘍が大きくなると,眼窩内の狭さからその体積効果が前面に出て,眼球運動障害を生じることがある.その際は多くで眼球突出も同時に生じているため,診断は容易である.位置的な問題もあろうが,上転制限を示すものが多い.

そのほか,外眼筋への転移性腫瘍によって眼球運動障害を生じることもある.この場合,筋の動きや伸展がかなり制限され,「動かない眼」となっていることが多い.病歴が明らかになっていればその診断は容易であるが,

そうでない場合は画像における筋の形態が診断の決め手となる．典型的な画像所見は，筋腹だけが肥大し，腱は細いままである（図1）．このような筋をみたら悪性腫瘍の眼窩転移を疑い，全身CTやPETなどの全身検索行う．なお，眼窩転移しやすい腫瘍は，男性では肺癌，女性では乳癌となっている[3]．

2. 画像診断

眼窩腫瘍の画像診断としてはCTおよびMRIを用いるのが一般的である．

CTは多くの施設に設置されており，検査時間が短いという利点がある．また，腫瘍と眼窩骨との位置関係，腫瘍による骨変化（菲薄化，骨破壊），腫瘍内の石灰化を知るうえで有用である．

MRIでは通常，充実性腫瘍はT1強調像，T2強調画像ともに脳灰白質と比較して低～等信号を，血管性または囊胞性腫瘍ではT1強調像において低信号，T2強調像において高信号を示すことが多い．一方，T1強調像において高信号，T2強調像において低信号を示す場合には，悪性黒色腫を疑う．

悪性リンパ腫，転移性腫瘍，悪性腫瘍の眼窩転移が疑われる場合は，全身検索の目的で全身CT，PET，シンチグラフィーなどの検査を行う．

3. 病理組織学的検査

腫瘍の確定診断には，病理組織学的検査が必須である．とくに悪性リンパ腫においては，病理組織学的診断結果が治療内容を左右するため，非常に重要である．リンパ増殖性疾患や神経系腫瘍などでは免疫染色も追加で行われる．

4. その他の検査

a. 血液検査

リンパ増殖性疾患の鑑別のため，IgG，IgG4，β2マイクログロブリン，可溶性IL-2受容体などの血液検査が行われる．

b. フローサイトメトリー

フローサイトメトリーとは，細胞を懸濁させた液体を細胞が一列になるような状態にして，それにレーザー光を当てて反射光を測定し，その光の強さを電気信号に置き換えて定量化，細胞の一つひとつの情報を自動的にサンプリングする方法である．眼科領域ではおもにリンパ増殖性疾患の鑑別のために用いられる．

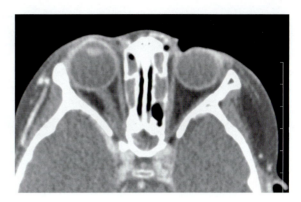

図2　視神経膠腫

眼窩腫瘍の治療[4]

以下に眼窩腫瘍に対する一般的な治療方針を述べる．

1. 経過観察

小さな良性腫瘍で悪性化の可能性が小さく，かつ視機能障害を生じていないものは経過観察とする．1年に1回程度，MRIで腫瘍の大きさの変化を確認する．

2. 手術

眼窩腫瘍は可能であれば全摘出が望ましい．一方，反応性リンパ過形成やIgG4関連眼疾患では薬物・放射線治療が奏効するため，病理学的診断のため，また合併症を可及的に回避するため，生検に留めることとなっている．

腫瘍への到達法として，経結膜・涙丘アプローチ，経重瞼線アプローチ，swinging eyelidアプローチなど，整容面に配慮した方法を用いる．眼窩深部の腫瘍に対しては，術野を拡大するために，眼窩外側壁の骨切りを行ったり，鼻内視鏡下で眼窩内下壁の骨を除去することもある．脳神経外科や耳鼻咽喉科と協同で手術を行うこともある．

悪性腫瘍であっても小さいものは全摘出が可能であるが，大きな腫瘍は眼窩内容除去術の適応となる．

3. 薬物治療

反応性リンパ過形成およびIgG4関連眼疾患にはステロイドが奏効する．

眼窩腫瘍に対する化学療法は，その腫瘍の薬剤感受性によって適応が決定される．悪性リンパ腫，白血病，転移性腫瘍，横紋筋肉腫などがその対象となる．

分子標的薬も一部の眼窩腫瘍に対して用いられている．もっとも一般的なのは抗CD20モノクローナル抗体であるリツキシマブであり，B細胞性リンパ腫に使用

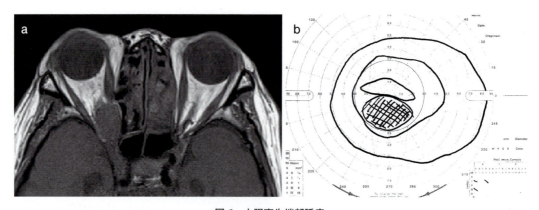

図3 右眼窩先端部腫瘍
a：CT．b：視野．下方に傍中心暗点を認める．

される．近年，涙腺癌に対しエルロチニブなどの分子標的薬を使用した報告が散見されるようになった[5]．

4. 放射線治療

放射線の感受性が大きい腫瘍に対しては，放射線治療を行う場合がある．悪性リンパ腫，炎症性疾患，転移性腫瘍，横紋筋肉腫などが対象となる．悪性黒色腫，腺様嚢胞癌，腺癌に対し，陽子線や重粒子線治療が有効である．髄膜腫に対してガンマナイフが用いられることもある．

放射線治療後の眼部合併症として，眼瞼皮膚傷害，ドライアイ，角膜症，網膜症，視神経症などがあげられる．とくに角膜症に関しては，放射線治療後に角膜穿孔を生じる症例の報告があり[6]，注意深い経過観察が必要である．

5. 眼窩減圧術：視力低下に対する治療

腫瘍の全摘出が不可能で，かつ圧迫性視神経症による視力低下を認める場合は，眼窩減圧術を行うことにより失明を回避することができる．

失明の原因となる疾患[4]

1. 腫瘍による視神経の直接的傷害：視神経（周囲）腫瘍によるもの

a. 視神経膠腫

視神経そのものに腫瘍ができた場合では，視神経膠腫が代表的である（図2）．これはおもに10歳以下の小児に生じる腫瘍で，視神経そのものが侵されるため，著しく視力が低下する．視神経膠腫は視神経束を覆う星状膠細胞と乏突起膠細胞が腫瘍化したものである．小児では神経線維腫症1型に合併することがある．小児の視神経膠腫は緩徐に進行する一方，成人では悪性例が多く（悪性視神経膠腫），急速に進行する視力障害を呈し，予後は不良である．小児，とくに乳幼児は視力低下を訴えないので，眼振や斜視が主訴になることもある．MRI上，視神経の拡大と，下方への屈曲（kinking）が認められる．これは腫瘍が視神経軸索周囲方向に進展することと眼窩下方への広がりが大きいことが理由である．

b. 視神経鞘髄膜腫

視神経膠腫のほかに視神経そのものにできる腫瘍として，視神経鞘髄膜腫がある．20歳以上の成人に多いこと（小児にも起こりうる），視力低下を訴えた場合は早期に眼科を受診するので，それほど視力低下が進行していない患者が多いこと，などが鑑別点になる．

視神経鞘髄膜腫は視神経を覆う髄膜から発生する．視神経に沿って取り巻くように成長するため，造影MRI画像において視神経の両脇が染まるtram-track signを示す．

c. 視神経周囲に形成される腫瘍

この種類の腫瘍はリンパ増殖性疾患に多い．眼窩内の脂肪結合織に形成された腫瘍が視神経周囲に進展する場合と，視神経周囲に限局する場合がある．多くで進行が緩徐なため，視力も緩やかに低下する．

2. 腫瘍による視神経の間接的傷害：圧迫性視神経症

視神経（周囲）腫瘍以外による圧迫性視神経症の原因として，1）眼窩先端部腫瘍，2）転移性腫瘍により外眼筋が腫大した場合があげられる．

a. 眼窩先端部腫瘍

眼窩先端部は狭いため，腫瘍が小さくてもその圧迫効果はかなり強烈である．直径10mm程度の腫瘍でも容易に視力低下を生じうる（図3）．

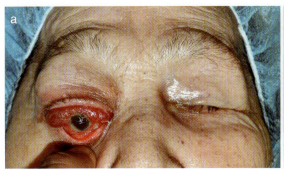
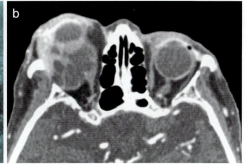

図4 重度の眼球突出による兎眼のために生じた角膜穿孔・角膜感染症

b. 転移性腫瘍により外眼筋が腫大した場合

外眼筋腫大による圧迫性視神経症は甲状腺眼症において高頻度に認められるが，眼窩腫瘍においても起こりうる（図1）．転移性腫瘍が多く，リンパ増殖性疾患においてもみられる．腫瘍による外眼筋腫大は，画像検査上，外眼筋の筋腹が主体となって肥厚するのが特徴的である．

3. 重度の眼球突出による兎眼のために，角膜穿孔，角膜感染症を起こした場合

きわめてまれであり，兎眼による角膜穿孔，角膜感染症を伴った眼窩腫瘍の症例報告は数例しかない．筆者らが経験した症例は，急激に腫瘍が増大した嚢胞状MALTリンパ腫で，重度の兎眼から角膜潰瘍，最終的に眼内炎に至った（図4）[7]．

おわりに

眼窩腫瘍の種類，診断，治療について，その概要を述べた．眼窩腫瘍に対して眼科医が行うべきもっとも重要な仕事は「眼窩腫瘍の存在に気づくこと」である．本稿によって眼窩腫瘍診療の垣根が少しでも下がればとてもうれしく思う．

謝辞：本稿を執筆するにあたり，資料を整えていただいた当科・角谷　聡先生に感謝します．

文　献

1) Kikkawa DO, Vasani SN：Ophthalmic facial anatomy, In：Oculoplastic surgery the essentials (Chen WP, ed), p1-19, Thieme, New York, 2001
2) 紺山和一：失明予防．眼科学Ⅱ（丸尾敏夫，本田孔士，臼井正彦編），p1493-1496，文光堂，2002
3) 辻　英貴：眼窩腫瘍の保存的治療．臨眼 56：1658-1664, 2002
4) 柿﨑裕彦：眼窩腫瘍の診断と治療　理詰めでいけばかなりシンプル！臨眼 70：462-466, 2016
5) Nie KK, Xu J, Gao C et al：Successful treatment of erlotinib on metastatic adenoid cystic carcinoma of the lacrimal gland. Chin Med J 131：1746-1747, 2018
6) Gore SK, Plowman NP, Dharmasena A et al：Corneal complications after orbital radiotherapy for primary epithelial malignancies of the lacrimal gland. Br J Ophthalmol 102：882-884, 2018
7) Mupas-Uy J, Kitaguchi Y, Takahashi Y et al：Cystic mucosa-associated lymphoid tissue lymphoma of lacrimal gland associated with vision loss：a case report. Am J Ophthalmol Case Rep 5：59-62, 2016

*　　*　　*

I 中途失明の可能性のある疾患とその検査/治療　8. 眼窩・涙腺・涙器

4

最近IgG4関連眼疾患という言葉をよく聞きますが，よく知りません．教えてください

回答者　上田俊一郎[*]　後藤　浩[*]

- IgG4関連眼疾患は，血清IgG4上昇および眼部へのIgG4陽性形質細胞浸潤による組織の腫大や肥厚を特徴とする疾患である．
- 典型例では両側涙腺の腫大を生じるが，片側性のほか，外眼筋の肥厚や三叉神経の腫大，眼窩内の限局性あるいはびまん性の腫瘤性病変がみられることもある．
- 視神経周囲の病変による視力低下や視野障害，外眼筋肥厚による眼球運動障害をきたすことがある．
- 副腎皮質ステロイドの内服により速やかに改善が得られるが，減量に伴い再発をきたすことも多い．

はじめに

　IgG4関連疾患は，血清IgG4値上昇および病変部位への著明なIgG4陽性形質細胞浸潤を特徴とする疾患概念である．膵臓，涙腺，唾液腺，肝胆道系，後腹膜と全身のさまざまな臓器に発症するが，涙腺などの眼組織も好発部位の一つであり，眼領域に発症した場合，IgG4関連眼疾患と称する．眼瞼の腫脹による整容的な問題のほか，ときに眼球運動障害による複視や視神経周囲の病変による視力および視野障害といった視機能障害に至ることがある．また，IgG4関連眼疾患の約半数は他臓器病変を伴い，臓器特異的な機能障害をきたすことがある．

　2015年にはIgG4関連眼疾患の診断基準が報告され[1]，眼科領域でもIgG4関連眼疾患の認知度が徐々に上がり，一般眼科医でもこの病名を耳にする機会は増えていると思われる．しかし，罹患部位や症状といった臨床像が広範囲にわたるため，疾患としての全体像の把握がむずかしい面もある．

　本稿ではIgG4関連眼疾患の診断基準制定に至る経緯から，疫学，臨床症状といった背景の解説ととともに，本症を特徴づける病理組織学的所見，さらに治療について解説する．

IgG4関連眼疾患の診断基準

　IgG4関連疾患の歴史は，Hamanoらによる2001年の自己免疫性膵炎における血清IgG4高値の報告[2]を端緒としている．その後，Mikulicz病や一部の間質性腎炎など，多岐にわたる病態がIgG4と関連することが，おもにわが国から数多く報告された．その後，全身の諸臓器にわたるIgG4関連疾患を包括する診断基準が2012年にわが国から提唱された[3]．このようにIgG4関連疾患は日本から多くの情報発信が行われてきた疾患概念といえる．

　眼科領域においては，いわゆるMikulicz病における涙腺病変の生検が比較的容易なこともあって，病理組織学的検索を含めた知見が蓄積されていき，たとえば他臓器では高頻度にみられる花筵状線維化や閉塞性静脈炎はまれであることが判明していった．ただし，涙腺がIgG4関連疾患の好発部位であることは疑いの余地がないものの，症例の蓄積に伴って外眼筋や視神経周囲などの眼組織にもしばしば肥厚性，あるいは腫瘤性病変がみ

[*]Shunichiro Ueda & [*]Hiroshi Goto：東京医科大学臨床医学系眼科学分野
〔別刷請求先〕上田俊一郎：〒160-0023 東京都新宿区西新宿6-7-1　東京医科大学臨床医学系眼科学分野

表1 IgG4関連眼疾患の診断基準

1) 画像所見で涙腺腫大，三叉神経腫大，外眼筋腫大のほか，さまざまな眼組織に腫瘤，腫大，肥厚性病変がみられる． 2) 病理組織学的に著明なリンパ球と形質細胞の浸潤がみられ，ときに線維化がみられる．IgG4陽性の形質細胞がみられ，IgG4（＋）/IgG（＋）細胞比が40％以上，またはIgG4陽性細胞数が強拡大視野（×400）内に50個以上，を満たすものとする．しばしば胚中心がみられる． 3) 血清学的に高IgG4血症を認める（>135mg/dl）
確定診断群（definite）：1）＋2）＋3） 準確診群（probable）：1）＋2） 疑診群（possible）：1）＋3） 鑑別疾患：Sjögren症候群，リンパ腫，サルコイドーシス，多発血管炎性肉芽腫症，甲状腺眼症，特発性眼窩炎症，細菌・真菌感染による涙腺炎や眼窩蜂巣炎． 注意：Mucosa-associated lymphoid tissue（MALT）リンパ腫はIgG4陽性細胞を多く含むことがあり，慎重な鑑別が必要．

（文献1より引用）

られることが明らかにされていった．すなわち，眼科領域におけるIgG4関連疾患の臨床・病理像に即した診断基準の必要性が生じてきたことから，先の包括診断基準を基にして眼病変に特化したIgG4関連眼疾患の診断基準が新たに提唱された[1]．

IgG4関連眼疾患の診断基準（**表1**）では，病変の多様性を反映して，涙腺，三叉神経，外眼筋のほかさまざまな眼組織に腫瘤，腫大，肥厚性病変がみられる可能性が記載され，さらに病理組織学的所見としての特徴を追記している．これらの臨床的特徴，病理組織学的所見，さらに血清IgG4値の上昇の3項目を満たした数によって，それぞれ確定診断群，準確診群，疑診群に分類されている．

臨床的背景

2013年に実施されたわが国の多施設調査[4]によれば，眼窩におけるリンパ増殖性疾患1,014例の病理組織診断の内訳はMALTリンパ腫が404症例（39.8％）に対して，IgG4関連眼疾患が219症例（21.6％）であり，IgG4陽性MALTリンパ腫も44症例（4.3％）にみられた．すなわち，眼窩リンパ増殖性疾患の約1/4にIgG4が関与しているという結果であり，決して少なくない患者が存在することが明らかにされた．また，IgG4関連眼疾患の年齢の中央値は62歳（23～90歳）で，若年から悪性腫瘍との鑑別が問題となる高齢者まで，幅広い年齢層で発症しうることも判明した．一方，明らかな性差はみられなかった．

罹患臓器は涙腺病変が主体となるが，2015年にわが国で行われた複数の施設による調査[5]では，65症例のIgG4関連眼疾患のうち涙腺病変（**図1**）を有していたのは57症例（87.7％）であり，34症例（52.3％）では涙腺以外にも眼病変を有していた．その内訳は，三叉神経腫大25症例（38.5％），外眼筋腫大16症例（24.6％），眼窩びまん性病変15症例（23.1％），眼窩内腫瘤11症例（16.9％），眼瞼皮下病変8症例（12.3％）であった．また，視力低下をきたした症例が6症例（9.2％），眼球運動障害が8症例（12.3％）にみられたとされる．自験例の検討でも全92例のうち12％に視力低下がみられ，その原因はおもに視神経周囲の病変による圧迫が原因と考えられた（**図2**）．眼球運動障害も24％にみられ，治療にもかかわらずこれらの視機能障害が後遺症として残存する症例もある．

IgG4関連眼疾患はさまざまな眼組織の病変により多彩な眼症状を生じるため，常に鑑別診断として考慮することが重要となる．もっとも典型的な症状は両側涙腺の腫大による眼瞼腫脹であるが，腫大には左右差を伴うこともあり，外見上は片側病変であっても本症の可能性は否定できない．実際，片側のみの涙腺が腫大していることもある．本症の約12％の例では涙腺に病変を認めず[5]，外眼筋の腫大や視神経周囲病変から生じる眼球運動障害や視力低下が主症状となることもある．むろん，両側涙腺の対称性腫大と唾液腺の腫大を伴う，いわゆるMikulicz病は，そのほとんどがIgG4関連眼疾患と考えてよい．

いずれにしてもIgG4関連眼疾患が疑われる場合は，画像検査（眼窩MRIもしくはX線CT）および血清IgG4を含めた血液検査を行い，可能であれば組織生検も行って診断を確定していくことが望ましい．

病理組織学的所見

「IgG4関連眼疾患診断基準」では，臨床所見，画像所見，血清学的所見，病理組織所見を組み合わせ，総合的に評価，診断していくことになるが，免疫染色を含めた病理所見は特異度も高く，診断の鍵を握っている．したがって，他臓器においてすでにIgG4関連疾患の診断が確定している症例を除き，可能なかぎり生検による診断の確定に努めるべきである．

IgG4関連疾患の病理組織像の特徴は，IgG4陽性細胞

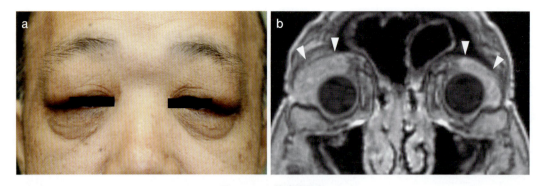

図1 IgG4関連眼疾患
a:両側上眼瞼の腫脹. b:ガドリニウム造影T1強調MRIでは,造影効果を伴う両側涙腺の腫大(▷)がみられる.

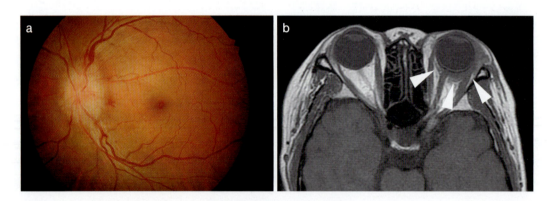

図2 視力低下をきたした症例
a:眼底には視神経乳頭の発赤腫脹と網膜静脈の拡張,蛇行がみられる. b:T1強調MRIでは眼球後方に視神経を囲むような病変(▷)が確認される.

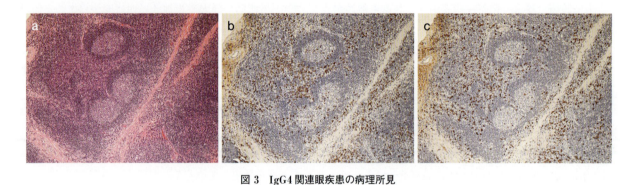

図3 IgG4関連眼疾患の病理所見
a:ヘマトキシリン・エオジン染色.リンパ濾胞の形成と,その周囲にリンパ形質細胞浸潤がみられる. b:免疫染色(IgG染色).
c:免疫染色(IgG4染色).浸潤する形質細胞の多くがIgG4を発現し,IgG4/IgG陽性細胞比は50%程度である.

を伴うリンパ球・形質細胞浸潤,花筵状の線維化,閉塞性静脈炎とされている.しかし,眼領域においては後者の二つの所見を有する症例はほとんどみられないことから,IgG4関連眼疾患の診断基準においても,これらの組織学的特徴についてはあえて言及していない.また,IgG4陽性細胞/IgG陽性細胞比やIgG4陽性細胞数も,生検で得られる検体量が比較的豊富なことが多いため,

包括的診断基準よりもやや条件を厳しく設定していることに留意したい.

もっとも頻度が高い涙腺におけるIgG4関連眼疾患では,しばしば組織学的にリンパ濾胞がみられ,濾胞周囲には多くのリンパ球や形質細胞が浸潤し,後者の多くが,免疫染色でIgG4陽性を示す(図3).なお,導管の周囲を中心に多少の線維化を伴うことがあるが,線維化

の有無や程度は症例によって差があるため，診断的意義は他臓器と比べて低い．

これらの組織学的所見，とくに涙腺に生じるIgG4関連眼疾患の病理組織像は，MALTリンパ腫や非特異的炎症と類似しているだけでなく，MALTリンパ腫や非特異的炎症においてもIgG4陽性細胞の浸潤や血清IgG4値の上昇がみられることがある．したがって，眼窩におけるこれらのリンパ増殖性疾患では，病理組織学的検索のみで評価することは誤診につながる恐れもあるため，サザンブロッティングによる免疫グロブリン遺伝子再構成の有無の確認や，フローサイトメトリーによる浸潤細胞の表面マーカーを解析し，総合的に判断していく必要がある．

治療

IgG4関連疾患の治療戦略は，副腎皮質ステロイド（ステロイド）の全身投与が基本となる．一方，IgG4関連眼疾患のなかでも頻度の高い涙腺の腫大がもたらす主症状は眼瞼の腫脹であり，整容的な問題のみであることも多い．したがって，診断確定後は必ずしも全例が治療の適応となるわけではない．反対に視機能に影響を及ぼしているような症例では，不可逆的な変化をきたす前にステロイドによる治療を開始する必要がある．

実際の治療であるが，通常はプレドゾロン0.5〜0.6 mg/kg/日から内服を開始し，症状，所見に合わせて2週間〜1カ月ごとに減量していく．多くの場合，ステロイドには速やかに反応し，腫大，肥厚した病変の縮小とともに臨床症状の改善がみられる．このように，ステロイド治療に対して良好な反応を示すこともIgG4関連眼疾患の特徴といえる．視神経周囲病変や外眼筋病変であっても，初発例で発症後まもない症例であれば治療が奏効し，視機能の改善も期待できるが，治療の開始が遅れた場合には視力障害や視野障害が残存してしまうこともあるので，治療を行うのであれば診断確定後，早期にステロイドの内服を開始すべきである．

本症はステロイド治療に対する反応が良好な一方，ステロイド減量時あるいは投与中止後の再燃がしばしば問題となる．なかにはステロイドを中止することができず，維持療法として長期投与を強いられることもある．多くの場合，プレドニン10 mg/日以下の投与で維持可能であるが，いずれにしても長期投与を余儀なくされる症例では，耐糖能異常や骨粗鬆症，ニューモシスチス肺炎などの副作用に留意しなければならない．

なお，ステロイドから離脱できない症例や，副作用などの理由でステロイドの継続投与が困難な症例に対して，欧米では抗CD20モノクローナル抗体であるリツキシマブによる治療の有効性を示す報告があるが，現状ではわが国での使用はむずかしい[6]．

文献

1) 後藤 浩，高比良雅之，安積 淳；日本IgG4関連疾患研究グループ：IgG4関連眼疾患の診断基準．日眼会誌 **120**：365-368, 2016
2) Hamano H, Kawa S, Horiuchi A et al：High serum IgG4 concentrations in patients with sclerosing pancreatitis. *New Engl J Med* **344**：732-738, 2001
3) Umehara H, Okazaki K, Masaki Y et al：Comprehensive diagnostic criteria for IgG4-related disease (IgG4-RD), 2011. *Mod Rheumtol* **22**：21-30, 2012
4) Japanese study group of IgG4-related ophthalmic disease：A prevalence study of IgG4-related ophthalmic disease in Japan. *Jpn J Ophthalmol* **57**：573-579, 2013
5) Sogabe Y, Ohshima K, Azumi A et al：Location and frequency of lesions in patients with IgG4-related ophthalmic diseases. Graefe's archive for clinical and experimental ophthalmology＝*Albrecht von Graefes Archiv fur klinische und experimentelle Ophthalmologie* **252**：531-538, 2014
6) Carruthers MN, Topazian MD, Khosroshahi A et al：Rituximab for IgG4-related disease：a prospective, open-label trial. *Ann Rheum Dis* **74**：1171-1177, 2015

＊　＊　＊

I 中途失明の可能性のある疾患とその検査/治療　9. 眼外傷

 眼化学外傷・熱傷の重症度の判定と初期治療を教えてください

回答者　門田　遊*

- 受診前に流水で洗眼を10〜20分程度行い，原因物質を持参するよう指示する．
- 受診後は問診，視力測定，眼圧測定，細隙灯顕微鏡検査で重症度の判定まで迅速に行う．
- 重症度分類は結膜充血・壊死および角膜上皮欠損，palisades of vogt 消失の範囲をみる．
- 初期治療の基本は，洗眼，異物除去，消炎，感染予防である．
- 洗眼は結膜嚢の涙液 pH が正常化するまで繰り返し行う．

はじめに

眼化学外傷は，酸外傷とアルカリ外傷に大きく分かれ，とくにアルカリ外傷は重症化する可能性が高い．一般に酸外傷では広範囲に上皮障害を生じる反面，障害が組織表層にとどまることが多いが，アルカリ外傷では組織への侵襲が強く，短時間で深層まで障害が及ぶ[1]．アンモニアの浸透率はもっとも速く，3分未満で深部まで到達し，水酸化ナトリウム（苛性ソーダ）は3〜5分で到達する[2]．強アルカリの場合は，仕事中の受傷で労働災害となる例が多い．熱傷は，直接高温で組織蛋白が凝固，壊死を起こすが，50℃以下でも長時間接することで細胞内酵素が障害され壊死を起こす[3]．打ち上げ花火の中には，火薬が燃焼すると強アルカリである炭酸カリウムが発生し重症化することがある[4]．

重症度の判定

原因物質が酸・アルカリ・熱のいずれかあるいは複合されたものかどうか，曝露時間はどのくらいか問診を行う．原因物質の例を表1に示す．強アルカリ，高温，曝露時間が長い場合は重症になる可能性が高いと考える．原因物質を持参していれば名前，成分，酸あるいはアルカリか表示されていることが多い．中身がわからない場合は，pH試験紙あるいは本来の使用目的とは異なるが，尿検査の試験紙を用いて酸かアルカリか判断する（図1）．pH11.5より強いアルカリは，確実に角膜障害を起こすといわれている[2]．すばやく視力，眼圧測定を行い，

視診にて眼球以外の顔面に外傷がないか観察する．皮膚の外傷があれば深達度[3]を調べる（表2）．次に細隙灯顕微鏡で重症度分類を行う．重症度分類はわが国では木下分類[5]が広く知られており，結膜充血・壊死および角膜上皮欠損，palisades of vogt 消失の範囲をみる（表3）．結膜壊死の範囲，palisades of vogt の消失範囲が広いほど重症である（図2）．とくに木下分類3b以降はpalisades of vogt の完全消失により正常な角膜上皮の再生は期待できない．重症度分類を行った後は，結膜嚢の涙液pHを測定する．角膜の透見度が良好であれば前房内炎症および白内障の有無も確認する．結膜は上下の瞼結膜も観察して異物がないか調べる．

---

*Yu Monden：久留米大学医学部眼科学講座
〔別刷請求先〕門田　遊：〒830-0011 久留米市旭町67　久留米大学医学部眼科学講座

表1　眼化学外傷，熱傷の原因物質の例

酸	塩酸，バッテリー液（硫酸），硝酸，酢酸，一部のトイレ用洗剤
アルカリ	水酸化ナトリウム（苛性ソーダ），水酸化カリウム（苛性カリ），消石灰，生石灰，生コンクリート，モルタル，アンモニア，カビ取り剤，油除去用洗剤，パーマ液，毛染め液
熱	天ぷら油，タバコ，花火，アイロン，高温に溶解した金属

表2　熱傷の深達度と症状

Ⅰ度（表皮熱傷）	発赤，紅斑
Ⅱ度（真皮熱傷）	発赤，腫脹，水疱，びらん
Ⅲ度（全層熱傷）	蒼白，羊皮紙様

表3　急性期の重症度分類（木下分類）

grade 1	結膜充血 角膜上皮欠損なし
grade 2	結膜充血 角膜上皮欠損あり（部分的）
grade 3a	結膜充血あるいは部分的壊死 全角膜上皮欠損あり，palisades of vogt 一部残存
grade 3b	結膜充血あるいは部分的壊死 全角膜上皮欠損あり，palisades of vogt 完全消失
grade 4	半周以上の輪部結膜壊死 全角膜上皮欠損あり，palisades of vogt 完全消失

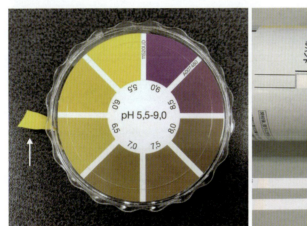
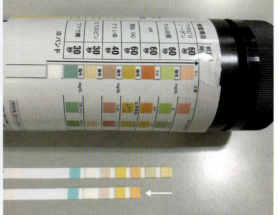

図1　pH試験紙
矢印の部分を結膜嚢の涙液に浸し，pHを測定する．

初期治療

1．洗　眼

　重症度に関係なく，早急に洗眼することが重要である．受診前に流水で洗眼を10～20分程度行うよう指示しておく．来院後も問診から重症度の判定まですばやく行い，生理食塩水による洗眼を開始する．皮膚に外傷がある場合は皮膚も生理食塩水で洗浄する．軽症の場合（木下分類2まで）は，洗眼瓶または洗眼ボトルなどで生理食塩水200～500 ml程度洗眼する．酸・アルカリ外傷では洗眼後に結膜嚢の涙液pHが正常（ヒトの涙液pHは7.4前後）になったことを確認する．通院の場合，生理食塩水点眼の処方が可能であれば，数日は頻回点眼して自己洗眼を行う．重症の場合（木下分類3a以降）は持続洗眼を行う．持続洗眼はベッド上仰臥位で，点眼麻酔後に開瞼器を装着し，生理食塩水ボトルに接続した点滴セットを額などに固定して眼表面に生理食塩水が滴下するようにする（図3）．痛みが出てきたら点眼麻酔を追加して，患者には可能であれば洗眼中は目を上下左右に動かしてもらい眼表面全体に生理食塩水が行きわたるようにする．木下分類3aであれば生理食塩水2,000～4,000 ml程度を数時間かけて行う．アルカリ外傷では，洗眼後に結膜嚢の涙液pHが正常化していても，時間が経過すると浸透していたアルカリにより戻ることがある．1時間以上経過して再度pH測定を行い，高ければ追加で持続洗眼を行う．木下分類3bあるいは4では，

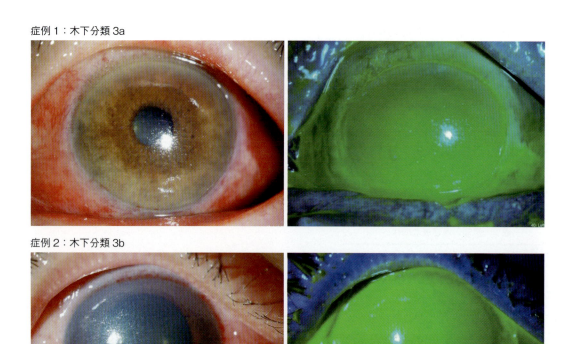

図2 重症例
症例1：77歳，男性，油除去用洗剤（アルカリ）がかかり受傷した．
症例2：46歳，男性，仕事中に水酸化ナトリウムがかかり受傷した．
症例3：42歳，男性，仕事中に生石灰が飛入し受傷した．

患者の理解が得られれば就寝，食事，トイレ以外の時間，すべて持続洗眼を行ってもよい．その場合は生理食塩水8,000ml程度を使用することになるので，1,000mlの生理食塩水ボトルで行うと頻回に交換しなくてよい．眼瞼にも外傷があるときは，点滴セットを2本にするなどして眼瞼にも生理食塩水がかかるようにする．結膜囊の涙液pHが正常化するまで続け，症例によっては数日～1週間かかることもある．

2．異物除去

固形物が含まれている石灰，コンクリート，金属片，花火のカスなどは綿棒，鑷子を用いて除去する．多量で上皮下に入り込むなど一度に除去できない場合もあり，数回，数日に分けてでも可能なかぎり除去する．同時に壊死組織もあれば除去する．

3．消　炎

炎症による眼圧上昇，癒着，瘢痕形成，上皮再生の妨

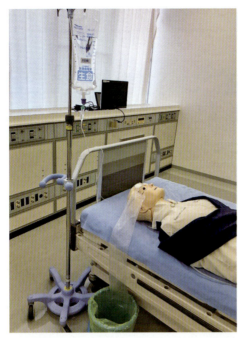
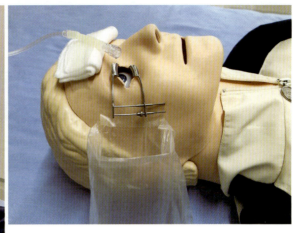

図3 持続洗眼の例
点眼麻酔後に開瞼器を装着し，生理食塩水ボトルに接続した点滴セットを額にガーゼとビニールテープで固定して，眼表面に生理食塩水が滴下されるよう位置を調節する（1,000 mlの点滴ボトル）．本来の使用目的と異なるが，傘袋の底をカットして筒状にし，ビニールテープでこめかみに固定してバケツに洗浄液が流れるようにする．

げになるため消炎は重要である．軽症の場合は，局所投与のみでベタメタゾン点眼4回から開始する．重症の場合は，局所投与はベタメタゾン点眼4回とプレドニゾロン眼軟膏の点入を1回就寝前とし，全身投与はメチルプレドニゾロン125 mgまたは250 mgを投与する．症状に応じて数日点滴を行う．非ステロイド性抗炎症薬の点眼は上皮修復を遅延させるため，使用を避ける[6]．

4. 感染予防

上皮欠損があると細菌感染を合併する可能性があるため，抗菌薬の点眼を行う．眼軟膏も積極的に併用する．

5. その他

眼圧上昇に対しては，上皮欠損の範囲が広いうちはアセタゾラミド内服を行い，眼圧降下薬点眼が必要な場合は上皮再生の妨げになりにくいものを選ぶ．眼瞼皮膚の熱傷がⅢ度の場合は，早急に植皮が必要なことがあるため，皮膚科あるいは形成外科に紹介する．結膜囊の涙液pHが正常化して角膜上皮の再生が不良な場合は，治療用コンタクトレンズを装用し，それでも上皮再生しない場合は羊膜パッチを検討する．

文　献

1) 中村隆宏：角膜化学外傷への対処法を教えてください．あたらしい眼科 **23**：104-106, 2006
2) Bizrah M, Yusuf A, Ahmad S：An update on chemical eye burns. *Eye* (Lond)．doi：10.1038/s41433-019-0456-5．[Epub ahead of print]，2019
3) 村松　隆：眼瞼・角結膜の熱傷．眼部救急医療/腫瘍（田野保雄監修），新図説臨床眼科講座第9巻，p42-45, メジカルビュー社，1999
4) 田原昭彦，松下五佳，遠藤亜有子ほか：進行性の眼障害をきたした花火による眼外傷の1例．臨眼 **69**：237-241, 2015
5) 木下　茂：化学腐食，熱傷．角膜疾患への外科的アプローチ（眞鍋禮三，北野周作監修），p46-49, メジカルビュー社，1992
6) 外園千恵：化学外傷．眼科薬物治療 A to Z（根木　昭，田野保雄，樋田哲夫他編），眼科プラクティス23，p88-90, 文光堂，2008

＊　　＊　　＊

Q2 強膜裂傷の診断と治療について教えてください．また，どの程度の外傷で硝子体手術を行うべきかについて教えてください

回答者　井上　真*

A

- 低眼圧，硝子体出血があれば強膜裂傷を疑う．
- 強膜裂傷を疑えば超音波検査や頭部CTなどの画像検査で十分に確認する．
- Occult ruptureを疑う場合は，診断的治療として，手術的に結膜を展開して全象限の眼球周囲を確かめる．
- 水晶体が眼内に確認できない，眼球の後方まで強膜裂傷が及べば予後不良の可能性が高い．
- 上脈絡膜出血があれば無理に一期的には硝子体手術を行わず，一次縫合のみに止めておく．硝子体出血のみであれば可能なかぎり一期的に硝子体手術を行う．

はじめに

　開放性眼外傷は，鈍的外力によって眼球内圧が上昇して眼球の内壁が離解する眼球破裂（globe rupture）と，鋭的外力によって眼球が穿孔して生じる穿孔性眼外傷（globe laceration, penetrating eye injury）に分けられる[1～8]．穿孔性眼外傷で穿孔した異物が眼内に残留すれば眼球内異物となる．異物が眼球を突き抜けて眼球の後方に到達した場合には二重穿孔となる．穿孔性眼外傷では異物が穿孔しているため，感染の可能性も念頭におかねばならない．強膜裂傷は穿孔性眼外傷と眼球破裂のいずれでも起こりうる．穿孔性眼外傷は異物が刺入する場所により角膜内，角膜輪部から外眼筋付着部まで，外眼筋付着部よりも後方，に3分類される．鈍的外傷では眼球壁が比較的薄い角膜輪部，外眼筋の付着部，内眼手術歴があれば術創に関連した部分が多い．一般的に穿孔性眼外傷では破裂創が小さいのに対して，眼球破裂では破裂創が大きい．これは穿孔性眼外傷では穿孔部から外力が逃げるのに対して，眼球破裂では外力が眼球内部から眼球全体にかかるためと考えられている．穿孔性眼外傷は若年の男性でおもに就労中や作業中に生じていることが多い．裂創は角膜などの前眼部に位置することが多く，初診時の視力が良好で最終視力も比較的良好とされる．一方，眼球破裂は高齢者の転倒によって生じることが多い．視力予後も穿孔性眼外傷に比べて不良とされ，とくに裂創が眼球後方まで到達している場合にはさらに予後不良であるとされている．

強膜裂傷があるか検索する

　強膜裂傷があるかどうかはしばしば診断に迷うことがある．これは角膜裂傷が検眼鏡的に明らかであるのに対して，強膜裂傷は結膜に覆われて診断しにくいからである．とくに外眼直筋の付着部位は外眼筋に隠れてわかりにくく，occult ruptureの好発部位である．眼底も硝子体出血を生じて透見不良であることも多い．診断は超音波検査やCT，MRIなどを駆使して行う（図1, 2）．眼球内，眼窩内異物を疑う場合にはMRIは注意する．金属異物が少しでも疑われる場合はMRIを避けたほうがよい．眼球が虚脱している場合は強膜裂傷を強く疑う．画像検査で水晶体が確認できないと予後不良であるという報告もあるが，変わりないという報告もある．水晶体が脱出しているようであれば，その衝撃の強さを示して

---

*Makoto Inoue：杏林大学医学部眼科学教室
〔別刷請求先〕井上　真：〒181-8611　東京都三鷹市新川6-20-2　杏林大学医学部眼科学教室

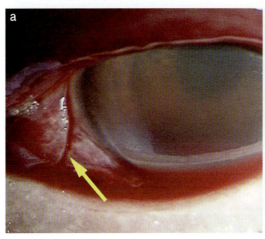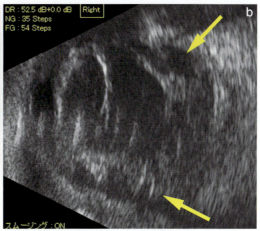

図1 鈍的打撲による眼球破裂
転倒して剪定した木の枝で右眼を打撲した．視力は光覚弁で眼圧は5mmHgの低眼圧であった．a：耳側に結膜下出血（⇨）とb：超音波検査で硝子体出血，眼球破裂を疑い，同日に全身麻酔で緊急手術を行った．全周の結膜を展開すると耳側の外直筋付着部に90°近く強膜裂傷がみられたため，一次縫合を行った．術後も眼底は透見不能であった．一次縫合の13日後に硝子体手術を行った．

いる可能性はある．網膜機能評価として網膜電図が有用である．強膜裂傷が疑われると角膜電極より皮膚電極で行うほうがよい．硝子体出血や網膜下出血，脈絡膜出血が多量に存在する場合には網膜電図がフラットになることもある．しばしば多量の網膜下出血で光覚が消失することもあり，網膜電図がフラット，もしくは光覚がないということで手術適応からはずれるわけではないが画像検査と合わせて慎重に対処する．まず考えないと行けないのは眼球の形状の温存である．一次縫合をしっかり行うことがその後の予後を決めると言っても過言ではない．鈍的な打撲で裂傷を生じやすいのは角膜輪部や外眼直筋付着部の強膜が菲薄化している部分である．角膜輪部は検眼鏡的に確認しやすいが前述のように直筋付着部はわかりづらく，深部の裂傷を疑った場合には診断的な手術で術中に確認することも重要である．低眼圧がない結膜下出血だけと思われても深部に裂傷があることがしばしばある．

確実な一次縫合

結膜を全周切開して，必要に応じて外眼直筋に制御糸をかけて裂創部位を同定する．裂創が外眼筋の下であっても確実に縫合するため，場合によっては切筋して裂創を縫合する．縫合には角膜縫合には10-0ナイロン糸を用いるが，強膜裂傷には非吸収糸である5-0ダクロン糸や6-0ナイロン糸のようなしっかりした縫合糸で断

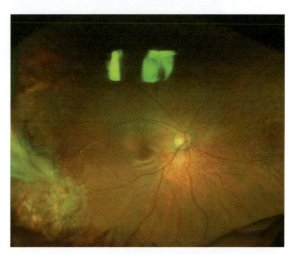

図2 図1と同一症例の2カ月後の眼底写真
シリコーンオイル下で網膜はほぼ復位しているが，下方に網膜剝離が残存している．

端縫合を行う．一次縫合の後で硝子体手術となる可能性が高いのでwater-tightに確実に縫合することが重要である．予防的に強膜裂傷をバックルに乗せるように輪状締結を追加してもよい．

硝子体手術を一期的に行うか

硝子体手術を一期的に行うかどうかは強膜裂傷の程度と眼底の状態による．硝子体出血のみであれば，眼内増殖の足場となる硝子体と出血と一緒に速やかに除去することが好ましい．強膜裂創には硝子体が嵌頓しているの

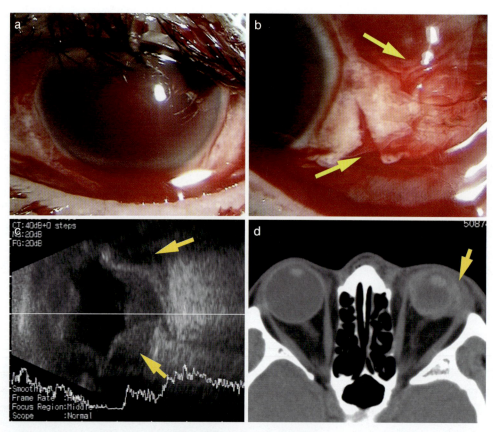

図3 鈍的打撲による眼球破裂
ベッドで転倒して左眼を強打した．直後から視力が低下．視力は光覚弁で眼圧はnull．a：前房出血がみられ，眼底は透見不能であった．b：耳側に結膜裂傷（⇨）がみられた．c：超音波検査で脈絡膜出血（⇨）がみられた．d：頭部CTでは左眼球は虚脱し，眼内に脈絡膜出血，耳側に強膜裂傷によると考えられる眼窩内出血がみられる．強膜裂傷と考え全身麻酔で手術を行ったところ，外直筋の付着部から下方にかけて90°の強膜裂傷がみられた．

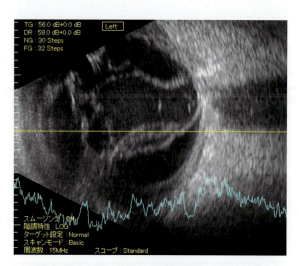

図4 図3と同一症例の一次縫合翌日の超音波画像
眼球形状が回復していたが網膜は全剝離していた．10日後に硝子体手術を行った．硝子体出血を除去すると上方180°で鋸状縁断裂となり，強膜裂傷に剝離網膜が嵌頓する形で翻転していた．

で，それを解除して強膜裂傷近傍の網膜裂孔に光凝固を行い，ガスによる長期タンポナーデかシリコーンオイル注入を行ったほうがよい．裂創の対側に裂孔を生じていることもあり注意する．しかし，上脈絡膜出血を伴っている場合には硝子体腔が狭くなっているため，二期手術を考えた方が安全かもしれない．ただ追加手術までに前房出血が角膜内に浸潤する角膜血染となってしまうと，追加手術が内視鏡を用いないとできなくなる．追加手術まで角膜血染とならないように体位や必要に応じて前房洗浄なども考慮する．追加手術は上脈絡膜出血が溶血する10〜14日後に行ったほうがよい．眼球破裂が生じたすぐの時期は，超音波検査で観察すると脈絡膜腔出血の均一な高信号から不均一な高信号になってくる．そうすると上脈絡膜出血が溶血していると推測される．追加手術時に強膜に切開を入れて上脈絡膜腔の出血を排出し，減量してから硝子体手術に入る．上脈絡膜出血は術中に

除去できるのは溶血した出血で,血餅になっている出血は除去しにくい.ゆっくり時間をかけて出血を排出して,必要に応じて象限を変えて切開創を追加する.出血が排出されれば硝子体腔に眼内操作できるスペースができるので,十分に出血を除去して網膜を復位させる.

文　献

1) 鈴木幸彦,鈴木　香,安達功武ほか:臨床報告 過去10年間の眼球破裂症例の視力予後.臨眼 **72**:101-107, 2018
2) 兼子裕規:眼球破裂,穿孔性眼外傷.*OCULISTA* **56**:24-30, 2017
3) 我謝　猛,中村秀夫,長嶺紀良ほか:過去3年間における開放性眼外傷の検討.眼臨紀 **1**:871-875, 2008
4) 岡本芳史:穿孔性眼外傷.眼科疾患最新の治療 2019-2021(大橋裕一,村上　晶編),p268-269,南江堂,2019
5) 井上　真:眼外傷(眼球内異物を含む)網膜・硝子体II.(小椋祐一郎,門之園一明編),眼科手術学8, p-p,文光堂,2012
6) Yalcin Tök O, Tok L, Eraslan E et al:Prognostic factors influencing final visual acuity in open globe injuries. *J Trauma* **71**:1794-800, 2011
7) 西出忠之,早川夏貴,加藤徹朗ほか:眼球破裂眼の術後視力に対する術前因子の重回帰分析.臨眼 **65**:1455-1458, 2011
8) 市川浩平,大谷洋揮,朝岡聖子ほか:順天堂大学医学部附属静岡病院における過去10年間の開放性眼外傷の検討.臨眼 **73**:515-521, 2019

* * *

鈍的眼外傷の対処法について教えてください

回答者 河野剛也*

- 眼外傷では問診が重要で，受傷時の状況を把握し診療録に記載する．
- 受傷直後の診察では眼球を不用意に圧迫しない．
- いくつかの病変（前房出血，水晶体亜脱臼，鋸状縁裂孔，眼窩吹き抜け骨折など）が合併する．
- 異物，眼窩病変を疑えばCT検査が有用である．
- 初期治療後，遷延性の虹彩毛様体炎，水晶体亜脱臼，低眼圧黄斑症，網膜剝離，緑内障の合併に注意する．
- 社会的要素（労災，訴訟，学校での事故，虐待など）を配慮する．

はじめに

スポーツと喧嘩は鈍的眼外傷の原因の多くを占める．野球，テニス，サッカー，ラグビー，バドミントンなど競技中の受傷が多い．幼児や高齢者では，偶発的な接触や転倒によるものが多い．近年，高齢者の転倒による眼球破裂が増加している．

鈍的外力により，眼瞼，眼球，視神経，眼窩でさまざまな病変が生じる（表1）．一つの病変のみが起こることはまれで，前房出血，水晶体亜脱臼，網膜裂孔など，いくつかの病変を合併する．視力障害を残すのは，多くは受傷時に生じた眼球破裂や，前房出血に伴う急激な眼圧上昇，網膜障害，視神経障害である．一方，隅角損傷による続発緑内障や低眼圧黄斑症，白内障や水晶体脱臼の進行，網膜剝離や脈絡膜新生血管を経過中に合併すると，視力低下をきたすので，長期的な管理が必要となる．

初期対応

1. 問診，肉眼的観察

眼外傷で受診した場合，問診と肉眼的観察により全体像を把握する．受傷による動揺や疼痛のため，本人から詳細な病歴をとることが困難な場合は，同伴者（親，教師，同僚，救急隊など）から受傷時の状況を問診する．労災，学校での事故，余暇，加害者・被害者かなども確認する．問診時に本人の状態にも注目し，嘔気，頭痛，眼痛の有無，眼瞼腫脹の程度（開瞼は容易に可能か，眼球を圧迫しないか），眼球突出，眼球陷凹，眼球運動障害，眉毛部打撲の有無などを肉眼的に観察する（表2）．

これらの所見から，開放性眼外傷（眼球破裂，穿孔性眼外傷），閉塞型眼窩底骨折など緊急性の高い状態か否かを判定する．また，虐待には注意が必要で，患部以外の皮下出血や打撲痕の有無を複数のスタッフで確認する．

眼科的検査

初診時視力は必須である．視力検査が困難な場合は，理由を診療録に記載する．眼圧，対光反射も確認する．開瞼困難な場合は，不用意な眼球圧迫を避ける．デマ鉤や開瞼器を用いて開瞼し検査を進める．

細隙灯顕微鏡検査での最初の注目点は，結膜浮腫，結膜下出血の程度と角膜の形状である．強角膜破裂創は，

*Takeya Kohno：大阪市立大学大学院医学研究科視覚病態学
〔別刷請求先〕 河野剛也：〒545-8585 大阪市阿倍野区旭町1-4-3 大阪市立大学大学院医学研究科視覚病態学

表1 鈍的外力による眼球および周辺組織損傷

眼瞼：眼瞼裂傷，涙小管断裂
眼球：眼球破裂，角膜障害，外傷性虹彩炎，前房出血，隅角離開（隅角後退）虹彩離断，毛様体解離，白内障，水晶体亜脱臼・脱臼，網膜振盪症，網膜打撲壊死，網膜動脈閉塞，脈絡膜破裂，網膜出血，硝子体出血，脈絡膜出血，網膜裂孔，鋸状縁断裂，網膜剝離，外傷性黄斑円孔，視神経断裂
眼窩：眼窩壁骨折，眼窩内血腫・気腫，視神経管骨折

表2 問診と肉眼的観察のチェックリスト

問診（本人，付き添い者より）
受傷時期
受傷原因（鈍的外傷，鋭的外傷，異物，化学薬品，熱傷，光障害など）
痛みの性状と程度
視力低下の有無
仕事中，交通事故（加害者/被害者），学校行事など社会的要因
肉眼的観察
眼瞼腫脹の有無，開瞼の可否
流涙の状態と結膜浮腫の程度
眼球突出，眼球陥凹，眼球運動障害の有無
患部以外の皮下出血や打撲痕の有無（虐待などに注意）

結膜，眼窩組織に覆われて直接みることができないが，結膜浮腫や，眼球の虚脱のある場合は，眼球破裂を疑う（図1a）．緊急の眼窩CTが有用である．

次に，角膜障害，前房出血の程度（凝血塊の有無，フィブリン析出の程度）（図1b），虹彩離断，瞳孔変位，前房内への水晶体脱臼など，付随する眼球損傷を観察する．隅角検査は，受傷直後は出血塊のため詳細が不明なことが多く，逆に強膜圧迫による再出血の危険性があるので，受傷後2週間ぐらいして前房出血吸収後に行う．超音波生体顕微鏡検査では，隅角，毛様体部の詳細を検討できる．前房出血が高度な場合でも隅角離開，毛様体解離，毛様体浮腫，毛様脈絡膜剝離の検出が可能である（図2）．

次に散瞳し，水晶体，硝子体，眼底を観察する．前房出血や，硝子体出血の程度が強く眼底が透見不能の場合は，超音波検査にて網膜剝離，脈絡膜剝離の有無を調べる．

複視，眼球突出，眼球陥凹，眼球運動障害を伴う症例では，眼窩底骨折や眼窩内血腫を考え，眼窩CT，MRI検査を行う．

代表例の診断と治療

1. 眼球破裂（緊急対応）（図1a）

眼瞼腫脹が強く，結膜損傷がない場合，診断が困難となる．低眼圧や著しい結膜充血，浮腫を伴う前房出血例では強膜破裂を疑う．眼圧が正常の場合もある．CT検査や手術室で結膜を切開して破裂部の精査が必要な場合もある．治療は，脱出した組織の切除，創の縫合による完全閉鎖と，抗菌薬の投与による感染予防を行う．硝子体出血や網膜剝離を合併する場合も多く，硝子体手術を一期，二期的に行う．

2. 前房出血，外傷性虹彩炎，眼圧上昇

眼球の短縮，伸展により隅角部が損傷され，虹彩離断・隅角離開・毛様体解離が生じ，虹彩や毛様体の血管が損傷して出血する（図1b, 2）．前房出血の程度が軽い場合でも，虹彩毛様体炎を合併する．ステロイド点眼による消炎と，虹彩後癒着を防ぐ目的での散瞳薬による瞳孔管理を行う．眼圧が上昇している場合は，眼圧下降点眼薬を使用する．再出血は受傷後5日以内に起こりやすい．大量の前房出血で，高眼圧が続く場合，赤血球の破壊産物やヘモジデリンが角膜実質に沈着する角膜染血症（緊急対応）の発生予防のために前房洗浄を行う．

3. 毛様体解離による低眼圧と低眼圧黄斑症（図3）

毛様体解離では，前房出血の吸収とともに低眼圧となる．低眼圧は，自然治癒例もあるが，放置すると慢性の虹彩毛様体炎や白内障の進行，低眼圧黄斑症による不可逆的な視力低下をきたすので，3カ月をめどに治療を行う．レーザー光凝固術，毛様体縫着術，冷凍凝固術，輪状締結術などが報告されている．眼圧は一過性の上昇後に正常化するが，眼圧上昇時には頭痛，嘔気，嘔吐を伴うことがある．

4. 外傷性白内障，水晶体脱臼・亜脱臼，人工水晶体脱臼・亜脱臼

外傷性白内障の進行は通常は緩慢である．水晶体亜脱臼では，前房内脱臼（緊急対応）の場合は角膜内皮障害をきたすので早急の手術が必要である．水晶体の偏位による瞳孔ブロックや水晶体の前方移動のため眼圧が不安定となり，慢性の虹彩炎や虹彩と角膜内皮との機械的接触で角膜内皮障害をきたす．前房内への硝子体脱出合併例では，裂孔原性網膜剝離の合併に注意する．水晶体脱臼の場合，続発緑内障やぶどう膜炎を合併する．人工水晶体の亜脱臼，脱臼では，レンズ自体もしくは硝子体牽引による網膜損傷を防ぐため早めに摘出を行う．

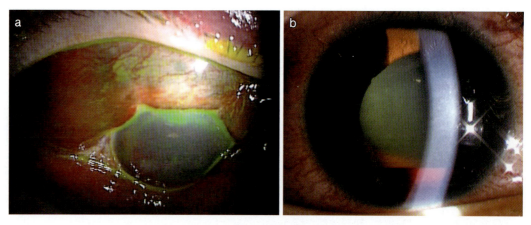

図1　前房出血
a：高度の結膜浮腫を伴う前房出血（眼球破裂例）．b：前房出血．

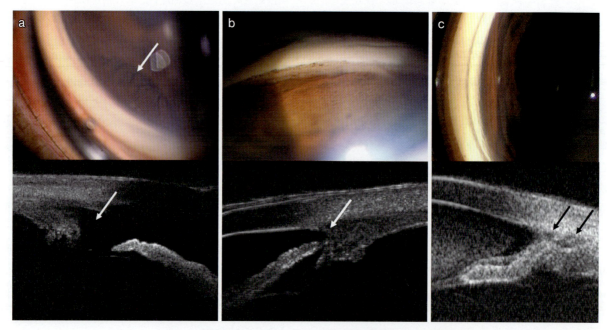

図2　虹彩離断・隅角離開・毛様体解離の隅角所見・UBM所見
a：隅角離断，b：隅角離開，c：毛様体解離．

（あたらしい眼科 34：80-83　図5より引用）

5．網膜裂孔，鋸状縁断裂，網膜剝離

網膜裂孔は耳側の中間周辺部に好発する．若年者では，硝子体基底部で網膜・硝子体の接着が強固なため，鋸状縁断裂，毛様体無色素上皮裂孔が生じやすい．上鼻側，下耳側が好発部位で，必ず対側の鋸状縁の精査を行う．網膜裂孔形成後，硝子体牽引により網膜剝離をきたすまで1カ月以上経過する場合もある．強膜バックリング手術，硝子体手術の適応である．

6．網膜振盪症，網膜打撲壊死，脈絡膜破裂

びまん性乳白色の網膜混濁は高頻度にみられる．網膜出血，硝子体混濁，硝子体出血，滲出性病変を伴う．多くは一過性の網膜外層の浮腫性混濁で，1～2週間の経過で視機能異常を残さず消失する（網膜振盪症）．一方，時間経過とともに不可逆性の網脈絡膜変性をきたし視力低下や視野異常を残す網膜打撲壊死がある（図4）．受傷直後には，網膜振盪症では蛍光造影は正常であるが，網膜打撲壊死では網膜色素上皮障害部の蛍光漏出がみられる．

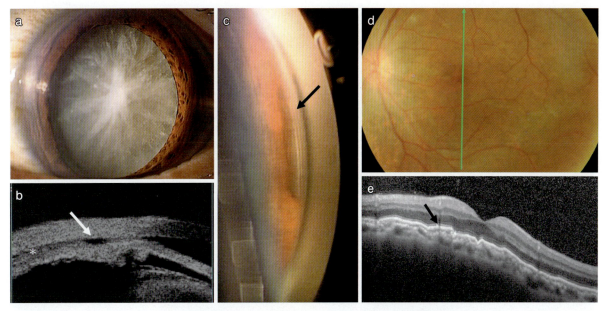

図3　毛様体解離による低眼圧に伴う併発白内障と低眼圧黄斑症

59歳，男性．5年前に左眼殴打．LV＝光覚弁，LT＝4mmHg．成熟白内障と毛様体解離がみられる（**a～c**）．白内障術後，眼圧50mmHgに上昇後正常化．LV＝0.05，LT＝10mmHg．低眼圧黄斑症による網膜色素上皮，Bruch膜の皺襞がみられる（**d, e**）．
a：前眼部写真；成熟白内障．**b**：UBM所見；毛様体解離（⇨）と毛様脈絡膜剝離（＊）．**c**：隅角所見・毛様体解離（➡）．**d**：眼底写真；低眼圧黄斑症．**e**：OCT所見：網膜色素上皮の不整な屈曲（➡）．

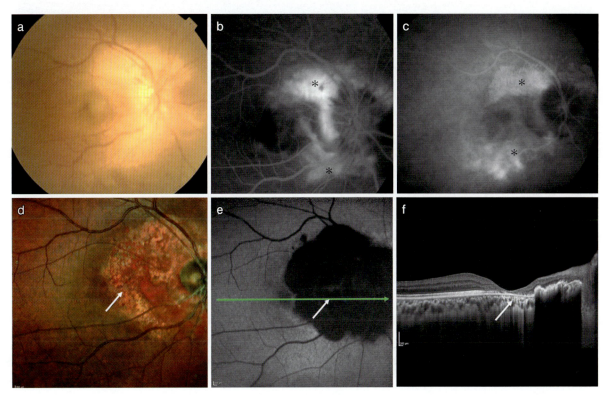

図4　網膜打撲壊死

18歳，女性．硬式野球ボールによる打撲．受傷3日後（**a～c**）RV＝眼前手動弁．16年後（**d～f**）．RV＝0.5．
a：眼底写真；視神経乳頭周囲に乳白色の網膜混濁病巣．**b**：フルオレセイン蛍光造影；網膜混濁病巣部の蛍光漏出．**c**：インドシアニングリーン（ICG）蛍光造影；網膜混濁病巣部のICG蛍光漏出．**d**：眼底写真；網脈絡膜萎縮病巣（→）．**e**：眼底自発蛍光；網膜色素上皮萎縮部は低蛍光を呈する（→）．**f**：OCT所見；網膜外層萎縮（→）．

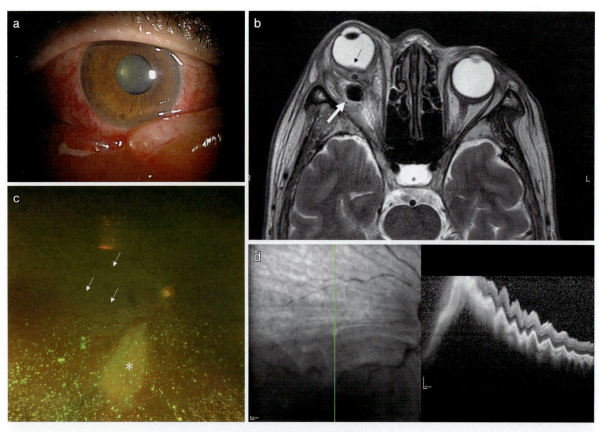

図5 眼窩内血腫と眼窩気腫

64歳,女性.施設入院中.受傷時の詳細不明.経過中,鼻をかんだ後に眼球突出が増悪.右眼眼球突出と全方向の眼球運動障害を認める.RV=0.02,RT=34mmHg.1年後(RV=0.6).
a:前眼部写真:結膜裂傷と毛様充血.b:MRI:眼球突出と眼窩内気腫(⇨),矢印:眼球の変形.c:眼底写真:(→):網脈絡膜皺襞.＊:網膜混濁病巣.d:OCT所見:網脈絡膜皺襞.

　脈絡膜破裂は,黄白色の線状,三日月状の病変が視神経乳頭に対して同心円状にみられる.網膜色素上皮,Bruch膜,脈絡膜が一体となって断裂する.受傷直後は,網膜下出血,脈絡膜出血,滲出性網膜剝離を伴う.前眼部炎症や網膜下の滲出の強い場合には,ステロイドの内服を行う.

　黄斑部付近の網膜打撲壊死や脈絡膜破裂では,経過中に脈絡膜新生血管を合併に注意する.抗VEGF薬の硝子体内注射(保険適用外)が有効である.

7. 黄斑円孔,むちうち網膜症

　打撲による眼球の変形により,視神経乳頭から黄斑部の硝子体牽引が生じ,黄斑円孔が生じる.網膜打撲壊死の合併も多い.小さな円孔では,自然閉鎖例もあるので,1カ月ほど経過をみて,硝子体手術を検討する.また,直接の眼球打撲はないが,交通事故などで頭部に強い揺さぶりを受けた場合,硝子体牽引による内境界膜剝離,網膜前出血,網膜出血,網膜分離,漿液性網膜剝離が生じる.乳児では,揺さぶり症候群といわれ,虐待に注意が必要である.通常は経過観察を行う.

8. 眼窩吹き抜け骨折,眼窩内出血

　眼窩内圧が上昇し,眼窩壁が骨折し,眼窩内脂肪,外眼筋,筋間膜,神経などの眼窩軟部組織が副鼻腔に脱出,嵌頓し,複視や眼球陥凹を生じる.頻度は不明であるが,前房出血や網膜振盪症などの眼内損傷も合併する.眼窩壁骨折の好発部位は内壁と下壁である.強い眼球運動時痛では骨折部への外眼筋の絞扼の可能性がある.CT(3方向),MRIで骨折部の筋肉の絞扼,嵌頓状態を確認する.閉鎖型眼窩骨折(緊急対応)は若年者に多くみられ,外眼筋や周囲組織を亀裂部に絞扼し,迷走神経反射による激しい痛みや嘔気,筋挫滅をきたすので緊急手術が必要となる.

　眼窩内血腫では眼球や視神経が圧迫される.眼窩気腫

を合併すると，眼窩内圧が急激に上昇し，眼球突出や眼圧上昇をきたし，虚血性視神経障害や眼球運動障害が増悪する（**図5**）．鼻を絶対かまないように指導する．脳気腫を伴う場合は頭蓋底骨折の可能性を考える．

まとめ

鈍的外傷眼の視力予後は，受傷直後の眼球損傷の部位や程度により決まるが，適切な初期対応と引き続きの治療により，視力障害を最小限にするのが眼科医のつとめである．開放性眼外傷が疑われる場合，自分の施設でどこまでできるかの見きわめが大事で，できる範囲で確実に処置を行い，余分なことはせず専門施設に紹介する．次に，感染予防，眼圧管理，消炎治療を行い，同時に個々の症例ごとに生じている多彩な眼病変（**表1**）を診断し，適切な時期に加療を行う．一方，病状が安定すると，視機能障害が残ったとしても，患者は一応治癒したと安心する．外傷例では，若年・壮年者が多いことから，日々の忙しさのなかで受診が中断することもある．外傷性緑内障や，水晶体亜脱臼に伴う遷延する虹彩毛様体炎を気づかずに放置し，視機能障害が進行してから再受診する症例を経験する．また，受傷から数十年経過すると，患者自身が眼球打撲の既往を忘れてしまう場合もある．白内障手術時に難渋し，後から外傷の既往を確認することもある．受傷直後の一連の治療により病状が落ち着いた時期に，長期的な眼科管理の必要性について指導することも大切である．

外傷では全体像の把握が大切である．受傷直後は疼痛，羞明のため，検眼鏡での眼底の検査は患者にとってかなりの負担である．細隙灯顕微鏡検査後，まず広角の走査型レーザー検眼鏡やOCTを用いて，眼底の状態をおおまかにとらえるようにしている．

文　献

1) Shingleton BJ, Hersh PS, Kenyon KR et al：Eye trauma, Mosby, St. Louis, 1991
2) 三木徳彦ほか：眼外傷．コンパクト眼科学5，金原出版，1993
3) 河野剛也：症状からなにを考える？　外傷．眼科ERまるごとマスター―緊急性から考えようエマージェンシー．眼科インストラクションコース11，p16-30，メジカルビュー，2007
4) 真下圭太郎，ほか：眼科救急Q&A　主訴・主要他覚所見ごとの救急疾患の鑑別診断　Q4　眼をぶつけたという小学生が受診しました．状況はよくわかりません．どんな検査が必要ですか．あたらしい眼科 **34**（臨時増刊号）：15-19, 2017
5) 金子祐規：眼球破裂，穿孔性眼外傷．*MB OCLL* **56**：31-36, 2017

＊　＊　＊

Q4 眼内異物はどのように診断しますか．また治療はどうしますか

回答者　山崎厚志*

- しっかり問診を行い，少しでも眼内異物を疑わせる所見があれば，積極的に検査を進める．
- 術前にCTやBモード超音波検査で異物の大きさと場所を把握し，摘出手順を計画しておく．
- 早急に異物摘出と汚染硝子体の除去を行う．
- 異物の存在部位以外の網膜裂孔に注意する．
- 受傷後に発症する眼内炎に注意する．

診　断

　眼内異物はその90％が鉄片であるとされているが，銅やアルミなど非磁性の金属や，石，ガラス，植物であったりすることもある．眼球穿孔時にコンタクトレンズや睫毛が眼内に迷入した症例報告も散見される．眼内異物の存在部位としては，硝子体（47％），網膜（33％），前房（10％），水晶体（5％）の順に多いとされている．

1. 問　診

　眼内異物の診断は，初診時の詳細な問診が重要であり，異物飛入の訴えがあれば，飛入時の状況，異物の種類を把握する．原因として草刈り機やハンマーの作業中や，塗装や汚れを取るために使用する動力ワイヤーブラシの作業中の症例も多い．衝撃や飛蚊症など少しでも眼内異物を疑わせるものがあれば，視力低下がなくても積極的に検査を進める．

2. 前眼部・中間透光体検査

　まず角膜損傷の有無およびSeidel試験により穿孔創からの前房水の漏出の有無をみる（図1）．虹彩の損傷や角膜への嵌頓，瞳孔偏位の有無を無散瞳下で確認し，疑わしい所見があれば散瞳下に水晶体に局部混濁がないか確認する．異物が水晶体内で止まっていることもあり，濃い混濁が異物でないか注意する．経強膜的に眼内に異物が飛入した場合は，結膜下出血のみしかみられない場合もある（図2）．異物飛入の自覚がなくても上記のような作業の数日後に受診して，硝子体混濁や前房蓄膿をみた場合は眼内異物による眼内炎を疑う．

3. 眼底検査

　次に散瞳して眼底検査を行い，眼内異物の有無を確認する．硝子体中に浮いている異物は何回か網膜面をバウンドしていることもあり，網膜裂孔が生じていないか確認する（図3）．眼底検査で異物が確認できない場合は硝子体基底部や隅角，虹彩裏面に付着していることがある．可動性のあるものは術中に後極に移動すると摘出方針が変わることもあるので，仰臥位での眼底検査はしておくべきである．

4. 画像診断

　眼底検査で異物が確認できない場合や，角膜裂傷，前房出血，外傷性白内障，硝子体出血で眼底が見えない場合は，CT，単純X線，Bモード超音波検査を行う．MRIは磁性体が疑われる場合には行わない．CTは本疾患に対して第一選択であり，1mmスライスで水平断・冠状断・矢状断で撮影する（図4）．単純X線は正面および側面で撮影する．眼窩内異物はCaldwell法が有効である．Bモード超音波検査では，眼内異物表面の高反

---

*Atsushi Yamasaki：埼玉医科大学総合医療センター眼科
〔別刷請求先〕　山崎厚志：〒350-8550　川越市鴨田1981　埼玉医科大学総合医療センター眼科

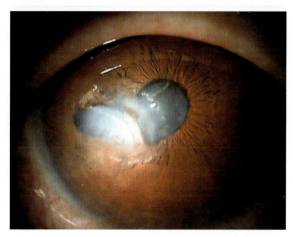

図1 経角膜的に鉄片が飛入した症例の前眼部所見
角膜裂傷と虹彩脱出を認め，前房水の漏出を認める．異物の水晶体貫通による外傷性白内障が認められる．

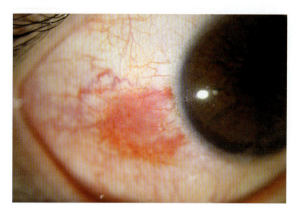

図2 経強膜的に鉄片が飛入した症例の前眼部所見
結膜下出血のみと見逃される可能性があるが，輪部から2mm離れた場所に小さな創口が認められる．

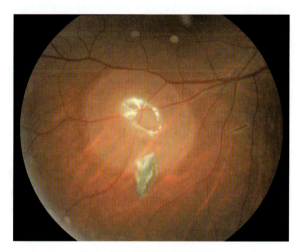

図3 鉄片異物症例の眼底写真
網膜面に異物があり周囲に網膜剝離を認める．その右側に線状の網膜裂孔が認められる．

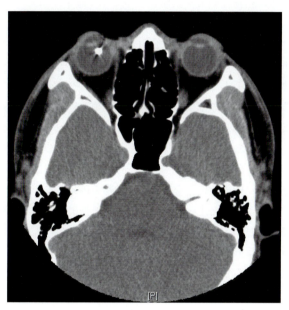

図4 眼窩部CT（水平断）
右眼鼻側の硝子体内前方に異物を認める．

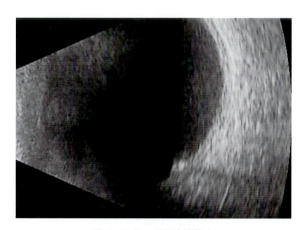

図5 Bモード超音波検査
眼内異物表面の高反射と異物後方のacoustic shadowが認められる．

射と異物後方のacoustic shadowが認められる（図5）．異物の可動性や脈絡膜・網膜剝離が確認できる．座位だけではなく仰臥位での検査を必ずしておく．CTで毛様体周辺に金属異物を疑う高反射があっても，隅角，虹彩裏面，硝子体基底部のどこに異物があるのか鑑別できないときは，隅角鏡や超音波生体顕微鏡（ultrasound biomicroscopy：UBM）が有用である[1]．CTで眼球壁に異物を疑う高反射がある場合は，強膜外に異物が貫通した二重穿孔の可能性があり，Bモード超音波検査で異物の深さを確認する．二重穿孔に気づかずに硝子体手術に入ると，後記のように手術を完遂することが困難になることがある．

治療

早急に異物摘出と汚染硝子体の除去を行う．治療が遅れると眼内炎や網膜剝離に引き続き増殖性硝子体網膜症を生じることがある．本人・家族への術前説明として，角膜裂傷が重篤な場合や硝子体出血などで眼底の状態が把握できない場合は，視機能より異物を摘出することが最優先であることを説明する．術前には，異物の種類と大きさ，場所を把握し，摘出手順をしっかり計画しておく．

1. 穿孔創の縫合と水晶体処理

漏出を生じる穿孔創をまず縫合する．隅角や前房内の異物は粘弾性物質を使用してゆっくり鑷子で除去する．水晶体内異物の場合は，鑷子で異物を摘出したあとに水晶体を摘出することが一般的であり，異物のある状態で水晶体を乳化吸引すると灌流圧で破囊を生じ異物が硝子体内に落下する可能性がある．外傷性白内障を生じている場合は水晶体を摘出したのちに，硝子体手術を行う．

2. 硝子体切除

裂傷がある場合は低眼圧であることを考慮して，灌流用カニューラを垂直に刺し硝子体中に出ていることを確認する．硝子体出血を除去し，異物を確認するが，異物には硝子体が絡まっており，そのまま摘出するのは危険であるため，異物の周りおよび摘出創周囲の硝子体はできるだけ除去しておく．この時点では後部硝子体剝離は無理に起こさない．硝子体基底部の異物は強膜圧迫時に後極側に移動することがあるので注意する．角膜混濁で眼内が見えないものや，虹彩裏面・毛様体の異物は眼内内視鏡が有効である．

3. 異物の把持と摘出

異物が網膜表面に落下している場合，バックフラッシュニードルで引き寄せて黄斑部から遠ざけ，鑷子かマグネットにて把持する．小さい板状の異物は鑷子ではさめるが，大きくて鑷子でつかめない鉄片異物の場合はマグネットが有効である．異物が網膜内にめり込んでいる場合は，鑷子でゆっくり引き抜き，網膜面から離してから摘出する．網膜に刺さった異物は脈絡膜まで達していることが多く，摘出後に出血することがあり，眼圧を上昇させて止血する必要がある．異物はトロッカーを介しての眼外摘出は無理なので，鑷子やマグネットで眼外へ除去するときは，トロッカーとは別に摘出創の作製が必要である．小さな異物や眼内レンズ挿入眼の場合や水晶体を温存する場合は，毛様体扁平部にランスで異物摘出に十分な長さの横切開を置いて摘出する．マグネットには，挿入時創口が1.0 mm（19ゲージ）のものにHS-2865B（はんだ屋）やI・O-1000（田川電機研究所），0.5 mm（25ゲージ）のものにM-582（イナミ）がある．マグネットの直径より大きい異物は創口にひっかかって落下するので，挿入前に十分な大きさの創口を作製する必要がある．水晶体を除去した場合の異物摘出は囊の中央に穴を作製し，強角膜創から摘出する．とくに大きな異物を眼外に出す場合に有効であるが，角膜内皮の保護に粘弾性物質を使用する．トロッカーを介して鉗子で眼内異物をつかんだ場合は，いったん虹彩上に持ち上げて，強角膜創から別の鉗子かマグネットで出すと容易である．強角膜創から異物を眼外に出すときも創口にひっかかると眼内に落下するため，スリットナイフで十分な幅の創口を作製しておく．

4. 残存硝子体除去と網膜裂孔の確認

異物摘出後は後部硝子体剝離を作製しておく必要がある．残存硝子体はできるだけ切除しておいたほうが，後の増殖性変化を抑えられる．網膜剝離を生じている場合は空気置換をして網膜裂孔に光凝固をしておく．周囲の網膜に当たったことによる裂孔はみつけにくいことが多いので，はっきりした裂孔でなくても疑われる場所は光凝固をしておく．異物の穿孔創と摘出創は硝子体の嵌頓がないようにshavingしておく．

5. 二重穿孔の場合

二重穿孔に気づかずに硝子体手術を行うと，灌流液が眼外に流出して手術の継続が困難となる．眼球外の異物摘出および二重穿孔部の強膜縫合はむずかしく，直筋をはずして異物摘出と穿孔創の縫合を試み，可能であれば引き続き硝子体手術を行う．ただし，二重穿孔創は小さい場合が多く1〜2週間で自然閉鎖するので，眼球外の穿孔創の縫合が困難な場合は無理に行わず，眼内の増殖性変化が進行する前の受傷後1週間前後で硝子体手術を行うことが望ましいといわれている[2]．眼窩内異物は異物が眼内を高速で通過するため，異物滞留に伴う毒性，感染，生体反応などの危険性は低く，眼内異物と比較して摘出の緊急性は少ない．眼球運動障害などの症状がなければ経過観察が望ましいが，鉄が酸化して周囲組織に浸透すると鉄錆症を生じる可能性がある．

6. 感染対策と水晶体再建

術中は灌流液に抗菌薬（バンコマイシン，セフタジジ

ム）を添加し，術後も局所・全身投与を行う．前房水や混濁硝子体，除去した異物は培養検査を行い，何日かは入院させて眼内炎の所見がないか観察すべきである．水晶体摘出後の眼内レンズ挿入については重症度によって異なるが，感染や網膜剝離などに対する追加手術が必要な場合は二次移植が好ましい．

術後合併症として下記のようなものに注意すべきである．

7. 眼内炎

眼内異物症例の6.9〜16.5％に眼内炎を生じる報告があり[3]，発症後は早急に硝子体手術が必要となるため，手術時に提出した培養結果は確認しておく．起炎菌としては複数菌感染が多いが，なかでもグラム陽性桿菌の*Bacillus cereus*は受傷後1日以内に多く発症する劇症型で予後不良である．晩期に生じるものとして真菌感染の症例もあり，注意を要する．

8. 網膜剝離

受傷後1〜2週間で後部硝子体剝離が生じてくるので，後部硝子体剝離を作製できなかった場合や硝子体残存部位の網膜剝離の発症に注意する．外傷により眼内の炎症機転が亢進し，刺入部からの線維芽細胞の侵入や異物反応により増殖性変化をきたす．異物飛入の自覚がないまま放置され，再発を繰り返した網膜剝離症例で，術中に異物が発見された報告もある[4]．

9. 眼球鉄症（siderosis bulbi）

鉄片異物の残存により術後18日以降に眼球鉄症（鉄錆症）を生じる可能性があり，虹彩異色，散瞳，白内障，緑内障，網膜変性，網膜電図（electroretinogram：ERG）の振幅低下を生じる．

10. 眼球銅症（chalcosis bulbi）

銅線などの銅異物が眼内に残存した場合，1カ月以降に眼球銅症を生じる可能性があり，Kayser-Fleischer輪，ヒマワリ様白内障，硝子体線維性混濁，ERGの振幅低下を生じる．

11. その他

ぶどう膜損傷を伴う穿孔の場合に交感性眼炎の発症に注意するほか，筆者らは眼内鉄片異物の手術後3年以上経て鉄片異物の網脈絡膜損傷部より脈絡膜新生血管を生じ，広汎な網膜下出血を生じた症例を経験しており，長期の経過観察が必要である[5]．

まとめ

眼内異物は眼内の状況によって予後が分かれる疾患であるが，できるだけ迅速な診断と治療を行うことが重要である．日頃よりマグネットや異物鉗子の所在を確認しておき，いざというときに最善の処置ができるよう準備をしておくことが望ましい．

文　献

1) 鈴木　崇，鳥飼治彦，大橋裕一：超音波生体顕微鏡で検出できた虹彩下眼内異物の1例．あたらしい眼科 **20**：1176-1178, 2003
2) 松橋正和：穿孔性眼外傷．後眼部の外傷，眼科学大系（増田寛次郎編），8A巻，p69-74，中山書店，1994
3) Ahmed Y, Schimel AM, Pathengay A et al：Endophthalmitis following open-globe injuries. *Eye* **26**：212-217, 2012
4) 大内雅之，池田恒彦：硝子体手術中に眼内異物が発見された網膜剝離の3例．あたらしい眼科 **17**：1151-1154, 2000
5) 山崎厚志，石原美香，唐下千寿ほか：眼内鉄片異物手術後に広範な網膜下出血を生じた1例．眼科手術 **23**：478-482, 2010

*　　　*　　　*

I 中途失明の可能性のある疾患とその検査/治療　9. 眼外傷

Q5 外傷性視神経症の診断と治療について教えてください

回答者　清澤源弘[*1]　小町祐子[*2]　Michael Goodman[*3]　大野明子[*4]

はじめに

外傷性視神経症（traumatic optic neuropathy：TON）とは，頭部および顔面外傷により視神経が障害され視力障害を引き起こした状態をいう．眉毛部外側の打撲による視神経の挫滅，骨折による圧迫，視神経管内の出血による圧迫，栄養血管の断裂，視神経管内における視神経の浮腫による圧迫などが原因となる．本稿では，TONの診断と治療に関する最近の知見を概観する．また，脈絡膜破裂を伴った自験例を紹介する．

- ■頭部および顔面外傷時の眉毛部外側の打撲により視神経が障害され，視力障害を引き起こした状態を外傷性視神経症とよぶ．
- ■視神経の挫滅，骨折による圧迫，視神経管内の出血による圧迫，栄養血管の断裂，視神経管内における視神経の浮腫による圧迫などが原因にあげられる．
- ■保存的治療のほか，視神経の減圧を目的としたステロイド療法，血腫や骨折発見時には手術療法が行われるが，確立された治療法はない．

外傷性視神経症の診断

TONのおもな原因である視神経管骨折では，多くの場合，眉毛外側の打撲を認める．したがって，眉毛外側に創を認める場合は視神経管骨折を併発している可能性があり，視力測定ができない状態であっても直接および間接の対光反射を確認する必要がある．骨折の診断には薄い切片でのCT，とくに冠状断が必要で，骨折部位，視神経管狭窄，眼窩内血腫の有無が診断の要点である．視神経の浮腫をみるにはMRIが有用である．

眼窩外傷，または眼窩と前頭蓋底手術に続発する視力の低下は，球後出血（retrobulbar hemorrhage：RBH）を含む突然の空間占有眼窩内病変，または視交叉前経路への直接的な損傷のいずれかによって引き起こされる可能性がある．RBHの場合，TONとは反対に視覚系への永久的な損傷を防ぐため，ただちに診断し手術的に治療されなければならない．臨床評価が実行可能でない場合におけるフラッシュ光視覚誘発電位や網膜電図の有用性を述べるものもいる[1]．

TON診断に関する新しい方向性としては，Bodanapallyらの MRI を用いて視神経の拡散テンソルによる評価を試みた報告がある．軸方向の拡散係数（axial diffusivity：AD）は眼窩内視神経を前方と後方のセグメントに分割し，拡散テンソルのセグメント間の違いを評価した．AD，radial diffusivity（RD），およびmean diffusivity（MD）は，対側視神経と比較して罹患神経においてより低かったが，統計に有意差は得られなかった．初期の視力および潜在的な視力回復の予測因子としてさらなる研究に値するとしている[2]．

[*1]Motohiro Kiyosawa：医療法人社団深志清流会清澤眼科医院　[*2]Yuko Komachi：医療法人社団深志清流会清澤眼科医院　[*3]Michael Goodman：医療法人社団深志清流会清澤眼科医院　[*4]Akiko Ohno：東京医科歯科大学眼科，東京都立多摩総合医療センター眼科
〔別刷請求先〕　清澤源弘：〒136-0075 東京都江東区新砂3-3-53 アルカナール南砂2階　医療法人社団深志清流会清澤眼科医院

外傷性視神経症の治療

Chaonらは，「外傷性視神経症治療法に標準的治療法はあるか？」という総説をまとめ，以下のように述べている．「TONに対する外科的または内科的介入を調査したランダム化比較試験は存在しない．現在までの文献はどれも規模が小さく，ほとんどが後ろ向きの観察研究である」，そして「コルチコステロイドによる治療，視神経管の外科的減圧術，外科手術とコルチコステロイドとの組み合わせによる治療のいずれについても，観察のみの場合と比較して視覚が改善されるという結果を提供するようには思われない」と結論づけている[3]．

Sosinらは，TON後の治療転帰を検討している．合計109人の患者で，8.3%がコルチコステロイド投与，56.9%が経過観察のみ，28.4%が手術，6.4%が手術とコルチコステロイド投与を受けていた．平均追跡期間は12.9週で，視力改善は47.6%の患者にみられた．50歳未満の患者に視覚改善率が高い傾向（p=0.15）があったが，コルチコステロイド投与と観察のみの転帰は同等であったとしている[4]．

一方，Bignamiらは，TONに対して彼らの外科的および内科的プロトコルで治療を行い，コルチコイド治療に反応しなかったため減圧手術を受けた26人の患者の65%が改善したとしている．外傷後8時間以内のステロイド治療を推薦しており，メチルプレドニゾロン療法は，その神経保護メカニズムのために選択の最初の治療法として支持されているという．そして，ステロイド治療に加えて12～24時間以内の内視鏡による外科的減圧術が最善であったとしている．手術は視神経管の内側の骨壁を取り除き，硬膜鞘を開くことによって行われる[5]．視神経管内部での内視鏡的視神経の減圧をはかるもので，治療の12～24時間以内に行うべきだと述べている．

Steinsapirらは，「外傷性視神経症への進化する理解」と題するまとめを行っているが，彼らはステロイドの使用にむしろ批判的である．彼らは，重篤な頭部外傷に対するコルチコステロイドランダム化（CRASH）試験の結果で，プラセボ治療を受けた患者と比較して，高用量コルチコステロイド治療を受けた頭部外傷患者の死亡率が増加していたこと（21% vs 18%，p=0.0001）を問題としている．最近の動物実験でも高用量のコルチコステロイドが損傷した視神経に有毒であるとして，高用量コルチコステロイドをTONの治療に使用すべきではないと結論づけている[6]．

しかし，エビデンスが乏しいとしても，実際には何もしないよりは多少なりとも回復を期待してステロイドを投与することは許されるだろう．ステロイドを投与するならば，250 mgを1日4回2日間パルスで投与するか，中・低用量としては，1日60～100 mgの投与を行う方法が治療の選択になりえる．

最新の治療研究

Kashkouliらは，2018年にエリスロポイエチン（erythropoietin：EPO）の外傷性視神経症治療試験（TONTT）：オープンラベル，第Ⅲ相，多施設共同，半実験的試験の結果を報告した．間接的TON患者において，最初にEPOの静脈内投与が開始され，2014年にフェーズ2で再試験されており，その効果を静脈内ステロイドと比較して観察した．主要評価項目は最良矯正視力（best corrected visual acuity：BCVA）の変化で，副次的項目として色覚の変化や相対的瞳孔求心路障害（relative afferent pupillary defect：RAPD），副作用，そして最終的な視覚改善に影響する要因の評価が含まれた．EPO：69名，ステロイド：15名，観察：16名の3群すべてでBCVAの有意な改善を示した．BCVAは群間での有意差はなかったが，色覚はEPO群で有意に改善されたという．治療が遅かった群（＞3日，オッズ比=2.53）と，治療前に光覚なしの群（オッズ比=5.74）は，視力回復が有意に悪かったとしている[7]．

Benowitzらは，眼の投射ニューロンである網膜神経節細胞（retinal ganglion cell：RGC）は視神経損傷後に軸索を再生する能力をほとんど示さないが，20世紀の研究では一部のRGCが視神経に移植された末梢神経のセグメントを通して軸索を再生できることが示されたとしている．彼らは，眼内炎症に関連する因子（オンコモジュリン）または特定の転写因子（Klf-4，-9，c-myc）のレベルを変えることによって，視神経自体を通してある程度の再生が達成されているという．軸索再生（PTEN，SOCS 3），軸索再生の細胞外因性阻害薬に対する受容体（Nog受容体，LAR，PTP-σ），または，これらの受容体によって活性化される細胞内シグナル伝達経路（Rho A）などの再生，および細胞生存の他の調節因子は，この系において急速な速度で同定され続けている．これらの因子のうちの二つ以上を含む併用治療は，いくつかの網膜神経節細胞が眼から視神経の全長を

通して視交叉を横切って軸索を再生することを可能にする．視神経再生の進歩は，視覚的な回復だけでなく，成熟した中枢神経系の他の部分への損傷後の転帰の改善にもその応用は有望であると述べている[8]．

自験症例

患者は20代，女性．バッティングセンターで右眼に自打球を受けた．受傷3日後，都内某病院を受診．前房出血，網膜変化が認められたが右眼視力は（0.7）であった．受傷10日目，急激な視力低下をきたして初診病院を再受診し，紹介来院となった．来院時視力は右眼：指数弁，左眼：（1.2）．眼底には視神経と黄斑の間に脈絡膜破裂があり（図1），（0.02）まで視力が回復した時点でも，Goldmman視野では中心視野が障害され耳側から下方周辺視野のみ残存している状態であった（図2a）．

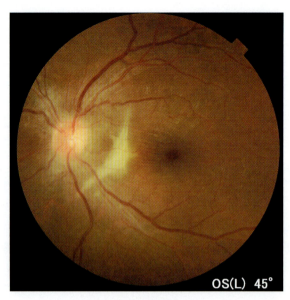

図1 眼底写真
視神経乳頭耳側に網脈絡膜破裂を認める

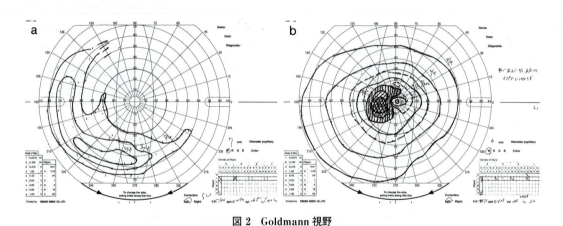

図2 Goldmann視野
a：視力悪化時のGoldmann視野，b：視力回復後のGoldmann視野

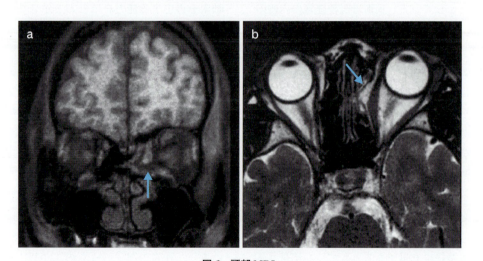

図3 頭部MRI
a：視神経周囲に信号強度の増加がみられた（➡）．b：眼窩内側の吹き抜け骨折部位を示す（➡）．

視力低下が脈絡膜破裂によるものか，TONかが検討された．MRIでは内側の吹き抜け骨折と視神経変化も認められたため（図3），TONとしてステロイドパルス療法が施行された．視力は2週間で（0.7），その後（1.2）まで回復し，最終的には視野も著明な改善を示した（図2b）．

本症例は視力低下発症が受傷10日後と遅く，隅角解離と脈絡膜破裂，吹き抜け骨折を伴う点が非定型的であった．しかし，ステロイドが著効した経緯から，この視力低下はおもにTONによるものであり，ステロイドによる消炎効果が奏効したものと考えられた．

まとめ

TONは一般に受傷直後から急激な視力低下をきたすことが多く，できるだけ早期の治療開始が予後に影響するといわれている．しかし，その治療法についてはいまだ議論が続いている状況である．紹介した自験例のように非定型的かつステロイド治療が奏効した症例も存在する．近年では，神経再生治療の急速な発展によりTONに対しても有効であるとの報告もみられるようになり，今後，TONの新規療法としての応用が期待されるところである．

文献

1) Zimmerer R, Rana M, Schumann P et al：Diagnosis and treatment of optic nerve trauma. *Facial Plast Surg* **30**：518-527, 2014
2) Bodanapally UK, Kathirkamanathan S, Geraymovych E et al：Diagnosis of traumatic optic neuropathy：application of diffusion tensor magnetic resonance imaging. *J Neuro-ophthalmol* **33**：128-133, 2013
3) Chaon BC, Lee MS：Is there treatment for traumatic optic neuropathy? *Curr Opin Ophthalmol* **26**：445-449, 2015
4) Sosin M, De La Cruz C, Mundinger GS et al：Treatment outcomes following traumatic optic neuropathy. *Plast Reconstr Surg* **137** Issue 1：231-238, 2016
5) Bignami M, Digilio E, Fusetti S et al：Post-traumatic optic neuropathy：our surgical and medical protocol. *European Archives of Oto-Rhino-Laryngology* **272**：3301-3309, 2015
6) Steinsapir KD, Goldberg RA：Traumatic optic neuropathy：an evolving understanding. *Am J Ophthalmol* **151**：928-933, 2011
7) Kashkouli MB, Yousefi S, Nojomi M et al：Traumatic optic neuropathy treatment trial (TONTT)：open label, phase 3, multicenter, semi-experimental trial. *Graefes Arch Clin Exp Ophthalmol* **256**：209-218, 2018
8) Benowitz LB, He Z, Goldberg JL：Reaching the brain：Advances in optic nerve regeneration. *Exp Neurol* **287**：365-373, 2017

* * *

あたらしい眼科 '19 臨時増刊号

中途失明の可能性のある疾患 Q&A
II 失明に関連した知識

II 失明に関連した知識

 低視力と失明の定義について教えてください

回答者 川瀬和秀*

- WHOの基準：低視力は良いほうの眼の矯正視力が0.05以上0.3未満，失明は良いほうの眼の矯正視力が0.05未満である．
- 米国の基準：低視力は良く見えるほうの眼の矯正視力が0.1を超えるが0.5未満で，失明は良く見えるほうの眼の矯正視力が0.1あるいはそれ以下である．
- 日本の基準：低視力は良いほうの眼の矯正視力が0.6～0.2以下＋他眼の矯正視力が0.02以下あるいは良いほうの眼の矯正視力が0.1以下．失明は指数弁が失われた状況である．
- 低視力と失明の定義：一般的に低視力は福祉が受けられる程度の軽度の視力障害であり，失明は介助などを必要とする重度の視力障害と考えられる．
- ロービジョンケアの対象：身体障害者認定基準に関係なく，患者が見えにくさを感じていれば，ロービジョンケアの対象となる．

はじめに

視覚障害は眼球と視路，視覚中枢を含めた視覚システムの機能障害と広く定義することができる．視覚障害には視力，視野，コントラスト感度および色覚の障害が含まれるが，もっとも一般的に視覚障害の指標になるのは視力である．近視，遠視や乱視など屈折異常があると裸眼視力が低下するが，視覚障害を定義する際には矯正視力が用いられる．正常の矯正視力は，小数視力で1.0以上である．視力は最小分離能であり，視角1分の視標を見分けることができる場合に視力1.0と判定される．欧米では分数視力が用いられており，視力1.0はメートル法で6/6（フィートで20/20）と表され，これは6m（20フィート）の検査距離で小数視力1.0相当の視標が見えるということである．

視覚障害の程度は左右で異なる場合がある．視覚障害の認定では，通常，視覚障害の程度が良いほう，もしくは悪いほうの眼のどちらかが基準に行われる．しかし，片眼性の視覚障害では日常生活機能に対する影響は比較的少ないので，通常，視覚障害は良いほうの眼の視力によって決定されることが多い．一般的に低視力は福祉が受けられる程度の軽度の視力障害であり，失明は重度の視力障害であり介助などを必要とするレベルと考えられる．ここでいう失明とは，それまで視力のあった者が，何らかの理由で視力を失う中途失明のことである．生まれつきの盲目である先天盲に対しては「失明」といわないことが普通である．失明の原因はさまざまであるが，外傷が原因である場合には，しばしば片眼だけ失明になる例もみられる．この片眼だけ失明した状態を半盲という．これに対して，両眼とも失明した状態は全盲という．

世界保健機構の視覚障害の基準

世界保健機構（World Health Organization：WHO）の定義によれば，視覚障害（visual impairment）は良いほうの眼の現視力（presenting vision：通常使用している矯正方法による視力）が0.3：6/1（小数視力：分数視力）以下となっている．この中に，0.05：3/60以上0.3：

---

*Kazuhide Kawase：岐阜大学大学院医学系研究科神経統御学講座眼科学分野
〔別刷請求先〕 川瀬和秀：〒501-1194 岐阜市柳戸1-1 岐阜大学大学院医学系研究科神経統御学講座眼科学分野

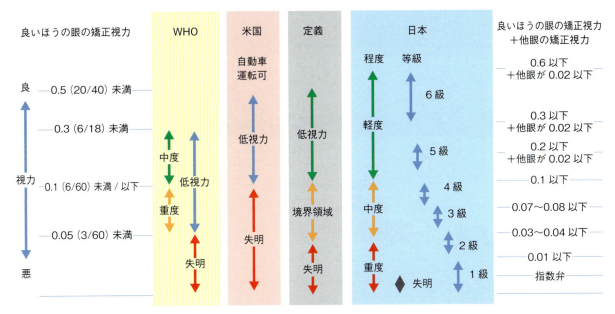

図1 視覚障害の定義
WHOは良いほうの眼の矯正視力が0.3未満，米国は良いほうの眼の矯正視力が0.5未満，日本は良いほうの眼の矯正視力0.6以下に他眼の矯正視力が考慮される．

6/18未満の低視力（low vision）と0.05：3/60未満の失明（blindness）があり，低視力は0.1：6/60を境に中度低視力（moderate visual impairment）と重度低視力（severe visual impairment）に分類される（図1）．

米国の視覚障害の基準

米国（American Medical Association）は視覚障害の基準は車の免許が取得できる0.5を基準に，低視力（low vision）は良く見えるほうの眼で矯正視力が0.1を超えるが0.5未満で，失明（blindness）は良く見えるほうの眼で矯正視力が0.1あるいはそれ以下と定義されている．これはWHOの基準より広い範囲の視覚障害をカバーしている（図1）．

日本における身体障害者の分類

日本における身体障害者の用語は，「障害者の雇用の促進等に関する法律」（昭和35年法律第123号）によると，障害の種類として視覚障害，聴覚言語障害（聴覚，平行機能，音声または言語機能），肢体不自由（上肢切断，上肢機能，下肢切断，下肢機能，体幹機能，脳病変上肢機能，脳病変移動機能），内部障害（心臓機能，腎臓機能，呼吸機能，膀胱直腸機能，小腸機能），重複障害（身体障害の重複，身体障害と精神障害の重複）に分類される．さらに，障害の程度は程度重度（身体障害者程度等級表の1，2級）程度中度（同3級，4級），程度軽度（同5級，6級）となる（図1）．

日本の視覚障害の基準

日本の視覚障害の認定基準は平成30年7月より変更された．改正の中心は視覚障害の基準が「両眼の矯正視力の和」から「良いほうの眼の矯正視力」に変更されたことである．これによりWHOをはじめとする世界と共通の判断基準になったことは大きな進歩である．ただ，旧制度による判定と大きく異なることは問題となるため，他方の眼の視力も参考になっている．日本も上限は車の運転免許が取得できない0.6以下（0.7未満）からとなっている．ただし，良いほうの眼が0.6から0.2までは他眼が0.02以下である必要がある．視力障害の各等級の境界値：客観性・公平性を基本として，0.3未満の視力について「logMAR値」の0.6～1.7の範囲を12段階に3段階ずつ2～5級の各障害等級に割り当て小数視力に換算したものにより設定している（図1，2）．実際には，日常生活では両眼開放されている「両眼開放視力」が望ましいが，通常の眼科診療では特別な場合を除いて「両眼開放視力」は測定しないため「視力の良いほうの眼の視力」で判定することを採用している．

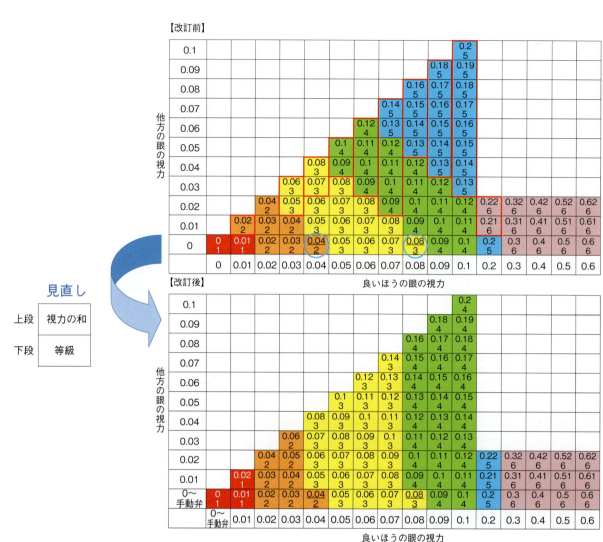

図2 視覚障害認定基準の見直しによる等級の変化
〇の等級を下げず□の等級を上げた．
（東京都福祉局のHPより改変引用）

失明と低視力の定義

　一般的に失明というと，まったく盲の状態（眼科的失明）を思い浮かべてしまう．失明は視力障害のなかでもっとも重度の状態である．実際に日本においては，低視力は残された視機能を使って生活を行うことができる状態だが，失明は視機能以外の機能によって生活を行う状態と考えられている．しかし，厚生労働省の「眼の障害に関する障害等級認定基準」によれば，指数弁が失われた時点で失明に分類するとされている．このため失明には，明暗の弁別すら不可能である状態だけではなく，明暗の区別は可能な状態である光覚弁に加えて手動弁も

含まれる．しかし，WHOや米国の失明は，日本の程度分類の程度重度や程度中度と同じ基準となっている．実際には，WHOも低視力を重度低視力と中度低視力に分けており，重度低視力は日本の程度中度にほぼ一致する．このため，0.05未満程度が失明で，0.05～0.1程度が重度低視力および程度中度の境界領域で，0.1を超える場合は中度低視力の程度軽度と同等考えられる（図1）．この場合，境界領域は国の状況やその他の因子により失明か低視力か分かれるところとなる．一般的に低視力は福祉が受けられる程度の軽度の視力障害であり，失明は重度の視力障害で仕事が困難な「社会的失明」の状態であり介助などを必要とするレベルと考えられる．定

義をするならば，失明は仕事が困難な「社会的失明」と考えるのがよさそうである．

ロービジョンケアの対象

身体障害者認定基準に関係なく，視力および視野やその他の原因で視機能が障害されていれば，障害程度にかかわらずロービジョンケアの対象となる．極端な場合，視力・視野や眼球にまったく異常がなくても視機能障害を訴える発達障害もケアの対象となる．つまり，患者の「見にくい」という訴えにどれだけより添えるかが問題となる．

おわりに

日本の低視力の基準の0.6以下は，WHOや米国の基準の良いほうの眼が0.3未満や0.5未満に比べゆるいものになっているが，0.2までは他眼の視力が0.02以下と逆に厳しいものがある．これでは良いほうの眼が0.6で他眼が0.1だと身体障害者にはならないが自動車の運転免許は取得できないことになる．現在の車社会を考えると，この部分も改正できればよかったかもしれない．身体障害者の等級が6級まで細かく分類されているが，程度の分類では程度重度，程度中度，程度軽度となり，WHOの失明と重度低視力・中度低視力および米国の失明と低視力の両方を合わせたような基準となっている．世界的な基準を考慮すると程度軽度は低視力：視覚補助具を使えばある程度は見ることができるレベルの障害，程度重度は失明：見る機能が失われた状態で，その間の程度中度は視野やその他の要因で大きく状況が変わる境界領域と理解するのがよさそうである．ただ，日本独自の感覚として失明（眼科的失明）は指数弁が失われた状況であることは理解しておく必要がある．

文　献

1) 三宅謙作：わかりやすい臨床講座　日本の眼科医療　そのコスト，質，満足度と社会的貢献度．日本の眼科 **829**：1194-1198, 2011
2) 平塚義宗，小野浩一，金井　淳：世界の失明はどうなっているのか．日眼会誌 **105**：369-373, 2001
3) 平塚義宗：世界の失明はどうなっているのか．日眼会誌 **122**：537-545, 2018
4) 障害者の雇用の促進等に関する法律（昭和35年法律 第123号），1960
5) 身体障害者福祉法施行規則　附則（平成30年厚生労働省令第103号）改正，2018

＊　　＊　　＊

II 失明に関連した知識

Q2 視覚障害者の認定基準について教えてください

回答者　萱澤朋泰* 松本長太*

はじめに

2018年4月27日に「身体障害者福祉法施行規則等の一部を改正する省令」が公布され，7月1日より実施されたが，視覚障害の範囲は変更せずに，視覚障害の認定基準に関して一部改正[1]となった．本稿では，改正後の視力，視野障害それぞれの認定基準について，おもな変更点を中心に症例を呈示しながらまとめる．

視力障害による認定基準

視力障害については，改正前と同様に1～6級に設定されている．認定に用いる視力は，万国式試視力表によって測定したものをいい，屈折異常のあるものについては，矯正視力の結果を用いる．大きな変更点は，「両眼の視力の和」が用いて認定するのではなく，日常生活は両眼開放で行っていることから，「視力の良いほうの眼の視力」を用いて認定することとなったことである．各等級の境界値については，小数視力0.3未満の視力についてlogMAR値の0.6～1.7の範囲を12段階に細分化し，3段階ずつ2～5級の各障害等級に割り当て，小数視力に換算し設定されている（表1）．

「視力の良いほうの眼の視力が0.04かつ他方の視力が手動弁以下のもの」と「視力の良いほうの眼の視力が0.08かつ他方の視力が手動弁以下のもの」については，改正前ではそれぞれ2級と3級に該当していたが，改正後には3級，4級に該当し，改正前よりも等級が下がってしまう．そこで，日常生活の困難度という観点から等

- 2018年7月1日より，視覚障害認定基準における視力障害，視野障害の認定基準が一部改変された．
- 視力障害では，「両眼の視力の和」ではなく，「視力の良いほうの眼の視力」を用いて判定することとなった．
- 視野障害ではGoldmann視野計に加えて，自動視野計による判定方法が追加された．
- 今まで不利であった視野障害に該当しない中心暗点症例や，わずかに中心10°を超えている症例に対しても，視野障害による等級判定が可能となった．
- 自動視野計を用いることで，Goldmann視野計による検者間で判定結果が異なる問題が改善することが期待できる．

級を下げるべき強い根拠が現時点であるわけではないことを踏まえ，「2級の2」および「3級の2」と例外を設定することで，等級が維持されている．さらに以下の留意事項がある．

a. 光覚弁，指数弁は視力0とし，指数弁は0.01とする
b. 複視の場合は，非優位眼の視力を0と扱う
c. 視力0.15は0.1として扱う．

視野障害による認定基準

視野障害においても改正前と同様に，2～5級に等級が区分されている（表2）．もっとも大きな変更点としては，自動視野計による判定方法が明確になったこと，中

---

*Tomoyasu Kayazawa & *Chota Matsumoto：近畿大学医学部眼科学教室
〔別刷請求先〕萱澤朋泰：〒589-8511 大阪府大阪狭山市大野東377-2　近畿大学医学部眼科学教室

表 1a　視力障害 障害程度等級表（改正）

等級	障害の状態
1級	視力の良いほうの眼の視力（万国式視力表によって測ったものをいい，屈折異常のある者については，矯正視力について測ったものをいう．以下同じ）が 0.01 以下のもの
2級	1　視力の良いほうの眼の視力が 0.02 以上 0.03 以下のもの 2　視力の良いほうの眼の視力が 0.04 かつ他方の眼の視力が手動弁以下のもの
3級	1　視力の良いほうの眼の視力が 0.04 以上 0.07 以下のもの（2級の2に該当するものを除く） 2　視力の良いほうの眼の視力が 0.08 かつ他方の眼の視力が手動弁以下のもの
4級	1　視力の良いほうの眼の視力が 0.08 以上 0.1 以下のもの（3級の2に該当するものを除く）
5級	1　視力の良いほうの眼の視力が 0.2 かつ他方の眼の視力が 0.02 以下のもの
6級	視力の良いほうの眼の視力が 0.3 以上 0.6 以下かつ他方の眼の視力が 0.02 以下のもの

表 1b　視力障害 改正後の換算表

他方の眼の視力 \ 視力の良いほうの眼の視力	0.01以下	0.02	0.03	0.04	0.05	0.06	0.07	0.08	0.09	0.1	0.2	0.3	0.4	0.5	0.6
0.03 以上			2	3	3	3	3	4	4	4					
0.02		2	2	3	3	3	3	4	4	4	5	6	6	6	6
指数弁～0.01	1	2	2	3	3	3	3	4	4	4	5	6	6	6	6
0～手動弁	1	2	2	2	3	3	3	3	4	4	5	6	6	6	6

表 2　視野障害の等級判定表

	Goldmann 視野計		自動視野計	
	I/4 指標	I/2 指標	両眼開放エスターマンテスト視認点数	10-2プログラム 両眼中心視野視認点数
2級		両眼中心視野角度 28°以下		20 点以下
3級	周辺視野角度の総和が左右眼それぞれ 80°以下	両眼中心視野角度 56°以下	70 点以下	40 点以下
4級				
5級	両眼による視野が 2分の1以上欠損	両眼中心視野角度 56°以下	100 点以下	40 点以下

心暗点症例にも等級判定が可能となったことである．視野等級判定は，従来の Goldmann 視野計または新たに追加された自動視野計のどちらか一方を用い，判定を行う（両者の測定結果を混在して判定することはできない）．

1. Goldmann 視野計を用いる場合（表2）

周辺視野には I/4 指標，中心視野には I/2 指標を用いて評価する．中心 30°内は適宜矯正レンズを使用し，30°外は矯正レンズを装用せずに測定する．

a. 周辺視野角度の総和が左右眼それぞれ 80°以下（I/4 視標）

8方向の経線（上・内上・内・内下・下・外下・外・外上）と I/4 視標によるイソプタとの交点を視野角度とし，その合計を周辺視野角度とし（図1a），左右眼それぞれの周辺視野角度が 80°以下の場合，中心視野角度を算出する．80°以下とすることで中心 10°内狭窄に限定されず，偏心して中心 10°を超えている症例も判定が可能となっている（図1b）．また，周辺視野角度の算出に

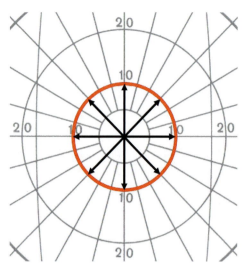

図1a　8方向の周辺視野角度の総和が80°以下

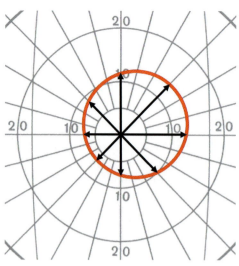

図1b　偏心し，中心10°を超えている症例でも判定可能

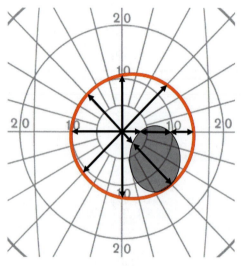

図2a　傍中心暗点例
視認できない部分を除いて算出する．
周辺視野角：11+13+（14-7）+（14-12）+12+11+10+10＝76°

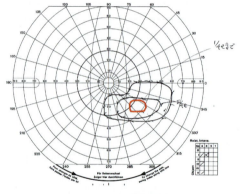

図2b　中心視野消失例
中心10°以内に視野が存在しない場合は，周辺視野角度を0°とする．

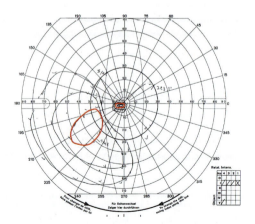

図2c　中心と周辺視野が分離した例
中心視野と周辺が連続していない場合は，中心視野のみで評価する．

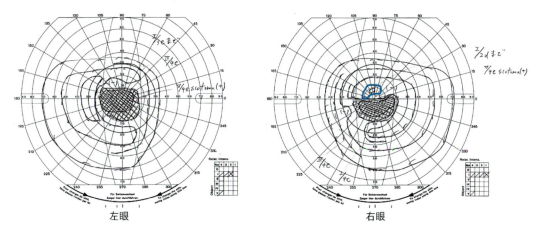

図3 矯正視力はRV＝(0.2)，LV＝(0.04)であり，視力障害のみでは等級に該当しない中心暗点症例
I/4視標のイソプタは左右眼ともに80°より大きいが，右眼の中心視野角度は24°，左眼は0°であり，両眼中心視野角度は18°となるため，視野障害5級に認定できる．

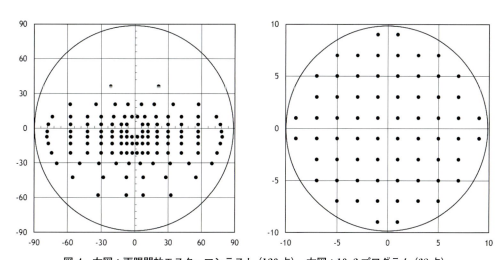

図4 左図：両眼開放エスターマンテスト(120点)，右図：10-2プログラム(68点)
両眼開放エスターマンテストは，Humphrey視野計(Carl-Zeiss Meditec)，オクトパス900(Haag-Streit)，AP-7000，7700(KOWA)に標準搭載されている．

は，以下の基準が追加されている．

a.「周辺視野角度は，I/4視標が視認できない部分を除いて算出する」(図2a)
b.「周辺視野角度の総和は，I/4視標にて中心10°以内に視野が存在しない場合は0°とする」(図2b)
c.「I/4視標にて周辺にも視野が存在するが，中心部の視野と連続していない場合，中心部の視野のみで評価する」(図2c)

b. 両眼による視野が1/2以上欠損（I/4視標）

周辺視野角度が80°より大きいものの，I/4視標によるイソプタが生理的限界（正常眼のV/4イソプタ相当）の面積の1/2以上欠損している場合，5級判定とする．

判定する際は，左右眼それぞれ測定したI/4視標によるイソプタを重ね合わせて行う．

c. 両眼中心視野角度（I/2視標）

8方向の経線（上・内上・内・内下・下・外下・外・外上）とI/2視標によるイソプタとの交点を視野角度とし，その合計を中心視野角度とする．中心視野角度の算出には，さらに以下の基準が追加されている．

a.「中心視野角度は，I/2視標が視認できない部分を除いて算出する」
b.「中心視野角度の総和は，I/2視標にて中心10°以内に視野が存在しない場合は0°とする」

左右眼それぞれの中心視野角度から両眼中心視野角度

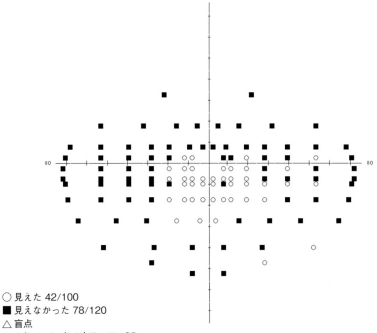

○ 見えた 42/100
■ 見えなかった 78/120
△ 盲点
エスターマン キノウスコア：35

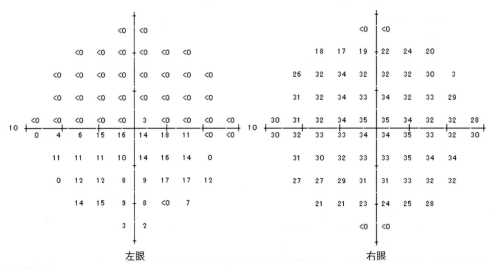

左眼　　　　　　　　　　　右眼

図5　自動視野計による判定方法
両眼開放エスターマンテストの視認点数は42点，右眼Humphrey視野計の中心視野視認点数は52点，左眼は0点であり，両眼中心視野視認点数は(52×3+0)/4＝39点となるため，視野障害3級に該当する．

（式1）を算出し，左右眼の周辺視野角度が80°以下で，両眼中心視野角度が28°以下であれば2級，29°以上56°以下では3級，57°以上は4級と判定する．また，周辺視野角度が80°より大きくても，両眼中心視野角度が56°以下であれば5級と判定することなり，今まで不利であった中心暗点，傍中心暗点症例に対しても等級判定が可能となった（**図3**）．

> 両眼中心視野角度（小数点以下は四捨五入）＝
> 　（3×中心視野角度が大きい眼の中心視野角度＋
> 　中心視野角度が小さい眼の中心視野角度）/4

式1：両眼中心視野角度の算出方法

2．自動視野計を用いる場合（表2）

周辺視野の評価には両眼開放エスターマンテスト（**図4左**），中心視野は10-2プログラム（**図4右**）を用いて

表3 重複障害 指数表

障害等級	指数	合計指数	認定等級
1級	18	18以上	1級
2級	11	11〜17	2級
3級	7	7〜10	3級
4級	4	4〜6	4級
5級	2	2〜3	5級
6級	1	1	6級
7級	0.5		

評価する.測定条件は,視標サイズIII,背景輝度31.4 asbで測定し,dB値の計算は視標輝度10,000 asbを0 dBとしたスケールで算定する.

a. 両眼開放エスターマンテスト視認点数

両眼開放エスターマンテストにて120点測定し,視認点数(応答があった点数)を数える.

b. 10-2プログラム,両眼中心視野視認点数

左右眼それぞれの中心視野視認点数(10-2プログラムで感度が26 dB以上の測定点数)から両眼中心視認点数(式2)を算出し,両眼中心視認点数が20点以下であれば2級,21点以上40点以下では3級,41点以上で4級と判定する(図5).また,Goldmann視野計による判定と同様に,両眼開放エスターマンテストの視認点数が100点より大きくても,両眼中心視野視認点数が40点以下であれば5級と判定することが可能となっている.

両眼中心視野視認点数(小数点以下は四捨五入)＝
(3×中心視野視認点数が大きい眼の中心視野視認点数＋
中心視野視認点数が小さい眼の中心視野視認点数)/4

式2:両眼中心視野視認点数の算出方法

自動視野計で判定する際の注意点

自動視野計に対する検査の理解度が低い症例や,測定結果の信頼性が著しく低い症例に対してはGoldmann視野計による判定を行う.とくに偽陰性が高い症例は測定結果が本来よりも悪くなり,等級が高くなるので注意する.

また,Humphrey視野計(背景輝度31.4 asb,最高視標輝度10,000 asb)と異なる測定条件の視野計を用いる場合,dB値のスケールが異なるためdB値を変換する必要がある.たとえばオクトパス900(背景輝度31.4 asb,最高視標輝度4,000 asb)を用いる場合,Humphrey視野計における26 dBは,オクトパス900で22 dBに相当するため,22 dB以上の測定点数から両眼中心視野視認点数をする算出する必要がある.

重複障害

視力障害,視野障害ともに等級に該当する場合,各障害等級の指数から合計指数を算出し,認定することができる(表3).たとえば視力障害2級,視野障害3級の場合,合計指数は11(2級)＋7(3級)＝18となり,認定等級は1級となる.

文　献

1) 視覚障害認定基準の手引き:日眼会誌 **122**:307-316, 2018

＊　　＊　　＊

II 失明に関連した知識

  視覚障害者と認定されるとどのような制度が利用できますか

回答者　加藤　聡*

- 身体障害者手帳の取得は，あくまでも患者の任意の自己申告制によるもので，眼科医が強制するものではない．
- 身体障害者手帳取得で利用できる制度には，視覚障害のみを対象とするものと他の障害を対象とするものがあり，仮に他の障害で身体障害者手帳を取得している場合は前者の制度は利用できない．
- 視覚障害による身体障害者手帳の給付の中には，拡大読書器をはじめとする日常生活用具の給付と眼鏡（矯正眼鏡，遮光眼鏡，コンタクトレンズ，弱視眼鏡），義眼，盲人安全杖（白杖）などの補装具の給付がある．
- 補装具の給付の際には指定医による補装具費支給意見書が必要となる．

はじめに

　視覚障害による身体障害者手帳の取得と障害年金を混同している眼科医も多い．本来，両者を規定している法律（身体障害者福祉法と国民年金法または厚生年金保険法）も異なるうえに，書くべき診断書用紙も異なるし，認定基準も異なる．診断書（意見書）を書ける医師も身体障害者手帳に対しては指定医（身体障害者福祉法第15条第1項の規定による指定医）のみであるが，障害年金の診断書は医師であればだれでも書くことができる．まずはこのことを大前提として，本稿では視覚障害による身体障害者手帳取得の利点と制度について述べる．

身体障害者手帳の申請と注意点[1]

　身体障害者手帳の申請は，患者の任意の自己申告制であり，眼科医側の義務というわけではない．しかし，多くの患者は自分の視機能が身体障害者程度に該当するかどうかの知識はないので，患者が申請を希望するか否かにかかわらず，その情報は適宜診察時に提供しておくことが望ましい．

　患者の中には身体障害者に該当する程度の視機能であっても，申請を希望しないこともある．その理由はさまざまであるが，自分の障害を受け入れられない場合や，まだ治療に期待を抱いている場合もある．眼科医はさまざまな治療後に一定の期間（一般的には6カ月程度と考えられている）を置いて，症状が安定してから，患者の気持ちやさまざまな背景をもとに身体障害者手帳の話を切り出す必要がある．

身体障害者手帳取得の意義とさまざまな制限[2]

　身体障害者手帳を取得する意義は二つあげられる．一つは「取得することがあらゆる福祉サービスの入り口」となることであり，もう一つは「行政に視覚障害の人がいることを認識させる」ことである．先に身体障害者手帳を取得するか否かは，患者の任意であることを記したが，意義の後者の点においては行政の災害対策や予算措置などの政策立案にも影響するものであるので，手帳の取得を勧める理由となる．

　後述するように身体障害者手帳を取得するとさまざ

---

*Satoshi Kato：東京大学大学院医学系研究科眼科
〔別刷請求先〕加藤　聡：〒113-8655　東京都文京区本郷7-3-1　東京大学大学院医学系研究科眼科

な利用できる制度があるが，その際に患者ごとにいくつかの制限があるので，患者に案内をする際には断定的なことは言わないようにする必要がある．

①等級による制限：等級により利用できる制度とできない制度がある．

②所得による制限：家計の所得により利用できない制度がある．

③障害による制限：視覚障害のなかでも視力障害と視野障害があり，視野障害のみでは利用できない制度がある．

④自治体による制限：身体障害者福祉法は法律で定められているが，その運用は地方自治体に任されている．そのため，同じ障害の程度，所得であっても制度の利用が異なることがある．

身体障害者手帳により利用できる制度[3]

1．視覚障害者が利用できる制度

視覚障害による身体障害者手帳を取得すると，視覚障害者に有用な日常生活用具や補装具が給付される．また，同行援護の制度もある．これらは他の障害による障害者手帳をもっていても利用できない制度であるので，仮に他の障害で1級や2級などをもっていても，視覚障害により6級の手帳申請が必要となる理由となる．

a．日常生活用具の給付

日常生活用具とは，障害者が安全かつ容易に使用できるもので，実用性が認められるもの，障害者の日常生活上の困難を改善し，自立を支援し，かつ社会参加を促進すると認められるもの，用具の製作，改良または開発にあたって障害に関する専門的な知識や技術を要するもので，日常生活品として一般に普及していないものと定義されている．視覚障害では代表的なものとして拡大読書器（図1）があり，多くの場合，等級に規定がなく給付が受けられる．他に音声付時計や体温計，点字ディスプレイ，点字器，点字タイプライター，視覚障害者用ポータブルレコーダー，視覚障害者用活字文書読み上げ装置，点字図書などがあり，等級が限定されて給付されていることもある．

日常生活用具の給付にあたっては，後述する補装具と異なり，医師の診断書は不要である．給付が認められると多くの場合，障害者負担は価格の一割負担となる．

b．補装具の給付

補装具とは，障害者の身体機能を補完し，または代替し，かつ長期間に渡し継続して使用されるもので，厚生労働省令で定める基準に該当するものとされている．日常生活用具と異なり，医師の専門的な知識に基づく意見または診断書が必要となる．指定医が記載すべき補装具費支給意見書も記入用紙も自治体に異なるが一例を図2に示す．

視覚障害では矯正眼鏡，遮光眼鏡，コンタクトレンズ，弱視眼鏡（図3），義眼，盲人安全杖（白杖，図4）がある．これも日常生活用具と同様に，世帯の収入にもよるが障害者は原則1割負担である．なお，ルーペ（図5）に関しては，補装具に認めているところは一部の自治体にとどまっている．矯正眼鏡は視覚障害のうち，視力障害のある人のみ支給される．

c．同行援護

「視覚障害により，移動に著しい困難を有する障害者等につき，外出時において，当該障害者等に同行し，移動に必要な情報を提供するとともに，移動の援護その他の厚生労働省令で定める便宜を供与すること」である（障害者自立支援法第5条4）．同行援護の対象は自治体でアセスメント表により必要性を判断する場合が多い．

2．その他の制度

a．税金の控除

所得税，住民税の障害者控除をはじめ，相続税，贈与税，個人事業税，自動車税の控除または減免制度がある．障害者等級，状況により異なり，障害者控除（3～6級），特別障害者控除（1，2級），同居特別障害者控除などがある．

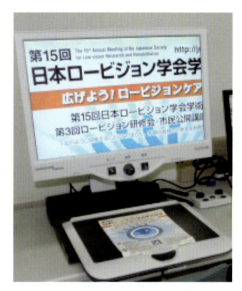

図1　拡大読書器

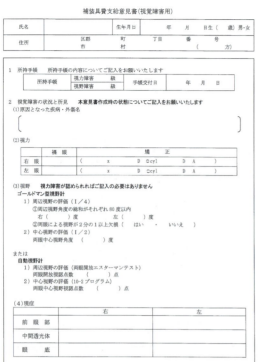

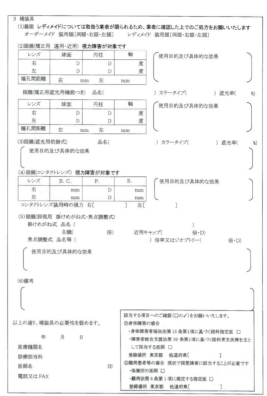

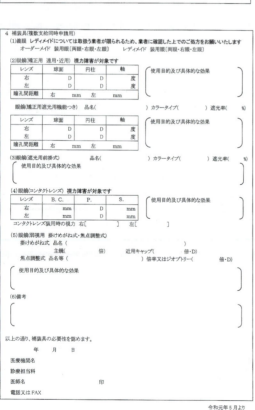

図2 補装具費支給意見書（東京都の例）

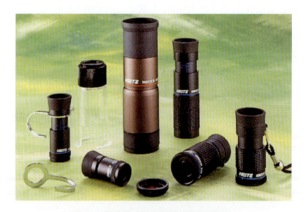

図3 単眼鏡（焦点調節式弱視眼鏡）

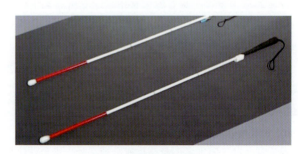

図4 白杖

b. 医療費の給付

医療費の助成制度は自治体により異なることが多く，多くは身体障害者手帳1，2級（一部3級を含む地域もある）所持者が対象となる．「障害者医療証」が交付され，医療費の個人負担が軽減される．

c. その他の減免，割引

鉄道，バス，タクシー，航空運賃（国内線）に割引がある．JRでは片道の営業キロ100km以上で普通乗車券が半額になる．身体障害者手帳に「第一種と第二種」と記載されており，第一種では同伴の介護者も半額の割引を受けられる．バス，タクシー，航空運賃は等級に関係なく割り引く場合が多い．

他に携帯電話料金，NHK放送受信料，公共施設（美術館，博物館，動物園など）やテーマパークでも割引があるところが多い．

d. 雇　用

障害者雇用促進法により，従業員が一定数以上の規模の事業主は，従業員に占める身体障害者の割合を「法定雇用率」以上にする義務がある．民間企業の法定雇用率は2.2％で，従業員を45.5人以上雇用している企業は，障害者を1人以上雇用しなければならない．逆に法定雇用率未達成の企業のうち，常用労働者が100人超の企業は障害者雇用納付金が徴収される．

雇用者は障害者に対する合理的配慮も義務付けられており，働きやすい環境整備が課せられている．

e. 障害者福祉サービス

自治体により異なるが，さまざまな福祉サービスを受けられることが多い．介護系のサービス，歩行やパソコン訓練などの自立サービス，あん摩マッサージ指圧師，はり師，きゅう師の国家試験の受験資格を得るための就労移行支援などがある．

私のコツ

身体障害者手帳の制度やメリットについての説明は，本来は福祉の仕事であると考える．ただし，その福祉サービスに視覚障害者を導くまでは医療の仕事である．その繋ぎの一手法として，このような知識も必要であると考えている．

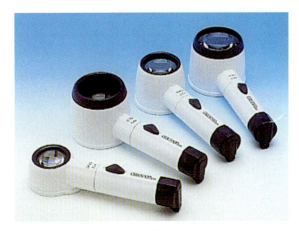

図5　各種ルーペ

まとめ

視覚障害による身体障害者手帳取得による制度やメリットを記載した．身体障害者手帳の取得はあくまでも患者の任意の自己申告制によるもので，眼科医が強制するものではない．ただし，多くの患者は視覚障害になっても，身体障害者手帳の制度そのものや，視覚障害者に該当する程度の視機能であることを知らないことが多い．手帳を取得することが心理的障壁になっている視覚障害者もいると考えられる．その反面，身体障害者手帳の取得は，あらゆる福祉サービスの入り口であり，行政に視覚障害者であることを正式に連絡する手法であるという側面も見逃せない．

眼科医の中には，いまだ身体障害者手帳と障害年金の取得を混同している人がいるのが現状である．中には身体障害者手帳を取得すると，国から直接な経済的援助があると思っている人もいる．これを機会に身体障害者手帳による制度やメリットについての知識も整理しておいてほしい．

文　献

1) 藤田京子：身体障害者手帳の基準，取得のメリット，書類作成の要点．新しいロービジョンケア（山本修一，加藤聡，新井三樹編），p174-179，メジカルビュー社，2018
2) 張替涼子：第一回新しい視覚障害認定基準を理解する．新潟ビジョンケア研究会，新潟市，2018.8.18
3) 西田朋美，久保明夫：身体障害者福祉法．専門医のための眼科診療クオリファイ26　ロービジョンケアの実際（山本修一編），p230-235，中山書店，2015

＊　＊　＊

II 失明に関連した知識

 日本と世界の失明統計について教えてください

回答者　久米川浩一*

- わが国における視力障害に関する疫学調査は，緑内障疫学調査として行われた多治見スタディ（2000〜2001年）が最初である．
- 視覚障害はその程度から失明（blindness）とロービジョン（low vision）に分けられる．
- 一方，法的盲（legal blindness）という考え方があり，何らかの社会的援助を必要とする視覚障害をさし，これには世界保健機関（WHO）の基準，米国の基準などいくつかの定義がある．
- 多治見スタディの眼単位におけるWHO基準および米国基準とも両眼または片眼の原因疾患は，ロービジョンの第1位は白内障であり，緑内障は第2位であった．失明の第1位は近視性黄斑変性であり，緑内障は第2位であった．
- 他国の疫学調査結果も多治見スタディと同様で，緑内障は各地域における失明原因のなかでおおむね第2〜3位を占めており，白内障や加齢黄斑変性ほどには地域差がみられないものと考えられる．

はじめに

わが国における視力障害の頻度や原因に関する疫学調査は，2000〜2001年に緑内障疫学調査として多治見市で行われた多治見スタディ[1]が最初である．身体障害者福祉法[2]の適用により視覚障害者として身体障害者手帳を交付された患者の統計をもとにした報告によれば，日本人の視覚障害原因の第1位は緑内障，第2位は糖尿病網膜症，第3位は網膜色素変性症，以下黄斑変性，強度近視である．これはあくまでも身体障害者手帳を交付されたという条件下での患者の割合であり，申請していなければ障害なしと計算されてしまうことに注意が必要である．それに対し多治見スタディでは，緑内障有病率のみならず，各種疾患の失明率やロービジョン率についても調査がされた．

本稿では，多治見スタディの結果を概説し，世界の疫学調査の結果と比較したうえで，わが国と世界における失明統計について解説する．

失明とロービジョンの定義

視覚障害はその程度から失明（blindness）とロービジョン（low vision）に分けられる．わが国における失明は，一般的にはまったく見えない状態である全盲（total blindness）を意味し，厚生労働省が示す視覚障害等級認定の定義[2]においても，『「失明」とは，眼球を亡失（摘出）したもの，明暗を弁じ得ないもの及びようやく明暗を弁ずることができる程度のものをいい，光覚弁（明暗弁）又は手動弁が含まれる』としている．

一方，法的盲（legal blindness）という考え方があり，何らかの社会的援助を必要とする視覚障害をさし，これにはいくつかの定義がある．たとえば，世界保健機関（World Health Organization：WHO）の基準[3]では，視力良好眼が矯正視力0.05未満もしくは中心視野10°以内とし，米国の基準[4]では，視力良好眼が矯正視力0.1以下と定義している．一方，ロービジョンは正常視力よ

---

*Koichi Kumegawa：神奈川リハビリテーション病院眼科/東京慈恵会医科大学眼科
〔別刷請求先〕　久米川浩一：〒243-0121 神奈川県厚木市七沢516　神奈川リハビリテーション病院眼科

り劣る状態を意味し，WHOの基準では，視力良好眼が矯正視力0.05以上0.3未満，米国の基準では，視力良好眼が矯正視力0.1よりよく0.5未満と定義している．米国の基準については，多くの州で運転免許取得に必要な視力が0.5であることに基づき，定義されている．

多治見スタディにおける視覚障害の解析結果

多治見スタディにおける視覚障害に関する調査については，多治見市に住む40歳以上の無作為に抽出された3,870人のうち3,021人が対象となって行われた（平均年齢58.1歳）[1]．実際に解析対象となった例は，矯正視力を含む種々の眼科的視力検査を行えた2,977人であった．視覚障害の定義はWHOまたは米国基準に準拠して解析がなされた．

多治見スタディにおいて，失明者の割合は，WHO基準，米国基準ともに0.14％（95％信頼区間：0.06～0.32，表1）で，原因疾患としてはメタノールによる視神経萎縮，近視性黄斑変性，網膜色素変性，ぶどう膜炎が各1例（計4例）であり，緑内障例はなかった．ロービジョン者はWHO基準で0.39％（95％信頼区間：0.18～0.60％，表2）であり，原因疾患としては，白内障4例，緑内障2例，近視性黄斑変性，角膜混濁，弱視，視神経萎縮が各1例（計10例）であった．一方，米国基準ではロービジョン者の割合は0.98％（95％信頼区間：0.66～1.30，表3）であり，白内障11例，緑内障3例，近視性黄斑変性，網脈絡膜変性，角膜混濁，糖尿病網膜症が各2例，弱視，視神経萎縮，ぶどう膜炎が各1例（計25例）であった．いずれの基準においても，ロービジョンの原因疾患としては白内障についで緑内障が多数を占めた．米国基準による疾患別の視覚障害の割合と95％信頼区間を表4に示す．

多治見スタディにおけるWHO基準および米国基準による失明およびロービジョンの原因疾患の割合を図1，2に示す．両基準とも，両眼または片眼ロービジョンの原

表1 多治見スタディにおける世界保健機関および米国基準による両眼失明者の割合（％）と95％信頼期間

年齢	男性	女性	計
40～49歳	—	—	—
50～59歳	0.23 (0.04～1.31)	0.19 (0.03～1.06)	0.21 (0.06～0.76)
60～69歳	—	0.28 (0.05～1.56)	0.15 (0.03～0.83)
70～79歳	—	—	—
80歳以上	—	1.08 (0.19～5.84)	0.71 (0.13～3.91)
40歳以上	0.08 (0.01～0.43)	0.18 (0.06～0.53)	0.13 (0.05～0.34)
40歳以上*	0.08 (0.02～0.35)	0.20 (0.08～0.51)	0.14 (0.06～0.32)
40歳以上‡			0.11

—：基準を満たす例なし，＊：多治見市における年齢および性別分布に従って標準化した値，‡：世界人口統計に従って標準化した値．
（文献1より改変引用）

表2 多治見スタディにおける世界保健機関基準による両眼ロービジョン者の割合（％）と95％信頼区間

年齢	男性	女性	計
40～49歳	0.30 (0.05～1.66)	—	0.13 (0.02～0.72)
50～59歳	—	—	—
60～69歳	—	—	—
70～79歳	—	1.73 (0.68～4.37)	0.96 (0.38～2.45)
80歳以上	2.08 (0.37～10.90)	4.30 (1.69～10.54)	3.55 (0.50～6.60)
40歳以上	0.15 (0.04～0.55)	0.48 (0.15～0.81)	0.34 (0.13～0.55)
40歳以上*	0.17 (0.05～0.56)†	0.61 (0.28～0.94)†	0.39 (0.18～0.60)
40歳以上‡			0.25

—：基準を満たす例なし，＊：多治見市における年齢および性別分布に従って標準化した値，†：p＝0.0636，‡：世界人口統計に従って標準化した値．
（文献1より改変引用）

表3 多治見スタディにおける米国基準による両眼ロービジョン者の割合（%）と95%信頼区間

年齢	男性	女性	計
40〜49歳	0.59 (0.16〜2.13)	—	0.26 (0.07〜0.93)
50〜59歳	—	—	—
60〜69歳	0.62 (0.17〜2.24)	0.28 (0.05〜1.56)	0.44 (0.15〜1.29)
70〜79歳	—	3.03 (0.82〜5.24)	1.69 (0.45〜2.93)
80歳以上	4.17 (1.15〜13.98)	11.83 (5.28〜18.39)	9.22 (4.44〜14.00)
40歳以上	0.46 (0.09〜0.83)	1.15 (0.64〜1.66)	0.84 (0.51〜1.17)
40歳以上＊	0.48 (0.12〜0.84)†	1.47 (0.98〜1.97)†	0.98 (0.66〜1.30)
40歳以上‡			0.64

—：基準を満たす例なし，＊：多治見市における年齢および性別分布に従って標準化した値，†：p＝0.0079，‡：世界人口統計に従って標準化した値．

（文献1より改変引用）

表4 多治見スタディにおける疾患別の視覚障害の割合（%）と95%信頼区間

疾患	40歳以上	40歳以上＊	40歳以上†
白内障	0.37 (0.15〜0.59)	0.44 (0.23〜0.65)	0.25
緑内障	0.10 (0.03〜0.30)	0.11 (0.04〜0.31)	0.09
近視性黄斑変性	0.10 (0.03〜0.30)	0.10 (0.03〜0.29)	0.11
角膜混濁	0.07 (0.02〜0.24)	0.09 (0.03〜0.28)	0.04
糖尿病網膜症	0.07 (0.02〜0.24)	0.06 (0.02〜0.24)	0.06
視神経萎縮	0.07 (0.02〜0.24)	0.07 (0.02〜0.24)	0.05
ぶどう膜炎	0.07 (0.02〜0.24)	0.08 (0.02〜0.26)	0.06
網脈絡膜萎縮	0.07 (0.02〜0.24)	0.09 (0.03〜0.28)	0.04
網膜色素変性	0.03 (0.01〜0.19)	0.03 (0.01〜0.19)	0.03
弱視	0.03 (0.01〜0.19)	0.04 (0.01〜0.21)	0.02

＊：多治見市における年齢および性別分布に従って標準化した値，‡：世界人口統計に従って標準化した値．　　　（文献1より改変引用）

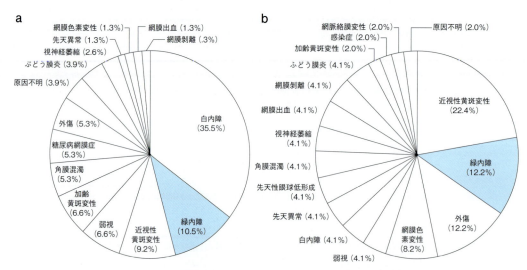

図1 世界保健機関基準によるロービジョン，失明の原因疾患
a：両眼または片眼ロービジョン（計67眼），b：両眼または片眼失明（計49眼）．
（文献1より改変引用）

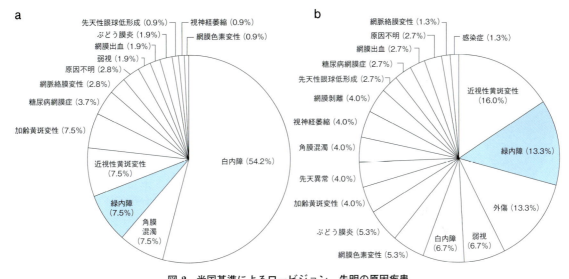

図2 米国基準によるロービジョン,失明の原因疾患
a:両眼または片眼ロービジョン(計107眼),b:両眼または片眼失明(計75眼).
(文献1より改変引用)

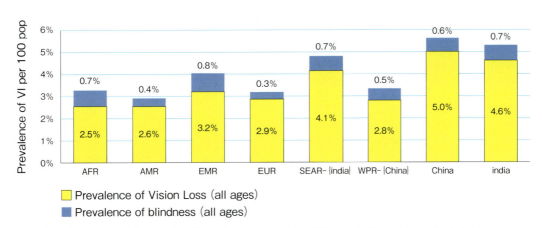

図3 世界保健機関(2010年)の調査による世界各地域の視覚障害者(失明者とロービジョン者)の割合
＊:AFR＝アフリカ地域,AMR＝アメリカ地域,EMR＝地中海東部地域,EUR＝ヨーロッパ地域,SEAR＝東南アジア地域,WPR＝西太平洋地域を指す.
(文献6より引用)

因疾患の第1位は白内障であり,緑内障は第2位であった.また,両眼または片眼失明の原因疾患の第1位は近視性黄斑変性であり,緑内障は第2位であった.

これらの結果を2019年4月の日本の人口分布[5]に当てはめると,日本全体では8.6万人の失明者と,WHO基準における19.5万人のロービジョン者,米国基準による50万人のロービジョン者が存在することが示唆された.

世界における失明障害

WHOの報告(2010年の調査)[6]によれば,世界中で2億8,500万以上の視覚障害者が存在し,うち約3,900万人は失明者であることが推計された.図3にWHOによる世界各地域の視覚障害者の概算を示す.視覚障害者の分布は均一ではなく,一般的に後発発展途上国が多くの割合を占める.

全世界的にみると,失明の代表的な原因疾患(図4)として白内障(51％)が大部分を占め,ついで緑内障(8％),加齢性黄斑変性(5％)が多い.

表5に,世界各地域における失明原因の割合を示す[3].発展途上国では白内障の割合が多く,先進国では加齢黄斑変性の割合が多いことがわかる.緑内障については,各地域における失明原因のなかでおおむね第2〜3位を占めており,白内障や加齢黄斑変性ほど地域差がみられ

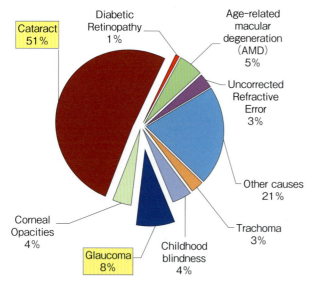

図4 世界保健機関（2010年）の調査による世界の失明原因の割合（%）
（文献6より引用）

ない．

各種疫学調査において，失明原因の割合として緑内障が第1位であった地域または人種をみてみると，モンゴル国のモンゴル人における失明原因の35%が緑内障（病型不明）[7]，米国アリゾナ州のヒスパニックにおける失明原因の28.6%が開放隅角緑内障[8]，バルバドス（Barbados Eye Study）の黒人における失明原因の28%が開放隅角緑内障[9]，などがあげられる．失明原因としての緑内障の頻度については，地域差のみならず，人種差が関係している可能性があり，シンガポール共和国においては，中国人における失明原因の60%が緑内障（うち2/3が原発閉塞隅角緑内障，1/3が原発開放隅角緑内障）であった（Tanjon Pagar Study）[10]のに対し，マレー人では頻度が少なかった（Singapore Malay Eye Study）[11]．米国（Salisbury Eye Evaluation Study）[12]においても，

表5 世界保健機関（2002年）の調査による世界各地域の失明原因の割合（%）

地域*	白内障	緑内障	加齢性黄斑変性症	角膜混濁	糖尿病網膜症	小児失明	トラコーマ	オンコセルカ症	その他
Afr-D	50	15	50	8	17	5.2	6.2	6	9.6
Afr-E	55	15	5	12	7	5.5	7.4	2	3.2
Amr-A	5	18	4	3	7	3.1	0.8	0.8	3.9
Amr-B	40	15	3	5	3	6.4	0.5		20.8
Amr-D	58.5	8	2	3	3	5.3	3.2		13.7
Emr-B	49	10	50	5.5	17	4.1	5.5		22.2
Emr-D	49	11	15	5	15	3.2	1.7		21.3
Eur-A	5	18	15	3	15	2.4	0.025		4.6
Eur-B1	28.5	15	15	8	15	3.5	6.4		15.0
Eur-B2	35.5	16	3	5	3	6.9	3.5		6.6
Eur-C	24	20	5	5	3	2.4	4.3		18.6
Sear-B	58	14	50	5	17	2.6	3.6		14.4
Sear-D	51	9	15	3	7	4.8			22.5
Wpr-A	5	18	5	3	3	1.9			5.0
Wpr-B1	48.5	11	3	3	5	2.3			6.8
Wpr-B2	65	6	8.7	7	4.8	3.6			6.9
Wpr-B3	65	6		3		9.5			4.2
全世界	47.8	12.3		5.1		3.9			13.0

＊：Afr＝アフリカ地域，Amr＝アメリカ地域，Sear＝東南アジア地域，Eur＝ヨーロッパ地域，Emr＝地中海東部地域，Wpr＝西太平洋地域を指す．末尾のアルファベットは，死亡率の高さに基づき，高い順に各国をEからAに割り当てている．
Afr-D：ベナン共和国，カメルーン共和国，カーボヴェルデ共和国，赤道ギニア共和国，ガンビア共和国，ガーナ共和国，マリ共和国，モーリタニア・イスラム共和国，ニジェール共和国，ナイジェリア連邦共和国，シエラレオネ共和国，スーダン共和国，トーゴ共和国の各地域調査から推計（以下Eur-Cを除いて同義），Afr-E：中央アフリカ共和国，コンゴ，エチオピア連邦民主共和国，ケニア共和国，南アフリカ共和国，タンザニア連合共和国．
Amr-A：アメリカ合衆国，Amr-B：バルバドス，ブラジル連邦共和国，パラグアイ共和国，Amr-D：ペルー共和国．Emr-B：レバノン共和国，オマーン国，サウジアラビア王国，チュニジア共和国，Emr-D：モロッコ王国．Eur-A：デンマーク王国，フィンランド共和国，アイスランド共和国，アイルランド，イタリア共和国，オランダ王国，英国，Eur-B1：ブルガリア共和国，トルコ共和国，Eur-B2：トルクメニスタン，Eur-C：ヨーロッパにおいて死亡率が比較的高い地域（ベラルーシ共和国など）．適切な地域調査がなされていないため，Eur-B1のデータから推計．Sear-B：インドネシア共和国，マレーシア，フィリピン共和国，タイ王国，Sear-D：バングラデシュ人民共和国，インド，ネパール連邦民主共和国，パキスタン・イスラム共和国．Wpr-A：オーストラリア連邦，Wpr-B1：中華人民共和国，モンゴル国，Wpr-B2：カンボジア王国，ミャンマー連邦，ベトナム社会主義共和国，Wpr-B3：トンガ王国，バヌアツ共和国．（文献3より改変引用）

アフリカ系アメリカ人における片眼失明原因の第1位は緑内障であったが，白人では緑内障による失明は少なかった．

おわりに

多治見スタディでは，緑内障が原因で両眼失明した例はなかったものの，両眼または片眼ロービジョン，あるいは片眼失明の原因疾患としての割合は高く，この傾向は他国の疫学調査結果も同様であり，緑内障は各地域における失明原因のなかでおおむね第2〜3位を占めており，白内障や加齢黄斑変性ほどには地域差がみられないものと考えられる．

文　献

1) Iwase A, Araie M, Tomidokoro A et al：Tajimi Study Group：Prevalence and causes of low vision and blindness in a Japanese adult population：The Tajimi Study. *Ophthalmology* **113**：1354-1362, 2006
2) 厚生労働省労働基準局長・眼の障害に関する障害等級認定基準について（別紙），平成16年6月4日付，基発第0604004号，2004. http://www.mhlw.go.jp/topics/2004/06/tp0625-2g.html
3) Resnikoff S, Pascolini D, Etya'ale D et al：Global data on visual impairment in the year 2002. *Bull World Health Organ* **82**：844-851, 2004
4) Tielsch JM, Sommer A, Witt K et al：Blindness and visual impairment in an American urban population. The Baltimore Eye Survey. *Arch Ophthalmol* **108**：286-290, 1990
5) 総務省統計局：人口推計（平成31年4月確定値，令和元年9月概算値）2019, 9, 20 公表．https://www.stat.go.jp/data/jinsui/new.html
6) Mariotti SP, Pascolini D：Global estimates of visual impairment：2010. *Br J Ophthalmol* **96**：614-618, 2012
7) Baasanhu J, Johnson GJ, Burendei G et al：Prevalence and causes of blindness and visual impairment in Mongolia：a survey of populations aged 40years and older. *Bull World Health Organ* **72**：771 776, 1994
8) Rodriguez J, Sanchez R, Munoz B et al：Causes of blindness and visual impairment in a populationbased sample of U.S. Hispanics. *Ophthalmology* **109**：737-743, 2002
9) Hyman L, Wu SY, Connell AM et al：Prevalence and causes of visual impairment in The Barbados Eye Study. *Ophthalmology* **108**：1751-1756, 2001
10) Saw SM, Foster PJ, Gazzard G et al：Causes of blindness, low vision, and questionnaire-assessed poor visual function in Singaporean Chinese adults：The Tanjong Pagar Survey. *Ophthalmology* **111**：1161-1168, 2004
11) Wong TY, Chong EW, Wong WL et al：Singapore Malay Eye Study Team：Prevalence and causes of low vision and blindness in an urban malay population：The Singapore Malay Eye Study. *Arch Ophthalmol* **126**：1091-1099, 2008
12) Muñoz B, West SK, Rubin GS et al：Causes of blindness and visual impairment in a population of older Americans：The Salisbury Eye Evaluation Study. *Arch Ophthalmol* **118**：819-825, 2000

＊　　＊　　＊

II 失明に関連した知識

Q5 ロービジョンケアの具体的な方法はどのようなものですか

回答者　清水朋美[*]

- ロービジョンケアの必要性は身体障害者手帳の等級で決まるものではない．
- 「良いほうの眼の視力が0.5未満」あるいは「視野に欠損や暗点（とくに下方）がある場合」には，見えにくさを感じている患者が多い．
- 見えにくくなる患者の心理を理解し，ロービジョンケアマインドをもつ．
- まずはどこでも取り組めるクイックロービジョンケアから始める．
- 本格的なロービジョンケアは専門機関と連携を取る．

はじめに

　見えにくさを感じている患者にとってロービジョンケアは欠かせない．以前よりはロービジョンケアについて学べる機会は増え，関心をもって実際に始めている眼科医も増えているが，ロービジョンケアを必要とするすべての患者に行きわたっているとは言いがたい．その最大の理由は，ロービジョンケアはかぎられた眼科医が行うもので，時間も人手も必要で不採算，というネガティブな印象が根強いからではないかと推測する．実際には決してそうではなく，外来でのちょっとした工夫でできるロービジョンケアがいくらでもある．

どのような患者が対象になるのか

　「身体障害者手帳（以下，手帳）には非該当だから」「手帳が仮に取れても5級や6級だから」という理由でロービジョンケアにはまだ早いと考える眼科医も多いが，ロービジョンケアはそのような理由で必要性が決まるものではない．見えにくさを感じている患者は全員ロービジョンケアの対象者になるということをまずは知っておく必要がある．

ロービジョンケアマインドと患者心理の理解

　ロービジョンケアを進めていくために欠かせないのがロービジョンケアマインドである．つまり，患者の見え方を想像し，読み書きや移動に困っていないかと考える姿勢である．

　見えにくくなる患者には特有の心理反応があり，眼科医をはじめロービジョンケアの担当者は十分理解を深めておく必要がある（図1）[1]．見えていた時には意識せずに行えていたことが，視覚がうまく使えなくなるとてきめんに行いにくくなり，すべてにおいて否定的な気分になる．ロービジョンケアを進めるなかで，こちらが情報提供をしても患者が乗ってこないことがある．このようなときは，決して無理強いはせず最小限の情報提供に止め，必要時に対応させていただく旨を伝えておく．そうすると，しばらくしてから患者が再び戻ってきて，改めてロービジョンケアを始めることがある．また，折角ロービジョンケアをやっても，患者が前向きにならないと手応えがないので，失敗したとみなされることがあるが，決してそのロービジョンケアが無駄に終わったわけではない．むしろ，ロービジョンケア介入があったこと

---

[*]Tomomi Shimizu：国立障害者リハビリテーションセンター病院第二診療部
〔別刷請求先〕　清水朋美：〒359-8555　埼玉県所沢市並木4-1　国立障害者リハビリテーションセンター病院第二診療部

で患者心理が早めに障害受容に至る可能性がある（図1）．

まずはクイックロービジョンケアから

1. クイックロービジョンケアとは

ちょっとした工夫の紹介など，できるだけ時間をかけないロービジョンケアを筆者はクイックロービジョンケアとよんでいる[1]．従来のロービジョンケアは，後述の本格的なロービジョンケアがほとんどで，すべての眼科で行うことは現実的には不可能である．本格的なロービジョンケアをやれないのであれば，ロービジョンケアはやらないということになると，一番困るのは患者自身である．最小限のロービジョンケアだけでも行えば，見えにくさで困っている患者にとっては少しでも楽になることが多い．実際にクイックロービジョンケアの対象となる患者の視機能基準の目安は，「良いほうの眼の矯正視力が0.5未満」あるいは「視野に欠損や暗点（とくに下方）がある場合」相当だと考えている．つまり，ロービジョン患者の代表的なニーズである読み書き困難を意識した視機能基準であり，スマートサイトを患者に渡す基準とほとんど同じである．

2. 具体的には何をするのか

まずは患者の保有視機能を確認する．基本的なことだが，眼鏡を改めて見直すことから始めてみる．眼鏡の度数を変えるだけで見やすくなることも実は多い．とくにハイパワープラスレンズ眼鏡はいわゆる眼鏡処方と変わらないので，どこの眼科でも取り組みやすい[2]．両手が使えて，特別に目立った外見にならないという点で，患者にも受け入れてもらいやすい．ただし，各種拡大鏡と比べると，より軽症のロービジョン患者が対象になる．ロービジョン患者には羞明を感じている人も多いので，遮光眼鏡も処方できるようになればさらにロービジョンケアの幅が広がる．その際，眼鏡は補装具のひとつであり，手帳をもっている場合，あるいは原因疾患が障害者総合支援法の対象疾病であって視機能が手帳基準相当である場合には，補装具費支給制度を利用することが原則可能であり，各自治体へ確認をしてみるとよい[3]．眼鏡処方はどこの眼科でも対応している内容なので，ぜひ一度検討してみていただきたい．

光学的なものではないが，読み書き困難に対する補助具で役立つものは結構多い．たとえば，サインガイドは同意書に署名をする際に有効だが，色画用紙などを使っ

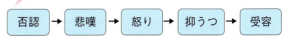

図1　ロービジョン患者の心理反応
いろいろなアドバイスをもっとも受け入れやすいのは，「受容」の時期である．途中のステージでも，ロービジョンケアによって，早く「受容」に至ることもある．
（文献1より引用）

て自作することも可能である（図2）．似たようなボタンが並んでいる電化製品などでは，立体的なシールを付けるだけで識別が楽になる（図2）．いずれも特別に高価なものではなく，身近なもので工夫できるものも多い．適した眼鏡と一緒に使用することでより見えやすさが改善することもある．最近では，タブレット型端末やスマートフォンの活用も有効である．

他に有効なこととして情報提供がある．関連情報のない患者は必要以上に不安を感じていることが多い．スマートサイトの活用も有効だが，それ以外にも有効な連携につながる関連情報が多い[1,4～6]（表1，2）．情報提供はロービジョンケアの主要な部分であり，患者の不安を軽減させる効果も期待できるため，必要最低限の情報を提供できるように日頃から準備をしておきたい．

ロービジョンケアという看板を出さなくても，外来や病棟の掲示物の配色，文字サイズへの配慮，前述のサインガイド活用など，ちょっとした工夫を日常の眼科診療に取り入れることで眼科全体をロービジョンケアモードにするだけでもよい．

このように，クイックロービジョンケアは，ほとんどの眼科で取り組み可能な内容であり，まずはできることから始めていくとよい．

3. コメディカルと一緒にチームを組む

ロービジョンケアは眼科医だけでできるものではなく，コメディカルの協力が必須である．円滑にロービジョンケアを進めていくには，眼科医の理解とチーム統括力は欠かせない．各々の眼科で取り組めるロービジョンケアについて，日頃からスタッフ間で共有しておくとよい．視機能がこの程度の患者が来たら，読み書きや移動の困り具合について確認し，困っている場合には眼鏡を見直し，各種情報提供を行うというように，ある程度の流れと役割分担を決めておくとなおよい．

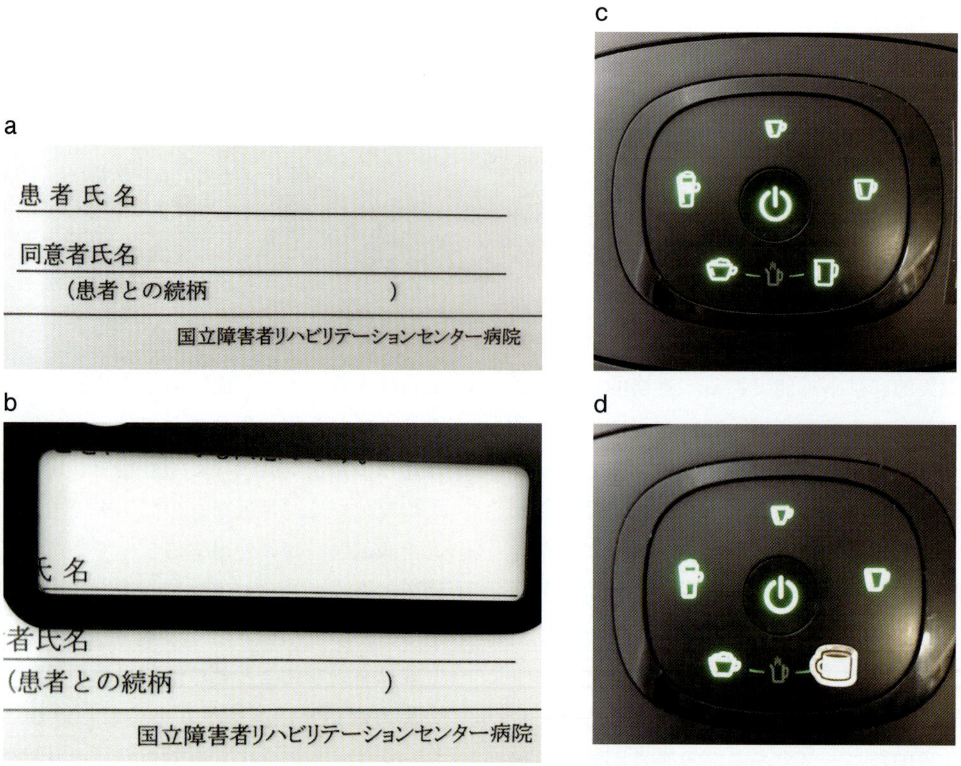

図2 サインガイドと身近なものでの工夫
a：同意書．各種同意書はコントラストが弱く，ロービジョン患者にとって署名するのも困難である．b：サインガイド．署名する場所にサインガイドをあてることでコントラストが高まり，ロービジョン患者は署名しやすくなる．全盲の患者にとっても触れることで署名スペースがわかるため活用できる．外来や病棟に常備しておくと便利である．c：電化製品．電化製品にはボタンが多いが凹凸が弱く，ロービジョン患者にとって識別が困難である．d：立体シール．よく使用するボタンに立体シールを貼ることで，ロービジョン患者は触ってわかるため識別しやすくなる．

（文献1より引用）

表1 ロービジョン患者に役立つおもな情報

内容	問い合わせ先	URL
身体障害者手帳	市区町村の障害福祉担当	
指定難病	各地の保健所	
障害年金	NPO法人障害年金支援ネットワーク 街角の年金相談センター 各地の年金事務所	http://www.syougai-nenkin.or.jp/ https://www.shakaihokenroumushi.jp/consult/tabid/217/Default.aspx http://www.nenkin.go.jp/
補助具	日本点字図書館	www.nittento.or.jp/

（文献1より引用）

本格的なロービジョンケアはいまも必要

1．本格的なロービジョンケア

　従来から行われているロービジョンケアは，いわゆる本格的なロービジョンケアであることが多い．つまり，ロービジョンケアに取り組める眼科医や視能訓練士が専門的にいて，さらには歩行や日常生活の訓練まで担当できるスタッフまで揃っているところで行われてきた．筆者の職場はまさしくこれに該当する．クイックロービジョンケアがどこの眼科でも取り組める内容であるのに対し，本格的なロービジョンケアを行える眼科は全国でもかぎられる．

　たとえば，見えにくいために就労，学業に不安があるといったケースの場合には，ソーシャルワーク的な支援

表2 おもな患者団体

	団体名	URL
疾病別	日本網膜色素変性症協会（JRPS）	http://jrps.org/
	加齢黄斑変性友の会	https://sites.google.com/site/amdtomonokai/home
	Leber 病患者の会	http://leber.web.fc2.com/
	緑内障フレンド・ネットワーク	http://www.gfnet.gr.jp/
	Behçet 病友の会	http://behcets.web.fc2.com/
	サルコイドーシス友の会	http://www.ne.jp/asahi/h/sato
	日本マルファン協会	http://www.marfan.jp/
患者背景別	日本視覚障害者団体連合（旧，日本盲人会連合） 　視覚障害者自身の全国組織．	http://nichimou.org/
	認定 NPO 法人タートル 　視覚障害者の就労支援をおもに行っている団体．	http://www.turtle.gr.jp/
	視覚障がい者ライフサポート機構 "viwa" 　視覚障害者やその家族，視覚障害関係の仕事をしている人たちを対象とした会．若い世代が多く，子育てや就学，就労に関する情報が多い．	http://www.viwa.jp/
	視覚障害をもつ医療従事者の会（ゆいまーる） 　視覚障害をもつ医師やコメディカルの会．	http://yuimaal.org/
	弱視者問題研究会（弱問研） 　弱視者（ロービジョン者）を対象にした会．	http://jakumonken.sakura.ne.jp/
	全国社会福祉協議会（全社協） 　各地にある社会福祉協議会（社協）の中央組織．各地の社協は地域の患者グループ情報を持っていることがある．	http://www.shakyo.or.jp/

（文献5より引用）

も必須となるため，本格的なロービジョンケアを行っている機関のほうが対応しやすい．しかし，地域によっては本格的なロービジョンケアを行っている眼科がないところもあるだろう．そのような場合には，近隣の福祉，教育の機関と連携を図りながらロービジョンケアを進めていくこともちろん不可能ではない[6]．

とくに就労に関しては，見えにくいことだけを理由に退職する必要はない[6]．一度や辞めてしまうと，どんなに努力しても復職することは困難であるため，辞める前に就労継続に向けたロービジョンケアを行うことが重要である．なかには，患者独自の判断で退職してから本格的なロービジョンケアを行っている眼科を受診するケースもあるが，就労世代のロービジョン患者には，最初からすぐに辞める必要がないことを伝えておきたい．

2. 具体的には何をするのか

本格的なロービジョンケアの場合にはよりしっかりと患者のニーズを把握する必要がある．そして，まずは患者の保有視機能を確認する．活用できる視機能があれば，患者のニーズと照らし合わせて最適な補助具を選定する．本格的なロービジョンケアを要するケースになると，眼鏡以外にも，拡大鏡，拡大読書器，タブレット型端末，スマートフォン，音声機器を検討することが多い．手帳のみならず障害年金の申請相談，歩行訓練，日常生活訓練，より本格的な訓練施設への紹介，職場復職のための環境調整など，幅広いロービジョンケアに対応することが求められる．

3. コメディカルとチームを組む

クイックロービジョンケアと同じである．眼科医だけでは到底できないので，視能訓練士，歩行や日常生活などの訓練を担当する専門職，ソーシャルワーカー，看護師など，あらゆる職種がかかわりながら，定期的にケースカンファランスを行い，トータルサポートを行っている．

私のコツ，工夫

初めて診察するロービジョン患者には，現在過去を問

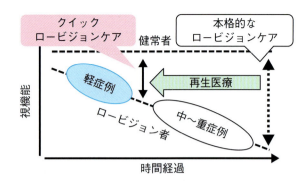

図3 クイックロービジョンケアと本格的なロービジョンケア
これからのロービジョンケアは,視機能の程度によって「クイックロービジョンケア」と「本格的なロービジョンケア」に分類されていくだろう.再生医療が本格化すると,視機能低下の程度が重いロービジョン患者がより軽いロービジョン患者となり,「クイックロービジョンケア」のニーズが高まることが予想される. （文献1より改変引用）

わず,趣味やスポーツなど,ご自身が好きなことについて必ず質問する.大半は,見えないからいまは止めたと話される.それを「いまも楽しむにはどういう工夫ができるのか,一緒に考えましょう!」という切り口からロービジョンケアを始めることが多い.とくにスポーツは見えなくてもできるものがほとんどなので,それを説明すると多くの患者に驚かれる.

まとめ

ロービジョン検査判断料の新設,iPS細胞や人工視覚による再生医療などもあり,眼科におけるロービジョンケアのあり方も変革期に来ているといえる.つまり,再生医療で重症だったロービジョン患者が軽症化すれば,本格的なロービジョンケアでなくクイックロービジョンケアで対応できる可能性がある（図3）.

ロービジョンケアには,これまで眼科で学ぶ機会がほとんどなかった知識が多いが,患者にとっては実生活に直結した非常に有益な内容が多い.治療で病状が落ち着いていても,患者自身が見えにくさを感じているのであればロービジョンケアは必要であり,そこまで含めての包括医療である.

ロービジョン患者に笑顔と自信を取り戻せるようにするのも眼科の役目のひとつであり,知らないから何もしないのではなく,まずは各眼科で取り組めるクイックロービジョンケアからチャレンジしていただきたい.

本稿が少しでもロービジョンケアへの認識を改めていただける一助になれば幸いである.

文　献

1) 清水朋美:まずは始めようクイックロービジョンケア.あたらしい眼科 **35**:573-579, 2018
2) 小野峰子:実際的眼鏡処方　ロービジョンの眼鏡処方　拡大鏡の処方.あたらしい眼科 **32**（臨時増刊号）:80-84, 2015
3) 清水朋美:眼科医の手引 視覚関連補装具と難病.日本の眼科 **90**:459-460, 2019
4) 永井春彦:ロービジョン関連施設と眼科医の関わり方.日本の眼科 **89**:217-1220, 2018
5) 清水朋美:患者団体.新しいロービジョンケア.p192-193, メジカルビュー社, 2018
6) 中西　勉:わかりやすい臨床講座　就労とロービジョン関連施設.日本の眼科 **89**:1227-1233, 2018

＊　　＊　　＊

新製品

マルチファンクション・レフラクトメーター
MR-6000

レフ・ケラト・トノ・パキ・トポ、
5つの機能をこの1台で。

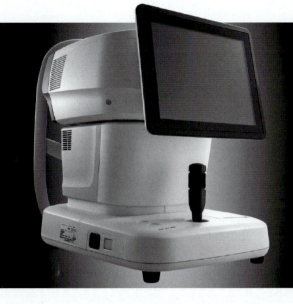

REF KERATO
- 独自技術により、レフ測定データのバラツキを低減
- 「Quick Ref」搭載
- ケラト測定時に角膜不正乱視を検出

TOPO
- 角膜の局所的な変形を抽出
- フーリエ解析マップ搭載

TONO PACHY
- 不要エアーカット機能搭載
- 眼圧とともに角膜厚も測定

製造販売元
株式会社トーメーコーポレーション
〒451-0051 名古屋市西区則武新町二丁目11番33号
TEL(052)581-5321　FAX(052)581-5626　URL http://www.tomey.co.jp

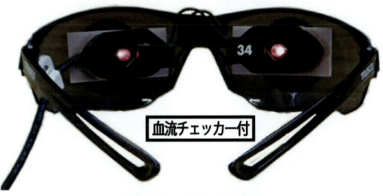

アイホット R EH-740C

血流チェッカー付

疲れ目の血流を促進
740nmの赤色光で、疲れ目の血流を促進。
血流チェッカーで、瞼の血流増をその場で確認。

http://home.catv.ne.jp/rr/cept　（アイホットRセプトで検索）　￥22,000（税・送料込み）

株式会社セプト　〒154-0002　東京都世田谷区下馬5-6-1　TEL03-3412-7055　FAX03-3412-7033

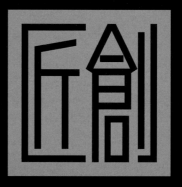

SHOSO

DISPOSABLE
MICROSURGERY KNIFE

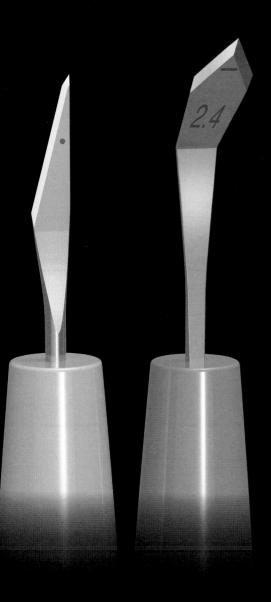

日本力。

私たちが生産の拠点を置く岐阜県関市は、刀剣の産地として800年の歴史があります。「折れず曲がらずよく切れる」という日本刀の神髄は、日本が誇る鍛造の技術によって、繊細かつ強靭な切れ味となってKAI鍛造眼科メスにもしっかりと受け継がれています。

「匠創」は技術力と創造力を表す漢字を使った新ブランド名で、赤い落款をイメージしたロゴにはKAIのクオリティと誇りが込められています。

SL24

スリットナイフ

販売名：マイクロサージェリーナイフ
医療機器認証番号：219ABBZX00200000

仕様は変更することがあります

製造販売元
カイ インダストリーズ株式会社
医療器事業本部　国内営業

〒501-3992 岐阜県関市小屋名1110
Phone (0575) 28-6600 Fax (0575) 28-6611
http://www.kai-group.com/global

見て読めば よくわかる コンタクトレンズ処方前検査と処方の実際！

図説コンタクトレンズ完全攻略

編 集　小玉裕司

★本書のアイテム★

I　コンタクトレンズ処方前検査

1. ここまでできる角膜検査
   - A. 角膜組織の検査
   - B. 角膜形状の検査
2. ここまでできる涙液検査
   - A. ドライアイ判定基準
   - B. ドライアイ観察装置（DR-1）などを用いた画像検査
   - C. マイボーム腺機能不全，Lid Wiper 症候群の検査
3. ここまでできる視機能検査
   - A. 過矯正を防ぐための視力検査
   - B. 波面収差解析装置を用いた視機能検査

II　コンタクトレンズ処方

1. 球面コンタクトレンズ処方
   - A. 球面ハードコンタクトレンズ処方
   - B. ハードコンタクトレンズの苦情処理
   - C. 球面ソフトコンタクトレンズ処方
2. 正乱視眼へのコンタクトレンズ処方
   - A. 強度乱視眼への非球面ハードコンタクトレンズ処方
   - B. 強度乱視眼へのベベルトーリックコンタクトレンズ処方
   - C. 乱視眼へのトーリックソフトコンタクトレンズ処方
3. 不正乱視眼へのコンタクトレンズ処方
   - A. 円錐角膜などへの処方
   - B. 円錐角膜などへのローズ K2 レンズ処方
   - C. 円錐角膜などへのミニスクレラルレンズ処方
   - D. ペルーシド角膜辺縁変性へのツインベルレンズ処方
   - E. Stevens-Johnson 症候群への輪部支持型ハードコンタクトレンズ処方
   - F. 角膜移植術後・角膜外傷後・屈折矯正術後へのハードコンタクトレンズ処方
4. 老視眼へのコンタクトレンズ処方
   - A. 老視眼へのハードコンタクトレンズ処方
   - B. 老視眼へのソフトコンタクトレンズ処方
   - C. 白内障術後への対応
   - D. 低加入度数遠近両用コンタクトレンズの応用
   - E. 眼精疲労への対応
5. 乳幼児・小児へのコンタクトレンズ処方
6. 兎眼へのコンタクトレンズ処方

本書がめざしたのは

コンタクトレンズ処方にかかわる眼科医，視能訓練士，メディカルスタッフがどのような難症例に遭遇しても適切に対処できるようにすることです．基礎的な知識を徹底的に解説しており，最新の情報も提供し，コンタクトレンズ処方の初心者，上級者を問わず，本書を参考にすることで視力障害の患者さんに良好な視力と快適な社会生活を送れるように，読みやすく，理解しやすくまとめてあります．

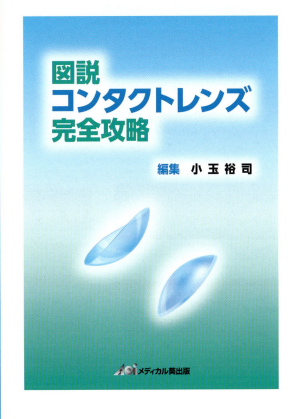

B5判／240頁／フルカラー／317図・48表　　　定価（本体 7,000 円＋税）

株式会社　メディカル葵出版

〒113-0033 東京都文京区本郷 2-39-5 片岡ビル 5F
電話（03）3811-0544（代）　FAX（03）3811-0637
http://www.medical-aoi.co.jp

緑内障の管理に必要な検査を網羅！　最新情報も満載！

図説緑内障診断

編　集　岐阜大学教授　山　本　哲　也

★内　容★

第1章　網膜・視神経
1. 緑内障性視神経症の眼底所見
2. OCT（Optical Coherence Tomography）
3. 症　例

第2章　視　野
1. 視野検査の基本
2. ハンフリー視野計
3. オクトパス視野計
4. ヘッドマウント型視野計アイモ

第3章　細隙灯顕微鏡
1. 緑内障に関連する代表的な細隙灯顕微鏡所見

第4章　眼　圧
1. 眼圧とその生理的変動
2. ゴールドマン圧平眼圧計
3. Icare眼圧計
4. その他の眼圧計

第5章　隅　角
1. 隅角の構造
2. 隅角鏡検査
3. 前眼部画像解析装置

本書の特色

　緑内障の基本的な診断技術について，満遍なく知識を持ち，十分な経験を積むことが緑内障診療の第一歩です．

　本書は緑内障の管理に必要な検査について網羅されたテキストです．実用的な緑内障関連の診断技術に関して，最新の知識を概観するのに役立つことを第一に考えて編集されました．鮮明なカラー写真・イラストを多用することで，視神経や隅角の異常所見のイメージをつかんでいただきやすいように工夫されています．

　各章を読めばその検査が理解でき，通読すれば緑内障の検査がすべてわかることになっています．

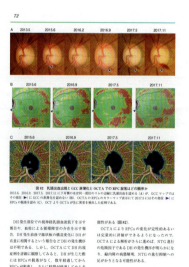

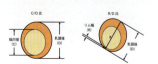

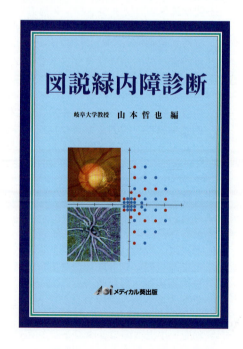

B5判／280頁／373図・22表　　　　定価（本体13,000円＋税）

株式会社　メディカル葵出版

〒113-0033 東京都文京区本郷2-39-5 片岡ビル5F
電話（03）3811-0544（代）　FAX（03）3811-0637
http://www.medical-aoi.co.jp

≪あたらしい眼科≫投稿規定・執筆要領

2019年9月現在

■投稿規定

(1) 眼に関する基礎,臨床ならびに関連領域の論文で他誌に発表されていないものにかぎります.

(2) 人を対象とした臨床研究に関する論文は,臨床研究法を遵守し,世界医師会ヘルシンキ宣言(1964年6月)に則り行われたことを「対象および方法」で明記し,被験者に対し,あらかじめ起こりうる事態の可能性を説明し,本人の自由意志による同意(informed consent)を得たことを記載してください.なお,動物を実験対象にした研究は,動物愛護の観点から十分な配慮をしてください.所属施設の動物委員会の承認を記載してください.

(3) 当該研究につきましては,Institutional Review Board (IRB)または倫理委員会による適切な審査を受け承認を得て行ったことを,あるいは,承認は不要であると判断した根拠を「対象および方法」で明記してください.なお,「症例報告」では上記の事項は不要です.

(4) 症例報告の日付は,個人が特定できないと判断される場合でも年月までの記載にとどめてください.

(5) 利益相反につきましては,「日本眼科学会における公表の基準細則」に基づき,利益相反関係を掲載論文の末尾に記載してください.

(6) 論文の採否は,査読者の意見を参考として,編集委員会で決定いたします.また,必要に応じて修正,加筆などをお願いする場合もあります.とくに,英文抄録は雑誌の基準に沿って,大幅な訂正をお願いする場合もあります.

(7) 掲載論文の著作権は(株)メディカル葵出版(ただし,学会原著の場合は当該学会と当社)に帰属します.投稿に際しては,著作権譲渡同意書に著者全員の自筆署名をして原稿に添付してください(書類がない場合は「あたらしい眼科」編集部へ請求してください).

(8) 原稿の執筆は執筆要領に準拠してください.

(9) 掲載論文は,4頁以内に収めますので,本文4,000字以内,図・表はあわせて5点以内とします.本文,文献,図・表の説明などはパソコンで作成してください.1行の文字数は40字,1頁の行数は25行とし,原稿の余白に通し番号を付してください.また,文献は15個以内に収めてください.

(10) 要約本文は本誌のスタイルに統一してください.具体的には,方法と結果を簡潔に述べていただくこととしますが,必要に応じて目的と考按を付加してください.論文内容の評価などは読者にまかせることとし,要約本文では省略してください.

(11) 英文要約を上記の本文とは別に,タイトル,著者名,所属名のほか,150ワード以内で,ワープロを用いて(行間はダブルスペースで)作成してください.

(12) 原稿は本文,文献,図・表などすべてを含め,プリントアウトした原稿を2部お送りください.

(13) 論文の採用が決定した後,完全原稿のデジタルデータ(写真・図・表含む)とプリントした原稿1部を提出してください.

(14) 原稿は原則として返却いたしません.写真,図などで返却ご希望のものは,その旨原稿に明記してください.

(15) 掲載料は無料です.

■執筆要領

・論文は,題名,著者名,所属(正式名称),日本語要約(400字以内),英文要約,キーワード,本文,文献,別刷請求先の順序で記述してください.

・題名は日本語,英語両方でお願いします.

・キーワードは日本語,およびそれに対応する英語を,それぞれ5個以内で付してください.

・別刷請求先を日本語,英語両方で明記してください.

・英文要約は投稿規定(11)を参照してください.

☆本　文

(1) 内容は,簡潔明瞭に,また専門用語以外は常用漢字,新かなづかいに従って記述してください.

(2) できるかぎり,一般的でない略語は使用しないでください.略語を使用する際は,初出時に必ずフルスペルを併記してください(要約でも同様です).

(3) 地名・人名・学名は原語のまま用い,薬品名は一般名を使用し,商品名はカッコ内に(……®)として示してください.

(4) 数量の単位はcm,ml,μg,g,℃などを,数字はアラビア数字を用いてください.

☆図(写真)・表

(1) 図(写真)・表にはタイトルと説明文を記載してください.

(2) 写真は手札判以上で印画紙など光沢のあるものにプリントしたものを添付してください(印刷物からの複写は避けてください).
カラー掲載をご希望の場合は,デジタルデータとカラープリント(印画紙など)をお送りください.

(3) 電顕写真など原寸大をご希望の場合は,その旨明記してください.

(4) 図は印刷用にトレースしなおしますので,はっきりと描いてください.

(5) 引用による写真・図・表などはあらかじめ著作権者の了解を得てください.その際,原著者との許諾交渉は筆者側でお願いいたします.

☆文　献

(1) 文献は以下の基準に基づいて引用してください.①印刷中の文献の引用は可です.②投稿中の文献および講演のみの文献の引用は不可です.ただし,投稿中の文献は掲載証明があれば可です.

(2) 文献は出現順に本文末に一括し,本文中には右肩に当該番号をつけてください.

(3) 著者名は最初の3名までを列記し,以後は"ほか"または"et al"と略してください.

(4) 雑誌の略名は,洋誌は"Index Medicus",和誌は"日本医学雑誌略名表"に準拠してください.

(5) 雑誌は,
著者名:論文名.誌名　巻:頁-頁,発行年
単行本は,
著者名:項目名.書名(編者名),巻,頁-頁,発行所,発行地,発行年
(ただし,和書の場合は発行地は不要です).

■校　正

著者校正は原則として1回行いますが,大幅な訂正はご遠慮ください.共著の場合は校正担当者を明記してください.

■掲載誌と別刷

掲載論文には,掲載誌を1部,別刷を20部贈呈いたします.別刷をそれ以上ご希望の場合は50部単位で実費で作製します.

■原稿送付先(原稿は書留便にてお送りください)

㈱メディカル葵出版「あたらしい眼科」編集部
〒113-0033 東京都文京区本郷2-39-5 片岡ビル5階
電話(03)3811-0544　FAX.(03)3811-0637

●編 集 同 人 （敬称略・五十音順）

相 原　　　一	(東　大)	妹 尾　　　正	(獨協医大)
赤 木　好 男	(福井大)	園 田　康 平	(九州大)
秋 山　英 雄	(群馬大)	髙 橋　寛 二	(関西医大)
安 達　惠美子	(千葉大)	高 橋　　　浩	(日本医大)
阿 部　春 樹	(新潟大)	竹 内　　　忍	(東邦大)
天 野　史 郎	(東京・井上眼科病院)	竹 内　　　大	(防衛医大)
飯 島　裕 幸	(山梨大)	谷 戸　正 樹	(島根大)
飯 田　知 弘	(東京女子医大)	谷 原　秀 信	(熊本大)
池 田　恒 彦	(大阪医大)	田 原　昭 彦	(産業医大)
石 田　　　晋	(北　大)	田 淵　昭 雄	(川崎福祉大)
稲 谷　　　大	(福井大)	玉 井　　　信	(東北大)
井 上　幸 次	(鳥取大)	辻 川　明 孝	(京都大)
岩 城　正 佳	(愛知医大)	常 岡　　　寬	(慈恵会医大)
岩 田　和 雄	(新潟大)	寺 崎　浩 子	(名古屋大)
上 野　聰 樹	(聖マリアンナ医大)	所　　　　　敬	(東京医科歯科大)
宇 治　幸 隆	(三重大)	杤久保　哲 男	(東邦大)
臼 井　正 彦	(東京医大)	戸 張　幾 生	(東邦大)
内 尾　英 一	(福岡大)	富 田　剛 司	(東邦大)
江 内 田　 寬	(佐賀大)	直 井　信 久	(宮崎大)
大 路　正 人	(滋賀医大)	中 澤　　　徹	(東北大)
大 黒　　　浩	(札幌医大)	中 澤　　　満	(弘前大)
大 野　重 昭	(北　大)	中 島　　　章	(順天堂大)
大 平　明 弘	(島根大)	中 塚　和 夫	(大分大)
緒 方　奈保子	(奈良医大)	西 田　幸 二	(大阪大)
沖 波　　　聡	(佐賀大)	西 田　輝 夫	(山口大)
小 椋　芳 久	(慶應義塾大)	根 木　　　昭	(神戸大)
金 井　　　淳	(順天堂大)	林　　　篤 志	(富山大)
河 合　憲 司	(東海大)	平 形　明 人	(杏林大)
川 島　秀 俊	(自治医大)	福 島　敦 樹	(高知大)
岸　　　章 治	(群馬大)	福 地　健 郎	(新潟大)
木 内　良 明	(広島大)	不 二 門　　尚	(大阪大)
北 岡　　　隆	(長崎大)	堀 田　喜 裕	(浜松医大)
北 澤　克 明	(岐阜大)	堀 口　正 之	(藤田保健衛生大)
桐 生　純 一	(川崎医大)	堀　　　貞 夫	(東京女子医大)
久 保 田　敏 昭	(大分大)	堀　　　裕 一	(東邦大)
黒 坂　大次郎	(岩手医大)	本 田　孔 士	(大阪大)
古 泉　英 貴	(琉球大)	前 田　直 之	(大阪大)
小 出　良 平	(昭和大)	眞 鍋　禮 三	(大阪大)
後 藤　　　浩	(東京医大)	増 田　寛次郎	(東　大)
五 味　　　文	(兵庫医科大学)	松 村　美 代	(関西医大)
近 藤　貴 士	(産業医大)	丸 尾　敏 夫	(帝京大)
近 藤　峰 生	(三重大)	三 嶋　　　弘	(広島大)
雜 賀　司珠也	(和歌山医大)	水 木　信 久	(横浜市立大)
坂 本　泰 二	(鹿児島大)	溝 田　　　淳	(帝京大)
佐 々 木　　洋	(金沢医大)	三 田 村　佳 典	(徳島大)
澤　　　充	(日　大)	三 村　　　治	(兵庫医大)
塩 田　　　洋	(徳島大)	三 宅　養 三	(名古屋大)
篠 田　　　啓	(埼玉医大)	村 上　　　晶	(順天堂大)
島 崎　　　潤	(東京歯大・市川)	村 田　敏 規	(信州大)
清 水　公 也	(北里大)	望 月　　　學	(東京医科歯科大)
清 水　弘 一	(群馬大)	谷 口　重 雄	(久留米大)
下 村　嘉 一	(近畿大)	山 川　良 治	(久留米大)
白 石　　　敦	(愛媛大)	山 本　修 一	(千葉大)
白 神　史 雄	(岡山大)	湯 澤　美都子	(日　大)
白 木　邦 彥	(大阪市立大)	吉 田　晃 敏	(旭川医大)
杉 山　和 久	(金沢大)	吉 富　健 志	(秋田大)
鈴 木　康 之	(東海大)	吉 村　長 久	(京都大)
鈴 間　　　潔	(香川大)	米 谷　　　新	(埼玉医大)

本誌は「日本眼薬理学会」「日本角膜移植学会」「日本眼感染症学会」「日本眼炎症学会」「日本緑内障学会」「日本白内障学会」「日本糖尿病眼学会」「日本視野学会」「日本涙道・涙液学会」の機関誌も兼ねています．

本誌に掲載の原著論文の査読については，「一般原著」は編集委員会の下で行い，「学会原著」の場合は各学会編集担当の下で行う．なお，掲載論文の内容は，あくまでも著者の見解を示すものであり，その責任は著者にあることを確認しています．

あたらしい眼科 Vol. 36　臨時増刊号　2019
Journal of the Eye
（通巻 459 号）

中途失明の可能性のある疾患 Q & A
山本哲也・飯田知弘・外園千恵
編集

2019 年 11 月 30 日発行 ©
定価 6,600 円 本体 6,000 円＋税 10%　（送料実費）

編集主幹	木下　茂
編集委員	石橋達朗　大野京子　大橋裕一
	岡田アナベルあやめ　小椋祐一郎　小玉裕司
	佐藤美保　外園千恵　坪田一男　山下英俊
	山本哲也
	（五十音順）
編集スタッフ	山田　耕・吉池夕紀・荒井大輔

発　行　株式会社 メディカル葵出版
代表者　山田　耕
〒113-0033　東京都文京区本郷 2-39-5　片岡ビル 5 階
TEL. (03) 3811-0544（代）　FAX. (03) 3811-0637
URL：http://www.medical-aoi.co.jp
振替口座 00100-5-69315

印刷所　(株)教文堂　〒162-0804 東京都新宿区中里町 27

- 本誌に掲載された著作物の複写・複製・転載・翻訳・データベースへの取り込みおよび送信（送信可能化権を含む）に関する許諾権は株式会社メディカル葵出版が保有しています．
- JCOPY ＜(社)出版者著作権管理機構 委託出版物＞
本誌の無断複写は，著作権法上での例外を除き禁じられています．複写される場合は，その都度事前に(株)出版者著作権管理機構（電話 03-3513-6969，FAX 03-3513-6979, info@jcopy.or.jp）の許諾を得てください．